医学高等专科学校教材
中央广播电视大学医科类大专教材

医学遗传学

主　编　柳家英
副主编　张　涛　刘海英
编　委　（按书中章序排列）
　　　　柳家英　（北京医科大学）
　　　　张　涛　（北京医科大学）
　　　　章远志　（北京医科大学）
　　　　李秀梅　（邯郸医学高等专科学校）
　　　　刘海英　（北京医科大学）
　　　　何　立　（北京医学高等专科学校）
　　　　邹俊华　（北京医科大学）

北京大学医学出版社

YIXUE YICHUANXUE

图书在版编目（CIP）数据

医学遗传学/柳家英主编. —北京：北京大学医学出版社，1998.12（2024.11重印）

（医学高等专科学校教材）

中央广播电视大学医科大专指定教材

ISBN 978-7-81034-841-6

Ⅰ. 医… Ⅱ. 柳… Ⅲ. 医学遗传学-医学院校-教材 Ⅳ. R394

中国版本图书馆 CIP 数据核字（98）第 35001 号

医学遗传学

主　　编：	柳家英
出版发行：	北京大学医学出版社
地　　址：	（100191）北京市海淀区学院路 38 号　北京大学医学部院内
电　　话：	发行部 010-82802230；图书邮购 010-82802495
网　　址：	http://www.pumpress.com.cn
E - mail：	booksale@bjmu.edu.cn
印　　刷：	北京信彩瑞禾印刷厂
经　　销：	新华书店
责任编辑：	刘鼎新　暴海燕　　责任校对：齐欣　　责任印制：李啸
开　　本：	787 mm×1092 mm　1/16　印张：18.25　字数：456 千字
版　　次：	1998 年 12 月第 1 版　2024 年 11 月第 25 次印刷
书　　号：	ISBN 978-7-81034-841-6
定　　价：	23.90 元

版权所有，违者必究

（凡属质量问题请与本社发行部联系退换）

出 版 说 明

为了适应学科发展、教学改革的新形势，我社组织北京医科大学以及首都医科大学、邯郸医学高等专科学校的专家教授对我社 1994 年出版的医学大专教材进行了增补，并根据近几年的教学经验，对先期出版的教材作了修订，出版第二版，尽可能将最优秀的教材奉献给读者。增补后的这套医学大专教材，包括人体解剖学、组织学与胚胎学、医用基础化学、人体生理学、医学生物化学、医学寄生虫学、医学免疫学和微生物学、医学遗传学、病理学、病理生理学、药理学、诊断学基础、预防医学、护理学基础、内科学、外科学、妇产科学、儿科学、五官科学（耳鼻咽喉科学、眼科学、口腔科学）、皮肤病性病学、传染病学、中医学等 22 本。其中 14 门基础医学教材为"中央广播电视大学医科大专指定教材"。

本套教材是根据医学大专学生的培养目标和教学大纲，在总结各校教学经验的基础上编写的。强调少而精和实用性，保证基本理论和基本知识的内容，适当反映学科发展趋势。适用于医学高等专科学生（含临床医学、预防医学、口腔医学、护理学、妇幼卫生、精神卫生、医学检验、医学影像等专业），大专层次的成人教育专业证书班学生。授课教师可根据专业和学时数，选择重点讲授。

本套教材在策划、组稿、编写过程中，得到有关院校领导和中央电大医科课程主持教师的大力支持和各位编审人员的通力合作，在此一并致以衷心的感谢。

编 写 说 明

近年来，随着现代生物学和现代遗传学研究技术的蓬勃发展，医学遗传学突飞猛进。在医学教育中，它已成为一门重要的基础医学课程。

本教材是根据医学大专学生的培养目标和中央广播电视大学医学遗传学教学大纲编写的。全书除医学遗传学基础内容外还包括部分医学遗传学实验。医学遗传学基础内容共分十一章，包括分子水平、细胞水平、个体水平、群体水平的遗传学基本理论、基本知识及其在医学实践中的应用，适当反映了近年来医学遗传学的新进展。医学遗传学的实验内容，主要考虑各基层单位的实验条件，侧重于细胞水平的有关实验以及遗传咨询的部分内容，进行基本技术的训练，培养学生具备一定的实际工作能力，能初步解决医学实践中常见的遗传学问题。除必做实验外，其它实验作为自学参考。编者考虑了学生自学为主的特点，在各章开始时明确提出"本章要求"，在各章结束时都有小结，以便于学生自学时能掌握要点进行学习。

本教材除供中央电大医科临床医学等各专业使用外，还可供高等医学专科学校各专业、大专层次的成人教育及专业培训班、成人教育的专科升本科学生、医学院校本科生以及从事医学遗传学工作者等用作教材或参考书。

在教材编写过程中得到了北京医科大学中国协和医科大学联合出版社、中央电大的大力支持，在此表示衷心感谢。

由于编者水平有限，编写时间很仓促，书内存在的错误和不当之处，恳请老师和读者批评指正。

编 者
1998年8月于北京医科大学

目 录

第一部分 医学遗传学基础

第一章 概论 (3)
  一、医学遗传学及其研究领域 (3)
  二、遗传病的概述 (5)
  三、医学遗传学在现代医学中的地位 (8)
  四、医学遗传学的发展简史 (9)

第二章 遗传的分子基础 (13)
  第一节 遗传物质的化学本质 (13)
    一、DNA 是遗传物质 (13)
    二、DNA 的化学组成和分子结构 (14)
  第二节 基因的概念和结构 (16)
    一、基因的概念 (16)
    二、基因的类别 (16)
    三、基因的分子结构 (17)
  第三节 人类基因组结构 (19)
    一、细胞核基因组 (19)
    二、线粒体基因组 (20)
  第四节 基因的功能 (20)
    一、遗传信息的储存 (20)
    二、基因的复制 (22)
    三、基因的表达 (23)
    四、基因表达的调控 (26)
  第五节 基因突变 (28)
    一、基因突变的概念 (28)
    二、基因突变的类型 (28)
    三、基因突变与遗传病 (32)

第三章 遗传的细胞基础 (34)
  第一节 染色质和染色体 (34)
    一、染色质 (34)
    二、人类染色体 (35)
  第二节 细胞分裂与染色体传递 (54)
    一、细胞周期 (55)
    二、有丝分裂 (55)

三、减数分裂 ·· (57)

第四章 染色体畸变与染色体病 ·· (66)
第一节 染色体畸变 ·· (66)
一、染色体畸变的原因 ·· (66)
二、染色体畸变的类型 ·· (67)
三、嵌合体 ··· (76)
四、姐妹染色单体交换 ·· (77)
第二节 染色体异常综合征 ··· (79)
一、常染色体异常综合征 ··· (79)
二、性染色体异常综合征 ··· (87)
三、异常染色体携带者 ·· (93)

第五章 单基因遗传和多基因遗传 ··· (95)
第一节 遗传的基本定律 ·· (95)
一、分离定律 ·· (95)
二、自由组合定律 ·· (98)
三、连锁与互换定律 ··· (99)
第二节 遗传学的概率统计基础 ·· (101)
一、事件 ··· (101)
二、概率 ··· (102)
三、概率的基本定理 ·· (102)
四、二项分布概率 ··· (103)
五、χ^2检验 ·· (104)
第三节 单基因遗传 ··· (105)
一、系谱和系谱分析 ·· (105)
二、单基因遗传的遗传方式 ··· (106)
三、遗传病的遗传异质性 ·· (115)
四、两种单基因性状或疾病的遗传 ·· (115)
五、单基因遗传病发病风险的估计 ·· (117)
第四节 多基因遗传 ··· (122)
一、质量性状和数量性状 ·· (122)
二、多基因遗传的概念及特点 ·· (123)
三、多基因遗传病 ··· (123)

第六章 群体遗传学 ··· (130)
第一节 群体的遗传结构 ··· (130)
一、群体 ··· (130)
二、基因频率和基因型频率 ··· (130)
第二节 群体的遗传平衡定律 ·· (132)
一、遗传平衡定律的内容 ·· (132)
二、遗传平衡定律的应用 ·· (133)
三、遗传平衡定律的扩展 ·· (135)

第三节　影响遗传平衡的因素……………………………………………………(137)
　　　　一、突变和选择…………………………………………………………………(137)
　　　　二、迁移…………………………………………………………………………(141)
　　　　三、遗传漂变……………………………………………………………………(141)
　　　　四、近亲婚配……………………………………………………………………(143)
　　第四节　遗传负荷…………………………………………………………………(148)
第七章　分子病与遗传性酶病……………………………………………………………(151)
　　第一节　分子病……………………………………………………………………(151)
　　　　一、血红蛋白病…………………………………………………………………(151)
　　　　二、血友病………………………………………………………………………(162)
　　　　三、假肥大型肌营养不良症……………………………………………………(162)
　　　　四、家族性高胆固醇血症………………………………………………………(163)
　　第二节　遗传性酶病………………………………………………………………(163)
　　　　一、遗传性酶病的发病机理……………………………………………………(163)
　　　　二、几种常见的遗传性酶病……………………………………………………(164)
　　　　三、遗传性酶病的类型…………………………………………………………(167)
第八章　药物遗传学………………………………………………………………………(170)
　　第一节　药物代谢的遗传控制……………………………………………………(170)
　　第二节　药物反应的多样性及其遗传基础………………………………………(170)
　　　　一、葡萄糖-6-磷酸脱氢酶缺乏症……………………………………………(171)
　　　　二、异烟肼灭活…………………………………………………………………(172)
　　　　三、血卟啉症……………………………………………………………………(173)
第九章　肿瘤与遗传………………………………………………………………………(176)
　　第一节　肿瘤发生的遗传因素……………………………………………………(176)
　　　　一、肿瘤发病率的种族差异……………………………………………………(176)
　　　　二、肿瘤的家族聚集现象………………………………………………………(176)
　　　　三、遗传性恶性肿瘤……………………………………………………………(177)
　　　　四、遗传性癌前病变……………………………………………………………(177)
　　　　五、遗传缺陷和染色体不稳定性与肿瘤………………………………………(178)
　　　　六、肿瘤的遗传易感性…………………………………………………………(178)
　　第二节　肿瘤的染色体异常………………………………………………………(179)
　　　　一、肿瘤的染色体数目异常……………………………………………………(179)
　　　　二、肿瘤的染色体结构异常……………………………………………………(179)
　　第三节　肿瘤发生的遗传机理……………………………………………………(181)
　　　　一、体细胞突变…………………………………………………………………(181)
　　　　二、癌基因和肿瘤抑制基因……………………………………………………(182)
　　　　三、肿瘤转移基因和肿瘤转移抑制基因………………………………………(186)
第十章　基因定位…………………………………………………………………………(188)
　　第一节　基因定位与基因图………………………………………………………(188)
　　　　一、基因定位的概念……………………………………………………………(188)

二、基因图 ……………………………………………………………… (188)
 第二节 人类基因定位的原理和方法 ……………………………………… (189)
  一、家系分析法 ………………………………………………………… (189)
  二、体细胞杂交法 ……………………………………………………… (191)
  三、克隆嵌板法 ………………………………………………………… (193)
  四、重组DNA技术和基因定位 ……………………………………… (193)
 第三节 人类基因定位在医学实践中的意义 ……………………………… (197)
  一、致病基因的鉴定与克隆 …………………………………………… (197)
  二、遗传病的基因诊断 ………………………………………………… (198)
  三、促进癌基因和肿瘤抑制基因的研究 ……………………………… (198)
 第四节 人类基因组计划 …………………………………………………… (199)

第十一章 遗传病的诊断、防治与优生 ………………………………………… (201)
 第一节 遗传病的诊断 ……………………………………………………… (201)
  一、遗传病的临床诊断 ………………………………………………… (201)
  二、系谱分析 …………………………………………………………… (203)
  三、实验室检查 ………………………………………………………… (203)
  四、皮纹检查 …………………………………………………………… (211)
 第二节 遗传病的治疗 ……………………………………………………… (215)
  一、手术治疗 …………………………………………………………… (215)
  二、药物治疗 …………………………………………………………… (215)
  三、饮食治疗 …………………………………………………………… (216)
  四、基因治疗 …………………………………………………………… (216)
 第三节 遗传病的预防 ……………………………………………………… (218)
  一、环境保护 …………………………………………………………… (218)
  二、遗传病的群体普查 ………………………………………………… (218)
  三、新生儿筛查 ………………………………………………………… (218)
  四、携带者的检出 ……………………………………………………… (219)
  五、遗传咨询 …………………………………………………………… (219)
  六、产前诊断 …………………………………………………………… (219)
 第四节 优生 ………………………………………………………………… (220)
  一、优生学的概念 ……………………………………………………… (220)
  二、优生学研究的主要内容 …………………………………………… (221)
  三、推行优生的主要措施 ……………………………………………… (221)

第二部分 医学遗传学实验

 实验一 原代细胞培养 ……………………………………………………… (227)
 实验二 培养细胞的传代、冻存及复苏 …………………………………… (229)
*实验三 人体外周血淋巴细胞培养及染色体标本制备 …………………… (231)
 实验四 小鼠骨髓细胞染色体的标本制备 ………………………………… (235)
 实验五 贴壁培养细胞的染色体标本制备 ………………………………… (236)

*实验六 人类染色体的形态观察与非显带核型分析 …………………………（238）
  实验七 人类染色体显带技术 ……………………………………………（242）
    （一）G显带技术 ……………………………………………………（242）
    （二）C显带技术 ……………………………………………………（243）
    （三）核仁形成区银染技术 …………………………………………（245）
*实验八 人类染色体G显带核型分析 ……………………………………（246）
*实验九 X染色质的标本制备 ……………………………………………（249）
  实验十 姐妹染色单体色差染色技术 ……………………………………（250）
  实验十一 微核检测技术 …………………………………………………（254）
*实验十二 人类皮纹分析 …………………………………………………（255）
*实验十三 遗传咨询 ………………………………………………………（260）
  附录一 常用器材的清洗、包装和消毒 …………………………………（263）
  附录二 培养液和常用试剂的配制 ………………………………………（264）
  附录三 实验六正常人外周血淋巴细胞非显带中期分裂相核型分析作业、报告 ……（268）
        实验八正常人外周血淋巴细胞G显带中期分裂相核型分析作业、报告 …（269）
  附录四 实验十三系谱分析参考答案 ……………………………………（272）

注：（1）实验总学时为18学时。
　　（2）注有*的为必做实验，每个必做实验为3学时。
　　（3）如无条件做实验三，可做实验四。
　　（4）实验前必须进行预习，准备各种所用物品。
　　（5）各实验中所用器材的清洗、包装和消毒以及常用培养液及试剂的配制，参看附录一、二。

第一部分

医学遗传学基础

第一章 概 论

【本章要求】
1. 重点掌握医学遗传学的概念。
2. 重点掌握遗传病的概念及其分类。
3. 一般掌握遗传病对我国人群的危害情况。
4. 了解医学遗传学的各研究领域。

一、医学遗传学及其研究领域

遗传学（genetics）是研究生物遗传与变异的科学。遗传（heredity）是指生物繁殖过程中，子代与亲代相似的现象，不仅是形态外貌上相似，而且在生物体的构造、生理和生化特征等方面都相似，以保持世代间的延续，保持物种的相对稳定。俗话说："种瓜得瓜，种豆得豆。"就是对遗传现象的简单说明。变异（variation）则是指生物在世代间延续的过程中，子代与亲代，子代个体之间的差异。俗话说："一母生九子，九子各别"。遗传与变异是生命活动的基本特征之一，也是生物界的共同特征。遗传学就是研究这种遗传与变异现象本质和规律的科学。所研究的主要内容包括：①遗传物质的本质，包括遗传物质的化学本质、组成、结构及其所包含的遗传信息等。②遗传物质的传递，包括遗传物质的复制及其传递规律等。③遗传信息的实现，包括基因的表达与调控等。④遗传物质的改变，包括基因的突变和染色体的改变等。人类对遗传与变异本质和规律的研究，是为了将研究成果应用于生产实践，能动地改造生物、更好地为人类造福。

医学遗传学（medical genetics）是医学与遗传学相互渗透的一门边缘学科。它是遗传学知识在医学中的应用，是现代医学的一个新领域。它研究的人类疾病与遗传的关系，主要是研究遗传病的发病机理、传递规律、诊断、治疗和预防等，以降低人群中遗传病的发生率，提高人类的健康素质。

医学遗传学的研究对象是人类，是人类遗传学（human genetics）的一门重要分支学科。人类遗传学是研究人类遗传与变异的科学，内容为人类形态、结构、生理、生化、免疫、行为等各种性状的遗传与变异规律，人类群体的遗传规律以及人类遗传性疾病的发生机理、传递规律以及预防等。医学遗传学则着重于人类疾病与遗传关系的研究。如研究临床各种遗传病的检出、诊断、治疗和预防等，则称为临床遗传学（clinical genetics）。

20世纪50年代以来，随着细胞遗传学、生物化学、分子遗传学、免疫学等研究技术的飞速发展，大大推动了医学遗传学的研究，当前，人类性状与遗传、人类疾病与遗传等的研究已渗透到基础医学以及临床医学各学科，在分子、细胞、个体和群体等各个层次所进行的医学遗传学研究，均已取得了丰硕的成果，从理论和实践上又丰富和发展了遗传学。

医学遗传学的各研究领域涉及如下的遗传学分支学科。

1. 细胞遗传学（cytogenetics）：主要从细胞染色体的结构和行为研究遗传现象，找出遗传机理和遗传规律，此外还涉及细胞质和其它细胞器遗传作用的研究。医学细胞遗传学则主要研究人类染色体的形态结构、行为、作用以及染色体畸变及其与疾病的关系。细胞遗传学与分子遗传学结合，发展成为分子细胞遗传学（molecular cytogenetics），两者相互补充。细胞原位杂交和染色体原位杂交的广泛应用，使染色体结构分析更加精密，染色体上基因定位更加准确，而有利于从基因水平揭示各种遗传病的本质，不断完善基因诊断、预防遗传病的措施以及探索基因治疗的新途径。

2．生化遗传学（biochemical genetics）：主要研究遗传物质的理化性质及其对蛋白质生物合成和机体代谢的调控、基因突变机制以及基因突变所产生的分子病（molecular disease）和遗传性代谢病（inherited metabolic disease）即遗传性酶病（hereditary enzymopathy）等。

3．分子遗传学（molecular genetics）：研究生物遗传和变异分子机理的学科，主要研究基因的本质、基因的功能以及基因的变化等问题。医学分子遗传学主要从 DNA 水平研究遗传病致病基因的结构和突变以及基因诊断和治疗等。

4．群体遗传学（population genetics）：研究群体遗传组成及其演变规律的科学，研究群体中基因频率和基因型频率及其影响因素。人类群体遗传学的临床应用称为遗传流行病学（genetic epidemiology），主要研究人类群体中各种遗传病的发病率、传递方式和遗传异质性，致病基因的频率、携带者的频率、突变率等及其影响因素，为遗传病的群体监控和预防制定适当的对策和措施。

5．药物遗传学（pharmacogenetics）：又称药理遗传学，主要研究遗传因素对药物代谢的影响，特别是异常药物反应的遗传基础，以指导医师合理使用药物，减少不良反应等，对临床医学有重要意义。

6．免疫遗传学（immunogenetics）：主要研究免疫系统结构和功能的遗传基础。研究内容包括各种免疫活性物质如抗原、抗体、补体、干扰素、白细胞介素等的遗传机制、免疫应答过程的遗传调控、机体对疾病的易感性、遗传性免疫缺陷病以及与免疫有关的疾病、器官移植等。

7．肿瘤遗传学（cancer genetics）：研究肿瘤发生发展与遗传的关系，研究癌变及其发展、转移的遗传基础。这不仅为肿瘤发病的病因和发病机制提供理论基础，也可为恶性肿瘤的诊断和防治提供科学依据。

8．体细胞遗传学（somatic cell genetics）：利用离体培养的体细胞进行遗传学研究。当前体细胞方法的应用极为广泛，已成为现代遗传学各领域研究中不可取代的研究手段。应用细胞培养技术、体细胞融合技术、以及遗传物质在细胞间转移等方法，研究真核细胞基因结构功能、基因表达及其调控、基因突变、基因定位、细胞分化、个体发育、肿瘤的发生、遗传病的诊断、基因治疗等等，尤其在人类基因图的绘制、单克隆抗体的制备等方面都有着独特的作用。

9．毒理遗传学（toxicogenetics）：又称遗传毒理学，用遗传学方法研究环境因素对遗传物质的损害及其毒理效应。致突（mutagenesis）、致癌（carcinogenesis）及致畸（teratogenesis）效应三者简称为毒理遗传的三致效应。对其检测和研究，进而采取措施，减少这些因素对人类的危害，是毒理遗传学研究的重要内容。

10．辐射遗传学（radiation genetics）：研究辐射的遗传效应即各种辐射对遗传物质损伤效应及其监测和预防。

11．发育遗传学（developmental genetics）：研究发育过程中基因的表达调控，包括出生缺陷的发生机制等。

12．行为遗传学（behavioral genetics）：研究行为与遗传的关系。医学遗传学中主要研究人类行为的遗传基础。行为是人类最复杂的性状。近年来研究较多的是人类智力的遗传基础以及人类智力低下和人类异常行为如癫痫、躁狂抑郁症、精神分裂症、早老性痴呆等的遗传基础。

13. 生态遗传学（ecogentics）：研究群体中不同基因型对各种环境因子的特殊反应和适应特点，即从遗传学角度研究环境中物理、化学和生物的各种有害因素在群体的一部分个体中所引起的不同反应，以探索他们对这些环境因子敏感的遗传基础。研制简易的诊断方法和设计安全的防治措施等。

14. 基因工程（gene engineering）：又称重组 DNA 技术，主要研究基因的分离、合成、切割重组、转移及表达等。即把一种细胞中的 DNA（或基因）分离提取出来或者人工合成基因，把它们与载体 DNA 进行体外剪接、重组，然后再将这种重组体 DNA 分子引入受体细胞，进行扩增并表达，获得相应的基因产物，从而达到遗传物质的转移和重新组合，并表达新的性状，以定向改造和控制生物的遗传性状。基因工程是 70 年代初兴起的一个新技术领域，在医学中对医学基础理论的研究，对人类遗传病致病基因的发现，对遗传病的基因诊断和治疗以及新药研制等方面都起着重要作用。

15. 优生学（eugenic）：是以医学遗传学为基础，研究并提出有效的社会措施，以降低人群中有害基因的频率，保持和增加有利基因频率，并创造条件促进优秀素质的充分发展，从而改善人类的遗传素质。

二、遗传病的概述

生物的正常性状或绝大多数异常性状（疾病），都是遗传物质和发育过程中环境条件相互作用的结果，即在环境条件适合时，按下式发育成特定的性状。

遗传基础（基因型）+ 环境条件 $\xrightarrow{发育成}$ 特定的性状（表现型）

就人类疾病而言，遗传因素和环境因素所起的作用各不相同。根据其所起作用的大小，可将疾病分为如下三种情况：①遗传因素起主导作用的疾病，如先天愚型等染色体病、苯丙酮尿症、半乳糖血症等单基因病；②环境因素起主导作用的疾病，或显然是由于环境因素所引起的疾病，如外伤、中毒、营养性疾病等；③遗传因素和环境因素都很重要、都起作用，但其所占的比重在不同疾病中各不相同。例如多基因遗传病，遗传因素在各种多基因遗传病中所起作用的程度各不相同。据资料报道精神分裂症、哮喘等的遗传率为 80%，即遗传因素起重要作用，其作用较大。又如消化性溃疡、先天性心脏病等遗传率为 30%~40%，即遗传因素所起的作用较小，而环境因素所起的作用较为重要。上述三者之间并无严格的界限。当前随着研究技术的飞速发展，揭示了更多的疾病与遗传因素的密切关系。例如行为是人类最复杂的性状，其遗传和环境的关系尤为复杂，至今仍知之甚少，但其遗传的奥秘正在被逐步揭示。又如，某些传染病也可能与遗传有关，某些传染病与遗传的关系也在逐渐被人们所认识。总之，人类的性状和绝大多数的疾病无一不是遗传和环境相互作用的结果。遗传因素提供了产生疾病必要的遗传背景，环境因素促使疾病表现出相应的症状和体征（图 1-1）。

（一）遗传病的概念

遗传性疾病简称遗传病（hereditary disease, inherited disease, genetic disease）是指因为生殖细胞或受精卵的遗传物质在数量、结构和功能上发生改变所引起的疾病。通常具有垂直传递的特征。在这定义中主要强调了遗传病的三个方面①是由于遗传物质改变而造成的疾病，遗传物质包括基因及其载体染色体，由基因突变引起的疾病称为基因病，由染色体畸变引起的疾病称为染色体病；②是由于生殖细胞或受精卵中遗传物质的改变所引起的疾病；③通常在上、下代之间按一定方式垂直传递，即亲、子代之间代代相传。所传递的不是疾病本身而是已发生了突变而能造成疾病的遗传物质，这就是后代发生与亲代相同遗传病的遗传物质基础。但某些遗传病患者不能生育或早年夭折或某些遗传病患者是由于遗传物质新的突变所造成的等，则在家系中看不到垂直传递现象。

90年代以来，人们将体细胞中遗传物质突变基础上引起的疾病称为体细胞遗传病。例如，癌瘤称为体细胞遗传病。因此，对遗传病的定义可以这样认识，由细胞内遗传物质改变所引起的疾病称为遗传病。在体细胞遗传物质突变基础上造成的体细胞遗传病，一般并不在上下代之间垂直传递。

大多数遗传病是先天性疾病（congenital disease），所谓先天性疾病是指婴儿出生时即已发生的发育异常或疾病，例如多指、并指、脊柱裂、唇裂、腭裂、白化病、血友病、先天愚型等。但必须明确，先天性疾病

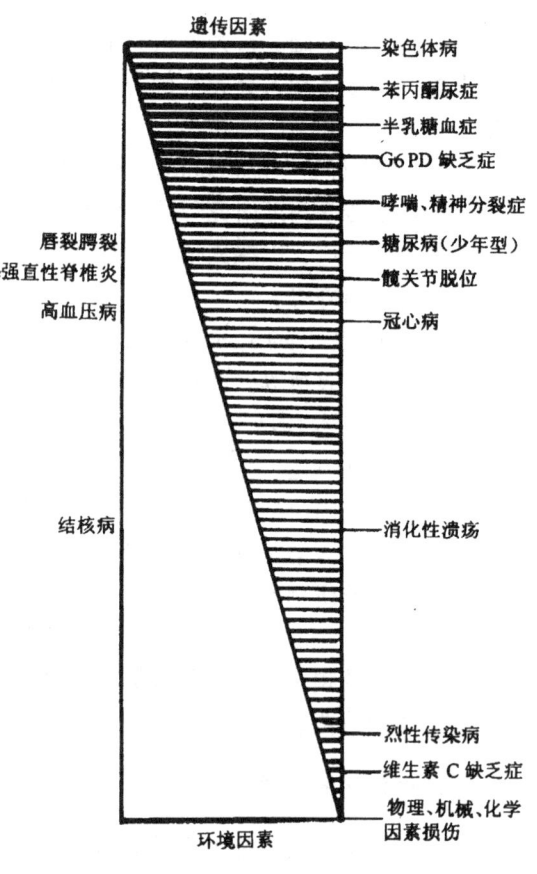

图1-1　遗传因素和环境因素在疾病发生中的相互作用

不等于遗传病，有些先天性疾病并不是由于遗传物质改变所引起，而是在胎儿发育过程中环境因素所造成的。例如母亲在妊娠早期（前3个月内）感染风疹病毒，可使胎儿产生先天性心脏病或先天性白内障。这些疾病虽然是先天性的疾病但并非遗传性疾病。又如50年代末孕妇服用的反应停（一种安眠药，有镇静安眠作用，因而用于妊娠呕吐），可使新生儿四肢发育严重畸形，称为"海豹"畸形，即短肢畸形，甚至四肢缺失。该药为德国生产，曾畅销一时，结果凡使用此药的各国患者都发生了"海豹"畸形。这事件给当时受难者国家以巨大的震动，在禁用此药之后未再发现"海豹"畸形。这是一种化学致畸现象，虽然是先天性，但显然不是遗传病。此外，不少遗传病在出生时并无症状，而发育到一定年龄时才发病，可以在出生后几年、十几年甚至几十年后才出现症状。例如，假性肥大型肌营养不良症，为X连锁隐性遗传病，通常在儿童期发病。遗传性舞蹈病（Huntington舞蹈病），呈常染色体显性遗传，发病于25~45岁。痛风是多基因遗传病，则常发生于30~50岁。综上所述：①遗传病多数是先天性疾病，但先天性疾病并不都是遗传病；②有些遗传病，出生时无症状，发育至一定年龄时才发病，甚至年近半百时才发病。

遗传病往往表现为家族性疾病（familial disease）。所谓家族性疾病是指某种疾病的发生具有家族聚集现象。即在一个家庭中不只一个成员罹患同一种疾病，表现为亲代和子代中或子代同胞中多个成员患有同一种疾病，很多显性遗传病的家族聚集现象尤为明显。但是，家

族性疾病并不一定都是遗传病,例如夜盲症,常表现有家族性,它是由于家庭饮食中长期缺乏维生素 A 所引起,这种由于共同生活环境所造成的家族性疾病并不是遗传病。另一方面某些遗传病也可呈现为散发性,即在一个家庭多个成员中只有一个人发病而无家族史。例如苯丙酮尿症等一些常染色体隐性遗传病,由于致病基因频率较低,又必须在致病基因纯合(一对等位基因都为隐性基因)时才发病(见第五章),故常常是散发的,当然,也可能是由于正常亲代生殖细胞的遗传物质发生突变(基因突变或染色体畸变)造成子代患病,它们虽然是散发性病例,但却是遗传病。由上可知:①遗传病往往表现为家族性疾病,具有家族聚集的现象,但也可能呈散发性;②某些家族性疾病并不是遗传病。

(二)遗传病的分类

通常,根据遗传物质改变和传递情况的不同,遗传病分为染色体病(chromosomal disease)和基因病(genic disease)。基因病又分为单基因病(monogenic disease)和多基因病(polygenic disease)。20 世纪 90 年代根据医学遗传学的新进展,提出遗传病还应包括体细胞遗传病(somatic cell genetic disease)和线粒体遗传病(mitochondrial genetic disease),故遗传病可分为五大类。

1. 染色体病

由于染色体数目或结构异常(畸变)使基因组平衡被破坏所导致的疾病,称为染色体病。它们往往具有多种临床表现,故又称为染色体异常(畸变)综合征(chromosome aberration syndrome),可分为常染色体异常综合征和性染色体异常综合征两大类。迄今,世界上已鉴定的染色体数目、结构异常约 900 种以上。已确定的染色体病超过 100 种(见第四章)。

2. 单基因病

单基因遗传病简称单基因病,主要是受一对等位基因所控制的疾病,即由于一对染色体(同源染色体)上单个基因或一对等位基因发生突变所引起的疾病,呈孟德尔式遗传。据 McKusick 统计,至 1993 年 11 月人类的单基因病及异常性状已达 6457 种。人群中约有 4%~5% 受累于单基因病,多数单基因病发生率较低,一般低于 1/1000(见第五章)。

3. 多基因病

由两对或两对以上(即若干对)基因和环境因素共同作用所致的疾病,称为多基因病,又称多因子病。目前已认识的多基因病,估计不少于 100 种,人群中约有 15%~20% 的人受累于某种多基因病,多数多基因病发生率较高,一般高于 1/1000,多为常见病(见第五章)。

4. 体细胞遗传病

这是 90 年代以来被确认的一类遗传病,例如肿瘤可称为体细胞遗传病,因在其发生发展中,遗传物质——基因及基因的异常起着重要的作用。在肿瘤中,有些是按照孟德尔方式遗传的;有些是肿瘤遗传的"易感基因"和环境因素共同所造成的;还有一些是由于特定基因发生体细胞突变所引起的。这种在体细胞遗传物质改变(体细胞突变)的基础上发生的体细胞遗传病,一般并不在上下代之间垂直传递(见第九章)。

5. 线粒体遗传病

因线粒体基因突变造成的疾病,称为线粒体遗传病,是一组独特的与线粒体传递有关的遗传病。由于在精子和卵子受精形成受精卵时,只有极其少量的精子细胞质参与,故线粒体的突变基因在绝大多数的情况下由卵子传递给后代,呈现为母系遗传(matrilinear inheritance)。

已知人类有的神经系统疾病和神经肌肉疾患与线粒体 DNA 突变有关，如 Leber 遗传性视神经病、眼肌麻痹、视网膜色素变性及心肌病综合征（Kearno – Sayre 综合征）与神经性肌虚弱、共济失调及色素性视网膜炎综合征等。

三、医学遗传学在现代医学中的地位

当前，医学遗传学的迅速发展，使人们认识到遗传病是危害人民健康的常见病、多发病。因此如何降低其危害和提高人类遗传素质，已是医学基础及临床医学各研究领域的重要研究课题。

遗传病对我国人群的危害反映在如下几方面：

1. 出生缺陷（birth defect）是当今世界各国所重视的重要课题。所谓出生缺陷是指一个新生儿在出生时机体就已经存在缺陷，包括形态结构的异常，功能、代谢、行为的异常。根据1987年我国29省市的初步调查，先天畸形即出生缺陷中的形态结构异常的发生率为1.3%，其中无脑儿、脑积水、脊柱裂、唇裂、腭裂、指（趾）畸形的发生率占前五位。粗略推算，我国近12亿人口中每年出生约2400万人，其中约30万婴儿具有先天畸形。据估计，其中约70%~80%即20万~25万是由于遗传因素造成的。除这些肉眼可诊断的先天畸形外，某些出生缺陷如遗传性酶病须依靠特殊技术才能诊断。还有一些疾病如红绿色盲、假性肥大型肌营养不良、血友病 A 等在儿童期才能检出或发病；精神分裂症多在青春期后发病；成年型多囊肾、遗传性小脑性共济失调、遗传性舞蹈病等则在中年以后发病。总之，每年活产婴儿中约有4%~5%的可能具有遗传性缺陷。

此外，自然流产约占全部妊娠的15%，其中约50%是由于染色体异常所致。这说明在全部妊娠中的7%~8%是因染色体异常而导致胚胎不能存活或发育，从而引起自发流产或死产。

2. 在儿童中患有遗传病的也为数不少，据统计，儿童医院住院患儿中20%~25%患有遗传病。根据我国儿童死亡原因调查，先天畸形占死亡原因的首位，恶性肿瘤病占第四位，其中由于遗传因素造成的先天畸形约占先天畸形死亡总数的90%，与遗传有关的恶性肿瘤约占恶性肿瘤死亡总数的70%，两者合计，先天畸形和恶性肿瘤死亡数约占全部死亡儿童的30%以上。由此可知，遗传病或与遗传因素有关的疾病为儿童死亡的重要原因。

3. 智力低下是严重影响人口素质的重要因素。据全国八省市调查，0~14岁儿童智力低下的总发生率约为1.5%，其中中度（智商 IQ40~54）、重度（IQ25~39）和极重度（IQ<24）约占30%。山区智低发病率明显高于一般地区。例如，安徽大别山区为4.7%，甘肃徽县4.1%，陕西秦岭山区3.84%。遗传因素在智力低下的病因中占有重要地位。即智力低下可由于染色体病、单基因病、多基因病所致。此外，环境因素（包括社会、文化、教育等的不利因素以及产前、产时、产后发生的脑损伤）也是智力低下的重要因素。智力发育本身也多为遗传和环境相互作用的结果。

4. 在整个人群中，各种遗传病的受累人数也是很多的。如单基因病6457种，估计在人群中约有4%~5%的人为某种单基因病所累。多基因病虽仅有100余种，但多基因病发病率高，且多为常见病，总的估计，人群中约有15%~20%的人受累于某种多基因病。染色体病约有100多种，人群中的染色体异常的受累者约有0.5%~1%。三者合计，人群中约有20%~25%的人患有某种遗传病。此外，还有体细胞遗传病恶性肿瘤的严重危害和线粒体遗传病。随着研究技术的发展，发现愈来愈多的常见病与遗传因素有关，或者就是遗传性疾

病。

5. 在人群中的正常人，虽然未患遗传病，但很可能是某种致病基因的携带者，可将致病基因传递给后代，成为后代人群中遗传病发病的潜在威胁，尤其是当前在我国工农业发展的同时，环境污染日益严重，各种致突、致癌、致畸因素对遗传物质的损害，将增加人群中致病的突变基因，增加遗传病的发生，严重危害着人们健康素质，对此必须给予高度的重视，而且已是刻不容缓。

综上所述，遗传病对人类健康的威胁日益严重，某些地区特别是边远山区，遗传病的发病率很高，如何应用遗传学的原理、知识和技术，揭示各种遗传病的遗传规律、发病机理、诊断、防治措施，以降低人群中遗传病的发生率，结合计划生育在控制人口增长的同时，提高人类的遗传素质，已是全民所关切的重要问题，这也是医学遗传学的任务和长远目标。因此，医学遗传学课程是医学教育中不可缺少的重要基础医学课程之一。作为医务工作者，必须掌握、熟知及了解有关内容。为提高人类遗传素质做出自己应有的贡献。

四、医学遗传学的发展简史

（一）医学遗传学萌芽阶段（18世纪中叶～19世纪初叶）

早在18世纪中叶，法国Moreau de Maupertuis研究了多指（趾）及皮肤和毛发缺乏色素者（白化病）的家系，发现这两种性状的遗传方式不同。19世纪初（1814年），Joesef Adams发表了《论临床所见疾病的遗传可能性》，内容涉及到先天性疾病、家族性疾病和遗传性疾病之间的差别，遗传病与发病年龄、环境因素、近亲婚配之间的关系等有关遗传病的一些基本问题，并通过逻辑推论得出遗传学的一些基本原理。这标志着已出现了医学遗传学的萌芽。

（二）遗传学的诞生和三大遗传规律等的发现（19世纪中叶～20世纪初叶）

1866年，遗传学的奠基人奥地利学者孟德尔（G. Mendel）根据他的豌豆杂交实验结果，发表了《植物杂交试验》的论文，认为性状的遗传受细胞内的遗传因子所控制，并揭示了遗传的基本规律，使遗传研究纳入了科学轨道。但此后30多年内这篇有价值的论文未引起人们的重视，直到1900年，他的工作才被三位学者重新发现，并总结出孟德尔定律——分离律和自由组合律，从此遗传学正式诞生，孟德尔定律的重新发现推动了遗传学中各种生物学性状包括疾病的分析。1903年W.S.Sutton和T.Boveri分别发现染色体行为与孟德尔所说的遗传因子行为很相似而提出染色体是遗传物质载体的假说，发展为染色体遗传学说。1908年G.H.Hardy和W.Weinberg研究人类群体中基因频率的变化，共同提出遗传平衡定律，并将其公式化，这是群体遗传学中的基本理论。1909年Johannsen提出了"基因（gene）"这一名词代替孟德尔所假定的遗传"因子"（factor），并首先创立基因型（genotype）和表现型（phenotype）的概念，把遗传基础和表现性状科学地区别开，这对遗传学的发展具有重要意义。同年，瑞典H.Nilsson Ehle对数量性状的遗传提出多因子假设，用多对基因的累加性效应和环境因素的共同作用阐明数量性状的发生与传递规律。1910年，美国摩尔根（T.H.Morgan）和他的学生们通过果蝇实验发现了性连锁遗传规律，继而揭示并确证了基因的连锁与互换遗传规律。他首先把一个基因定位在某一个具体染色体上，并确定基因在染色体上呈直线排列，创立了"基因学说（theory of gene）"。摩尔根学说是在孟德尔学说和染色体遗传学说的基础上发展起来的。这样，遗传学中逐渐形成了以三大基本规律为基础的一套经典遗传学理论体系。这些研究和发现对医学遗传学的理论和实践都具有重要意义。

（三）医学遗传学的兴起和发展（20世纪）

医学遗传学是在孟德尔和摩尔根的经典遗传学理论指导下，在现代生物学和现代遗传学研究技术的蓬勃发展中兴起并发展，尤其是20世纪50年代以来，医学遗传学发展迅猛，取得了丰硕成果。在医学遗传学发展中人类细胞遗传学和生化遗传学等学科的发展起着主要的推动作用。

1923年T.Painter用组织连续切片法进行分析研究，提出人类体细胞中的染色体数目为48条。1952年华裔学者徐道觉（T.C.Hsu）首先建立了细胞低渗制片技术，使染色体研究方法得到了重要的改进，现已成为经典常规的方法。1956年华裔学者蒋有兴（J.H.Tjio）首先发现并应用秋水仙素抑止纺锤丝和纺锤体的形成，使进行分裂的细胞停止在分裂中期，这样可积累许多最适于观察分析的中期分裂相。同年，蒋有兴和A.Levan用人胚肺组织培养细胞进行观察分析时，确证了正常人类体细胞染色体数目为46条而不是48条，开辟了人类染色体研究的新纪元。1960年P.C.Nowell等发现植物血凝集素（phytohaemagglutinin PHA）能刺激体外培养的淋巴细胞转化为淋巴母细胞而进行分裂。同年P.S.Moorhead等建立了人体外周血体外培养和染色体制片等一整套比较完整的实验技术，从而建立了简便可靠的方法，用离体培养的外周血淋巴细胞研究染色体的形态结构和数目的变化。随着染色体研究技术的发展，1959年，J.Lejeune发现先天愚型（Down综合征）患者是由于体细胞中多了一条21号染色体所致，这是首次报道的染色体病病例。同年C.E.Ford等发现了Turner综合征妇女只有一条X染色体，P.A.Jacobs等发现Klinefelter综合征为47，XXY。1960年，P.C.Nowell在慢性粒细胞性白血病患者的细胞中首次发现特定的异常染色体，称为Ph标记染色体，这是染色体异常与肿瘤关系的第一个例证。随后又相继发现很多染色体异常综合征和一些肿瘤标记染色体。染色体异常和某些疾病相关现象的发现，开辟了临床遗传学的一个新领域。1969年瑞典T.Caspersson用荧光染料（喹吖因）染色，可使染色体显示出荧光强度不同的特殊带纹，称Q显带。70年代相继发现了G显带、C显带、R显带等。1976年J.J.Yunis创立了同步培养法的高分辨显带技术。这些显带技术的建立使染色体分析更加精确，从此，人类能准确识别每一号染色体及其各区带，可达到亚带水平，相继发现了更多新的染色体异常综合征，染色体研究跨入了新阶段。随着染色体研究技术的发展召开了多次国际会议，确立了染色体分析、命名的国际统一标准——人类细胞遗传学命名法的国际体制ISCN（1978、1981、1985）。染色体脆性部位的发现及脆性X综合征的研究开辟了细胞遗传学研究的新领域。80年代染色体特定区段显微切割，微克隆技术及荧光原位杂交（FISH）方法的建立，使细胞遗传学研究与分子遗传学相结合，已取得瞩目的发展。如利用显微切割、结合聚合酶链反应（PCR）、分子克隆、FISH和DNA测序等手段，进行构建染色体特定区带DNA文库；制备特异性探针；研究人类遗传性疾病和肿瘤的分子遗传学特征；鉴定、分离、克隆和定位有关基因；为基因诊断和基因治疗的研究开辟了一条新的途径。

英国A.E.Garrod 1899年发表了有关尿黑酸尿症的论文后，于1902~1908年比较深入地研究了尿黑酸尿症、白化病、胱氨酸尿症和戊糖尿症，第一次提出代谢缺陷的概念。1909年出版了《先天性代谢缺陷》一书，首次提出"某些终身不愈疾病的病因，在于支配某一代谢步骤的酶活力的降低或丧失"。他观察到尿黑酸尿症患者的尿中有大量尿黑酸，而正常人没有，认为这是由于患者缺乏一种酶所造成。他还发现这种病有家族性，往往在同胞中有一个或几个人患病，但父母正常，而且患者的父母有不少是近亲结婚，这种现象可用孟德尔定律中的隐性遗传来解释，这是孟德尔定律在医学中应用的一个例症。A.E.Garrod还指出白化病、胱氨酸尿症、戊糖尿症的本质是相同的，都是由于人体内缺乏某种代谢反应的酶，造成某些代谢产物积累的结果，这是人类生化遗传学的最早研究。A.E.Garrod被认为是先天性代谢缺陷的医学遗传学研究的创始人。A.E.Garrod提出的先天性代谢缺陷的概念约在半个世纪后才被证实。1941年G.W.Beadle和E.L.Tatum发表了红色链孢霉生化遗传的经典研究论文，提出一个基因一种酶的假说。明确了一切机体的所有生化过程都是在遗传控制下进行的；每个生化反应都最终受控于一个各不相同的基因等，由此，确立了生化遗传学这个新领域。1952年G.T.Cori首先证实糖原贮积病Ⅰ型是由于患者肝脏内葡萄糖-6-磷酸酶缺乏所致。1955年日本九木田等证实了白化病患者毛囊基质内的黑色素细胞缺乏酪氨酸酶。1958年法国B.N.LaDu等证实了尿黑酸尿症患者肝脏内缺乏尿黑酸氧化酶。这些为A.E.Garrod先天性代谢缺陷的假设提供了科学证据。迄今，由于遗传性酶缺陷所引起的代谢病已发现1000多种，其中已证实是哪种酶异常引起的代谢病约有200多种。对先天性代谢缺陷的研究，为认识人体代谢的遗传控制、性状的发育和分化等基本问题以及对疾病的病因、诊断、防治等都提供了重要的依据。另一方面，1949年美国L.Pauling在研究镰形细胞贫血症时，发现患者是由于红细胞内存在一种异常血红蛋白分子，称为血红蛋白S（HbS）所致。他首先提出分子病的概念。1956年V.M.Ingram创立了"指纹法"，证实镰形细胞贫血症的HbS是由于珠蛋白β链第6位氨基酸由谷氨酸变为缬氨酸所致，由此推动了分子病的深入研究。分子遗传学研究证实了任何蛋白（或酶）的异常都是由于某一个基因（DNA）的变异导致相应肽链的合成发生异常。这就使A.E.Garrod的先天性代谢缺陷和L.Pauling的分子病的概念统一起来。因此，当代的分子病涵义包括任何蛋白质（或酶）分子合成异常所致的疾病。

随着细胞遗传学、生化遗传学、微生物遗传学等学科的发展，分子遗传学于20世纪50年代诞生并迅猛发展。1944年O.T.Avery用肺炎球菌转化实验首次证明遗传物质是DNA。1953年J.D.Watson和F.H.C.Crick发现了DNA分子双螺旋结构模型，并提出DNA半保留复制的设想。这标志着分子遗传学的诞生，遗传和变异的奥秘在分子水平逐渐被揭示。1961年F.Jacob和J.Monad提出了操纵子调控模型。1966年M.W.Nirenberg和H.G.Khorana等人破译了全部遗传密码。1958年F.H.C.Crick最初提出了包括遗传信息的传递和表达的中心法则。1970年D.Baltimore和H.M.Temin发现了反转录酶，扩充了中心法则的范围。这些研究奠定了分子遗传学的基础。20世纪60年代至70年代限制性内切酶的发现，DNA重组技术的建立，限制性片段长度多态连锁分析法的建立，80年代聚合酶链反应（PCR）技术的建立等分子遗传学技术飞速发展，使人类遗传病的研究跨入了新阶段。在遗传病病因和发病机制、肿瘤遗传、基因定位、基因诊断和基因治疗等方面的研究和实际应用都取得了丰硕的成果，大大推动了医学遗传学的发展。其它医学遗传学的分支学科如免疫遗传学、药物遗传学、行为遗传学、发育遗传学等研究也正在迅速发展。90年代，人类基因组（30亿bp，5万~10万个基因）研究已取得巨大成就。这是当今国际性合作的一项全球性的大科学项目，也是当前国际生物医学科学最前沿的领域，预计在2005年完成基因组全顺序分析。这将对生物科学和医学的发展做出巨大贡献，对医学遗传学发展的影响亦将是长期而深远的。21世纪医学遗传学的发展将是医学分子遗传学的深入发展。

小 结

医学遗传学主要是研究遗传病的发病机理、传递规律、诊断、治疗和预防，以降低人群中遗传病的发生率，提高人类的健康素质。它是医学与遗传学相互渗透的一门边缘学科。遗传学是研究生物遗传与变异的本质和规律的科学。随着遗传学和医学遗传学研究的深入和发展，医学遗传学各研究领域涉及遗传学各分支学科。

遗传病是指生殖细胞或受精卵的遗传物质在数量、结构和功能上发生改变所引起的疾病，通常在上、下代之间按一定方式垂直传递。其中包括染色体病、单基因病和多基因病等。本世纪90年代，根据医学遗传学的新进展，提出遗传病还应包括体细胞遗传病和线粒体遗传病，故遗传病可分为五大类。因此，遗传病的定义可以这样认识，即由细胞内遗传物质改变所引起的疾病称为遗传病。大多数遗传病为先天性疾病，并往往具有家族聚集现象，但遗传性疾病不等于先天性疾病，遗传性疾病也不等于家族性疾病。

生物的正常性状或绝大多数异常性状（疾病），都是遗传物质和发育过程中的环境条件相互作用的结果。

当前，遗传病已是危害人类健康的常见病、多发病，故遗传病对人类的危害、遗传病的发病机理、传递规律、诊断和防治等问题，是人们普遍关注的极为重要的问题，它们已是医学基础和临床医学各研究领域的重要研究项目。医学遗传学课程是医学教育中不可缺少的重要基础医学课程之一。医务工作者必须掌握、熟知及了解有关内容，为改善人类健康素质，做出自己应有的贡献。

（柳家英）

第二章 遗传的分子基础

【本章要求】
1. 重点掌握基因的概念及真核生物结构基因的特点
2. 重点掌握遗传信息传递的中心法则
3. 重点掌握DNA半保留复制、转录、翻译等概念
4. 重点掌握基因突变的概念及类型
5. 一般掌握DNA的分子结构
6. 一般掌握基因复制、转录和翻译的基本过程
7. 了解基因表达的调控
8. 了解人类基因组的结构

1868年瑞士青年医师F.Miesher从外科绷带上的脓细胞核中分离提取出一种富含磷的有机物，当时称之为核素，后来证实核素由一种酸性物质和蛋白组成。因为这种酸性物质来源于细胞核，故称核酸。随着研究的深入，人们认识到所有生物的细胞内都存在核酸。自然界的核酸分成两类，一类是脱氧核糖核酸（deoxyribonucleic acid，DNA），主要存在于细胞核内，少量存在于线粒体中；另一类称为核糖核酸（ribonucleic acid，RNA），主要存在于细胞质中。

1928年英国细菌学家Griffith发现肺炎球菌的转化现象。1944年Avery等深入研究后证实，引起细菌转化的物质不是多糖、也不是蛋白，而是DNA。1952年Hershey等研究噬菌体感染大肠杆菌，再次证明DNA是遗传物质。1953年Waston和Crick提出了DNA双螺旋结构模型，为研究DNA结构与功能的关系奠定了基础。

目前认为，绝大多数生物的遗传物质是DNA，极少数病毒的遗传物质是RNA。

第一节 遗传物质的化学本质

核酸（主要是DNA）是遗传物质。核酸的化学组成及结构特点决定了它的生物学功能，使其能储存、复制、传递遗传信息，通过指导蛋白质合成，控制生物的遗传性状。

一、DNA是遗传物质

研究证实，DNA具备遗传物质应有的基本特征：①存在的普遍性。DNA普遍存在于自然界各种生物的细胞里，唯有RNA病毒无DNA，在这些病毒中，RNA起着DNA类似的作用；②数量的恒定性。同一物种的各组织细胞中，DNA的数量基本一致，其数量变化也表现出有恒定的规律：细胞有丝分裂前DNA含量加倍，分裂后又恢复到原来的水平。性细胞经过减数分裂，DNA含量为体细胞的一半，形成配子。当雌雄两种配子结合成受精卵后，DNA数量又恢复到体细胞水平；③结构的稳定性。同一物种各细胞的DNA结构是相对稳定的，能改变DNA的一些物质或因素，均可引起遗传性状的相应变化。

上述DNA的特性符合遗传和变异的相关条件，所以DNA可能是遗传物质。

1944 年 Avery 等研究了细菌转化的本质，直接证明了 DNA 是遗传物质。

肺炎双球菌有不同类型。S 型可致病，R 型不致病。高温杀死的致病菌（S 型）和活的非致病菌（R 型）均不能单独使小鼠致病，但将它们混合后再感染小鼠，结果有些小鼠因肺炎而死亡。该实验表明死亡致病菌中的某种物质促成非致病菌转化成致病菌（R→S），导致小鼠肺炎（图 2-1）。Avery 等人将致病菌中的蛋白质、DNA、荚膜多糖等大分子提取出来，分别与非致病菌混合培养，发现其中只有 DNA 有转化作用，使非致病菌变成致病菌，且转化效率与 DNA 纯度正相关。若事先用 DNA 酶处理提出物，则不能实现转化。可见肺炎双球菌的致病特性由 DNA 决定并传递。

这是人类首次用实验方法直接证实了 DNA 是遗传物质。随着研究的深入，后来发现在少数无 DNA 的 RNA 病毒中，RNA 起着遗传物质的作用。

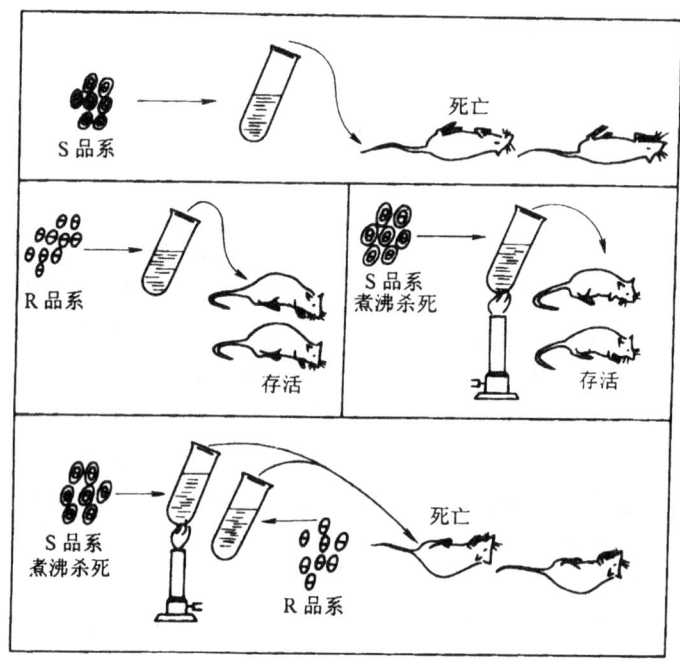

图 2-1 肺炎球菌的转化实验

二、DNA 的化学组成和分子结构

（一）DNA 的化学组成

DNA 分子的组成单位是脱氧核糖核苷酸。后者由磷酸、脱氧核糖和含氮碱组成。含氮碱分为腺嘌呤（adenine，A）、鸟嘌呤（guanine，G）、胸腺嘧啶（thymine，T）和胞嘧啶（cytosine，C）。RNA 则由磷酸、核糖和 A、G、C、U（尿嘧啶）等四种含氮碱组成（图 2-2）。

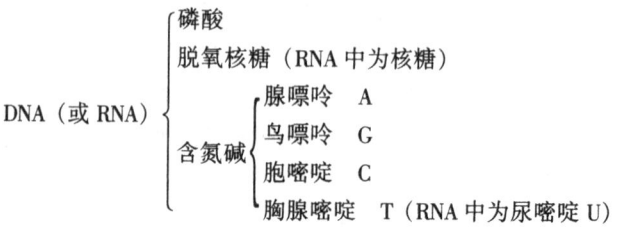

图 2-2 DNA 和 RNA 的化学组成

（二）DNA 的分子结构

1．一级结构

生物体内，在酶的催化下，一个脱氧核糖核苷酸中的脱氧核糖第 3 位（3′）碳上的羟基可与相邻的另一核苷酸的脱氧核糖第 5 位碳（5′）相连的磷酸脱水形成 3′，5′磷酸二酯键。以同样的方式，许多核苷酸则可串联聚合成多核苷酸链，5′端有磷酸基，3′端有羟基（-OH）。这种由许多脱氧核糖核苷酸借助 3′，5′磷酸二酯键连结而成的多聚脱氧核苷酸链称为 DNA 的一级结构。其中，不同的碱基组成和排列方式，决定了 DNA 的性质。

2．空间结构

DNA 的空间结构指 DNA 在一级结构基础上形成的高级结构。1953 年美国生物学家 Waston 和英国物理学家 Crick 根据 DNA 的 X 射线衍射图谱及其它研究，提出了 DNA 分子的双螺旋结构模型，即 DNA 的二级结构。其特点如下（图 2－3）。

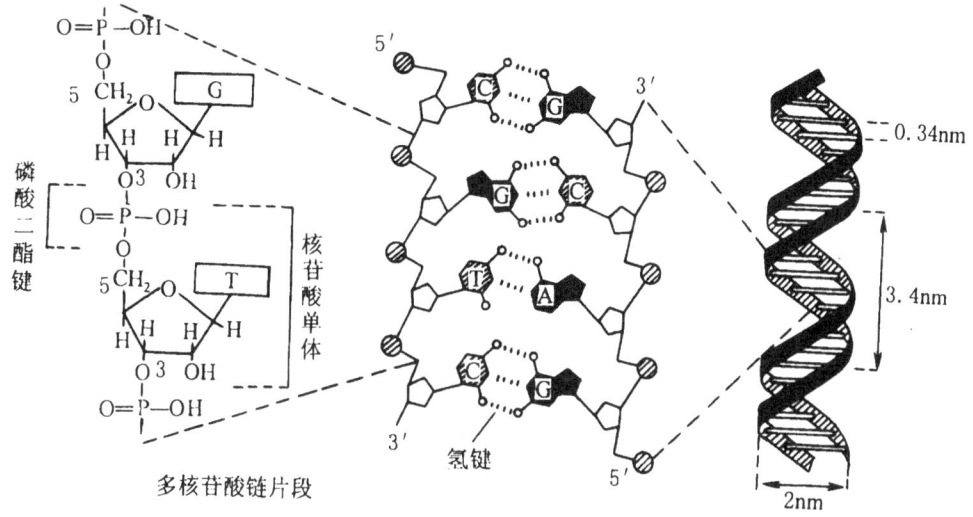

图 2－3 DNA 双螺旋结构示意图

（1）DNA 由两条反向平行的脱氧多核苷酸链组成。一条链中的磷酸二酯键为 3′→5′，另一条链为 5′→3′。两链以脱氧核糖和磷酸形成的长链为基本骨架，围绕同一中心轴构成右手螺旋结构（B 型 DNA）。

（2）碱基在双螺旋内侧，双链上对应的碱基以氢键相连，其中 G 与 C 通过三个氢键配对（G≡C），A 与 T 通过两个氢键配对（A＝T）。

（3）双螺旋的直径为 2nm，螺距为 3.4nm，内含 10 个碱基对，即相邻碱基对的平面间距为 0.34nm。

DNA 双螺旋多为线形，也有环形者（如线粒体 DNA、细胞质粒 DNA 等）。

人类细胞核内 DNA 双螺旋通常以特定方式与一些组蛋白结合，在间期细胞中，以染色质形式存在；在细胞分裂期，它们可进一步盘旋成螺线管或超螺线管，最终缠绕成染色（单）体（详见染色体结构）。

虽然 DNA 只有四种碱基或核苷酸，但由于 DNA 分子很大（4 千～40 亿个核苷酸），所以，各种核苷酸的排列组合类型将是巨大的天文数字。假如某一段 DNA 分子的核苷酸有 1000 对，则有 4^{1000} 种不同排列组合类型，提示 DNA 分子可贮存极其丰富的遗传信息。因此，DNA 分子结构是生物遗传性和多样性的基础。

第二节 基因的概念和结构

人类对遗传和变异的现象早有认识，而对决定生物性状的物质基础却长期迷惑不解。经过100多年的研究后证实，DNA上的特定片段构成了基因，各种各样的基因决定了生物体千千万万不同的性状。

一、基因的概念

1865年奥地利遗传学家孟德尔（G.Mendel）完成了8年的豌豆杂交试验，提出生物的各种性状由细胞内的"遗传因子"决定，并总结出遗传因子的分离律和自由组合律。1909年丹麦遗传学家W.Johannsen用基因（gene）代替"遗传因子"，并沿用至今。1910年美国遗传学家摩尔根（T.H.Morgan）用果蝇进行遗传学研究，证实了孟德尔的遗传因子（基因）在染色体上呈直线排列，提出了基因的连锁互换律，发表了著名的《基因论》。1941年Beadle等通过红色链孢霉的实验，提出生物的性状是通过一个基因决定一种酶来实现的，即"一个基因一个酶"学说。后来，又发展为"一个基因一条多肽"学说。尽管人们对基因认识不断深入，但在20世纪50年代前，人类对基因认识只是一个抽象概念，并不了解基因的物质基础及其特性。

1944年Avery等首次用实验方法证实了DNA是遗传的物质基础。1953年Waston和Crick通过X射线衍射等手段对DNA结构进行了分析，提出了著名的DNA双螺旋结构模型，令人信服地解释了遗传物质DNA应有的自我复制机理。1966年Nirenberg和Khorana分别用实验方法破译了全部遗传密码，即DNA链上三个特定的核苷酸决定一个氨基酸，解开了生物界的千古之迷，证实了基因的本质是DNA。

70年代后，特别是90年代以来，随着分子生物学和分子遗传学的迅猛发展，人类对基因结构和功能的认识日新月异。目前认为，基因是特定的DNA片段，带有遗传信息，可通过控制细胞内RNA和蛋白质（酶）的合成，进而决定生物的遗传性状。基因可自我复制，可发生突变和重组。

二、基因的类别

根据在细胞内分布的不同，人类基因分成核内基因和核外基因。绝大部分的基因属核内基因，它们主要存在于细胞核内染色质的DNA纤维中；核外基因存在于胞质中线粒体的环状DNA上。

根据功能的不同，基因可分成结构基因和调控基因。

（一）结构基因

结构基因（structural gene）是指能决定蛋白质或酶分子结构的基因。它们可编码多肽链中的氨基酸，从而决定肽链中氨基酸的种类和排列。结构基因突变，会引起相应蛋白质分子结构发生改变，常表现为某种蛋白质或酶的活性异常。

（二）调控基因

调控基因（regulator and control gene）指可调节控制结构基因表达的基因。调控基因突变可导致一个或多个蛋白质（酶）合成量的改变。

此外，有些基因只能转录，不能翻译出蛋白，如核糖体RNA基因（rRNA基因）和运转

RNA 基因（tRNA 基因），分别专职转录 rRNA 和 tRNA。

三、基因的分子结构

原核生物结构基因的编码序列通常是连续的，即基因中所有核苷酸的遗传信息最终可全部表达出相应的氨基酸。相反，在真核生物及人类中，绝大多数结构基因的编码序列是不连续的，被非编码序列所分隔，形成嵌合排列的断裂形式，称为断裂基因（splite gene）。

构成基因的 DNA 两条多核苷酸链中，一条链为编码链（coding strand），其碱基序列储存着遗传信息；另一条链为模板链（template strand），是 RNA 合成（转录）的模板，它与编码链互补，故又称反编码链。

在显示基因结构时，通常只写编码链的核苷酸序列，并把编码链5′端安排在左边、3′端放在右边，即编码链的走向为 5′→3′。基因中某结构位点（如转录起点）的 5′端区域称为该位点的上游；其 3′端区域为该位点的下游。以该位点为坐标原点（0），上游碱基对以 - bp 表示，下游碱基对用 + bp 表示。

人类结构基因可分成若干部分：①编码区，包括外显子和内含子。②侧翼序列，位于编码区两侧，包括调控区、前导区和尾部区。调控区包括编码区上游（5′端）的启动子和增强子，以及其下游（3′端）的终止子等。前导区和尾部区分别为编码区外 5′端和 3′端的可转录的非翻译区。（图2-4）

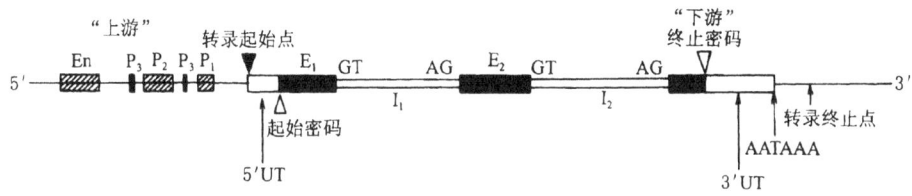

图 2-4　真核生物结构基因的结构示意图

En: 增强子；P_1、P_2、P_3: 启动子（TATA 框，CAAT 框，GC 框）；E: 外显子；I: 内含子；
UT: 非翻译区；GT-AG: 外显子-内含子接头

（一）外显子和内含子

断裂基因中，编码序列被非编码序列所分隔。其中，编码序列称外显子（exon, E），它是基因中可表达为多肽的部分；非编码序列称内含子（intron, I），或插入序列（intervencing sequence, IVS）。内含子也可转录到 mRNA 前体中，但在 mRNA 成熟过程中被剪切掉，最终不能翻译成多肽片段。不同的基因，内含子、外显子的数目和长度各异。

（二）外显子与内含子接头

外显子与内含子相连接的部位通常是高度保守的特定序列，即内含子 5′端都是 GT 开始，3′端都是 AG 结尾，这种接头方式称为"GT-AG 法则"。这两组碱基是真核基因中普遍存在的，在 RNA 中对应为 GU-AG，是 RNA 剪接的信号。

（三）侧翼序列

侧翼序列（flanking sequence）指第一个外显子和最末一个外显子外侧存在的非编码区，主要包含一些基因调控序列，如启动子、增强子、终止子等结构。它们参与基因表达的调控。

1. 启动子

启动子（promotor）是指与转录启动有关的特异序列，位于转录起始点的上游，参与控制转录的起始过程而自身并不转录。常见的启动子有下列三种结构序列。

（1）TATA 框（TATA box）

位于转录起始点上游约 -20 ~ -50 bp（碱基对）处。由 TATA^A_TA^A_T 7 个碱基组成，其中第 5、7 位碱基可有两种变换，可能是 A 或 T。它是转录因子 TFⅡ和 RNA 聚合酶Ⅱ识别和作用的部位，保证转录起始的精确性并控制转录的水平。

（2）CAAT 框（CAAT box）

位于转录起始点上游约 -70 ~ -100 bp 处，由 GG^C_TCAATCT 9 个碱基构成，其中第 3 位可变。它也是 RNA 聚合酶的一个结合位点，控制转录的启动和频率。

（3）GC 框（GC box）

有两份拷贝，分别位于 CAAT 框的两侧，由 GGCGGG 6 个碱基组成。GC 框具有激活转录的功能。

并非所有真核生物的启动子都同时含有上述三种结构框序列。

2. 增强子

增强子（enhancer）是一段能增强启动子转录效率的特定序列。不同基因的增强子序列各不相同。它们可位于转录起始点的上游或下游。增强子通常与特异性细胞因子相互作用而加强转录，决定基因表达的组织特异性。

3. 终止子

终止子（terminator）是位于基因末端的一段特异序列，具有终止转录的功能。终止子位于转录终止点的上游，由"回文序列"及其下游约 6 个 A - T 对（A 均在模板链）共同组成。其中回文结构由一个轴心序列及其两侧的反向重复（互补）序列组成。其转录形成的 RNA 可自身碱基配对，形成发夹结构，随后连接由 AAAAAA 转录成的一串 U（图 2 - 5）。发夹结

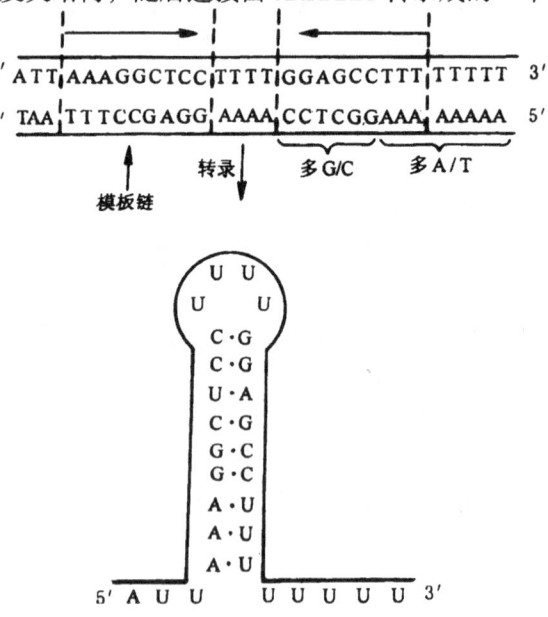

图 2 - 5 转录终止子序列图解

构阻碍 RNA 聚合酶的继续移动，同时由于 RNA 中的 U 与 DNA 中的 A 结合不稳，致使 RNA 脱离 DNA 模板，促进 RNA 聚合酶的解离，终止转录。

第三节　人类基因组结构

基因组（genome）指生物成熟生殖细胞（单倍体细胞）DNA 分子上的全部基因总和。人类 DNA 分为核内 DNA 和线粒体 DNA，所以，人类基因组包括细胞核基因组和线粒体基因组。

一、细胞核基因组

核基因组含有人类的绝大多数基因。这些基因分布在核内线状的 DNA 分子上，细胞分裂期则存在于染色体中。正常人类体细胞含两套染色体，为二倍体（2n），所以它们含有两个基因组。每个单倍体基因组约含 3.2×10^9 bp（碱基对）。按人类基因平均长度约 1.3 kb（千对碱基）计算，人类基因组约能编码 2.5×10^6 种蛋白质，而实际上人类大约只有 10 万（10^5）个编码蛋白质的结构基因，仅占整个基因组的 4%。其余的 DNA 序列包括基因内的插入序列、基因间的间隔序列以及重复序列等等。人类基因组 DNA 存在着不同的功能区段以及许多功能不详的序列，大致可分成以下一些结构类型。

（一）单一序列

单一序列（unique sequence）在一个基因组中仅有一个或几个拷贝。大多数编码蛋白质（酶）的结构基因属这种结构形式，但只占单一序列中的很少部分。单一序列约占基因组 DNA 的 60%~65%。

（二）重复序列

重复序列（repetitive sequence）在基因组中有许多拷贝数。可细分成高度重复序列、中度重复序列、基因家族及基因簇。重复序列在基因组中约占 30%~35%。

1. 高度重复序列

其长度较短（<200bp），一般为几个、十几个或几十个 bp，但重复拷贝数超过 10^6，约占基因组的 10%。在染色体的端粒、着丝粒以及 Y 染色体长臂的异染色区，存在着高度重复序列，即所谓的卫星 DNA（setellite DNA）。它们有些散在分布，另一些则串联重复，均不能转录，却构成结构基因的间隔，维系染色体结构，可能与减数分裂中同源染色体联会配对有关。

2. 中度重复序列

其长度在 300~7000bp 之间，拷贝数为 10~10^6 不等。约占基因组的 20%。如人类 Alu 家族，其序列约 300bp，在基因组中重复 30 万~50 万份，平均 5kb 的 DNA 就有一个 Alu 序列；Kpn I 家族的序列长 1.2~1.9kb 不等，有 3000~4800 份拷贝；还有 Hinf 家族和多聚 dT-dG 家族等。中等重复序列是非编码序列，目前认为它们参与基因表达调控，涉及 DNA 复制、转录及转录后加工等方面，细节不详。

3. 基因家族和基因簇

基因家族（gene family）指进化来源相同，结构、功能相同或相似的一组基因。基因家族成员通常由某一祖先基因经过突变或重复而产生。基因家族分成两类：一类基因家族中的不同成员分布在不同的染色体上，编码一组功能相同或相关的蛋白。如微管蛋白基因家族中，微管相关蛋白 2、微管相关蛋白 T_1 和微管相关蛋白 T_2 基因分别位于 2q34-q35、17q21、6p21 等不同的染色体特定区域。另一类基因家族成员紧密排列在一条染色体的特定区域,集中成簇,称基因簇(gene cluster)。如人类 α 和类 β 珠蛋白基因簇分别位于 16p13 和 11p15 上。

（三）假基因

假基因（pseudogene）指多基因家族中，不能产生功能性基因产物的基因结构。它们与功能基因有同源性，原来可能有功能，后来在进化过程中发生突变，使其结构发生一些变化而失去了功能，但它们仍保留在基因组结构中。如人类珠蛋白基因簇中的假基因 $\psi\zeta$、$\psi\alpha$、$\psi\beta$ 等。

（四）调节序列

调节序列（regulator sequence）是人类基因组 DNA 中结构基因两端（侧翼）的特殊短小序列，参与基因表达的调控。例如启动子 TATA 框、CAAT 框、GC 框、增强子序列和终止子回文结构序列等。

二、线粒体基因组

人类线粒体 DNA（mitochondrial DNA，mtDNA）是存在于细胞质线粒体中的一种能自我复制、相对独立的小基因组。mtDNA 是一个仅由 16569 个碱基对组成的环状双链 DNA，只含 37 个基因，分别编码 13 种蛋白质、22 种 tRNA、2 种 rRNA。

mtDNA 与核内 DNA 不完全相同，其结构排列非常紧密、高效。基因间隔很短，甚至无间隔。基因内无内含子序列，部分 mtDNA 的遗传密码与核内 DNA 的通用密码不同。每个细胞内 mtDNA 拷贝数多达几千。由于成熟精子几乎不含细胞质，所以受精卵的胞质及其中的线粒体主要由母方提供，因此，mtDNA 表现为母系遗传方式，而不是孟德尔式遗传。

研究证实，十几种人类神经系统及神经肌肉系统疾病与 mtDNA 突变有关。如 Leber 遗传性视神经病、肌阵挛性癫痫、神经性肌无力、共济失调及色素性视网膜炎综合征、慢性外眼肌麻痹、视网膜色素变性及心肌病综合征等等。

第四节 基因的功能

基因是 DNA 分子上的特定片段，基因的功能与 DNA 链上的核苷酸序列密切相关。基因的功能也就是 DNA 的功能。基因的基本功能包括三方面：①遗传信息的储存，反映在特定的核苷酸组合里。②遗传信息的扩增和传代，体现为 DNA 的自我复制以及在子代细胞中的再分配。③遗传信息的表达。DNA 上的基因先转录成 mRNA，再翻译成细胞内的蛋白质（酶），进而决定生物的性状。基因功能的实现，依赖于 DNA 复制、转录和翻译，可概括为遗传信息传递的"中心法则"（图 2-6）。

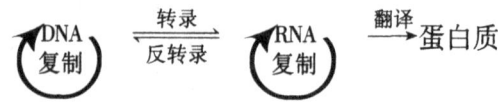

图 2-6 遗传信息传递的中心法则

一、遗传信息的储存

生物性状由遗传物质 DNA 决定，那么控制性状的遗传信息怎样储存在 DNA 分子中？

1961年Crick用遗传学方法证明了DNA上的三个相邻核苷酸构成一个三联体，决定多肽上的一个氨基酸，即特定的核苷酸三联体构成了遗传密码。DNA上有4种核苷酸，可组成4^3（64）种不同的三联体密码，它们如何编码蛋白质分子中20种基本氨基酸？1966年Nirenberg等和Khorana等用人工合成的不同核苷酸组合的RNA片段，研究破译了全部的遗传密码（genetic code）或密码子（codon），成功地编绘了mRNA的遗传密码表（表2-1）。若用DNA分子中的编码链表示，应把密码子中的U改成T。

表2-1 遗传密码表

第一个核苷酸（5'端）	第二个核苷酸 U	C	A	G	第三个核苷酸（3'端）
U	UUU UUC }苯丙 UUA UUG }亮	UCU UCC UCA UCG }丝	UAU UAC }酪 UAA UAG }终止	UGU UGC }半胱 UGA 终止 UGG 色	U C A G
C	CUU CUC CUA CUG }亮	CCU CCC CCA CCG }脯	CAU CAC }组 CAA CAG }谷酰	CGU CGC CGA CGG }精	U C A G
A	AUU AUC }异亮 AUA AUG*蛋	ACU ACC ACA ACG }苏	AAU AAC }天酰 AAA AAG }赖	AGU AGC }丝 AGA AGG }精	U C A G
G	GUU GUC GUA GUG }缬	GCU GCC GCA GCG }丙	GAU GAC }天冬 GAA GAG }谷	GGU GGC GGA GGG }甘	U C A G

* 位于mRNA起动部位的AUG为氨基酸合成肽链的起动信号。以哺乳动物为代表的真核生物中此密码代表蛋氨酸，在以细菌为代表的原核生物中则代表甲酰蛋氨酸。

深入研究发现，密码子有如下特点：①通用性：上述遗传密码通用于整个生物界，包括低等的病毒、细菌以及高等生物和人类。但也有例外，在线粒体中，AUA编码蛋氨酸、CUA编码苏氨酸、UGA不是终止密码，而是色氨酸的密码子，AUG在原核生物和真核生物中含义不同，分别编码甲酰蛋氨酸和蛋氨酸。②兼并性：某些氨基酸可由两种以上的密码子所编码，称兼并（degenerate）。兼并性分析表明，遗传密码的头两个核苷酸起决定作用，第三位核苷酸的C和U互换不会导致氨基酸改变，A和G互换只有两组氨基酸变化，即AUA（异亮氨酸）⇌AUG（蛋氨酸）；UGA（终止密码）⇌UGG（色氨酸）。密码子第三位核苷酸的可变性，有助于保持生物的遗传稳定性。③方向性：mRNA中的遗传密码是由5'→3'端排列的，所以，翻译是沿mRNA 5'→3'方向进行的。④起始密码和终止密码：64个密码子中，AUG除代表蛋氨酸（真核）和甲酰蛋氨酸（原核）外，当其位于mRNA 5'端翻译的起动部位时，还兼职蛋白合成的"起始"信号，故称起始密码。UAA、UGA、UAG均不编码特定的氨基酸，是肽链合成的终止信号，称终止密码。

二、基因的复制

基因的复制是伴随着 DNA 复制而实现的。DNA 的复制方式为半保留复制（semi-conservative replication）。

首先，解旋酶松弛 DNA 超螺旋结构，解链酶解开 DNA 双链，然后每条单链各自作为模板，在引物酶催化下，按碱基互补原则（A-T、C-G），以游离的三磷酸脱氧核糖核苷为原料，在复制起始部位结合上互补的 RNA 引物，在 DNA 聚合酶和 DNA 连接酶作用下，在引物 3′端后逐步合成出新的 DNA 互补链，其延伸方向为 5′→3′，随后 RNA 引物被核酸酶切掉，DNA 新链向 5′端延伸并补上缺口，最终新合成的两条互补链分别与各自的模板链并列盘绕，形成稳定的 DNA 双螺旋结构（图 2-7）。

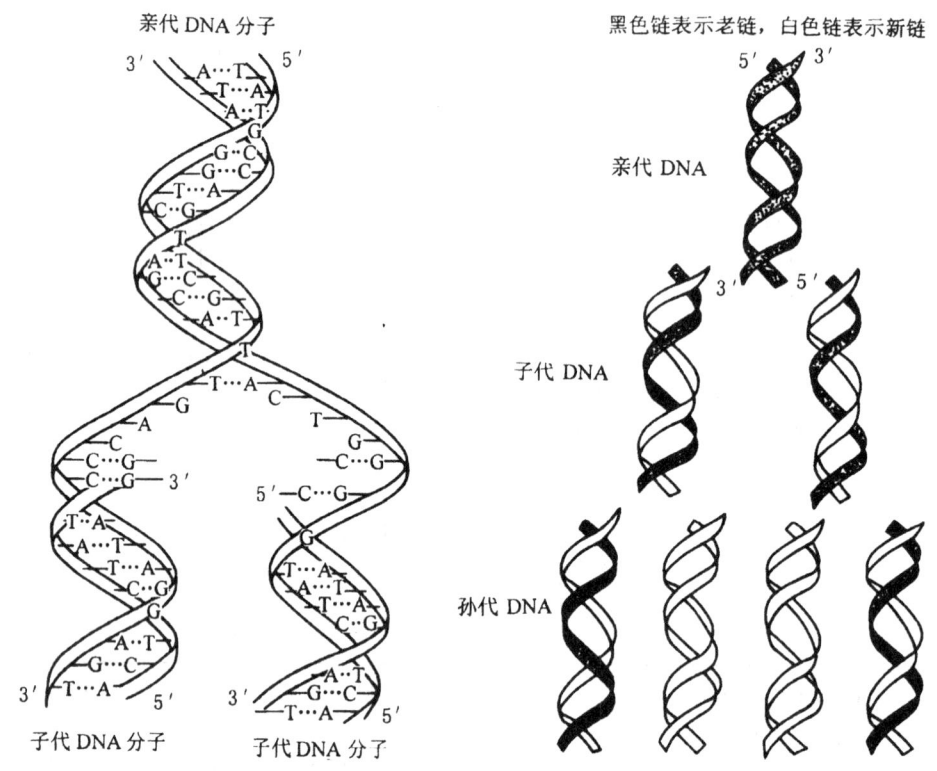

图 2-7 DNA 的半保留复制

上述过程中，两个新的 DNA 分子与原来的 DNA 核苷酸序列完全一样。每个子代 DNA 双链中的一条链来自亲代，另一条链则是新合成的，所以称为半保留复制。研究证实，半保留复制是十分精确的，从而确保了遗传物质结构在世代相传中的稳定性。

DNA 复制发生在细胞周期的 S 期（DNA 合成期）。细胞进入分裂期后，复制好的两个 DNA 分子分别参与形成染色体的两个单体。细胞分裂后期，每条染色体的两条染色单体各被纺锤丝牵拉，分别向细胞两极移动，随着胞体的分裂，复制好的两个 DNA 分子伴随着各自的染色单体进入两个子细胞。这样，遗传信息从亲代传给了子代细胞，保证了遗传物质数量的恒定性。

三、基因的表达

基因表达（gene expression）是指生命过程中，储存在基因中的遗传信息，通过转录和翻译，转变成蛋白质或酶分子，形成生物体特定性状的过程。

（一）转录

以 DNA 为模板，在 RNA 聚合酶作用下合成 RNA 的过程称为转录（transcription）。真核生物及人类的转录过程在细胞核中进行。

1. 转录过程

转录过程就是 DNA 分子上的遗传信息传递到 RNA 的过程。转录时，细胞核中 DNA 分子的局部双链在酶的作用下暂时解旋，以其中一条 DNA 链（如 3′→5′）作为 RNA 合成的模板链，按碱基互补配对原则（RNA 中以 U 代 T，和 DNA 的 A 配对），以四种三磷酸核苷酸（ATP、GTP、CTP、UTP）为原料，在 RNA 聚合酶的催化下（沿 DNA 3′→5′滑动）合成出一条单链的 RNA，RNA 合成方向为 5′→3′（图 2-8）。

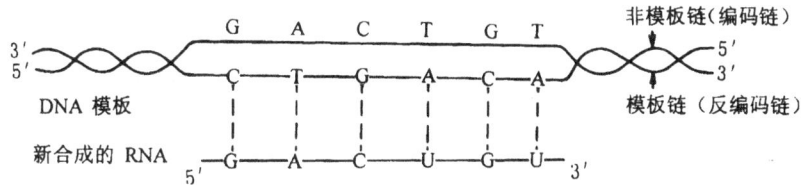

图 2-8　DNA 指导的 RNA 合成（转录）

DNA 含有众多的基因，并非所有基因的模板链都是同一条 DNA 单链，究竟以哪条链作为转录模板链，由启动子在哪条链上来决定。这种转录方式称不对称转录（图 2-9）。

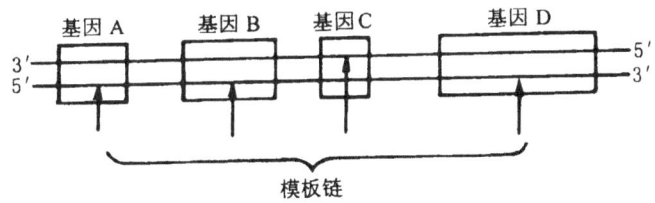

图 2-9　不对称转录

转录终产物 RNA 包括 mRNA、tRNA、rRNA，分别称为信使 RNA、转移 RNA 和核糖体 RNA。mRNA 可进一步翻译出蛋白质产物。RNA 要经过加工和修饰，才能成熟、具备正常功能。

2. 转录产物的加工和修饰

mRNA 的成熟包括剪接、戴帽、添尾等加工和修饰过程。

（1）剪接：刚转录出来的 mRNA 称为前 mRNA（pre-mRNA）或核内异质 RNA（heterogenuous nuclear RNA，hnRNA）。它含有一个基因的内含子、外显子、前导区、尾部区相对应（互补）的全部序列。在剪接酶的作用下，内含子相对应的序列被切掉，外显子对应的序列连接起来，这个过程称剪接（splicing）。剪接点是由基因中内含子与外显子接头处的剪接信号（5′ GT-AG 3′）决定的。即剪接发生在 mRNA 中内含子对应序列 5′端 GU 和 3′端 AG 与两侧外显子对应序列交接处。

（2）戴帽：真核生物的前 mRNA 在成熟过程要在 5′端加上 7-甲基鸟嘌呤核苷三磷酸

（m⁷Gppp）。此结构称为帽子（cap）。

mRNA 的帽子结构具有以下功能：①核糖体小亚基的识别信号，促进 mRNA 与核糖体结合。②有效封闭 mRNA 5′端，防止 5′核酸外切酶的降解作用，保证 mRNA 的稳定性。

（3）添尾：前 mRNA 3′末端通常要加上一段多聚腺苷酸（poly A）的尾巴（tail），长度约 100～200 个腺苷酸。其过程大致为：首先酶切掉 mRNA 3′端加尾信号 AAUAAA 下游的序列，然后以 ATP 为原料在多聚腺苷酸聚合酶作用下，把 100～200 个 A 加到 AAUAAA 的 3′端。

poly A 尾巴的功能可能是：①有助于成熟的 mRNA 从胞核进入细胞质。②避免核酸酶的降解作用，增强 mRNA 的稳定性。

此外，mRNA 分子的一些碱基还要经甲基化等修饰；tRNA 和 rRNA 也要经加工、修饰，才能具有功能。

上述真核生物 mRNA 的生成及成熟过程均在细胞核内进行（图 2-10）。

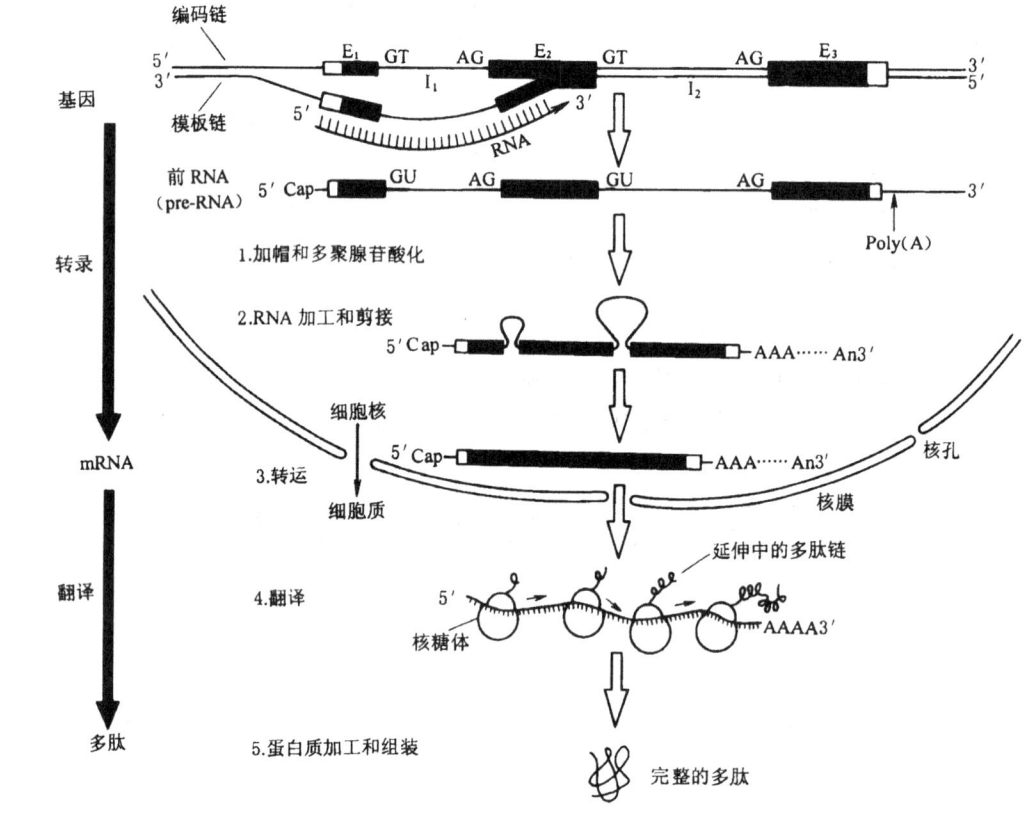

图 2-10 真核生物结构基因表达（转录和翻译）示意图

（二）翻译

在 mRNA 指导下的蛋白质生物合成称为翻译（translation）。翻译过程实际上就是把 DNA 转录到 mRNA 的遗传信息"解读"为多肽链上的氨基酸种类和顺序的过程。翻译过程十分复杂，需要 mRNA、tRNA、rRNA、核糖体、有关酶以及蛋白质辅助因子的共同作用，还需要各种活化的氨基酸作为原料，并依赖 ATP、GTP 提供能量。整个过程在细胞质中进行，可分成几个步骤（图 2-11）。

1. 氨基酰-tRNA 的形成

氨基酸在氨基酰-tRNA 合成酶和 ATP 的作用下被激活，并与相应的 tRNA 结合成氨基

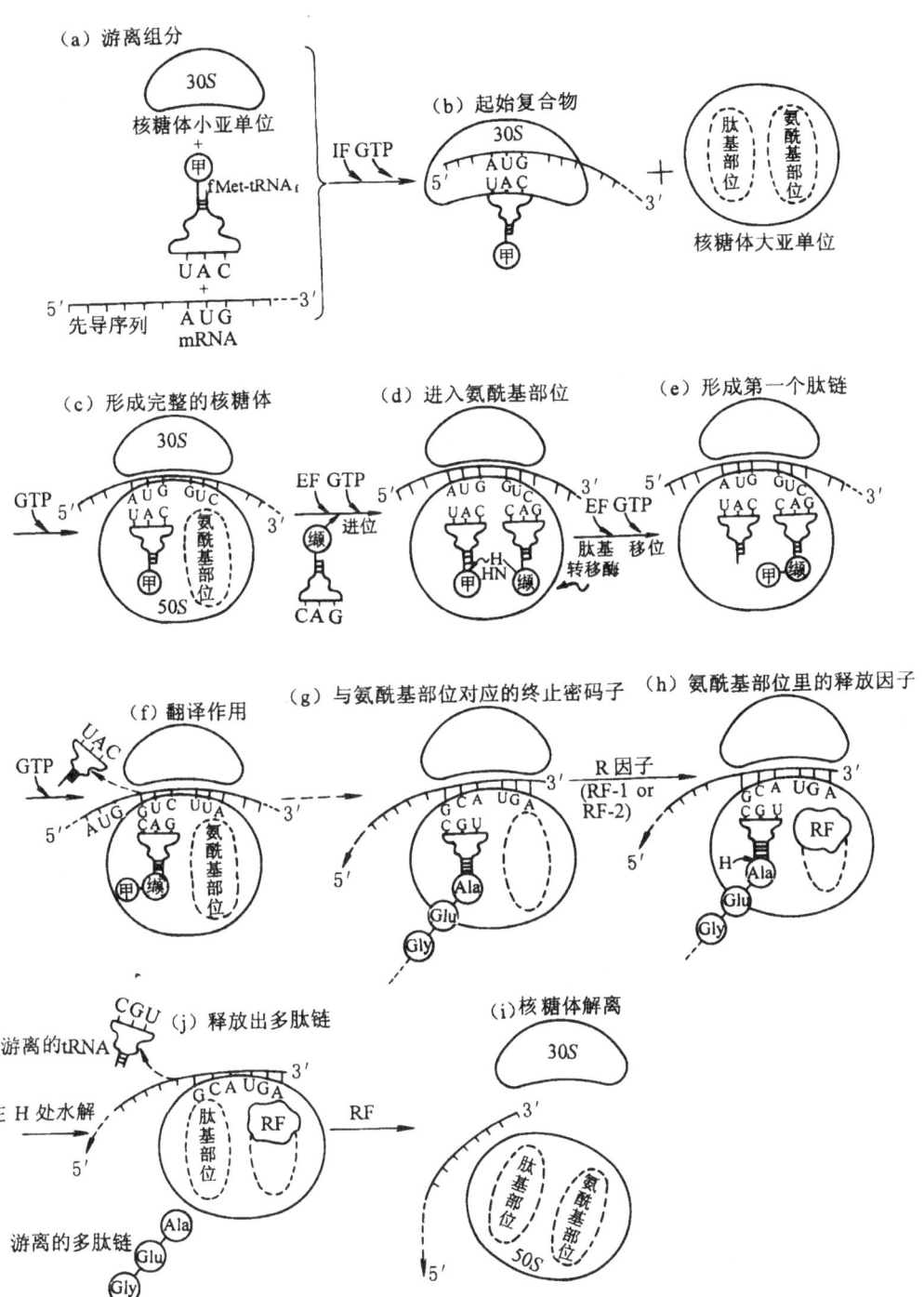

图 2-11 蛋白质合成过程示意图

酰-tRNA 复合物。

2. 肽链合成起始

在起始因子（IF）作用下，核糖体的小亚基结合到 mRNA 的起始密码子 AUG 上。同时，具起始作用的蛋氨酰-tRNA（原核生物为甲酰蛋氨酰-tRNA）通过 tRNA 的反密码子 UAC 配对结合上去，然后，核糖体大亚基与小亚基结合成起始复合物。

3. 肽链的延长

核糖体有两个氨酰 tRNA 的结合位点——P 位（肽位）和 A 位（氨酰基位）。起始的蛋氨酰 – tRNA 结合在 P 位，随后，根据 A 位上的密码子，带有相应反密码子的氨基酰 – tRNA 能正确进入 A 位。在转肽酶催化下，P 位上的氨酰基结合到 A 位的氨基酰 – tRNA 上，形成二肽酰 – tRNA。空载的 tRNA 从 P 位脱离。然后，A 位上的肽酰 – tRNA 在移位酶和 GTP 作用下，移到 P 位。随后，核糖体从 mRNA 5′端向 3′端移动一个密码子的距离。空载的 A 位根据其所面对的密码子，即刻接受一个新的相应氨基酰 – tRNA……，如此反复进行，肽链延长。此过程需要延长因子（EF）和 GTP 的参与。

4. 肽链的终止

核糖体沿 mRNA，由 5′端向 3′端不断移动，当 A 位出现终止密码（UAA、UAG 或 UGA）时，不再有任何氨基酰 – tRNA 进入 A 位，此时释放因子（RF）结合上去并发挥作用，使肽酰 – tRNA 酯键断裂，核糖体释放出多肽和 tRNA，并与 mRNA 分离，进一步解离成两个亚基，肽链合成完毕。

新合成的多肽需要进一步修饰、加工才能具有生物学功能。翻译后修饰包括某些氨基酸的磷酸化、乙酰化、羟基化、糖基化、脂化等等以及辅基结合过程。加工主要是肽链的剪裁和聚合。例如，人类 α、β 珠蛋白肽链必需各结合一个血红素，构成单体，再聚合成 $\alpha_2\beta_2$ 四聚体，才能携带氧气和二氧化碳。

转录和翻译是基因中的遗传信息表现为特定性状的两个功能过程。它们紧密联系，分别在胞核和胞质中进行（图 2 – 10）。

四、基因表达的调控

生物体的生理生化过程通过各种功能蛋白实现，并且与基因表达的调节和控制密切相关。虽然每个细胞都含有该物种的全套基因，但在特定的个体发育阶段，只有部分基因根据需要"定时定量"地表达和关闭，表现为阶段特异性或时间特异性。在不同的组织细胞中，基因表达情况也并不相同，只是一些与该组织器官功能相关的基因得以表达，表现为组织特异性或空间特异性。基因表达的调控决定了上述基因表达的时空特性，是生物体能不断适应环境变化，调节自身代谢、生存并繁衍的前提。

真核生物的基因表达调控十分精细和复杂，目前了解不多，一般认为真核基因的调控在五个水平上进行。

1. 转录前调控

真核生物基因组 DNA 通常与组蛋白及少量非组蛋白等结合成染色质。其中，组蛋白能非特异性地抑制 DNA 的转录活性，非组蛋白可解除组蛋白的抑制作用、激活基因表达。其原理大致是酸性的非组蛋白带负电荷，与带正电荷的碱性组蛋白结合成复合物，后者与带负电荷的 DNA 排斥而脱离，使相应的 DNA 片段裸露，易被 RNA 聚合酶识别结合，启动转录（图 2 – 12）。

2. 转录水平调控

转录调控涉及 DNA 顺式作用元件和反式作用因子之间的 DNA – 蛋白质的相互作用，以及反式作用因子之间的蛋白质 – 蛋白质相互作用。其中，顺式作用元件指转录因子（蛋白）的 DNA 结合位点或 DNA 序列，如启动子、增强子、抑制子等等；反式作用因子又称转录因子，是一些转录调节蛋白，如基本转录因子 TFⅡ、转录激活因子、转录抑制因子等等。上述DNA调节序列和转录调节蛋白的相互作用及后者间的相互作用是转录调控的主要形式。

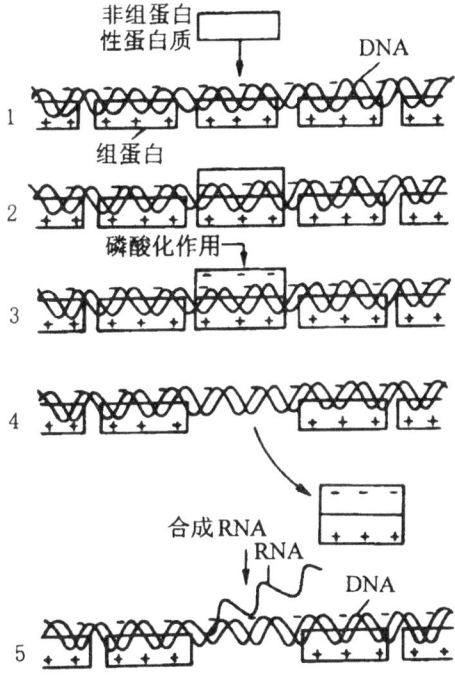

图2-13 基因活化的组蛋白转位模型

mRNA的转录调节是基因表达调控的重要环节。负责转录mRNA的RNA聚合酶Ⅱ不能单独识别启动子，需要基本转录因子TFⅡ的帮助。先在TFⅡA促进和参与下，TFⅡD识别DNA链上启动子TATA序列并与之结合，随后TFⅡB加入装配，形成TFⅡD-启动子聚合体，然后在TFⅡF协助下，RNA聚合酶识别并结合TFⅡD和TFⅡB，形成有活性的转录基本起始复合物，该复合物需进一步结合TFⅡE、TFⅡH和TFⅡJ等因子后，才能有效地控制转录启动的准确性和频率（图2-13）。转录激活因子如增强子结合因子与增强子序列作用，可提高转录效率并决定基因表达的组织特异性。转录抑制因子可与抑制子序列作用，从而降低转录水平。

真核基因转录水平的调控是十分复杂的，不同基因的调控方式既有某些共同点，又各有特殊之处，不尽相同。就某一特定基因而言，转录因子，尤其是特异转录因子的性质、数量成为转录调控的关键。

3. 转录后调控

真核基因的原初转录mRNA称为前mRNA。它需经过剪接加工、戴帽、添尾等过程，最终变成成熟的、有功能的mRNA。其中一些特异酶决定了加工和修饰的方式、效率和精确性。

4. 翻译水平调控

真核细胞的翻译过程受核糖体数量、起始因子、延长因子和释放因子等蛋白质以及tRNA类型和数量的影响。

5. 翻译后调控

刚翻译出来的多肽链，需要进一步修饰、加工和组装，才能具有活性。例如人类胰岛素原加工成有活性的胰岛素的过程，人类α、β珠蛋白链结合血红素并以特定方式聚合成血红蛋白的过程均属翻译后调控。

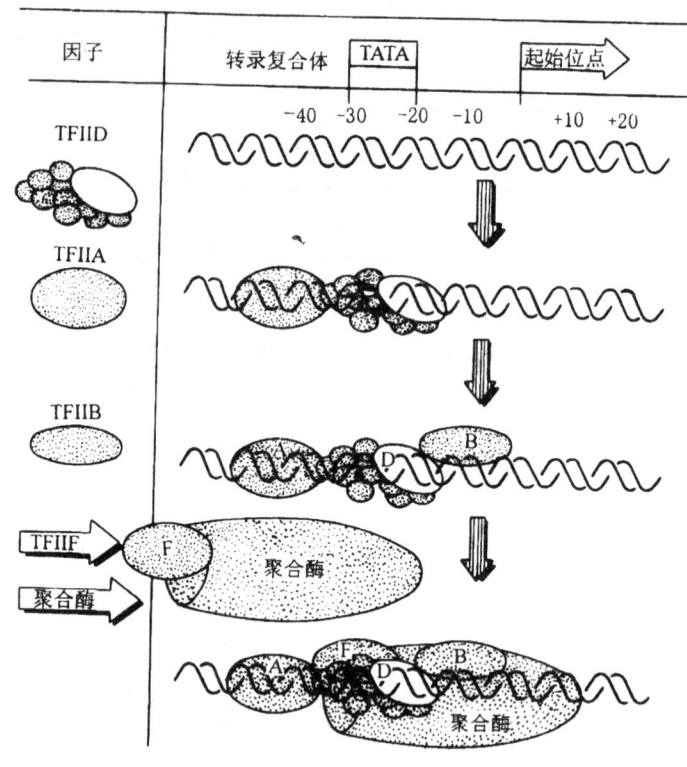

图2-13 转录基本起始复合物的形成

第五节 基因突变

一、基因突变的概念

人类和其它生物的遗传物质具有相当高的稳定性，但并非永恒不变。遗传物质发生的可遗传的变异称为突变（mutation）。广义的突变分为两类：①染色体畸变（chromosome aberration），即染色体结构或数目的改变；②基因突变（gene mutation），只涉及基因本身核苷酸序列或数目的改变。基因突变是通常所指的狭义的突变，其中仅涉及单个碱基改变者称为点突变（point mutation），涉及碱基数目改变的突变有重复、缺失、插入等。

基因突变具有稀有性、多向性、有害性、可逆性和可重复性等基本特征。体细胞的基因突变后，变异的遗传物质只能通过无性繁殖传递给子细胞，不会传给下一代。生殖细胞发生基因突变，可产生带有突变基因的配子，突变基因可通过有性生殖传给后代，若是显性突变，即可在后代中表达，产生表型反应。

二、基因突变的类型

DNA分子中核苷酸序列变化是基因突变的分子基础。导致这些变化的主要方式有置换突变、移码突变、整码突变和片段突变等等。

（一）置换突变

置换突变即碱基置换引起的基因突变。DNA分子中某个碱基被另一个碱基取代称为碱基置换。其中，同类碱基（嘧啶与嘧啶、嘌呤与嘌呤）的互换称为转换（transition）；不同类碱基（嘧啶与嘌呤）间的替换称为颠换（transversion）（图2-14）。

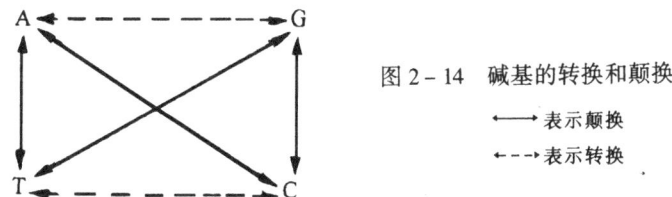

图2-14 碱基的转换和颠换
⟷ 表示颠换
←--→ 表示转换

碱基置换会引起所在密码子的改变，可影响多肽链氨基酸的种类或序列，造成不同的后果。

1. 同义突变

同义突变（same sene mutation）是指某个三联体遗传密码子因碱基替换变成其同义密码子，编码同一种氨基酸。例如，DNA模板链上GCG第三位G被A取代而成GCA，转录为mRNA分别为CGC和CGU，同是精氨酸的密码子，翻译成的多肽无变化（图2-15）。这种突变在自然界可能占相当高的比例，但不易检出。

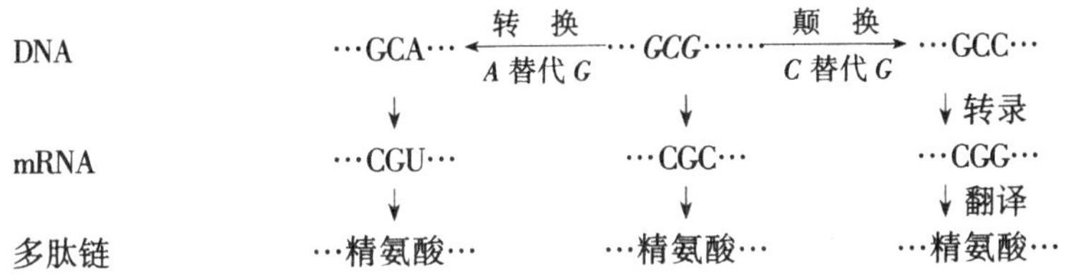

```
DNA      ···GCA···  ←转换--  ···GCG···  --颠换→  ···GCC···
                     A替代G              C替代G
          ↓                   ↓                   ↓ 转录
mRNA     ···CGU···            ···CGC···           ···CGG···
          ↓                   ↓                   ↓ 翻译
多肽链    ···精氨酸···          ···精氨酸···         ···精氨酸···
```

图2-15 同义突变

2. 错义突变

错义突变（missene mutation）指DNA中单个碱基置换后，其所在的三联体遗传密码子变成编码另一种氨基酸的遗传密码子，导致多肽中相应的氨基酸发生改变（图2-16）。错义突变往往产生异常蛋白质或酶，人类的异常血红蛋白大多由错义突变引起。

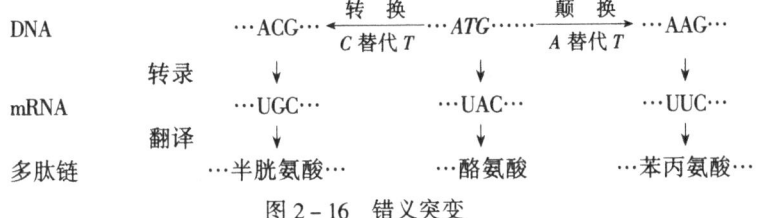

图2-16 错义突变

3. 无义突变

无义突变（non-sense mutation）指单个碱基置换导致一个可编码的密码子变成非编码（无义）的终止密码子（UAG、UAA、UGA）时，多肽链合成提前终止。这样不完整的多肽链，大多没有正常功能（图2-17）。

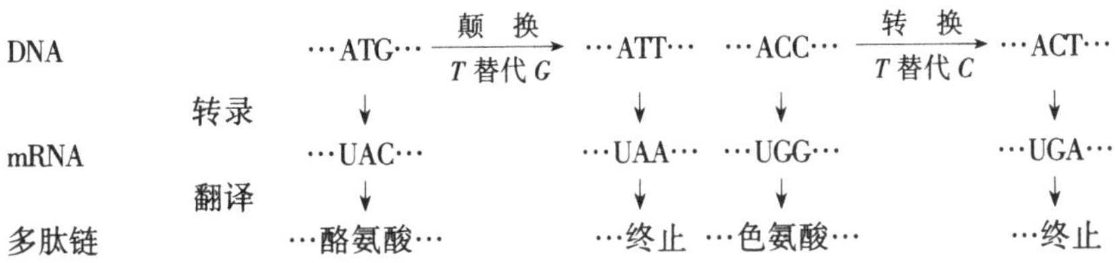

```
DNA      ···ATG···  --颠换→  ···ATT···  ···ACC···  --转换→  ···ACT···
                     T替代G                        T替代C
          ↓ 转录            ↓           ↓                  ↓
mRNA     ···UAC···          ···UAA···   ···UGG···          ···UGA···
          ↓ 翻译            ↓           ↓                  ↓
多肽链    ···酪氨酸···        ···终止     ···色氨酸···        ···终止
```

图2-17 无义突变

4. 终止密码突变

终止密码突变（termination codon mutation）指终止密码子发生单个碱基置换后，变成可读（可编码）密码子，多肽合成到此不停止，继续合成到下一个终止密码才停止，结果生成了过长的异常肽链，又称延长突变（图2-18）。

	精	（终止）					
正常	CGU	UAA	GCU	GGA	……	GAA	UAA
		↓					
终止密码突变	CGU	CAA	GCU	GGA	……	GAA	UAA
	精	谷胺	丙	甘		谷	（终止）

图2-18 终止密码突变

（二）移码突变

移码突变（frame-shift mutation）指DNA链上插入或丢失1个、2个或多个碱基时，使变化点下游的碱基发生位移，密码子重新组合，导致变化点及其以后的多肽氨基酸种类和序列全部改变。移码突变可造成终止密码的提前或推后，使多肽链缩短或延长（图2-19）。

		苏	赖	丝	脯	丝	亮	天冬	丙
①正 常		-ACG	AAA	AGU	CCA	UCA	CUU	AAU	GCU-
		天酰	谷	精	丝	异亮	苏	终止	半胱
②插入一个碱基		-A AC ↑	GAA	AAG	UCC	AUC	ACU	UAA	UGC U-
		苏	天酰	脯	丝	脯	丝	亮	天冬
③插入三个碱基		-ACG	AA C ↑	CCA	AGU	CCA	UCA	CUU	AAU-
		精	赖	缬	组	组	亮		甲硫
④缺失一个碱基		-A↓GA C	AAA	GUC	CAU	CAC	UUA	AUG	CU-
		苏	赖	苏	丝	亮	天冬	丙	
⑤缺失三个碱基		-ACG	AAA	A↓CA GUC	UCA	CUU	AAU	GCU-	

图2-19 移码突变 ↓示缺失、↑示插入、-示变化

（三）整码突变

整码突变（codon mutation）指在DNA链密码子之间插入或丢失一个或几个密码子，可导致多肽链增加或减少一个或几个氨基酸，变化点前后的氨基酸不变。又称密码子插入或丢失（图2-20）。

				↓			
第2与第3密码子间插入AAA	AAG	GAC		AAA		CGG	GCG	ACC	CGA
	赖	冬	赖	精	丙	苏	精
第4密码子丢失GCG	AAG	GAC	CGG		GCG		ACC	CGA
	赖	冬	精	↓	苏	精

图2-20 整码突变

（四）片段突变

片段突变是指基因中某些小片段核苷酸序列发生的改变。其变化要比点突变大，主要包括缺失、重复、重组和重排等不同突变形式。减数分裂中，同源染色体的错误配对和不等交换是造成基因的结构序列缺失、重复和重组的常见原因（图2-21）。DNA断裂后断片的倒位重接则是重排的分子基础。

1. 缺失

缺失是指基因中某段核苷酸序列的丢失。编码序列缺失时，如果不打乱基因原有的三联体密码结构（读码框），只会导致其编码的多肽链缺少若干个氨基酸；若缺失打乱了基因的读码框（如缺失非3的倍数的碱基），则缺失部位下游的密码子要重新组合，导致移码突变。

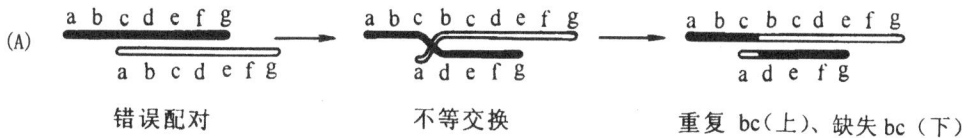

注：a、b、c……代表不同密码子或碱基

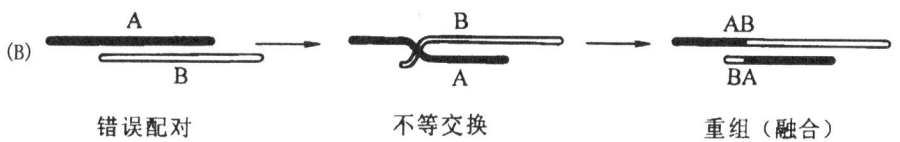

注：A、B代表不同的基因

图2-21 错误配对和不等交换及其后果

2. 重复

重复是指基因中增加了某一段核苷酸序列。基因中编码序列出现某段重复时，可导致其编码的多肽增加若干个重复的氨基酸；也可能打乱基因的读码框，造成移码突变。

3. 重组

重组指两种不同基因的局部片段的相互拼接或融合，又称融合突变（fusion mutation）。重组后的核苷酸片段称为融合基因，它编码融合蛋白。融合蛋白如果缺少功能性的关键氨基酸序列，便没有正常功能；若它含有一些关键的氨基酸序列，则可能表现部分的活性。

4. 重排

重排指DNA链发生两处断裂，断裂的核苷酸片段发生倒位（反转180°）后重新接上。基因编码序列发生重排，不会影响其编码的多肽长度，但会引起多肽中某些氨基酸的排列顺序发生改变，进而影响蛋白质的功能。

基因突变可以发生在结构基因的不同部位。基因中外显子编码序列的突变，会引起其编码肽链发生质的改变，如氨基酸置换，肽链缩短或延长等等，导致肽链功能异常（图2-22）。基因中剪接信号序列和调控信号序列的突变，会影响基因的表达，导致多肽合成的数量异常。

```
                    ┌ 1. 同义突变      肽链无变化
          1. 置换突变 │ 2. 错义突变      肽链发生氨基酸置换
          （碱基置换）│ 3. 无义突变      肽链变短
                    └ 4. 终止密码突变   肽链变长

          2. 移码突变         肽链变短或变长，变化点及其后的氨基酸改变
          （插入或缺失碱基）

基因突变   3. 整码突变         肽链增加或减少氨基酸，其它氨基酸不变
          （插入或缺失密码子）

                              ┌ 1. 缺失   肽链丢失若干氨基酸
          4. 片段突变          │ 2. 重复   肽链重复若干氨基酸
          （染色体错配和不等变换 │ 3. 重组   融合突变产生融合蛋白
           或DNA断裂片段倒位）  └ 4. 重排   肽链某些氨基酸倒位排列
```

图 2-22 基因突变的类型

三、基因突变与遗传病

基因突变可导致其编码的蛋白质发生质或量的变化。其中少数轻微的变异不一定会引起人类的病理变化，但它们可造成正常人体生物化学组成的遗传学差异。如蛋白质的多态现象，具体表现为人群中不同的血清蛋白类型、红细胞抗原系统（ABO、MN、Rh 血型）、人类白细胞抗原（HLA）类型以及同工酶型等等。许多的基因突变则可直接或间接地引起疾病，包括蛋白质分子异常的分子病和酶缺陷所致的遗传性酶病或产生遗传易感性。随着研究的深入，越来越多的常见病、高发病的相关基因不断被鉴定出来。迄今已确定的单基因遗传病已达 6000 多种。各种遗传性疾病不同程度地危害着人类健康。

小 结

决定生物遗传特性的物质主要是 DNA，在无 DNA 的 RNA 病毒中为 RNA。DNA 主要含脱氧核糖、A、T、C、G 四种碱基和磷酸，而 RNA 则由核糖、A、U、C、G 及磷酸构成。DNA 是由两条反向平行的脱氧多核苷酸链组成的双螺旋结构。双链间以 A＝T、C≡G 碱基配对中的氢键维系。人类 DNA 通常与组蛋白等结合，以染色质形式存在于细胞核内。细胞分裂过程则存在于染色体中。

基因是遗传的功能单位，其本质是特定的 DNA 片段。基因主要分为结构基因和调控基因。人类结构基因的编码序列是不连续的，编码序列（外显子）被非编码序列（内含子）所分隔，其侧翼序列包括启动子、增强子、终止子等结构。人类基因组包括核基因组和线粒体基因组。核基因组主要由单一序列和重复序列组成。前者主要是结构基因和假基因结构；后者包括基因家族和基因簇、调节序列以及许多功能不详的序列。

基因的功能可用遗传信息传递的"中心法则"概括，主要涉及复制、转录和翻译等方面。DNA 是遗传信息的载体，在构成基因的 DNA 片段中，三个特定的核苷酸（碱基）组成"三联体"密码，决定多肽中的一个氨基酸。基因的复制伴随着 DNA 的"半保留复制"而复制。基因的表达，主要通过转录和翻译来实现。首先以反编码链为模板，按碱基互补原则，

转录出前 mRNA（U 替代 DNA 中的 T），再经剪接、加"帽"、加"尾"，变成成熟的 mRNA。后者从胞核进入胞质，与核糖体结合，再翻译出多肽链。基因表达的调控决定了蛋白（酶）的合成数量。真核生物的基因调控在转录前、转录、转录后、翻译、翻译后等不同水平实现，细节不详。

基因突变涉及基因自身的核苷酸序列或数目发生改变。它可能由碱基置换、碱基或密码子的丢失和插入或染色体错误配对及不等交换等等引起。基因突变导致其编码的蛋白质（酶）发生质或量的变化，可引起分子病或遗传性酶病。

（张　涛）

第三章 遗传的细胞基础

【本章要求】

1. 重点掌握人类染色体的形态结构、类型和数目。一般掌握常染色质和异染色质的概念。

2. 重点掌握人类非显带核型和 G 显带核型分析及其描述方法。一般掌握高分辨显带及 C 显带的概念。了解人类细胞遗传学命名的国际体制。

3. 一般掌握染色体多态性的概念。

4. 一般掌握染色质的化学组成。一般掌握核小体和螺线管的概念。了解由 DNA 分子到染色（单）体形成的多级螺旋模型。

5. 一般掌握性染色质。了解莱昂（Lyon）假说。

6. 重点掌握细胞周期、细胞分裂（有丝分裂、减数分裂）过程中染色体的传递。

从 20 世纪 40 年代以来，科学家们的研究表明 DNA 是遗传信息的携带者，是遗传的主要物质，大多数生物的基因是由 DNA 组成的，它是载有特定遗传信息的 DNA 分子片段。极少数生物的基因为 RNA 分子。动物和人类等真核细胞的基因大部分存在于细胞核内的染色体上，故染色体是细胞核内基因的载体。通过细胞分裂，核内载有遗传信息的基因随染色体的传递而传递，从母细胞传给子细胞、从父母传给子女。在全部生命活动中，基因起着极其重要的关键作用。20 世纪 60 年代，又发现在真核细胞中有一部分 DNA 分子存在于线粒体中，称为线粒体 DNA，其上的基因称为线粒体基因，这是真核细胞中的另一套遗传系统，线粒体 DNA 也称为线粒体染色体。

本章主要介绍真核细胞细胞核内基因的载体——染色体。

第一节 染色质和染色体

染色质（chromatin）和染色体（chromosome）是细胞中重要的组成部分。在真核细胞中，染色质和染色体是一种由 DNA、组蛋白、非组蛋白及 RNA 等组成的核蛋白复合物，是核基因的载体。它们是同一种物质在细胞周期的不同时期中所表现的两种不同存在形式（详见本章第二节）。在细胞间期细胞核中伸展（解螺旋）呈细丝状、易被碱性染料着色的核蛋白物质，称为染色质；在细胞分裂期，细丝状的染色质高度螺旋盘绕、折叠而缩短变粗，形成条状或棒状的特定形态，称为染色体。

一、染色质

如前所述，染色质是细胞间期核中解螺旋染色体的形态表现。根据其所含核蛋白分子螺旋化程度以及功能状态的不同，染色质可分为常染色质（euchromatin）和异染色质（heterochromatin）。常染色质螺旋化程度低，染色较浅而均匀，含有单一或重复顺序的 DNA，具有转录活性，常位于间期核中央部分。异染色质在间期核中仍处凝集状态，即螺旋化程度较高，着色较深，多分布在核膜内表面，为间期核中不活跃的染色质，其DNA复制较晚，含有重复DNA顺序，很少转录或无转录活性。异染色质又可分为结构异染色质（constitutive heterochromatin）和兼性异染色质（facultative heterohromatin）两类。结构异染色质是异染色质的主要类型，在所有细胞中呈永久浓缩状态，常位于染色体的着丝粒区、端粒区、Y染色体长臂远段2/3区段以及次缢痕区等。前三者具有高度重复的DNA顺序，称随体DNA（satellite DNA）。兼性异染色质仅在某些细胞类型或特殊的发育阶段呈现浓缩状态，例如人类正常女性体细胞中具有成对的X染色体，其中有一条X染色体在受精卵发育的特定阶段凝缩失活，由常染色质转变为异染色质，这种异染色质在发育的另一阶段即形成性细胞时又恢复活性，转变为常染色质，故称兼性异染色质（又称功能异染色质）。〔参阅本节二（五）〕

二、人类染色体

（一）人类染色体的形态结构、类型和数目

1．人类染色体的形态结构和类型

染色体的形态结构在细胞增殖周期中不断运动变化着，一般在有丝分裂中期，染色体的形态最典型、最清晰、最易辩认和区别，可用光学显微镜进行观察，常用于染色体研究及染色体病的诊断检查。

每一中期染色体都是由两条相同的染色单体（chromatid）构成。彼此互称为姐妹染色单体（sister chromatid）。两条染色单体在着丝粒（centromere）处相连，该处染色体凹陷缩窄，称为初级缢痕或主缢痕（primary constriction）。着丝粒是纺锤丝附着之处，它与细胞分裂过程中染色体的运动密切相关。失去着丝粒的染色体片段，通常因不能在分裂后期向两极移动而丢失。着丝粒将染色体分为短臂（代表符号为p）和长臂（代表符号为q）。在长、短臂的末端有一特化的部分，称为端粒（telomere）。它是染色体末端必不可少的结构，对维持染色体形态结构的稳定性和完整性起着重要作用。在正常情况下，染色体末端彼此之间从不相接，但当染色体发生断裂而端粒丢失后，染色体的断端可以彼此粘连相接，形成异常染色体。此外，在有些染色体的长、短臂上可见凹陷缩窄区，称为次级缢痕（secondary constriction），其出现频率受细胞培养条件的影响。在人类近端着丝粒染色体短臂的末端，可见球状结构，称为随体（satellite）。随体柄部凹陷缩窄的次级缢痕与核仁的形成有关，称为核仁组织区或核仁形成区（nucleolus organizing region, NOR）（图3-1）。

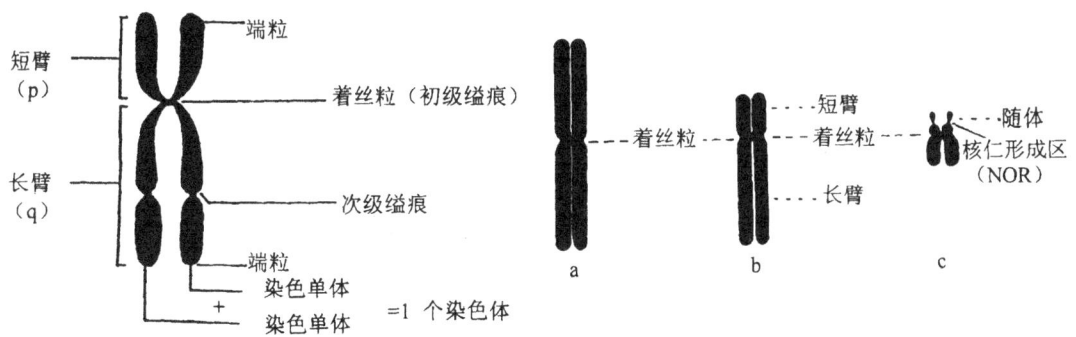

图3-1 中期染色体模式图

右图为人类染色体的三种类型

a. 中着丝粒染色体　　b. 亚中着丝粒染色体　　c. 近端着丝粒染色体

染色体上着丝粒的位置是恒定的。根据着丝粒的位置，人体染色体可分为三种类型：①中着丝粒染色体（metacentric chromosome），着丝粒位于或靠近染色体中央，如将染色体全长分为8等份，则着丝粒在染色体纵（长）轴的1/2~5/8之间，将染色体分为长短相近的两个臂；②亚中着丝粒染色体（submetacentric chromosome），着丝粒偏于染色体的一侧，位于染色体纵轴的5/8~7/8之间，着丝粒将染色体分为长短明显不同的两个臂；③近端着丝粒染色体（acrocentric chromosome），着丝粒靠近一端，位于染色体纵轴的7/8~近末端区段，短臂很短，在短臂的末端具有球形的随体，其柄部的次缢痕为核仁形成区（NOR）。此外，在某些动物如小白鼠中可见到另一种类型的染色体，即着丝粒位于染色体的末端，无短臂，称为端着丝粒染色体（telocentric chromosome），在人类正常染色体中没有这种端着丝粒染色体（图3-1，图3-2），但在肿瘤细胞中可以见到。

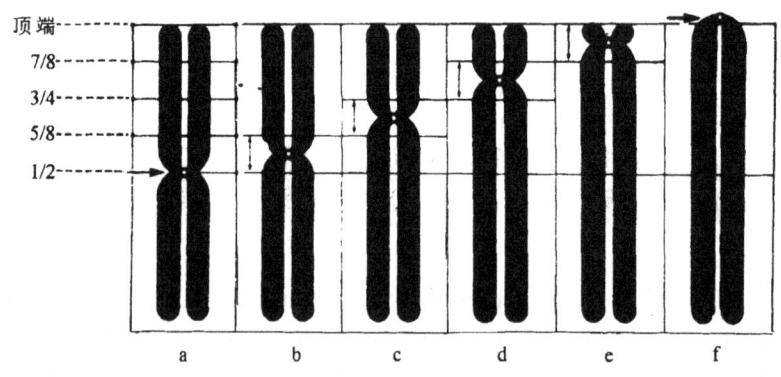

图3-2 染色体的四种类型图解

a、b. 为中着丝粒染色体　　　　　c、d. 为亚中着丝粒染色体
e. 为近端着丝粒染色体　　　　　　f. 为端着丝粒染色体

2. 人类染色体的数目

每个物种不仅在染色体形态特征上具有其自身的特异性和相对稳定性，而且在染色体数目上也是如此。不同物种具有不同的染色体数目，同一物种染色体数目却是相对恒定的。这对维持物种的稳定性具有重要意义。染色体形态特征和数目是物种鉴定的重要标志之一。

在真核生物中，一个成熟生殖细胞（配子）中所含的染色体数称为一个染色体组，其上所包含的全部基因称为一个基因组（genome）。具有一个染色体组的细胞或由这样的细胞组成的个体称为单倍体，以n表示。具有两个染色体组的细胞或个体称为二倍体，以2n表示。1956年确定证实了人类正常体细胞中染色体数为46条，即2n=46条，正常性细胞（精子或卵细胞）中染色体数为23条，即n=23条。不同生物的染色体数目不同，见表3-1。

表3-1 不同生物的染色体数目

物　种	体细胞2n（条）	性细胞n（生殖细胞）
人	46	23
大猩猩	48	24
黑猩猩	48	24
狗	78	39
猫	38	19
兔	44	22
大鼠	42	21
小鼠	40	20

(二) 人类染色体的核型和组型

1. 正常人类非显带染色体核型和组型

核型（karyotype）是指一个体细胞中的全部染色体，按其大小、形态特征顺序排列所构成的图像。通常，可通过显微摄影将一个细胞内的全部染色体照相放大，并将照片上的染色体一一剪下，按其大小、形态特征顺序配对，分组排列，所构成的图像即为核型。对这些图像进行染色体数目、形态结构特征的分析称为核型分析。一般以分裂中期的染色体作为分析的对象。在完全正常的情况下，一个细胞的核型一般可代表该个体的核型。如根据一个群体中一些正常个体许多细胞的核型分析，综合绘制而成的模式化核型图，称为染色体组型（idiogram）。它是指一个物种的染色体组成。

1960年在美国丹佛、1963在英国伦敦、1966年在美国芝加哥召开过三次国际会议，确定和制定了人类有丝分裂染色体的识别、编号、分组以及核型描述（包括染色体数目和结构异常的核型描述）等一套统一的标准命名系统。主要根据染色体的长度和着丝粒的位置，将人体细胞的46条染色体进行配对，顺序排列编号，其中22对为男女所共有，称为常染色体（autosome），编为1~22号，并分为A、B、C、D、E、F、G 7个组，A组最大，G组最小。另一对随男女性别而异，称为性染色体（heterochromosome 或 sex chromosome）。女性为XX染色体，男性为XY染色体。X染色体较大，为亚中着丝粒染色体，列入C组；Y染色体较小，为近端着丝粒染色体，列入G组。正常发育时，具Y染色体的个体发育为男性，无Y染色体的个体发育为女性。（表3-2）（图3-3）

表3-2 人类核型分组与各组染色体形态特征

组	染色体号	大小	着丝粒位置	次缢痕	随体	组内鉴别程度（非显带）
A	1~3	最大	中（1号、3号）亚中（2号）	1号常见		可鉴别
B	4~5	次大	亚中			难鉴别
C	6~12;X	中等	亚中	9号常见		难鉴别（X位6.7号或7.8号之间）
D	13~15	中等	近端		有	难鉴别
E	16~18	小	中（16号）亚中（17号、18号）	16号常见		可鉴别
F	19~20	次小	中			难鉴别
G	21~22;Y	最小	近端		（21号、22号）有（Y）无	难鉴别（21号、22号）可鉴别（Y两长臂平行靠拢）

按照国际标准，在描述一个核型时，记载的第一项是染色体总数（包括性染色体），然后是一个逗号"，"，最后是性染色体组成。

正常女性核型描述为46，XX。正常男性核型描述为46，XY。在核型中每对染色体一条来自父方的精子，一条来自母方的卵子，在形态结构、大小上基本相同，称为同源染色体

（homologous chromosome），而不同对的染色体彼此称为非同源染色体（non-homologous chromosome）。

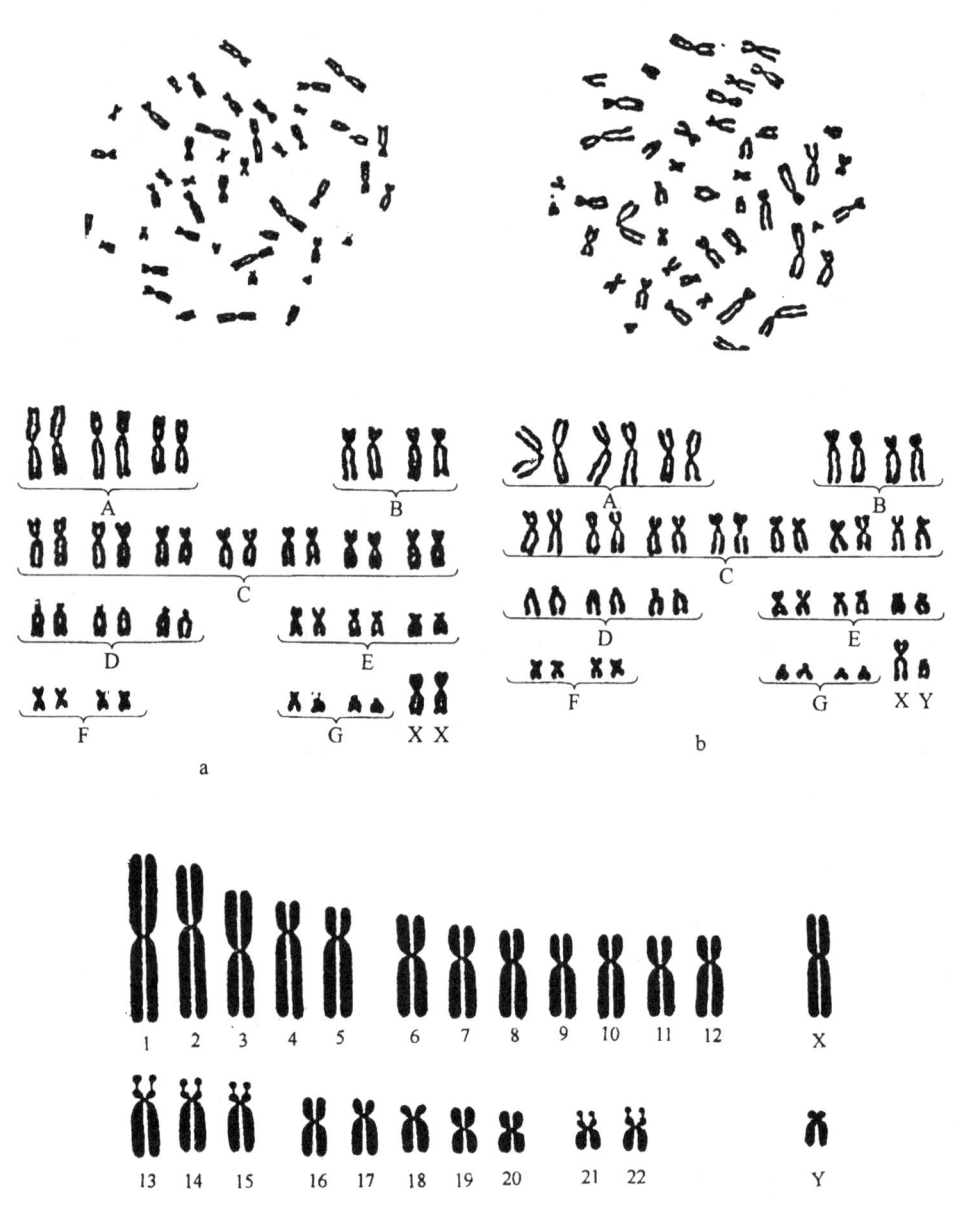

图 3-3 正常人非显带核型图
上图为一个体细胞中分散开的染色体　下图为配对、排列、分组后的核型
a. 女性核型　b. 男性核型　c. 人类的模式核型图

上述人类非显带染色体核型，是指应用常规染色的方法所得到的染色体标本。染色体除着丝粒和次缢痕外，整条染色体着色均匀，因此在正常核型中，除 A 组和 E 组外组内各号染色体均难以鉴别。60 年代末至 70 年代染色体显带新技术的问世和发展，使染色体研究跨

入了一个新纪元。

2. 显带染色体

染色体经过一定程序处理，并用特定染料染色，使染色体沿其长轴显现出明暗或深浅相间的横行带纹称为染色体带，而这种显示染色体带的技术，称为显带技术。通过显带技术，使各号染色体都显现出独特的带纹，这就构成了每条染色体的带型。每对同源染色体的带型基本相同且相对稳定，不同对染色体的带型不同，因此通过显带染色体核型分析，可准确地识别每一号染色体。这大大提高了核型分析的精确度，为临床上某些疾病的诊断和病因研究提供了有效的手段。

染色体显带技术可分为两大类：一类为整条染色体的显带技术，如 Q 显带、G 显带、R 显带等；另一类为染色体局部显带技术，如 C 显带、T 显带、N 显带等。

Q 带：染色体标本经特殊预处理后用荧光染料（氮芥喹吖因 quinacrine mastard 或盐酸喹吖因 quinacrine dihydrochloride）染色后，呈现出明暗相间的独特的荧光带型，称为 Q 带（图 3-4）。荧光带必须用荧光显微镜观察。荧光易于淬灭，持续的时间有限，标本不能长久保存。因此，Q 显带核型分析不能为一般实验室普遍采用。

G 带：染色体标本用碱、胰蛋白酶、或其它盐溶液预处理，再用吉姆萨（Giemsa）染料染色，在整条染色体上可显示深浅相间的带纹，称为 G 带（图 3-4）。除少数区段外，G 带与 Q 带的带型非常一致，即 G 带的深带（深染）区相当于 Q 带的亮（明）带区；G 带的浅带（浅染）区相当于 Q 带的暗带区。G 显带方法简便，带纹清晰易辩，在普通显微镜油镜下即可清楚辩认，染色标本可长久保存。因此，G 显带核型分析早在 70 年代中后期，就已被广泛用于染色体病的诊断和研究，现已成为染色体病诊断普遍应用的常规方法。

R 带：染色体标本经过一定的预处理和 Giemsa 或荧光染料吖啶橙染色后，呈现出与 G 带或 Q 带相反的带纹（深浅或明暗相反），称为 R 带（reverse bands）。故 R 带可协同观察 Q、G 带浅染区结构上的变化。

C 带：与上述 Q、G、R 带不同，染色体标本通过特殊的预处理和 Giemsa 染色后，只在染色体的局部区域着色深染。主要是染色体的着丝粒区结构异染色质深染，故 C 显带也称着丝粒显带。此外，1、9 和 16 号染色体的次级缢痕（次缢痕）区以及 Y 染色体长臂远侧约 1/2 ~ 2/3 的区段深染（图 3-5）。C 显带技术虽不能用于识别每一条染色体，但也是较常用的技术，通常用以检测 Y 染色体、着丝粒区及次缢痕区的变化。

此外，染色体局部显带技术还可显示 T 带和 N 带。T 带又称端带。染色体标本经一定的预处理和染色后，可使染色体末端端粒部位特异性深染，用以分析染色体末端结构有无异常。N 带即用硝酸银染色，可使染色体的随体及核仁形成区（NOR）呈现出特异性的黑色银染物。这种银染色阳性的 NOR 称为 Ag – NOR（图 3-5）。研究表明 Ag – NOR 的可染性取决于其功能活性，即具转录活性的 NOR 着色，其受染物质不是次缢痕本身，而是其附近与 rDNA 转录有关的一种酸性蛋白。该技术为肿瘤细胞以及减数分裂等方面的研究开辟了新的途径。

3. 显带染色体模式图和染色带的命名

随着显带技术的出现和迅速发展，于 1971 年在巴黎召开了第四届国际人类遗传学会议，根据 Q 带、G 带和 R 带，绘制了人类显带染色体的模式图（图 3-6），并对染色体分带技术，显带染色体的鉴别以及染色体带的命名等都做了详细描述。其后又在 1978 年的国际会议上，充实发展了原有的染色体命名体制，制定了"人类细胞遗传学命名的国际体制

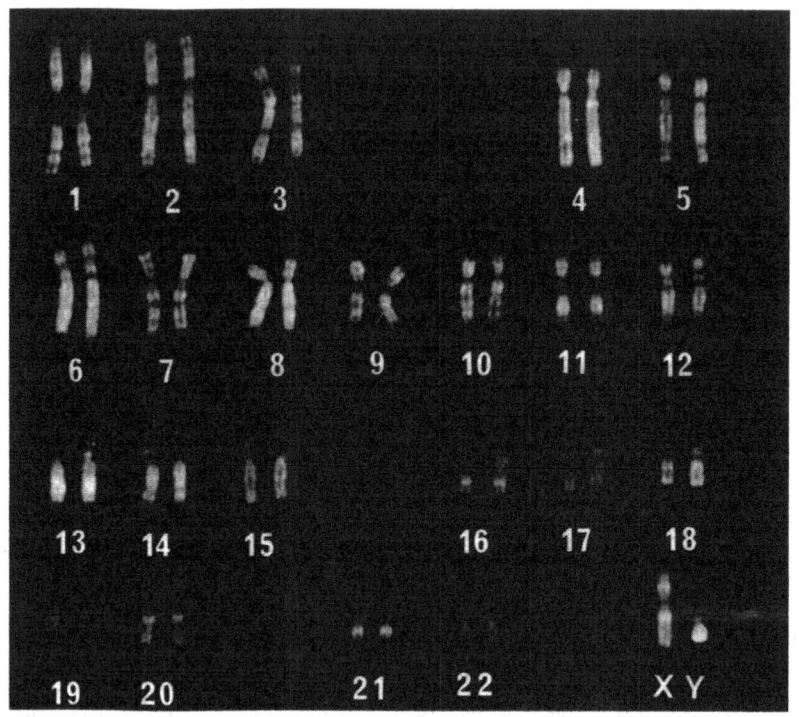

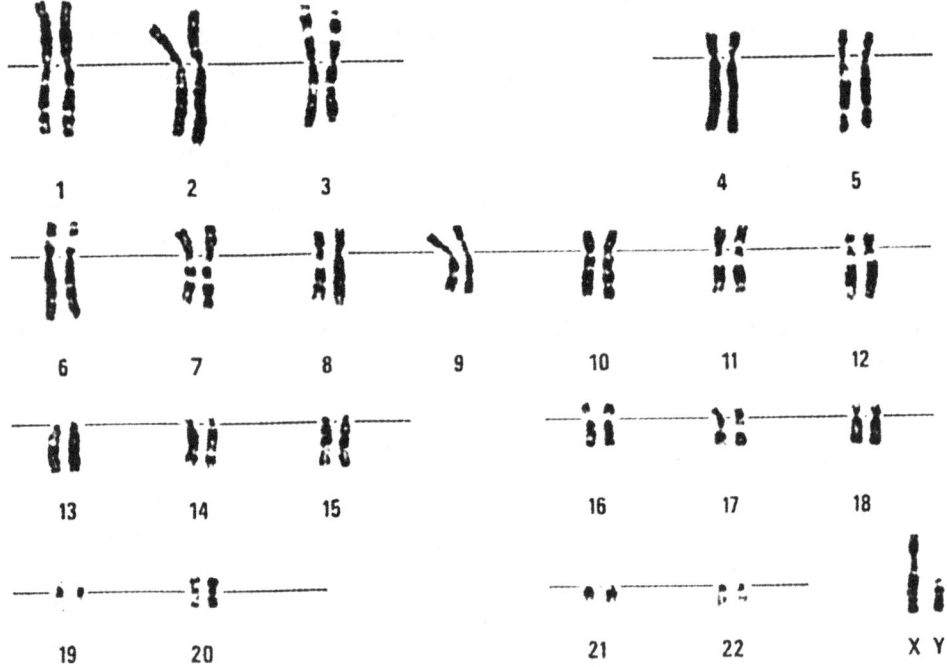

图 3-4 正常人 Q、G 显带核型图

上. 男性 Q 显带核型

下. 男性 G 显带核型

(1978)"。缩写为"ISCN（1978）"（An International System for Human Cytogenetic Nomenclature, 1978）。

经 Q、G、R 显带方法显带后，人体细胞中每条染色体都是由一系列连续的带纹组成的，

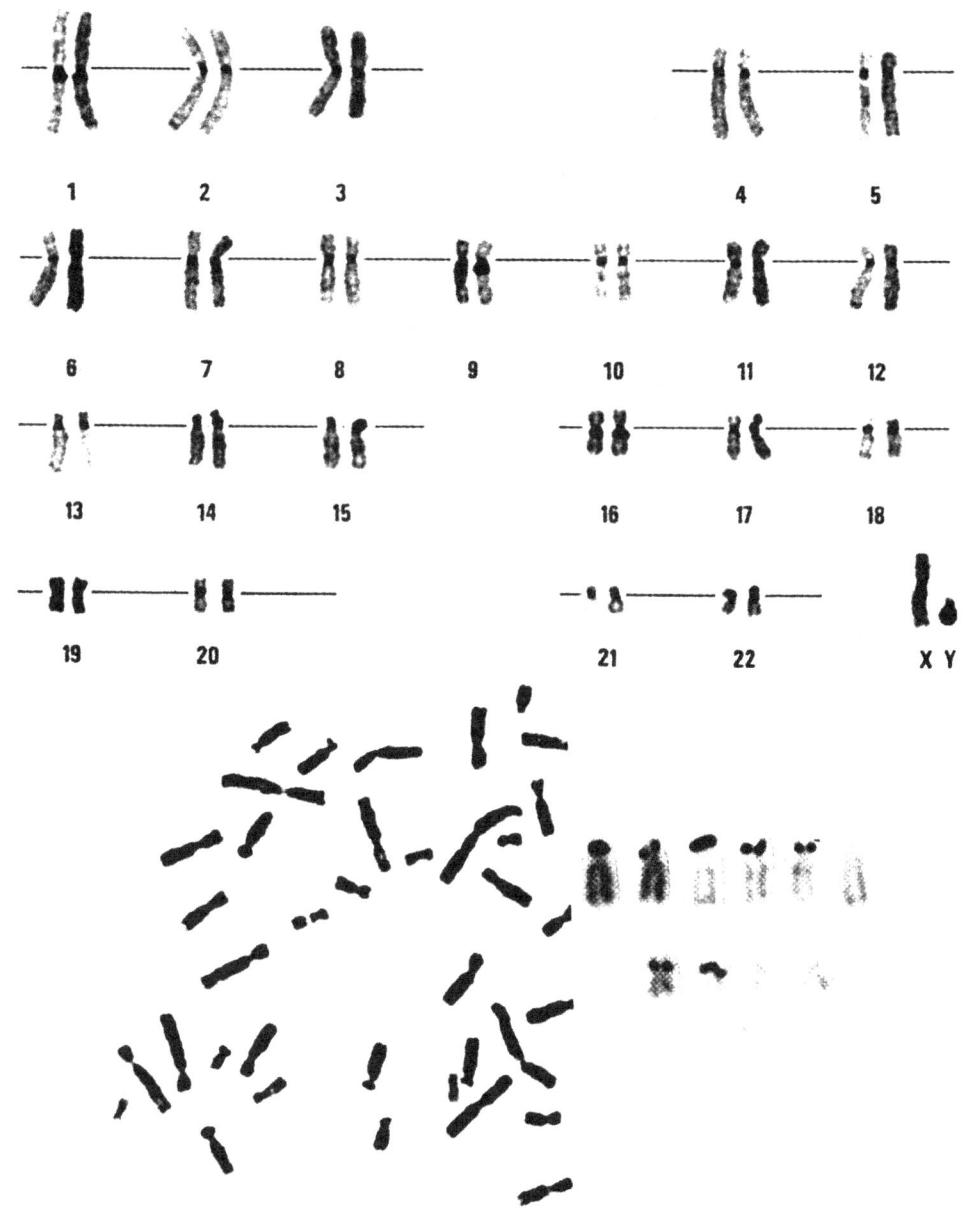

图 3-5 人类 C 带和 Ag-NOR

上．C 带

下．Ag-NOR（黑色颗粒为银染物即 Ag-NOR）

没有非带区。每条显带染色体根据 ISCN 规定的界标划分为若干区，即两个相邻界标之间为一区，各区又包括若干带（图 3-7）。界标（landmark）是识别染色体的重要指标，具有恒定而显著的形态学特征。它包括：①染色体长、短臂的末端；②着丝粒；③长、短臂上某些显著的染色体带（深带或浅带）。区带的编号都是从着丝粒或近着丝粒的一侧开始，向长、短臂的末端依次分别编号为 1 区、2 区、……以及 1 带、2 带……等。在标定一条染色体特定带时，需用符号表示，如 1p36 表示第一号染色体短臂 3 区 6 带，Xq21 表示 X 染色体长臂 2 区 1 带（图 3-7）。

4．正常人类染色体 G 显带核型

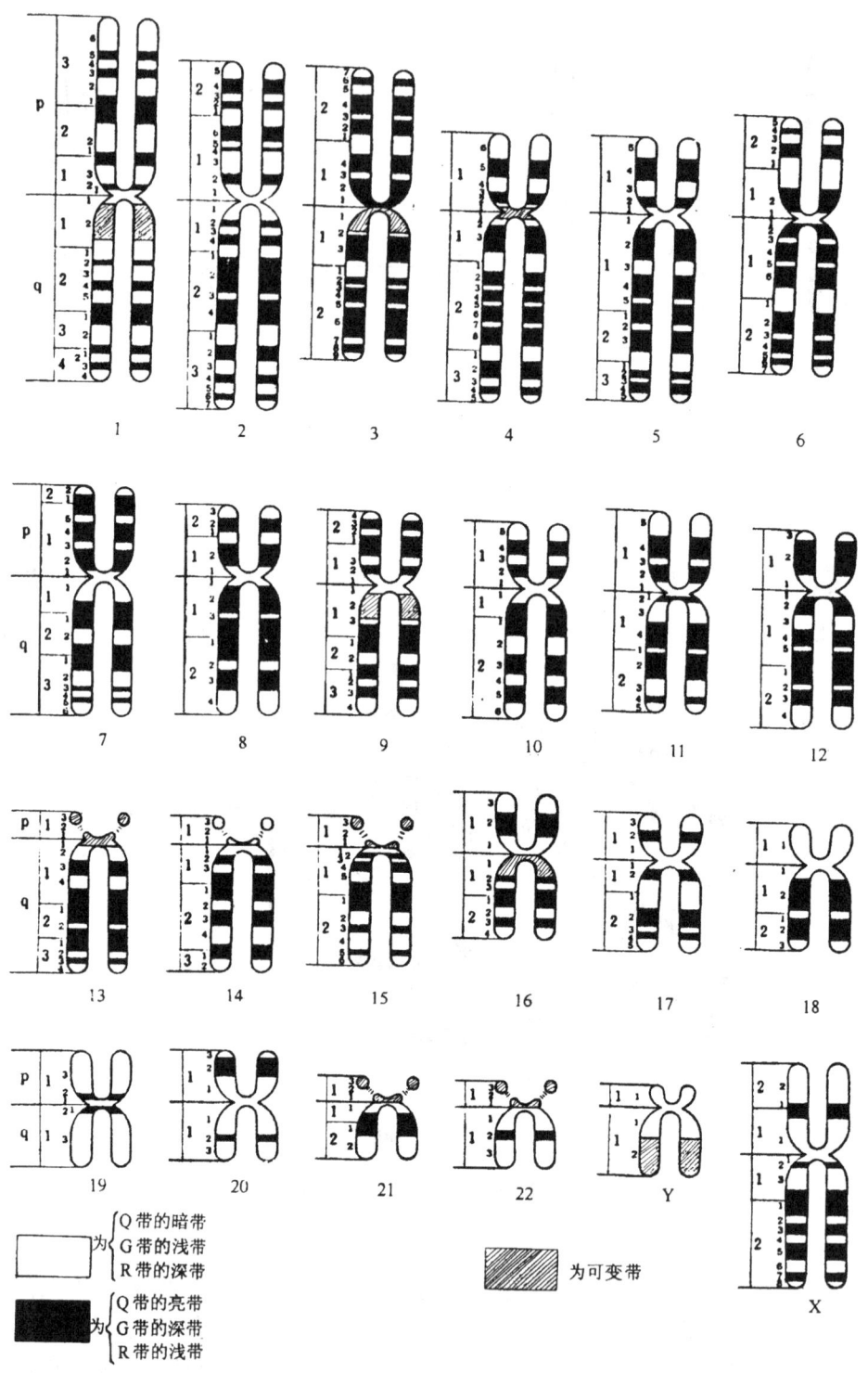

图3-6 人类显带染色体模式图（巴黎会议，1971）
（Q、G、R显带方法显示）

目前，染色体G显带核型分析已成为我国各临床医院常规应用的诊断手段之一。正常人体细胞中期染色体G带的带型及其识别要点如下。

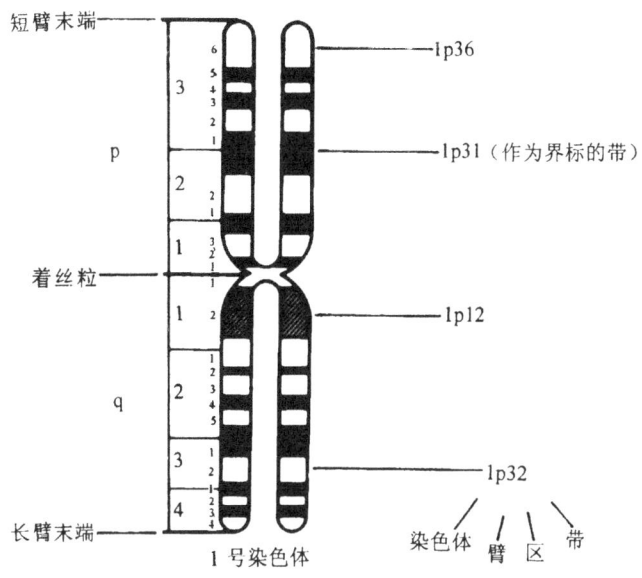

图 3-7 显带染色体区、带命名示意图

在描述每一条染色体上的带时，首先说明几点：①描述中使用了近侧段、中段、远侧段等名称。它是指距离着丝粒的远近，离着丝粒近的称近侧段，离着丝粒远的则称远侧段，中间的称中段。②深带和浅带：深带表示被 Giemsa 着色的带纹，浅带则是表示 Giemsa 染色不着色或基本不着色的部分。③描述中还使用了"浓"、"淡"两词，表示深带着色的程度。④在描述每一号染色体的识别特点时，都附有一个染色体图，图中的第一行为非显带染色体，第 2 行为带型模式图，第 3、4 行为 G 带染色体，并在第 4 行 G 带染色体旁标有记号，"·"代表该染色体的特征性深带，"△"代表该染色体最突出的识别特点，第 5 行为 R 带，第 6 行为 C 带。

A 组：包括第 1~3 对染色体，长度最长，第 1、3 对为中着丝粒染色体。第 2 对着丝粒为亚中近中部。

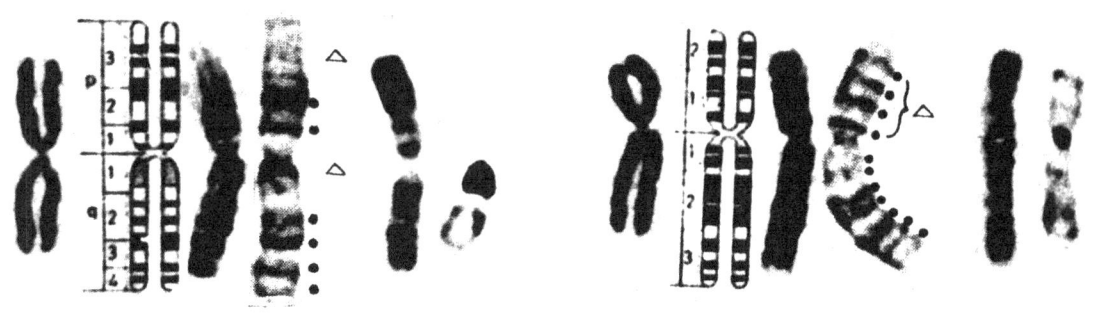

图 3-8 第 1 号染色体　　　　　　　图 3-9 第 2 号染色体

第 1 号染色体（图 3-8）：着丝粒和次缢痕着色浓。

p：近侧段和中段各有 1 条深带，其中段深带稍宽，远侧段浅染，在显带较好的标本上，远侧段可显现 3~4 条较窄的淡染深带。

q：次缢痕浓染，长度变异大，具多态性〔参见本节二（三）〕，一般它和浓染的着丝粒一起形成"△"形的浓染区，其远侧段有一宽的浅带，此外 q 的中段和远侧段共有 4 条分布

43

较均匀的深带，中段两条深带稍靠近，其中第二条深带浓染。

第 2 号染色体（图 3-9）：

p：有 4 条分布较均匀的深带，中段两条深带稍靠近，有时其合并为一条宽的深带。

q：可见 5~8 条深带。

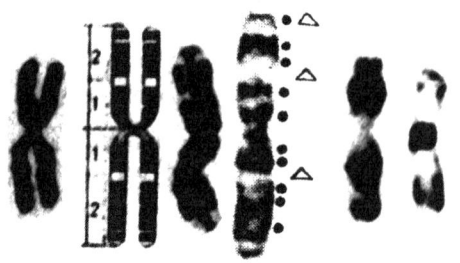

图 3-10　第 3 号染色体　　　　　　　　　图 3-11　第 4 号染色体

第 3 号染色体（图 3-10）：着丝粒着色浓，其短臂和长臂的中段都有一条明显和宽阔的浅带，是该染色体的特征。

p：近侧段可见一条较宽的深带，在显带较好的标本上通常有两条深带，远侧段可见 3 条深带，其中间的一条最宽最浓，而远侧近端部的一条深带较窄，着色也较淡，这是第 3 号染色体短臂的显著特征。

q：一般在近侧段和远侧段各有一条较宽的深带，在显带较好的标本上近侧段的深带可分为两条深带，远侧段的深带可分为三条深带。

B 组：包括第 4~5 对染色体，都为亚中着丝染色体，长度仅次于 A 组。

第 4 号染色体（图 3-11）：

p：中段可见 1~2 条深带。

q：可见均匀分布的 4 条深带，其中近着丝粒的一条深带较恒定，可与第 5 号染色体相区别。

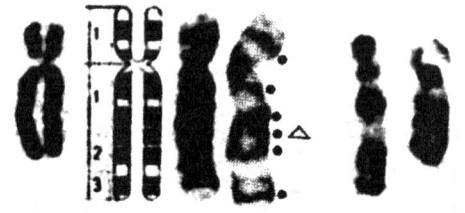
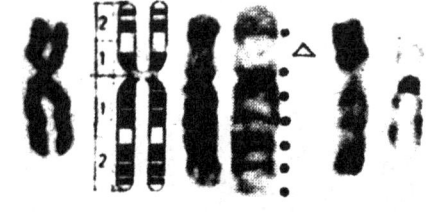

图 3-12　第 5 号染色体　　　　　　　　　图 3-13　第 6 号染色体

第 5 号染色体（图 3-12）：

p：有 1~2 条深带，其远侧段的深带宽而浓染，但比第 4 号染色体短臂中带的深带窄。

q：近侧段有两条深带，但染色较淡，有时不明显。中段有三条深带，染色较浓，有时合并成一条宽阔的深带，此带可与第 4 号染色体相区别，远侧段可见 1~2 条深带，近末端的一条染色较浓。

C 组：包括第 6~12 对染色体和 X 染色体，中等长度，均为亚中着丝粒染色体，第 6、7、8、11 对和 X 染色体着丝粒近中。

第 6 号染色体（图 3-13）：

p：中段有一条明显而宽阔的浅带，常被形容它为"小白脸"，为第 6 号染色体的特征。

近侧段和远侧段各有一条深带。近侧段的深带紧贴着丝粒。在显带较好的标本上，远侧段的深带可分为两条深带。

q：可见 5 条深带。近侧的一条紧贴着丝粒。远侧段末端的一条深带窄而着色较淡。

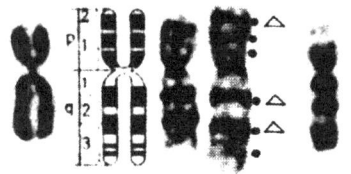

图 3-14　第 7 号染色体

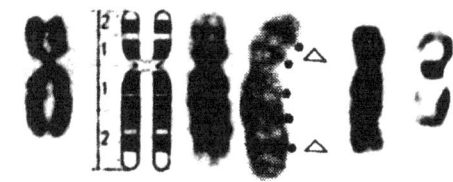

图 3-15　第 8 号染色体

第 7 号染色体（图 3-14）：着丝粒着色浓。

p：有三条深带。其中段一条较窄而着色很淡，有时不明显。远侧近末端深带着色浓而宽，犹如"瓶盖"。这是第 7 号染色体的明显特征。

q：有三条深带。近侧段和中段的深带明显。远侧段近末端的一条深带着色较淡。中段和远侧段的深带稍接近。

第 8 号染色体（图 3-15）：

p：有两条深带。两深带间的中段有一条较明显的浅带，为第 8 号染色体短臂的特征，可与 C 组其它染色体的短臂相区别。

q：近侧段和中段可见 2~3 条深带，其分界不明显。远侧段有一条明显而恒定的深带。此为第 8 号染色体长臂的特征。

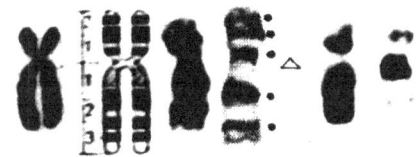

图 3-16　第 9 号染色体

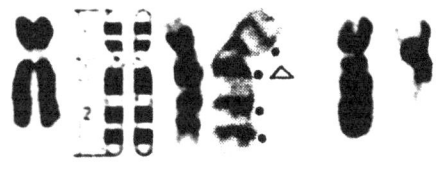

图 3-17　第 10 号染色体

第 9 号染色体（图 3-16）：着丝粒着色浓。

p：有三条深带。有时中段和远侧段的深带合并成一条深带。

q：有两条明显的深带。次缢痕一般不着色。长度变异大，具多态性〔参见本节二（三）〕。在有的标本中呈现出特有的狭长的"颈部区"，被形容为"细脖子"。

第 10 号染色体（图 3-17）：着丝粒着色浓。

p：中段有 1~2 条深带，有时不清楚，呈现出整个短臂淡染。

q：可见明显的三条深带。近侧段的一条深带浓染而恒定。为第 10 号染色体的特征。

第 11 号染色体（图 3-18）：着丝粒着色浓。

p：近中段可见一条宽的深带。在显带较好的标本中，这条宽的深带可分为 2 条较窄的深带。

q：近侧段有一条深带，紧贴着丝粒。近中段有一条明显而较宽的深带，它和近侧段深带之间有一条宽阔的浅带。这是与第 12 号染色体相区别的一个明显特征。在显带较好的标本中，远侧段较宽的深带又可分为两条较窄的深带。在有些标本上，在远侧段近末端处，可见一条窄的淡染的深带。

第 12 号染色体（图 3-19）：着丝粒着色浓。

p：中段有一条深带。

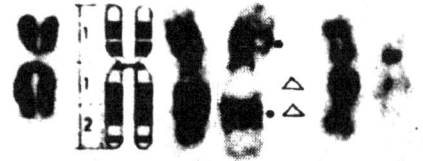

图3-18　第11号染色体

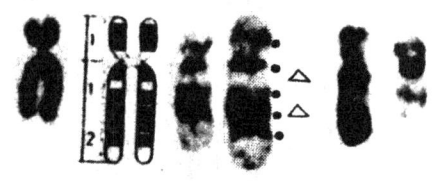

图3-19　第12号染色体

q：紧贴着丝粒的近侧段有一条深带。中段有一条很宽的深带。它与近侧深带之间有一条明显的较窄的浅带。这是与第11号染色体相鉴别的主要特征。在显带较好的标本中，中段这条宽的深带又可分为三条较窄的深带。其中正中的一条着色较浓。在有些标本上，远侧段还可见1~2条窄的染色较淡的深带。

X染色体（图3-20）：长度介于第6与第7号或第7与第8号染色体之间，着丝粒有时着色淡。

p：中段有一条明显的深带，犹如"竹节样"。在有些标本上，远侧段还可见一窄而着色淡的深带。

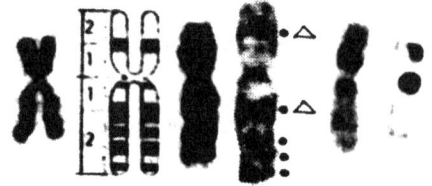

图3-20　X染色体

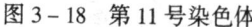

图3-21　第13号染色体

q：可见四条深带。近侧一条最明显，呈"竹节样"。它与短臂中段的深带相对称。

D组：包括第13~15对染色体，均为近端着丝粒染色体，具有随体。

第13号染色体（图3-21）：着丝粒区浓染。

q：可见四条深带。其中第1和第4条深带较窄，着色较淡，第2和第3条深带较宽，着色较浓。

第14号染色体（图3-22）：着丝粒区深染。

q：近侧段有2条深带，中段仅有一条较浅而窄的深带，远侧段有一条明显的深带，其有别于D组其它染色体。

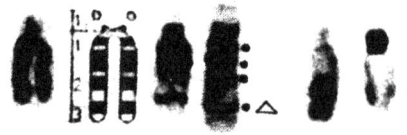

图3-22　第14号染色体

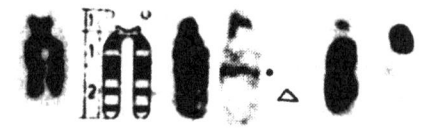

图3-23　第15号染色体

第15号染色体（图3-23）：着丝粒区深染。

q：中段有一条明显的着色较浓的深带。有的标本中，近侧段可见1~2条淡染的深带。远侧段一般浅染，有时可见两个窄而淡染的深带。

E组：包括第16~18对染色体，第16对为中着丝粒染色体。第17、18对染色体为亚中着丝粒染色体。

第 16 号染色体（图 3-24）：着丝粒和次缢痕浓染。

p：中段有一条着色较淡的深带，在显带较好的标本中可见两条深带。

q：次缢痕浓染，长度变异大，具多态性〔参见本节二（三）〕。一般它和浓染的着丝粒一起形成"△"的浓染区，为第 16 号染色体的特征。此外，长臂的中段和远侧段各有一条深带，其远侧段的深带有时不明显。

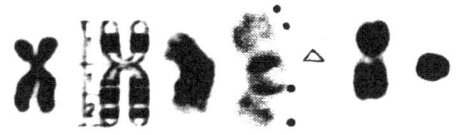

图 3-24　第 16 号染色体

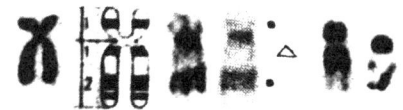

图 3-25　第 17 号染色体

第 17 号染色体（图 3-25）：着丝粒着色浓。

p：中段有一条深带。

q：近侧段近着丝粒处有一条窄的深带。远侧段可见 1~2 条深带。在其与近侧段的深带之间有一明显而宽的浅带。

第 18 号染色体（图 3-26）：

p：一般为浅带。

q：近侧段和远侧段各有一条明显的深带，近侧段的深带较宽而浓染。

F 组：包括 19~20 号染色体，均为中着丝粒染色体。

第 19 号染色体（图 3-27）：着丝粒及其两侧为深带，其余均为浅带。这号染色体在核型中染色最浅。

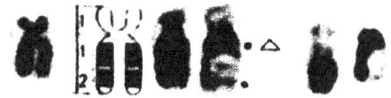

图 3-26　第 18 号染色体

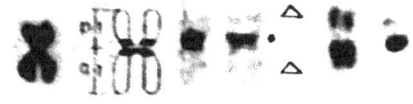

图 3-27　第 19 号染色体

第 20 号染色体（图 3-28）：着丝粒浓染。

p：有一条明显的深带。一般，短臂比长臂染色深。

q：中段和远侧段可见 1~2 条着色较淡的深带，但有时不明显。

G 组：包括第 21~22 对染色体和 Y 染色体，是核型中最小的一组染色体，均为近端着丝粒染色体。第 21 号、22 号染色体有随体。

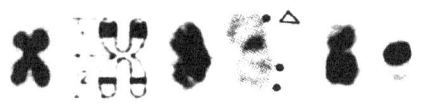

图 3-28　第 20 号染色体

图 3-29　第 21 号染色体

第 21 号染色体（图 3-29）：着丝粒区着色淡，长度比第 22 号染色体短，是核型中最小的近端着丝粒染色体。

q：近侧段有一明显浓染而宽的深带。

第 22 号染色体（图 3-30）：着丝粒浓染，长度比第 21 号染色体长。

q：可见两条深带，近侧段的一条着色较浓而紧贴着丝粒，呈点状。近中段的一条着色淡，在有的标本上不明显。

Y染色体（图3-31）：长度变化大，具多态性〔参见本节二（三）〕，无随体。

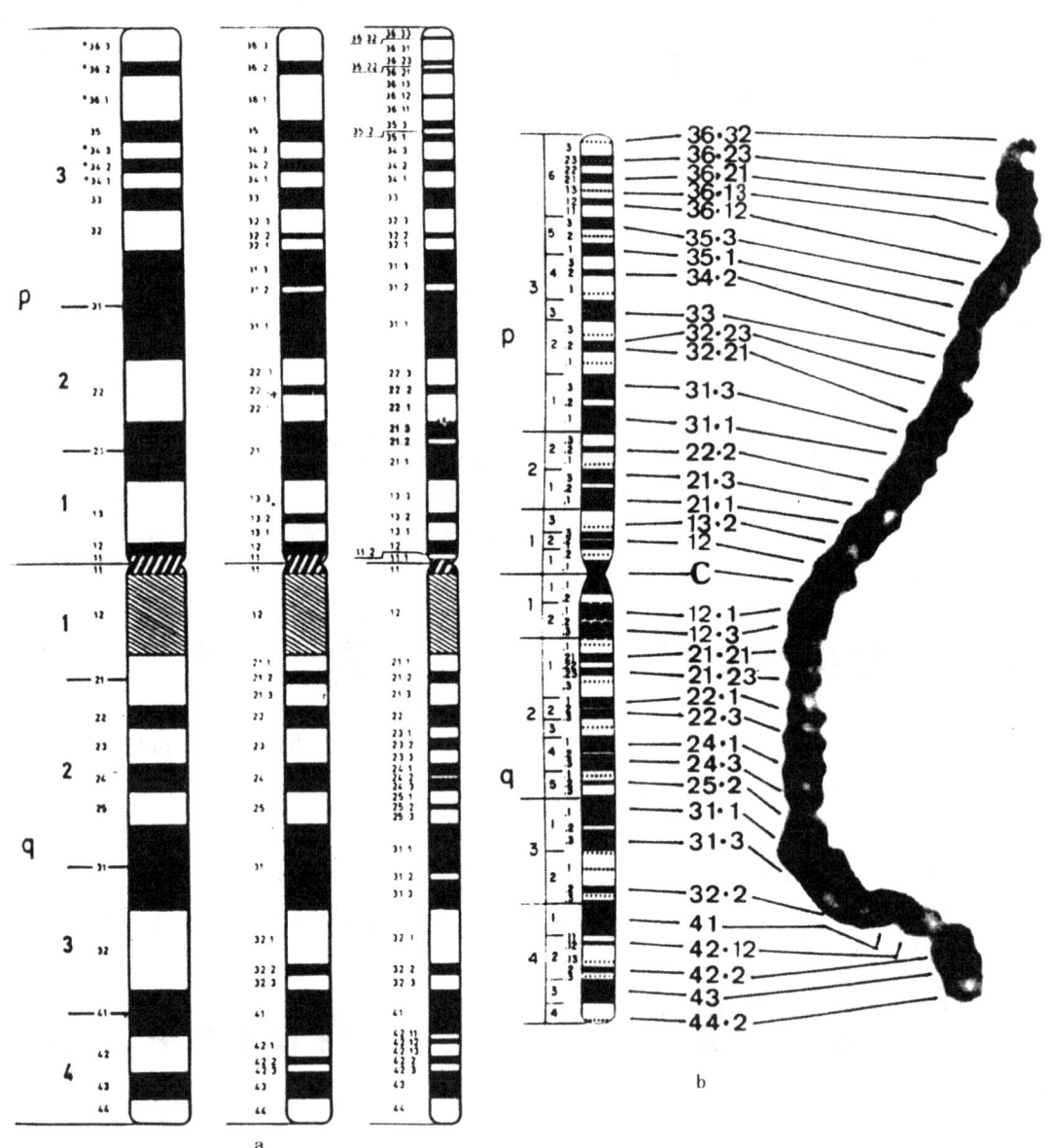

图3-30 第22号染色体

图3-31 Y染色体

图3-32 人类第1号染色体高分辨带

a. 三种不同浓缩程度的正常人第一号染色体G带带型模式图。
左边的染色体相当于巴黎（1971）命名法和ISCN（1978）中的模式图约400条带带型
中央的染色体是约550条高分辨带带型 右边的染色体是约850条高分辨带带型

b. 第1号染色体高分辨带的照片和模式图

q：远侧段长臂的1/2～2/3区段浓染，有时整个长臂被染成深带，在显带较好的标本上可见两条深带。

在人体细胞典型的中期染色体上，所显示的总带纹数目，按一套单倍染色体（即22条常染色体加X、Y染色体）所显示的带纹计算，包括深带和浅带共约320~400条带。

5. 高分辨显带染色体

70年代中、后期，由于培养细胞同步化方法的应用和显带技术的提高，获得了高分辨显带（high resolution bandig）染色体，即染色体更长、带纹更丰富的染色体。所谓高分辨带主要是指细胞分裂早中期、前中期、晚前期或更早时期染色体的带纹。细胞所处的分裂期愈早，染色体愈长，染色体上所显示的带纹愈多，分辨愈精细。前中期、晚前期的单倍染色体带纹数可达550~850条带。更早时期染色体的带纹数可达3000~10000条带。高分辨显带技术的应用，使染色体核型分析更深入、更精确，因而发现和证实了一般带型分析所发现不了的，更细微的染色体异常。这对临床染色体诊断、肿瘤研究等具有重要意义。高分辨显带技术也相继应用于基因定位、物种进化等研究领域。

"人类细胞遗传学高分辨带命名的国际体制（1981）（ISCN 1981）"的模式图，显示了大约具有550~850条带的高分辨带型（图3-32）。高分辨带的命名遵照ISCN（1978）所用的编号系统。当一个带再分时，就在原带之后加小数点，并在小数点后面加新的数字，称为亚带、次亚带。如1P36.32，小数点后的32是指第3亚带的第2次亚带。

ISCN（1978、1981、1985）提供了人类细胞遗传学命名的完整体系，是核型分析、描述的标准和依据。

（三）人类染色体的多态性

1. 人类染色体多态性及其常见部位

人类染色体形态结构和数目是相对恒定的，但研究发现，在正常健康人群中经常可看到各种染色体的恒定微小变异，主要表现为一对同源染色体的形态结构、带纹宽度和着色强度等有着明显的差异。这种微小而恒定的变异是按照孟德尔方式遗传的，通常没有明显的表型效应或病理学意义，称为染色体的多态性（chromosomal polymorphism）。据报道，显带技术应用之前，在外表正常的新生儿调查中发现，约2%~3%有微小的染色体多态性变异，显带技术的应用，使染色体多态性检出率明显提高。

目前，已知的人类染色体多态性集中地表现在某些染色体的一定部位。①Y染色体的长度变异是常见的多态现象，主要变异部位是Y染色体长臂结构异染色质区，即长臂远侧约2/3区段增长，描述为Yq^+。一般，Y染色体大于F组或大于第18号染色体者，称为"长Y"、"大Y"或"巨Y"。这种变异存在着种族差异。反之，如Y染色体的长度为G组染色体长度的1/2以下，称"小Y"染色体，描述为Yq^-，这种"小Y"也见于正常个体，但较为罕见。②D组、G组近端着丝粒染色体的短臂、随体及随体柄部次缢痕区（NOR）的变异。例如随体的有无、大小以及重复（双随体等）；短臂、次缢痕区的增长或缩短。③第1、9和16号染色体次缢痕的变异，例如次缢痕的有无或长短的差异。此外，在第1、9和16号染色体的着丝粒异染色质区可出现多态性的倒位（图3-33）。

通常，染色体的多态性微小变异主要发生在结构异染色区，所以不具有明显的表型效应和病理学意义，也就是说没有不良的临床后果。但也有一些研究资料报道，某些多态现象与临床异常表现有关。故对于染色体多态性与表型效应之间的关系，还有待于深入研究探讨。目前，根据多数学者的理解，认为染色体多态性通常是指不具明显表型效应或病理学意义的染色体微小变异。如染色体的改变已造成某种异常的表型效应，甚至引起各种染色体病，则

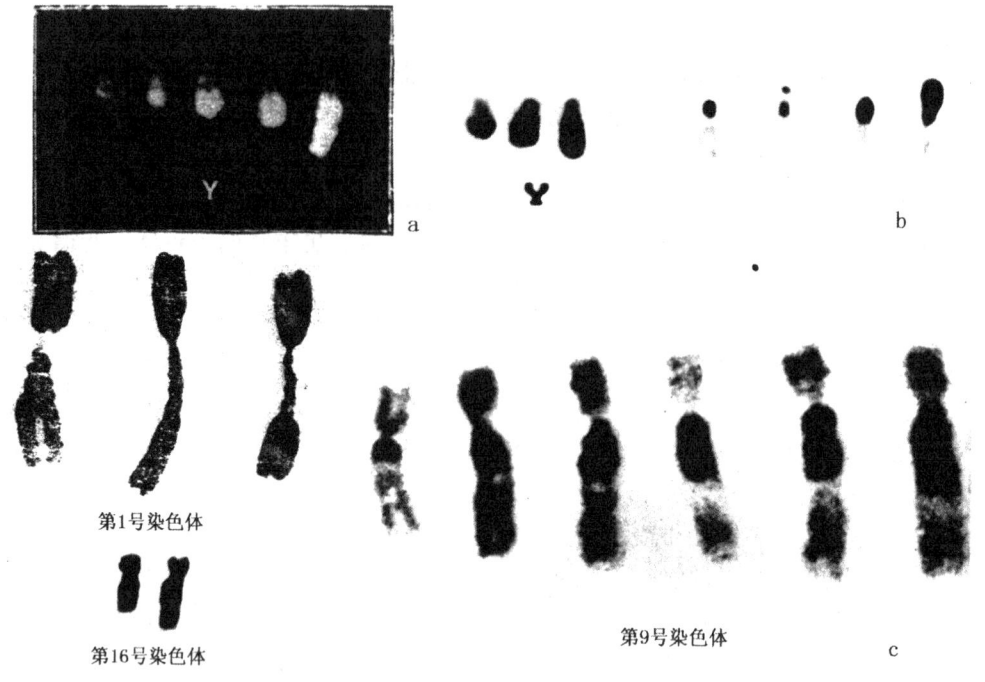

图 3-33 染色体的多态性变异
a. Y 染色体的长度变异（左为 Q 带，右为 C 带）
b. 近端着丝粒染色体短臂、随体等的变异
c. 第 1、9、16 号染色体次缢痕的变异

将这种染色体的改变称为染色体异常或染色体畸变（chromosome aberration）。在染色体检查发现问题时，要注意区分染色体多态性与染色体异常（参见第四章）。

2. 染色体多态性研究的应用

染色体多态现象是按孟德尔方式遗传的，因此可以一定的遗传方式传给下一代，可作为一种较稳定的、显微镜下可见的遗传标记，应用于临床实践和研究工作。

(1) 可用于追溯额外染色体或异常染色体的来源。例如，在先天愚型患者中，第 21 条染色体有 3 条（参见第四章）。多出的一条染色体即为额外染色体，由于第 21 号染色体的短臂、随体、次缢痕以及显带着色强度等具有多态性，故可用来追溯该额外染色体来自父方或母方。此外，在应用羊水细胞或绒毛细胞进行产前诊断时，可以染色体的多态现象来鉴别胎、母细胞，判断有无母体细胞污染，以利于正确诊断。

(2) 法医中可用以进行亲权鉴定：通过检查子女和父母（或可能的父母）的染色体，并根据染色体的多态标记的异同，可帮助确定子女与其父母的真实关系，进行亲权鉴定。如为男孩亲权（父权）鉴定，则 Y 染色体的多态性变异可作为亲子鉴定的一种良好的遗传标记，因为在正常情况下，父亲的 Y 染色体必然传给儿子。

(3) 染色体的多态变异也可作为一项标志，进行不同种族或民族人群中的遗传学研究。

(四) 染色质和染色体的分子结构

真核细胞中染色质和染色体是一种核蛋白复合物。其化学组成为 DNA、组蛋白、非组蛋白以及 RNA 等。DNA 和组蛋白（碱性蛋白）的含量比较稳定，两者的比率接近 1∶1。而非组蛋白（酸性蛋白）的含量变动较大，常随着细胞生理状态的不同而改变，RNA 含量很

少。(表 3-3)

表 3-3 染色质的化学组成比率

成分	核酸		蛋白质	
	DNA	RNA	组蛋白	非组蛋白
所占比例	1	0.05~0.1	1	0.5~1.5

一条染色体在复制前含有一条 DNA 双链分子。在复制后每条染色体由两条 DNA 双链分子构成，其中每条 DNA 双链分子分别构成一条染色单体。在正常人体二倍体细胞中具有 46 条染色体，长短不一，如将这 46 条染色体中 DNA 的长度相加起来，其总长度可达 1.7 米。这么长的 DNA 分子链，以及结合在这分子链上的许多组蛋白、非组蛋白等分子，是如何组装入直径只有几个微米的细胞核中，并能正常行使其功能？这的确是一个极为复杂的问题。目前有很多问题仍有待于深入研究解决。

70 年代的研究发现，组成染色质和染色体的基本结构单位是核小体（nucleosome）。每个核小体由核小体核心和连接丝组成，包括有 200 个碱基对（bp）的 DNA 链、8 个组蛋白分子组成的八聚体及组蛋白分子 H1。八聚体是由四种组蛋白 H2A、H2B、H3 和 H4 各两个分子组成。这些组蛋白分子互相挤在一起呈小圆盘状。146bp 的 DNA 分子链绕在这八聚体的小圆盘外，缠绕 1.75 圈。这八聚体和 146bp 的 DNA 分子形成核小体核心。在两个相邻的核小体核心之间由约 50~60bp 的 DNA 分子连接，称为连接丝，其长度变异较大，随细胞类型不同而不同，其上结合一个 H1 组蛋白分子。很多个核小体通过一条 DNA 分子串连起来，形成一条念珠状的纤维，直径约为 10~12nm，其上结合有非组蛋白和 RNA 等。研究发现有一类非组蛋白和 H_1 结合，而在螺旋化过程中起重要作用。这核小体串连的念珠状纤维为染色质（体）的一级结构。这条纤维的长度压缩为构成该纤维的 DNA 长度的 1/7，即压缩了 7 倍（图 3-34）。

由核小体串连成的念珠状纤维进行螺旋盘绕，形成一条较粗短的中空螺线管（solenoid），直径约为 30nm。每周螺旋含有 6 个核小体，压缩为原来纤维长度的 1/6。螺线管为染色质（体）的二级结构（图 3-34）。

螺线管如何进一步压缩成染色单体？不同学者提出不同的结构模型。多级螺旋模型认为：由螺线管进一步螺旋盘绕，形成直径为 400nm 的超螺线管，压缩为原螺线管长度的 1/40。这是染色质（体）的三级结构。超螺线管再螺旋化形成一条染色单体，压缩为原超螺线管长度的 1/5，为染色质（体）的四级结构。总压缩程度（即包装率）为 1/8 400（1/7 × 1/6 × 1/10 × 1/5 = 1/8 400），压缩了将近 8 000~10 000 倍。

上述由 DNA 到染色单体的形成过程，实际是通过多级螺旋化实现的。由核小体、螺线管、超螺线管和染色单体四个结构等级，称为多级螺旋模型或称多级螺旋假说（图 3-35）。此外，还有袢环结构模型等也受到重视。袢环结构模型是指染色体是由一系列锚定在染色体支架上的，由 30nm 螺线管构成的袢环状结构组成。总之，几种不同的结构模型都是以染色质的一级结构（核小体）和二级结构（螺线管）为基础，这已得到广泛承认。由于高等生物染色质结构复杂，这一课题还有待于更深入的研究和探索。

（五）性染色质

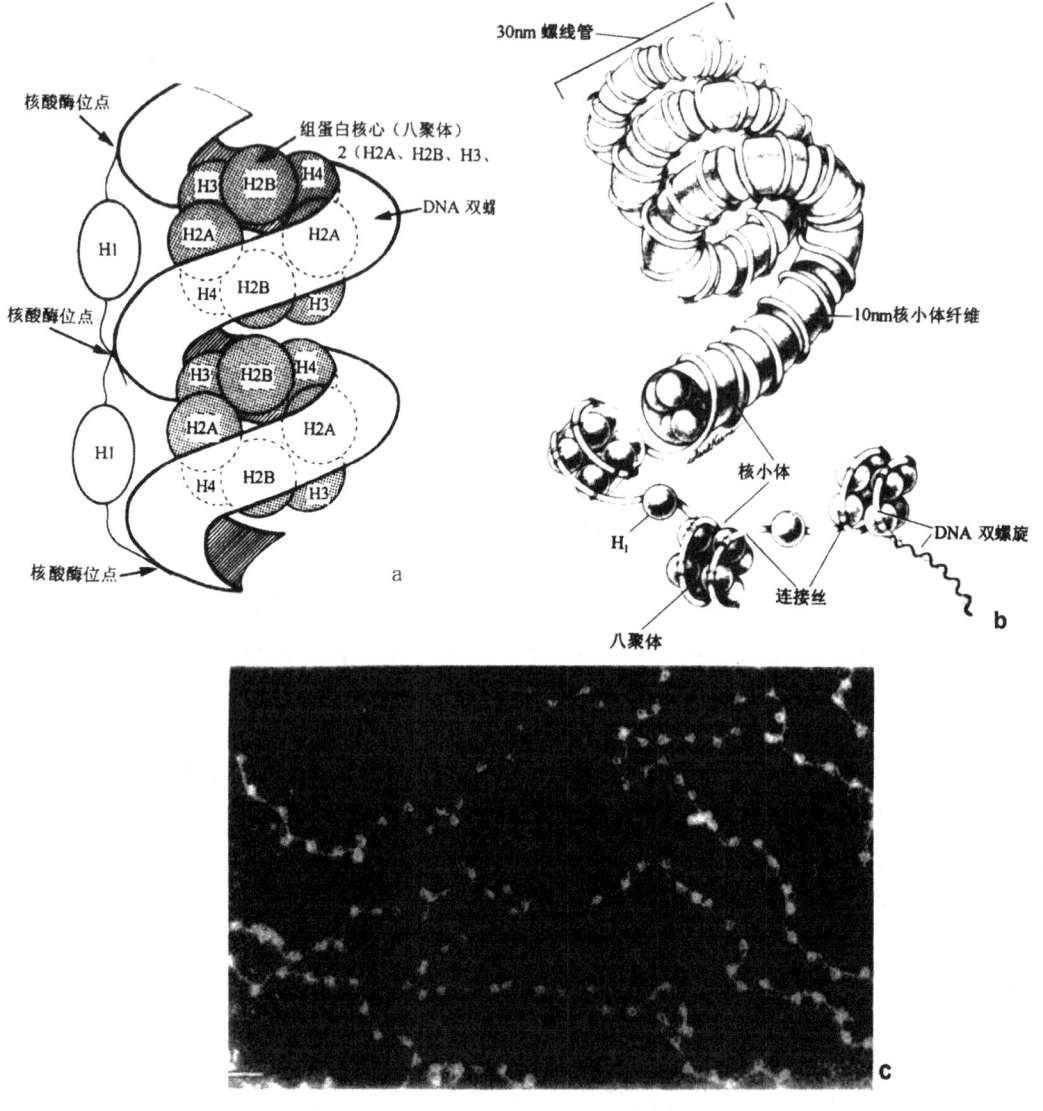

图 3-34 从 DNA 双螺旋到螺线管的结构图解
a. 核小体结构模式图
b. DNA 分子到螺线管的结构图解
c. 核小体形成的串珠状纤维电镜图

性染色质（sex chromatin）存在于间期细胞核内，包括 X 染色质和 Y 染色质两类。

1. X 染色质（X chromatin）

正常女性个体在间期细胞核的核膜内缘，可见一个被碱性染料浓染的染色质，称 X 染色质或 X 小体，呈圆形、椭圆形或三角形，平均直径约 1 微米（图 3-36）。此浓染小体为 1949 年 Barr 等人在雌猫神经元细胞核中首次发现，在雄猫中却没有。此后发现在雌性哺乳动物包括人类女性的间期核中都存在这种与性别相关的小体，称为 Barr 小体，现一般称为 X 染色质或 X 小体。

为什么 X 染色质的存在与否与男女性别有关，即在正常女性具有，而正常男性却没有呢？1961 年莱昂（Lyon）提出一种假说，即"莱昂假说"，要点如下。

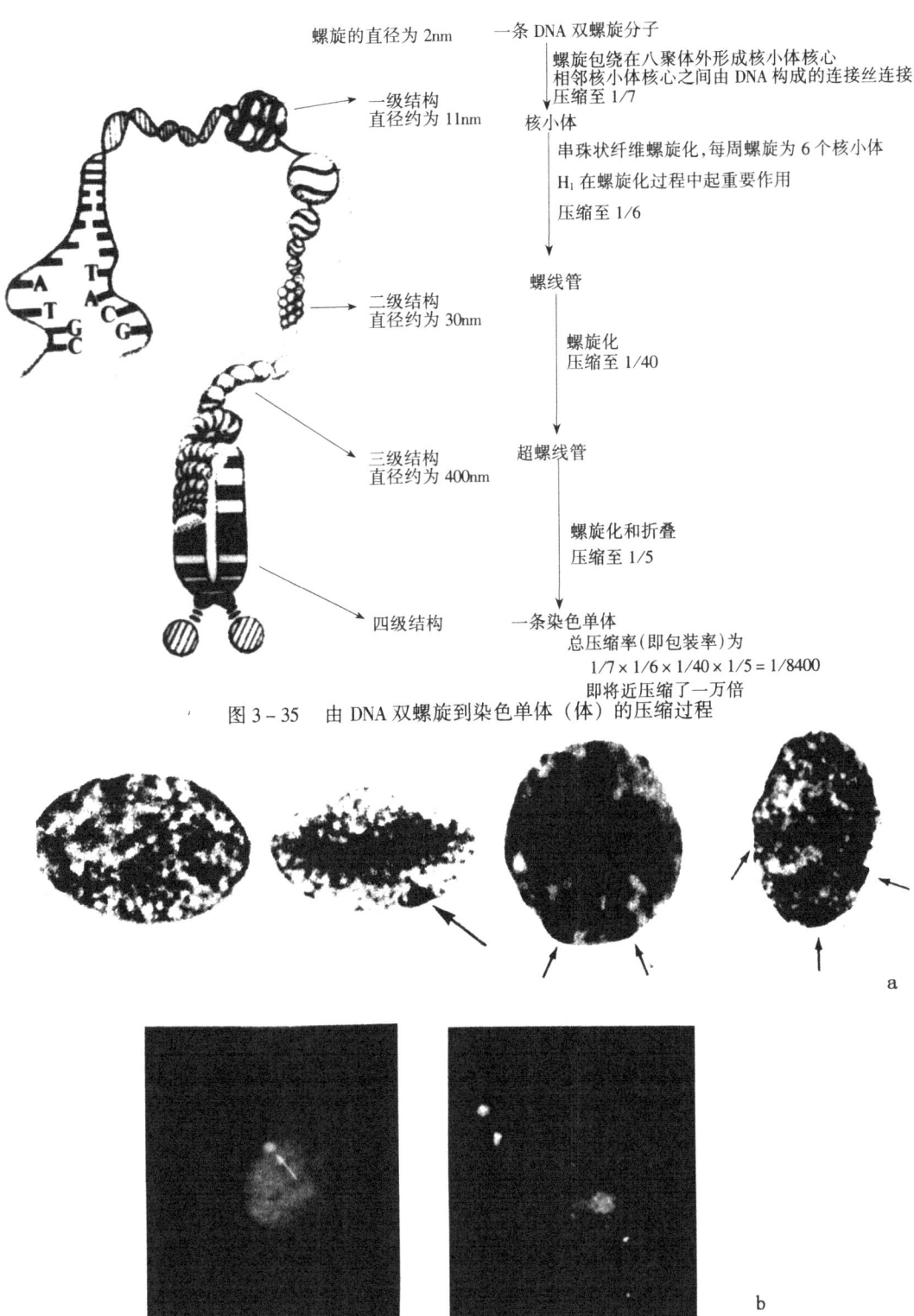

图 3-35 由 DNA 双螺旋到染色单体（体）的压缩过程

图 3-36 人类间期细胞核示性染色质
a. X 染色质 左图示无 X 染色质，中图示一个 X 染色质，两个 X 染色质，右图示三个 X 染色质
b. Y 染色质 左图示一个 Y 染色质 右图示两个 Y 染色质

（1）正常女性（雌性）的两条 X 染色体中，只有一条具有转录活性，另一条在遗传上是失活的，即无转录活性。这条失活的 X 染色体在间期细胞核中螺旋化呈异固缩状态，称为 Barr 小体或 X 小体，为兼性异染色质，在正常男性只有一条 X 染色体，具有转录活性，无 Barr 小体或 X 小体。正常女性虽然具有两条 X 染色体，但其 X 染色体的转录产物和只有一条 X 染色体的正常男性一样，称为剂量补偿（dosage compensation）。

（2）女性两条 X 染色体，一条来自父方，另一条来自母方。"莱昂假说"认为失活异固缩的 X 染色体可以来自父方，也可以来自母方，其失活是随机的。

（3）在女性胚胎发育初期，所有细胞中的两个 X 染色体都具有活性。至胚胎发育约第 16 天，其中一条 X 染色体失活异固缩。在一个细胞中，一旦决定了是哪一条 X 染色体（父源或母源）失活后，那么，由这一细胞增生所形成的后代细胞都是这同一来源的 X 染色体失活。例如，一个细胞中失活的是父源的 X 染色体，那么，由这细胞分裂而形成的后代细胞中，失活的染色体也都是父源的；反之，失活的是母源的 X 染色体，则其后代细胞中失活的 X 染色体都是母源的。因此，就 X 染色体失活情况来说，每一个体在体内都存在着两种细胞系，一种细胞系是父源的 X 染色体失活，另一种细胞系是母源的 X 染色体失活，每一个体都是这两种细胞系的嵌合体。

临床资料表明当一个个体内 X 染色体超过两个时，仍只有一个 X 染色体具有活性，其余的 X 染色体在间期核内都要失活异固缩形成 Barr 小体，即 X 染色质或 X 小体。X 小体的数目 = X 染色体的数目 - 1。例如，性发育异常的男性个体，其性染色体为 XXY，则该个体间期细胞内具有一个 X 染色质。性发育异常的女性个体，细胞内具有 3 个 X 染色体，则具有两个 X 染色质。如核型为 45,X 的女性个体，细胞内只有一个 X 染色体，具有活性，故无 X 染色质（参见第四章）。

2. Y 染色质

研究发现正常男性个体的间期细胞用荧光染料染色后，在细胞核中可见一个强荧光小体，呈圆形或椭圆形，直径约为 $0.3\mu m$，称为 Y 染色质或 Y 小体（图 3-36）。它是由 Y 染色体长臂远侧约 2/3 的区段所形成，故细胞中 Y 染色质的数目与 Y 染色体的数目相同。例如，具有 XYY 性染色体的个体，其间期细胞核中可见两个 Y 染色质（参见第四章）。

通常，通过间期细胞中 X 染色质和 Y 染色质的检查，可以对个体进行性别鉴定。临床上可利用口腔上皮细胞、羊水细胞和绒毛细胞等的 X 染色质和 Y 染色质检查，对疑有遗传病的个体或胎儿进行性别鉴定或对性发育畸形的个体进行鉴别诊断。

第二节 细胞分裂与染色体传递

细胞是生物进行生命活动的基本单位。细胞生长到一定阶段，通过细胞分裂进行增殖，繁衍后代，而有丝分裂是人类及其它真核生物细胞增殖的主要方式。在细胞增殖过程中，遗传物质 DNA（基因）及其携带者染色体经历着复杂的变化，进行复制和传递，将其所携带的遗传信息复制倍增又平均分配传递给后代，以维持亲子细胞之间遗传物质的相对恒定，使其所控制的遗传特性保持相对稳定。细胞增殖是生命的基本特征之一，而染色体是细胞增殖中亲子细胞之间遗传信息传递的桥梁。

一、细胞周期

细胞周期（cell cycle）即细胞增殖周期，是指细胞从一次分裂结束时开始，到下一次分裂结束时为止所经历的全过程。它可分为间期和分裂期两个阶段，每个阶段又可分为几个时期（表3-4）（图3-37、38）。

表3-4 细胞增殖周期的分期

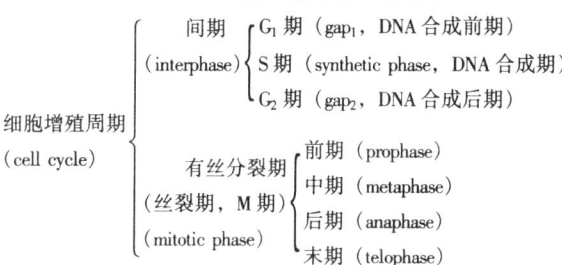

研究发现，在间期细胞内进行着形态结构和生物合成上的复杂变化，是物质代谢非常活跃的时期，为 DNA 复制和细胞分裂准备充分的物质基础。间期可分为 G_1 期、S 期和 G_2 期。

G_1 期，即 DNA 合成前期，是从前一次细胞分裂完成至 DNA 合成开始的时期。此期内主要进行 RNA 和蛋白质合成，行使细胞正常功能。在 G_1 期后期，与 DNA 合成有关的酶系统活性急剧增高，是推进细胞周期的关键时刻，也是药物等因素作用于细胞的一个敏感点。G_1 期为细胞进入 S 期创造必要的基本条件，此时，每条染色质丝（染色体）由 1 条 DNA 分子构成，即相当于一条染色单体构成。（图3-37）。

G_1 期持续的时间差异很大。有些细胞可持续几小时，几天甚至数年。一般，细胞周期时间的差异取决于 G_1 期的长短。有些细胞进入 G_1 期后，可不再增殖，由 G_1 期直接走向分化、衰老直至死亡，有的细胞成为暂不增殖细胞，也称为 G_0 期细胞。（图3-37）

S 期，即 DNA 合成期，是从 DNA 合成开始至 DNA 合成结束的时期。此期主要是 DNA 复制、组蛋白和非组蛋白的合成。在 DNA 复制完成时，细胞中 DNA 含量增加一倍，每条丝状的染色质具有两条 DNA 分子，即已由两条染色单体构成（图3-37）。关于 DNA 复制的时间在染色质的不同区段有所不同。常染色质区复制较早，而异染色质区复制较晚。此外，女性的一条异固缩的 X 染色体复制较晚，即迟复制。S 期持续时间在大多数情况下相当恒定，约为 7~8 小时。此期对肿瘤治疗具有重要意义，临床上有些化疗药物专门作用于 S 期，阻断 DNA 合成。

G_2 期，即 DNA 合成后期，是从 DNA 复制结束到有丝分裂开始的时期，主要进行强烈的 RNA 和蛋白质合成。如纺锤丝微管蛋白、蛋白激酶、染色体凝集因子等的合成。为细胞分裂准备物质条件。这时染色质凝集或浓缩（螺旋化）。G_2 期持续时间较短，约 2~4 小时，临床上一些化疗药物对 G_2 期的肿瘤细胞也有一定疗效。

间期细胞经过 G_1、S、G_2 期，已做好了进行有丝分裂所需的物质准备，遗传物质 DNA 分子已复制倍增，即染色质已倍增，这时细胞增殖便由间期进入有丝分裂期（M 期）。

二、有丝分裂

有丝分裂（mitosis）是真核细胞增殖的主要方式，主要特征是纺锤体等有丝分裂器的形成，染色质凝集成光镜下可见的染色体，通过有丝分裂将已复制的染色体及其携带的 DNA 分子平均分配给两个子细胞，使子细胞和母细胞，子细胞彼此间在遗传组成的数量和质量上

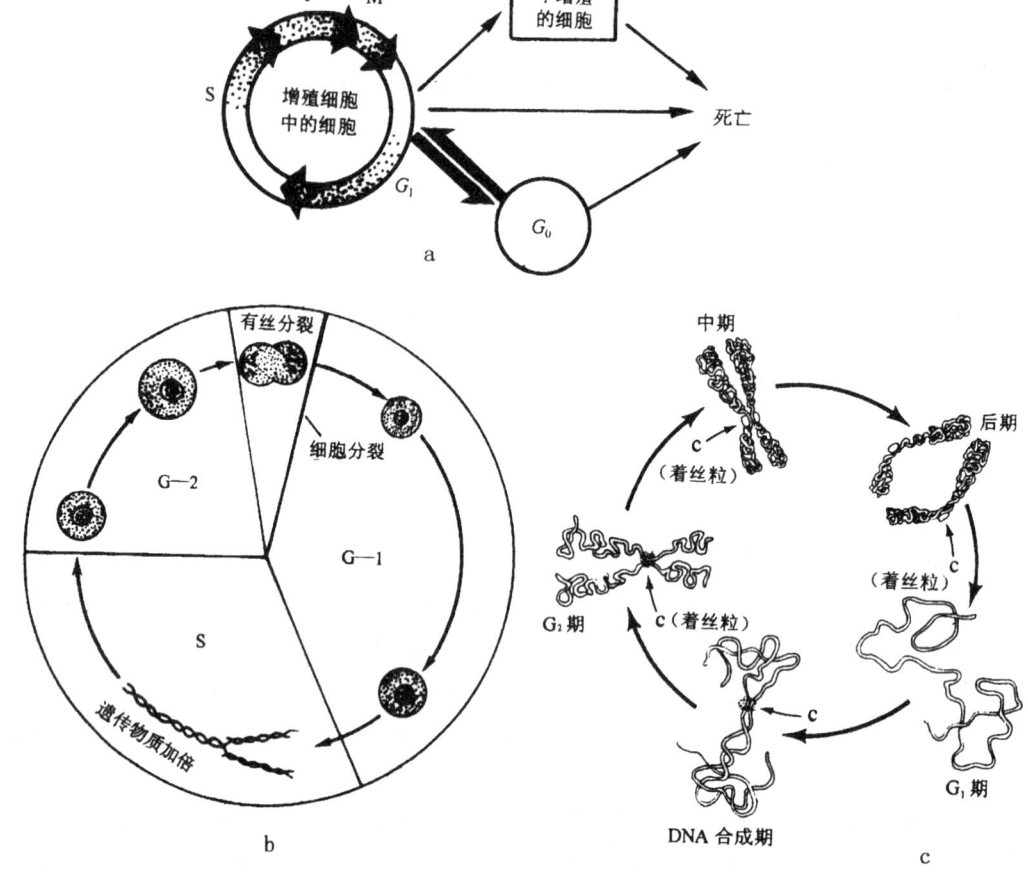

图 3-37 细胞周期示意图
a.b 细胞增殖周期 c.细胞周期中的染色体

保持一致,而保证遗传的连续性和稳定性。

有丝分裂是一个复杂的连续的动态变化过程。为了便于叙述,根据光镜下所见的形态学特征,将有丝分裂期分为四个时期:前期、中期、后期和末期(图3-38)。

前期:核内染色质螺旋化,逐渐缩短变粗形成染色体,每条染色体由两条染色单体构成,有丝分裂器纺锤体等形成。核仁、核膜消失。

中期:随着染色体螺旋化程度增高,染色体更加缩短、变粗,形成光镜下最清晰、最易分辨、形态最典型的染色体,排列在细胞中央形成赤道板,此时纺锤丝微管与着丝粒相连。临床上一些抗癌化疗药物如长春新碱、秋水仙碱(素)等可抑制纺锤体形成,使细胞分裂停止在中期。在细胞培养时,在一定时期加入秋水仙素,可使分裂细胞停止中期,用以积累较多的分裂中期的细胞,便于进行染色体研究以及临床上进行核型分析诊断。

后期:每条染色体着丝粒复制纵裂为二,原来构成一条染色体的两条染色单体成为具有独立结构的两条相同的染色体;此时,借纺锤丝的牵引,两组数目、形态结构相同的染色体分别移向两极。

末期:集中于两极的两组染色体,逐渐解旋(去螺旋化),变细变长,成为分散的染色质,核膜形成,核仁重新出现,形成两个新的细胞核,与此同时,细胞膜从中部赤道处向内凹陷,细胞质分裂,最后形成两个子细胞,完成了有丝分裂的全过程。这样,一次细胞增殖

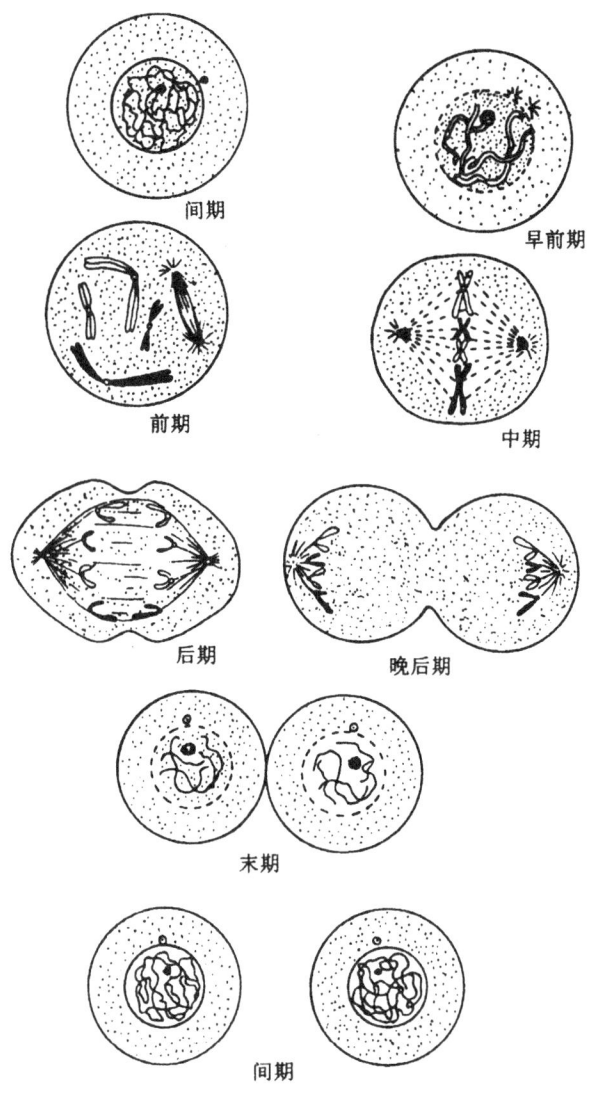

图 3-38 细胞有丝分裂各期图解

周期即告结束,而形成的子细胞进入下一个细胞周期的间期。

综上所述,通过有丝分裂,①遗传物质 DNA 分子复制一次,即染色体复制一次,细胞就分裂一次;②复制的每条染色体有规律而精确,均匀地分配到两个子细胞中。因此,保证了遗传物质的连续性和稳定性。有时,有丝分裂过程中可见到染色体不分离和染色体迟滞等异常现象(参见第四章)。

三、减数分裂

减数分裂(meiosis)是生殖细胞精子或卵细胞发生过程中进行的一种特殊有丝分裂,只发生在精子和卵细胞发生的成熟期(图 3-39)。

(一)人类精子和卵细胞(卵子)发生的主要过程

1. 人类精子的发生:人类精子是由男性睾丸中的精原细胞发育而成的。发生过程经过四个时期:①增殖期:精原细胞中的一部分以有丝分裂方式增殖,其染色体数目和其它体细

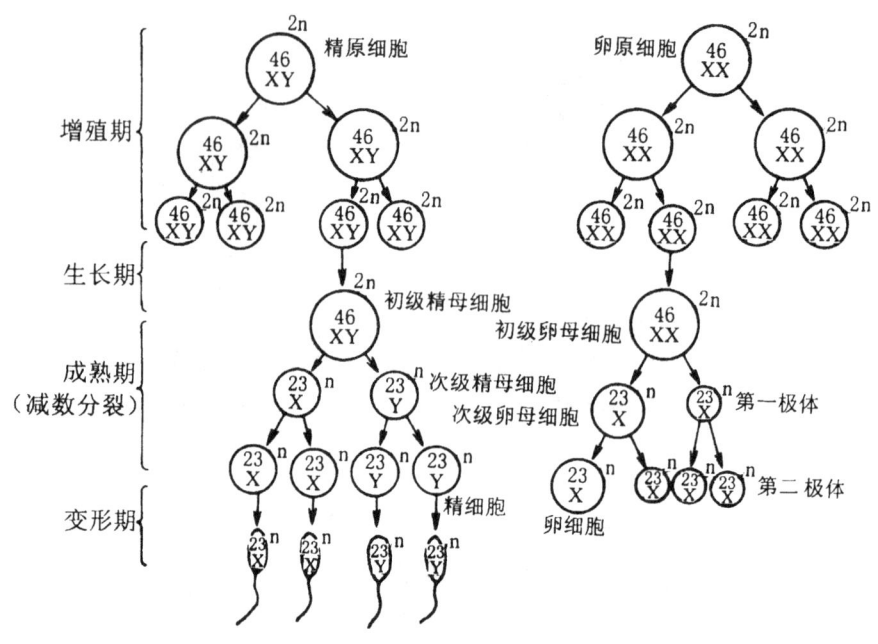

图 3-39 人类精子和卵细胞(卵子)发生图解

胞一样，具有46条(23对)，为二倍体；②生长期：精原细胞经多次增殖后，其中一部分精原细胞进入生长期，细胞体积增大，形成初级精母细胞，其染色体数仍为二倍体(2n)46条(23对)；③成熟期：此期进行两次连续的成熟分裂即减数分裂。每个初级精母细胞经第一次成熟分裂(减数分裂Ⅰ)形成两个次级精母细胞，此时细胞内染色体数目减半，成为单倍体(n)具23条染色体。每个次级精母细胞再经第2次成熟分裂(减数分裂Ⅱ)形成两个精细胞，其染色体数目为单倍体(n)。结果，每一个初级精母细胞(2n)经过两次连续成熟分裂(减数分裂)后，形成四个精细胞(n)；④变形期：由精细胞经过形态变化形成精子。男性在性成熟后，直到老年期精子仍在继续发生。然而，老年人DNA稳定性降低，故老年男性产生的精子有较高的突变率。男性一生中产生精子的总数约1万亿个(10^{12})。

2. 人类卵细胞的发生：人类卵细胞(卵子)是由女性卵巢中的卵原细胞发育而成，其发生过程及染色体的变化与精子发生基本相似，但没有变形期，故卵细胞发生主要经过三个时期。①增殖期：卵原细胞也经有丝分裂而增殖，形成很多个卵原细胞，细胞内染色体为二倍体(2n)、46条(23对)；②生长期：卵原细胞经多次增殖后，少部分卵原细胞体积增大成为初级卵母细胞(2n)，具46条(23对)染色体；③成熟期：初级卵母细胞也经过两次连续的成熟分裂(减数分裂)。经减数分裂Ⅰ，初级卵母细胞形成一个体积较大的次级卵母细胞和一个很小的极体(第一极体)，细胞内染色体数目减半，成为单倍体(n)23条；再经减数分裂Ⅱ，每个次级卵母细胞形成一个体积较大的卵细胞与一个很小的极体(第二极体)，第一极体也分裂为二个极体，仍为单倍体(n)，具23条染色体。结果，一个初级卵母细胞(2n)经两次连续的成熟分裂后形成一个卵细胞和3个极体(n)，极体不能继续发育而退化。在人类的卵细胞发生过程中，卵原细胞增殖是在胚胎发育早期的卵巢中进行的；胚胎发育晚期，卵原细胞已生长形成初级卵母细胞。出生后，大部分初级卵母细胞退化只有约400个得到继续发育。它们停留在第一次成熟分裂(减数分裂Ⅰ)前期双线期。待青春期性成熟时，每月只有一个初级卵母细胞完成减数分裂Ⅰ，形成一个次级卵母细胞和一个极体，次级卵母细胞继续发育,并停留在减数分裂Ⅱ的中期。当受精时,精子入卵后才能完成第二次减数分裂,形成卵细胞和第二极体。如未受精,次级卵母细胞则将退化死亡。由于卵巢中的初级卵母细胞停留在减数分裂Ⅰ的前期,每月只有一个继续发育,故女性每月周期性排卵,实际上排放的是停留在中期Ⅱ的次级卵母细胞。部分减数分裂前期Ⅰ、双线期的初级卵母细胞在女性体内停留的时间较长,可达50多年之久。因此,随着妇女年龄的增长,这些初级卵母细胞将经历更多环境因素的影响,而造成减数分裂的异常,如染色体不分离,导致生殖细胞中染色体数目异常,受精后发育成染色体异常的后代。故高龄妇女生产染色体病患儿的频率增高。(参阅第四章)

(二)减数分裂与染色体的传递

由上已知,减数分裂发生在生殖细胞(性细胞)形成过程的第三个时期成熟期,即由初级精母细胞或初级卵母细胞经过两次连续的成熟分裂(减数分裂)形成精细胞或卵细胞,其细胞内的染色体数目减半,由二倍体(2n)变成单倍体(n)。减数分裂过程包括如下各时期(表3-5)(图3-40)

表3-5 减数分裂的分期

```
                        ┌ 细线期 (leptotene stage)
              ┌ 间期Ⅰ  │ 偶线期 (zygotene stage)
              │ 前期Ⅰ ─┤ 粗线期 (pachytene stage)
              │        │ 双线期 (diplotene stage)
              │        └ 终变期 (diakinesis stage)
    减数分裂Ⅰ ┤ 中期Ⅰ
              │ 后期Ⅰ
减数分裂       └ 末期Ⅰ
(成熟分裂)
              ┌ 间期Ⅱ
              │ 前期Ⅱ
    减数分裂Ⅱ ┤ 中期Ⅱ
              │ 后期Ⅱ
              └ 末期Ⅱ
```

现将以上各期分述于下,着重于叙述细胞内染色体的变化和传递(图3-40、图3-41,图3-42)

1. 减数分裂Ⅰ(第一次成熟分裂):由初级精母细胞或初级卵母细胞形成次级精母细胞或次级卵母细胞。这时细胞内染色体数目减半。

(1)前期Ⅰ:根据染色体形态变化的特点,前期Ⅰ又可分为5个时期:细线期、偶线期、粗线期、双线期和终变期。减数分裂的复杂变化,主要表现为前期Ⅰ的复杂变化。

①细线期:染色体呈细线状。在此期之前的间期称为前减数分裂期(间期Ⅰ),DNA已基本复制完成(据研究资料报道,绝大部分DNA在前减数分裂S期复制完成,还有极少量DNA在前期Ⅰ偶线期合成)。故此时每条染色体已由两条姐妹染色单体构成,但光镜下不能识别。

②偶线期:同源染色体互相靠扰,在各相同的位点上准确地配对。这现象称为联会(synapsis)。联会时一般从靠近核膜的一端开始,或者在染色体全长的若干位点上也同时进行,并在同源染色体之间沿其长轴形成联会复合体(synaptonemal complex)(图3-40)。在电镜下可见每个联会复合体具有两侧的侧体和两侧体之间的中央区。宽度约为150~200nm。侧体电子密度很高,并与染色体相连,主要化学成分为蛋白质和染色体纤维的DNA;中央区是明亮区,区中可见与染色体交换有关的重组节,呈圆形、椭圆形或棒形。在中央区的正中有一色暗的纵线,是由蛋白质构成的中央成分。侧体和中央成分之间有由蛋白质组成的横

减数分裂 I

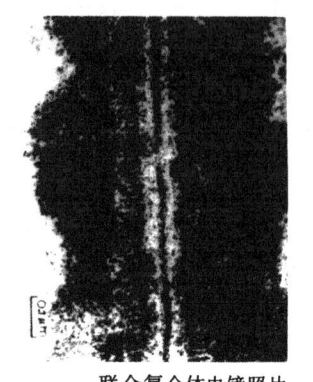

联会复合体电镜照片

联会复合体图解（标注：侧体、重组节、姐妹染色单体的染色质、中体）

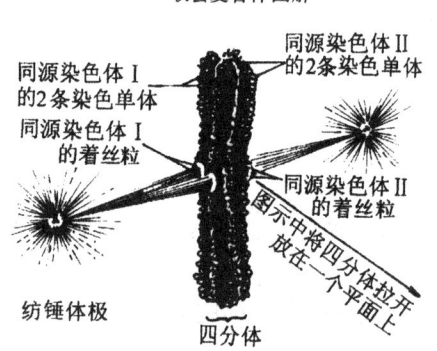

同源染色体 I 的 2 条染色单体；同源染色体 II 的 2 条染色单体；同源染色体 I 的着丝粒；同源染色体 II 的着丝粒；图示中将四分体拉开放在一个平面上；纺锤体极；四分体

减数分裂中期纺锤体与着丝粒相连的图解

四分体

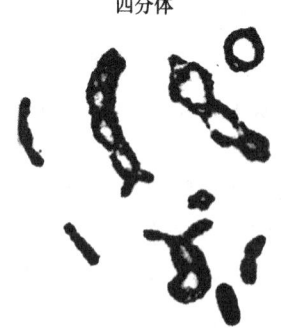

非姐妹染色单体之间的交叉

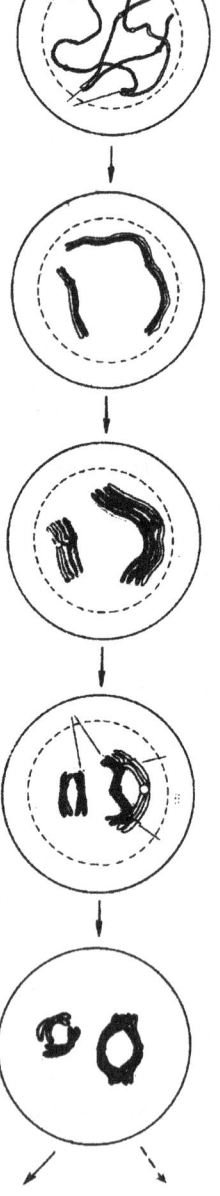

初级精母细胞或初级卵母细胞

前期 I

细线期　染色体细线状
　　　　DNA 已基本复制完成
　　　　每条染色体已由两条姐妹
　　　　染色单体构成
　　　　（光镜下不能识别）

偶线期　同源染色体联会形成二价体
　　　　（同源染色体之间形成联合复合体）

粗线期　二价体螺旋化缩短变粗形成四分
　　　　体（光镜下可见二价体中每条染
　　　　色体由两条姐妹染色单体构成），
　　　　非姐妹染色单体之间可见交叉

双线期　二价体进一步螺旋化缩短变
　　　　粗，同源染色体相互排斥开始
　　　　分离，交叉端化

终变期　染色体继续螺旋化缩短变
　　　　粗，交叉继续端化，染色体
　　　　端部保留交叉

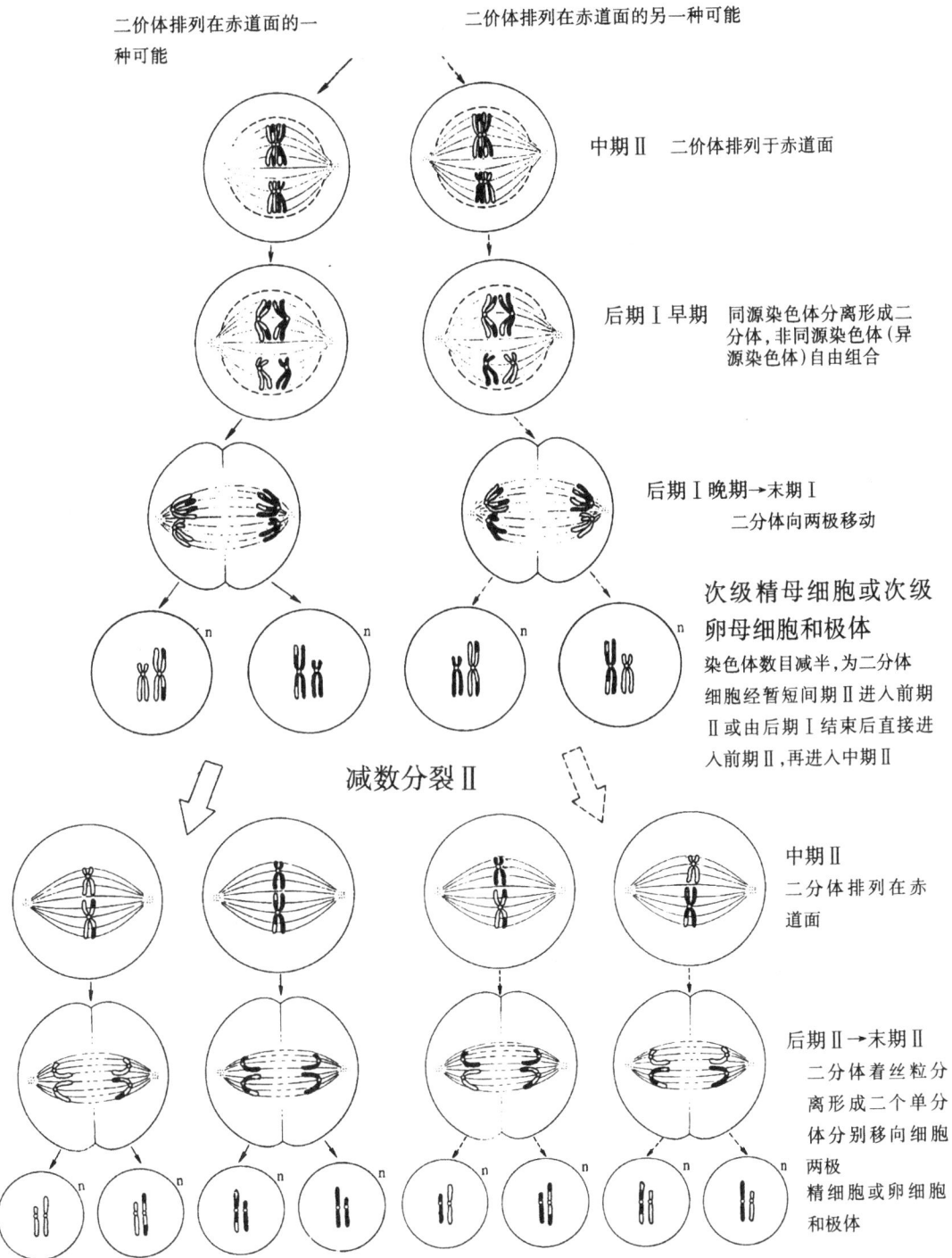

图 3—40 减数分裂图解(一) (示具两对染色体的细胞)
注:白色和黑色染色体分别代表同源染色体中的父源和母源染色体

行纤维相连接,梯形排列。同源染色体之间借联会复合体连接在一起。联会的结果,每对联会在一起的同源染色体形成一个二价体(bivalent)。有几对染色体的细胞,就形成几个二价体。人体细胞 23 对染色体形成 23 个二价体。联会是减数分裂特有的现象,它是同源染色体单体(即非姐妹染色单体)之间发生交换的必要条件。

③粗线期:二价体螺旋化缩短变粗,在光镜下可见每条染色体由两条姐妹染色单体构成,因此,每个二价体具有一对同源染色体,包括四条染色单体,称为四分体(tetrad)。在四分体中同源染色体的染色单体之间互称为非姐妹染色单体(non-sister chromatid)。此期,非姐妹染色单体之间有时可看到交叉(chiasma)现象,表明在它们之间已发生了相对应片段的交换(crossing over)。这是遗传物质互换或重组的基础。交叉是同源染色体非姐妹染色单体之间发生交换的一种表现。在联会复合体中央区的重组节中,含有大量与基因重组有关的酶,一般认为重组节是与交换有关的结构。

④双线期:二价体进一步螺旋化而缩短增粗,联会复合体解体,联会的同源染色体互相排斥而开始分离,交叉点逐渐向染色体的末端移动。这种移动的现象称为交叉端化(termina-lization)。由此可知,交叉点的位置并不意味是交换的位置。

⑤终变期:染色体继续螺旋化而变得更粗、更短。交叉继续端化而数目减少,往往只在二价体的端部保留交叉。核仁、核膜消失,纺锤体开始形成,随之进入中期Ⅰ。

(2)中期Ⅰ:各二价体排列在细胞中央赤道面上,形成赤道板。纺锤丝微管与二价体着丝粒相连,同源染色体的着丝粒朝向两极(图 3-41)。此期二价体仍可见交叉联系。

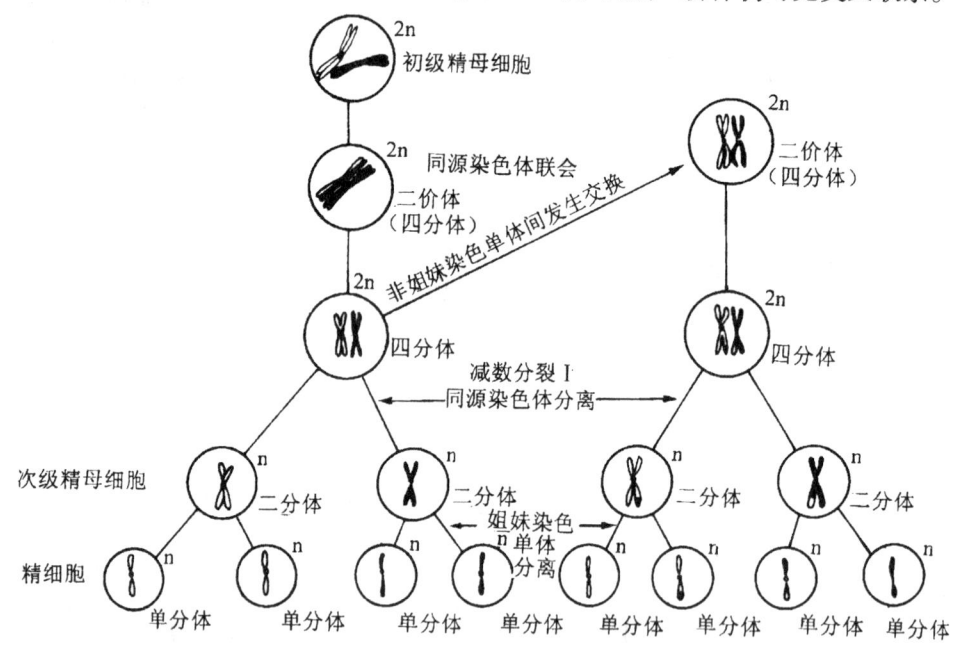

图 3-41 减数分裂图解(二)(示一对染色体)

(3)后期Ⅰ:随纺锤丝的牵引,二价体中的两条同源染色体彼此分离,分别移向细胞的两极。此时,细胞的每一极只得到二价体中的一半,即同源染色体中的一条染色体,而每条染色体含有两条姐妹染色单体,称为二分体(diad)。当同源染色体分离并移向两级的同时,非同源染色体(即不同对染色体又称异源染色体)之间互相独立,即可随机组合(自由组合),移向细胞两极(图 4-42)。

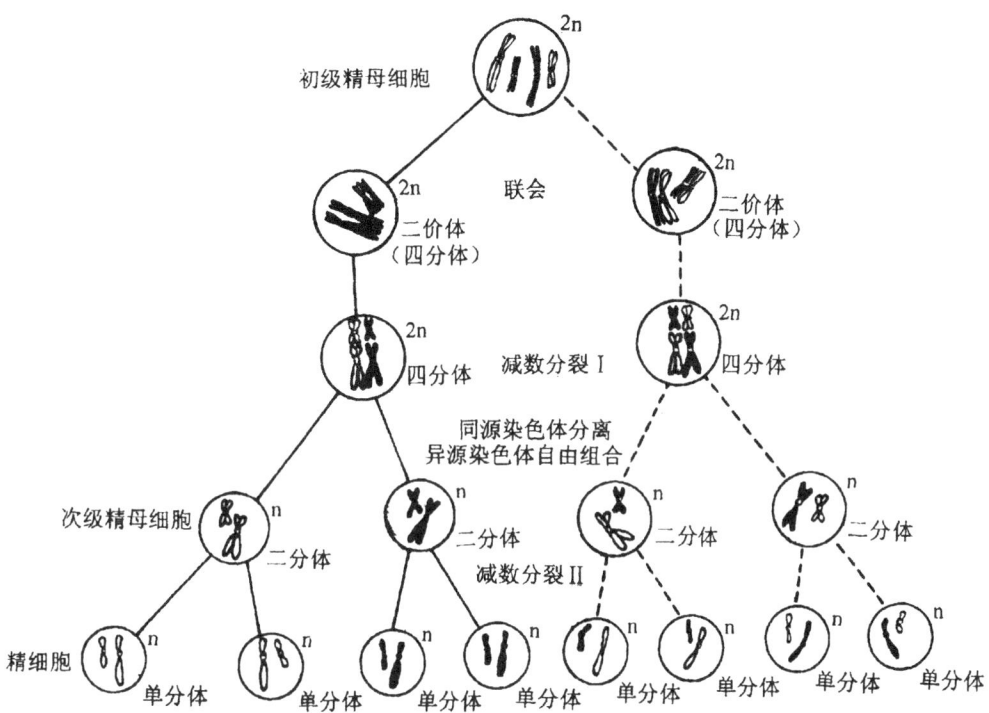

图 3-42 减数分裂图解（三）（示二对染色体，假设二对染色体之间均未发生交换）

(4) 末期Ⅰ：各二分体移至两极后，染色体逐渐解旋、伸展，核膜、核仁重新出现，随着细胞质的分裂形成两个子细胞，即次级精母细胞或次级卵细胞和极体。每个子细胞中染色体数目已减半，为单倍体（n）。细胞中具有 n 个二分体，即为 n 个已复制的染色体。

在第一次减数分裂结束时，子细胞次级精母细胞或次级卵母细胞和极体中的每个染色体已由两条姐妹染色单体构成，均为二分体。这与有丝分裂间期是很不相同的。于第一次减数分裂结束后，即进入减数分裂间期（间期Ⅱ），此期很短，不进行 DNA 复制。细胞经过短暂的间期Ⅱ即进入减数分裂Ⅱ（第二次成熟分裂）。有些生物不存在末期Ⅰ和间期Ⅱ。在后期Ⅰ结束后直接进入第二次成熟分裂的前期Ⅱ，染色体仍保持原来的浓缩状态。

2. 减数分裂Ⅱ：由次级精母细胞或次级卵母细胞形成精细胞或卵细胞，细胞内染色体都是单倍体（n）。

(1) 前期Ⅱ：此期时间较短，二分体凝缩，核膜消失。

(2) 中期Ⅱ：各二分体排列在细胞中央赤道面上，形成赤道板，纺锤丝微管与着丝粒相连。

(3) 后期Ⅱ：各二分体的着丝粒分裂，每条二分体形成两条单分体（monad），即两条染色体，并随纺锤丝的牵引分别移向两极。

(4) 末期Ⅱ：各单分体染色体移至两极后，解旋、伸展、又形成染色质，核膜、核仁重新出现，分别形成两个子细胞核。然后，细胞质分裂，形成两个子细胞，即精细胞或卵细胞和第二极体。细胞内只含 23 条染色体为单倍体（n）（图 3-41、42）。至此，减数分裂过程结束。一个初级精母细胞（2n）形成四个精细胞（n）。一个初级卵母细胞（2n）形成一个卵细胞（n）和三个极体（n）。

(三) 减数分裂的特点及其生物学意义

1. 减数分裂发生在生殖细胞形成过程中的成熟期。在减数分裂过程中，细胞经过两次连续的分裂，而 DNA 只复制一次，即染色体只复制一次。因此，所形成的精子和卵细胞中染色体数目减半，即都为单倍体（n）。在受精过程中，精子（n）和卵细胞（n）结合成受精卵，又恢复为二倍体 2n，即 n + n = 2n。从而使子代获得了父、母双方的遗传物质，保证了人类细胞染色体数目的相对稳定，保证了亲子代之间遗传物质和遗传性状的相对稳定。

2. 在减数分裂Ⅰ过程中，同源染色体的联会和分离是细胞中染色体数目减半的重要环节。正因为同源染色体分离，分别进入不同的子细胞，故在子细胞中只具有每对同源染色体中的一条染色体。这样，子细胞中染色体数目就减少了一半。减数分裂中同源染色体的分离，正是基因分离律的细胞学基础。

3. 同源染色体联会时，非姐妹染色单体之间对称的位置上可能发生片段交换，也就是父源和母源染色体之间发生遗传物质的交换。这种交换可使染色体上连锁在一起的基因发生重组，这就是染色体上基因连锁和互换的细胞学基础。由于同源染色体之间部分遗传物质的交换、染色体上基因的重组，而增加了精子和卵细胞的多样性。

4. 在同源染色体分离的同时，非同源染色体即不同对染色体之间可以随机组合进入子细胞（生殖细胞），因此不同对染色体上的不同对基因可以自由组合进入子细胞，故减数分裂中不同对染色体的随机组合进入生殖细胞，也正是基因自由组合律的细胞学基础。非同源染色体的随机组合也增加了生殖细胞的种类。在同源染色体之间没有发生交换的情况下，2 对染色体可能形成 $2^2 = 4$ 种不同染色体组成的生殖细胞，3 对染色体可能形成 $2^3 = 8$ 种，以此类推，人可形成 $2^{23} = 8388608$ 种。如果各对染色体之间还发生各种交换，又会增加生殖细胞中染色体组成的差异。这样，就染色体组成而言，最后所形成的生殖细胞种类繁多。这是后代遗传成分多种多样的细胞学基础。

综上所述，通过减数分裂，保证了亲代与子代之间染色体数目的相对恒定，即亲代和子代之间遗传物质的相对稳定，又可形成多种多样不同遗传类型的后代，因而使亲子之间以及子代各个体之间的遗传性状相似而又有差异。这就是"种瓜得瓜，种豆得豆"、"一母生九子，九子各别"的细胞遗传基础。

小结

染色体是真核生物细胞核内基因的载体。染色质和染色体是同一种物质在细胞周期的不同时期中所表现的两种不同存在形式。在细胞周期的间期呈伸展状态的细丝状核蛋白分子称为染色质。可分为常染色质和异染色质。在有丝分裂期螺旋化，缩短变粗呈条状或棒状结构称为染色体。

失活的 X 染色体和部分 Y 染色体可分别形成间期细胞的 X 染色质和 Y 染色质，通过性染色质的检测可以检定性别。

核小体是染色质和染色体的基本结构单位。由核小体组成的一条串珠状纤维螺旋盘绕形成螺线管，再经多次螺旋盘绕折叠形成一条染色单体和染色体。

染色体的形态结构在细胞周期中不断运动变化。在有丝分裂中期，形态最典型，最易辨认。常用以进行染色体研究和染色体病的诊断分析。各物种染色体形态特征和数目是相对恒定的，它是物种鉴定的重要标志之一。

人类染色体诊断通常都要进行 G 显带染色体核型分析。

人类细胞遗传学命名的国际体制 ISCN（1978、1981、1985）是核型分析和描述的国际准则和依据。由于显带技术以及高分辨技术的出现，使染色体的分辨、识别更为精确，使染色体研究技术有了新的突破。

正常健康人群中可见染色体存在着可遗传的多态现象，常集中地表现在某些染色体的一定部分。显带技术的应用使染色体可检测的多态频率增多，可作为一种较稳定的遗传标记应用于临床实践和研究工作。

染色体中的DNA分子在细胞周期的间期进行复制，并通过有丝分裂将复制的DNA分子形成的两条染色单体又平均分配给两个子细胞，使子细胞之间以及子细胞和母细胞之间的遗传组成保持一致，保证了机体各细胞之间染色体形态结构和数目的相对恒定，即保证了遗传的连续性和稳定性。

减数分裂是在生殖细胞形成过程中的一种特殊的有丝分裂。经过两次连续的细胞分裂，染色体只复制了一次，因此所形成的生殖细胞中染色体数目减半，由单倍体的精子、卵子在受精后，形成二倍体的受精卵，从而保证亲子之间染色体数目的相对恒定。通过减数分裂中同源染色体的联合和分离、同源染色体之间的交换、非同源染色体之间的随机组合，增加了生殖细胞中染色体组成的差异，使亲子间、子代各个体间遗传性状既相似又有差异。染色体是基因的携带者，故减数分裂过程中染色体的传递规律是基因遗传规律的细胞学基础。

(柳家英)

第四章 染色体畸变与染色体病

【本章要求】

1. 重点掌握染色体畸变的概念、类型和形成机理，重点掌握嵌合体的概念和形成机理，重点掌握异常核型的描述方法；一般掌握染色体畸变的原因，一般掌握姐妹染色单体交换。

2. 重点掌握染色体异常综合征的概念，重点掌握常见染色体异常综合征的主要核型及主要临床表现；重点掌握异常染色体携带者的概念；了解两性畸形及其它染色体异常综合征。

第一节 染色体畸变

正常人体细胞的染色体在形态、结构和数目上，都是相对恒定的。正因如此，大千世界才能保持其物种的稳定。但在某些条件下，染色体形态结构和数目上可发生异常改变，称为染色体畸变（chromosome aberration）。染色体畸变可自发产生，也可由外界因素诱发产生。

一、染色体畸变的原因

现在已知，多种因素都可造成染色体畸变。归纳起来，大致可分为以下几种：物理因素、化学因素、生物因素、遗传因素和母亲年龄。

在物理因素中，自然空间存在的各种各样的射线可对人体产生一定的影响，但影响不大；而大量的电离辐射对人类有极大的潜在危险。当细胞受到电离辐射后，可引起细胞内染色体发生异常（畸变）。畸变率随射线剂量的增高而增高。最常见的畸变类型有断裂、缺失、双着丝粒染色体、易位、核内复制、不分离等，这些都可使个体的性状出现异常。实验证明，受照射卵细胞中染色体不分离的频率明显高于未受照射组。同时还发现，这一现象在年龄较大的小鼠中更为明显。还有人报道，受到过电离辐射的母亲生育先天愚型（一种染色体异常所导致的疾病）病孩的风险明显增高。

许多化学物质，如一些化学药品、农药、毒物和抗代谢药等，都可引起染色体畸变。化学药物，如环磷酰胺、氮芥、氨甲蝶呤等抗癌药均可引起染色体畸变。据调查，某些化工厂的工人由于长期接触苯、甲苯等，出现染色体数目异常和发生染色体断裂的频率远高于一般人群。农药中的除草剂和杀虫的砷制剂等也是一些诱变剂。

生物因素可导致染色体畸变。它包括两个方面：一是由生物体产生的生物类毒素所致，另一是某些生物体如病毒本身可引起染色体畸变。霉菌毒素具有一定的致癌作用，同时也可引起细胞内染色体畸变。病毒，尤其是那些致癌病毒，可引起宿主细胞染色体畸变。原因主要是由于影响 DNA 代谢。当人体感染某些病毒，如风疹病毒、乙肝病毒、麻疹病毒和巨细胞病毒时，就有可能引发染色体的畸变。如果用病毒感染离体培养的细胞，将会出现各种类型的染色体异常。

染色体畸变可由上述致变因素诱发，也可从遗传获得。当一个新生命形成时，有可能承继了父母的那条异常的染色体，成为一个染色体异常的患者。

当母亲年龄增大时，所生子女的体细胞中某一序号染色体有三条的情况要多于一般人群。如母亲大于35岁时，生育先天愚型（21三体综合征）患儿的频率增高。这与生殖细胞老化及合子早期所处的宫内环境有关。

二、染色体畸变的类型

染色体畸变分为染色体数目畸变（chromosome numerical aberration）和染色体结构畸变（chromosome structural aberration）两大类。

（一）染色体数目畸变及其描述方式

当染色体数目偏离正常数目时，称为染色体数目畸变。正常人的体细胞为二倍体 $2n = 46$ 条，生殖细胞为单倍体 $n = 23$ 条，当人类体细胞中的染色体不再是46条，或生殖细胞中不再是23条时，即表明这些细胞中发生了染色体数目畸变。染色体的数目畸变分为整倍性改变和非整倍性改变两类。

1. 整倍性改变

整倍性改变是染色体数目以体细胞中 $2n$ 为标准，以 n 为基数，成倍地增加或减少，形成单倍体或多倍体。如人体某些体细胞中的染色体数目倍增，即 $3n = 69$ 或 $4n = 92$ 等时，则称为三倍体或四倍体细胞。这些细胞统称为多倍体细胞（polyploid），而这种状态称为多倍性（polyploidy）。多倍体在肿瘤细胞中常见。四倍体与其它多倍体也见于一些组织细胞中，如肝细胞、骨髓细胞等。当一个个体全身体细胞均为三倍体时是致死性的，故在活婴中极为罕见。存活者大多为二倍体和三倍体的嵌合体——即二倍体和三倍体的细胞共存于一个个体内。四倍体的病例在临床上则更为罕见。在流产胎儿中，三倍体较为常见。这表明染色体的多倍性是造成胎儿流产的重要原因。人类单倍体的胎儿或新生儿尚未见报道。

一般认为多倍体形成可能与双雄受精（diandry）、双雌受精（digyny）或核内复制（endoreduplication）等有关。双雄受精即同时有两个精子与一个成熟的卵细胞受精。由于每个精子带有一个染色体组，所以就有两个染色体组进入了卵细胞，与卵细胞中的一个染色体组共同形成了三倍体的受精卵（图4-1）。双雌受精即一个精子与含有两个染色体组的异常卵细胞结合。在卵细胞发生第二次减数分裂过程中，次级卵母细胞由于某种原因未形成第二极体，因此应分给第二极体的染色体组仍留在卵细胞中，而形成了具有两个染色体组的卵细胞。这种含有两个染色体组的卵细胞与一个带有一个染色体组的精子受精，即可形成三倍体的受精卵（图4-1）。核内复制是指在一次细胞分裂时，DNA复制了两次或多次，因而形成

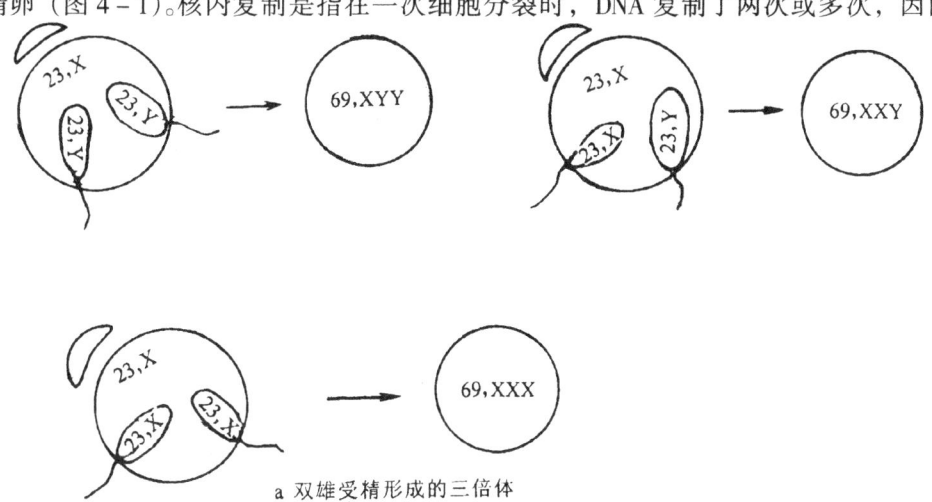

a 双雄受精形成的三倍体

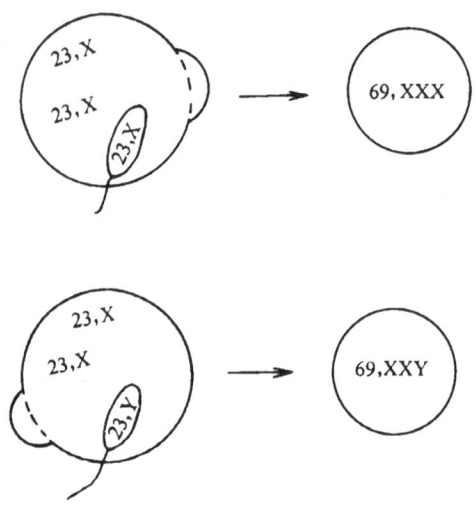

b 双雌受精形成的三倍体

图 4-1 三倍体发生机理示意图

的两个子细胞是四倍体或其它多倍体的形式。图 4-2 中显示的就是核内复制的情况。

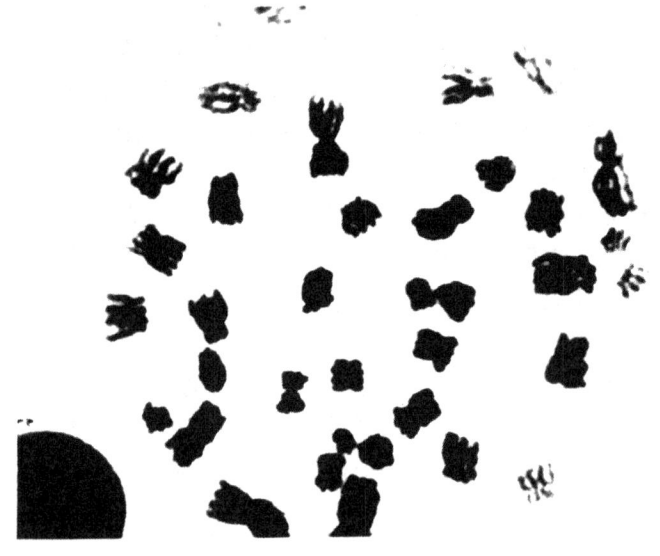

图 4-2 核内复制
（肝癌贴壁培养细胞）

当某一个体或某一细胞发生整倍性改变时，对其细胞核型的描述方法非常简单。首先要写出这一细胞中全部染色体的数目，数目后加逗号，然后再写出性染色体的组成。如 69，XXY；92，XXXX 等。

2. 非整倍性改变

非整倍性（或异倍性）改变即体细胞中的染色体数目不是整倍性地改变，而是在 2n 的基础上增加或减少一条或几条染色体。这是临床上最常见的染色体异常。当体细胞中的染色体数目少于二倍体时，如染色体数为 44、45 条等，称亚二倍体（hypodiploid）；当染色体数目多于二倍体时，如 47、48 条，则为超二倍体（hyperdiploid）。如细胞中染色体数略少或多于三倍体时，可称为亚三倍体、超三倍体，还可有亚四倍体、超四倍体等。这些非整倍体在肿瘤细胞中很常见。有时，核型中某些号染色体数目偏离正常，其中有的增加，有的减少，而增加和减少的染色体数目相等，或某些染色体的结构有异常，这样，染色体总数虽为二倍体数（46条），但这不是正常的二倍体，则称为假二倍体（pseudodiploid）。

单体型（monosomy）即体细胞中某对同源染色体少了一条。亚二倍体的数目少于正常二倍体，细胞中有的染色体只有一条，而不是成对存在，这就构成了染色体的单体型。如21号染色体只有一条，则可称为21号染色体单体型。常染色体单体型的个体由于丢失一条染色体，即使是最小的染色体也可造成基因的严重失衡，一般难以存活。当构成单体的染色体是性染色体 X 时，即45，X0女性个体，多在胚胎期流产，但仍有部分个体可以存活，这部分个体由于缺少一条 X 染色体，具有性腺发育不全等一系列的临床症状。

三体型（trisomy）即某对同源染色体多了一条。若某对同源染色体多于两条即两条以上，则构成多体型（polysomy）。超二倍体的染色体多于正常二倍体，多出的染色体将在细胞中构成三体型或多体型。在临床上最为常见的染色体异常类型是常染色体或性染色体三体型。在常染色体中，除了17号和19号尚未见有三体型的报道外，其它常染色体几乎均存在三体型。由于额外增加一条常染色体，将导致基因的严重失衡，从而破坏和干扰了胚胎的正常发育过程，故三体型个体多见于早期流产胎儿中。少数常染色体三体型个体可以存活，甚至见于成年人。常见的为21号三体型（先天愚型患者）。由此可见常染色体单体型的危害性显然比三体型严重，一般是致死的。性染色体三体型对个体的危害比常染色体三体型要轻。例如 X 染色体三体型（47，XXX）的女性，其中部分个体具有正常的表型和生育能力。

非整倍体的形成主要是由于细胞分裂时染色体不分离（nondisjunction）或染色体丢失（chromosome loss）。

染色体不分离是指在减数分裂或有丝分裂过程中，一对同源染色体或姐妹染色单体彼此没有分离，而同时进入一个子细胞核中。如在第一次减数分裂的后期，同源染色体可发生不分离（图4-3）；在第二次减数分裂或一般的有丝分裂时，姐妹染色单体可发生不分离（图4-4）。这两者最终都导致子细胞染色体数目发生异常。

非整倍性改变的原因还可能是染色体丢失，即在细胞分裂的过程中，由两条染色单体形成的两条染色体，其中一条移向一极，而另一条由于某种原因使纺锤丝未和着丝粒相连，而未能移动，或牵引时染色体的移动迟缓滞留在细胞中央，未能与其它染色单体一起进入新细胞核，最后在细胞质中消失，结果形成的两个子细胞中，一个子细胞正常，另一个子细胞丢失了一条染色体，这种现象称为染色体后期迟滞或后期延迟（anaphase lag），又称染色体丢失（chromosome loss）（图4-5）。

当染色体发生非整倍性改变时，应按照人类细胞遗传学命名法的国际体制 ISCN（1978）对其进行描述。描述方法为"染色体总数（包括性染色体），性染色体组成，+（-）畸变染色体序号"。如某核型中，13号染色体为三体型，即13号染色体多一条，可描述如下：47，XX（XY），+13。某亚二倍体核型，其21号染色体为单体型，即21号染色体少了一条，可描述为45，XX（XY），-21。又如某患者核型中，性染色体只有一条，可描述为45，X0 或 45，X。

（二）染色体结构畸变及其描述方法

自然界中的各种物理、化学、生物等因素都可能使染色体发生断裂。染色体断裂之后，其断端具有粘性，断裂的片段如果在原来的位置上重新接合称染色体的自我愈合，即染色体

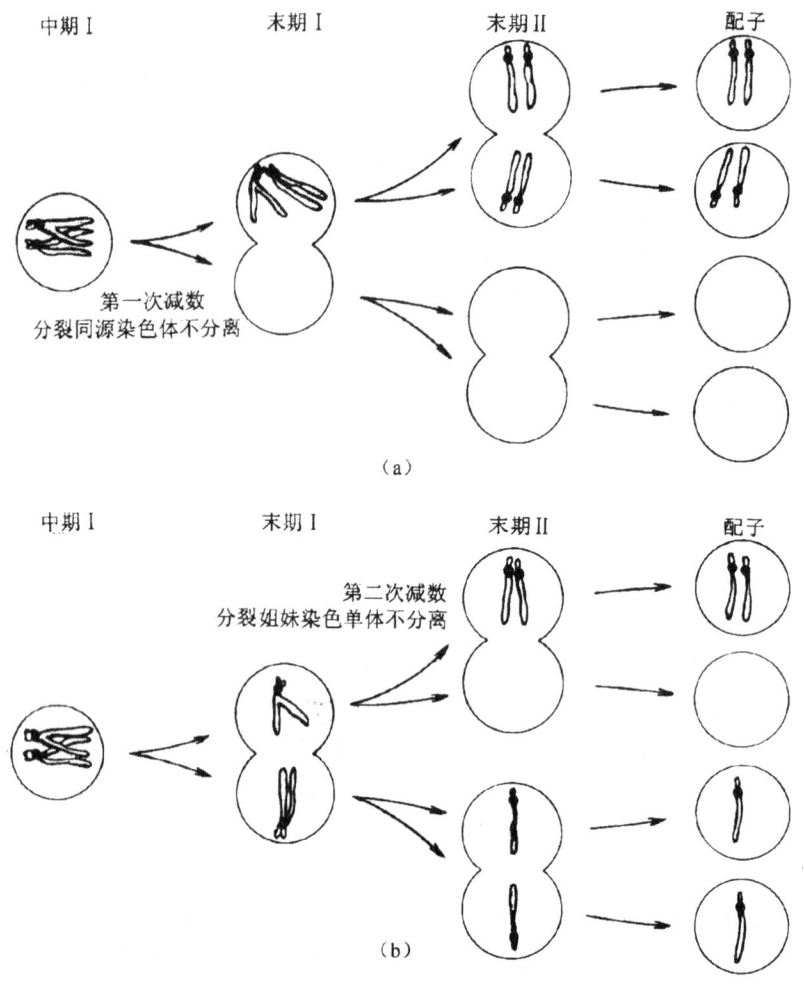

图4-3 减数分裂中染色体不分离图解
a 减数分裂Ⅰ同源染色体不分离
b 减数分型Ⅱ二分体的姐妹染色单体不分离

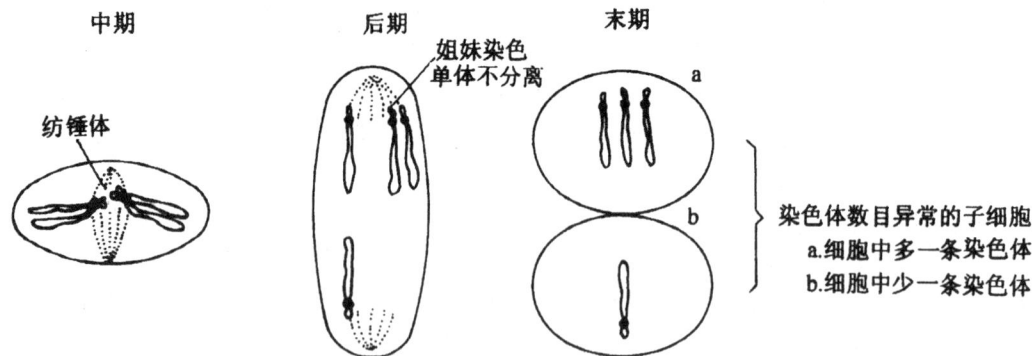

图4-4 有丝分裂中姐妹染色单体不分离图解

恢复正常。如果断裂片段移动位置与其它断端相接或丢失，可在重接时出现位置上的错误，而导致各种类型的染色体结构畸变。染色体结构畸变可分为如下几类：缺失、易位、倒位、重复、插入等。人类细胞遗传学命名的国际体制ISCN制定了有关人类染色体、染色体畸变及畸变核型的统一命名方法。染色体命名符号见表4-1,表中的这些缩写术语可根据需要配合使用。

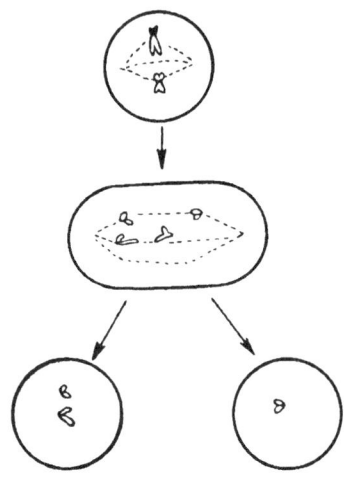

图4-5　有丝分裂中染色体后期迟滞与染色体丢失图解

表4-1　人类染色体及其畸变的命名符号和缩写术语表

符号	含义	符号	含义
ace	无着丝粒碎片	psu	假
cen	着丝粒	q	染色体长臂
cs	染色体	qr	四射体
ct	染色单体	r	环状染色体
cx	复杂	rcp	相互易位
del	缺失	rea	重排
der	衍生染色体	rec	重组染色体
dic	双着丝粒染色体	rob	罗伯逊易位
dir	正位	s	随 体
dup	重复	sce	姐妹染色单体交换
e	互换	t	易位
end	核内复制	tan	串联易位
f	断片	ter	末端
fem	女性	tr	三射体
h	次缢痕	tri	三着丝粒染色体
i	等臂染色体	var	染色体的可变区
ins	插入	→	从……到
inv	倒位	−	丢失
mal	男性	( )	括号内为结构异常的染色体
mar	标记染色体	:	断裂
mat	来自母亲	::	断裂与重接
mos	嵌合体	+	多余（增加）
p	短臂	/	用于分开嵌合体中不同核型的细胞系
pat	来自父亲	?	表示对染色体的识别没有把握
ph	费城染色体	;	染色体结构重排中,用以使一条染色体与另一条染色体分开

在描述染色体结构畸变时有两种方式：简式和繁式。在下面介绍各种结构畸变时，将逐个举例说明结构畸变的描述方法。

1. 缺失（deletion，简写符号为 del）：即染色体片段的丢失。缺失有两种形式——末端缺失和中间缺失（图 4-6）。

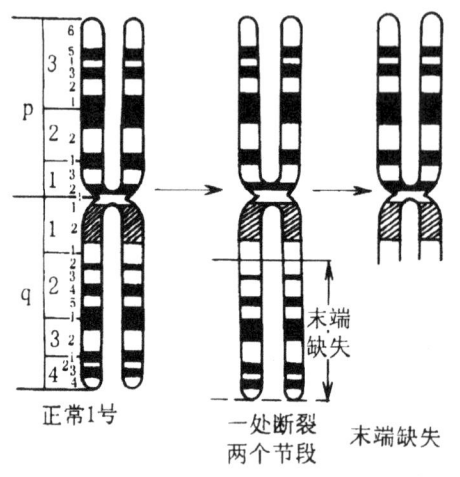
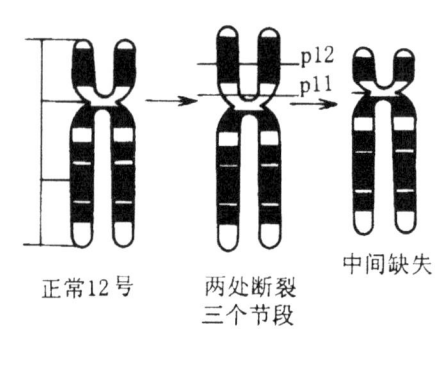

图 4-6 染色体缺失
a 末端缺失 b 中间缺失

（1）末端缺失是指染色体发生一次断裂，无着丝粒的片段丢失。如图 4-6a 所示，1 号染色体在 q21 处发生断裂之后，由 q21 到长臂末端的这一片段丢失，这条染色体是由完整的短臂和从着丝粒到 q21 之间的部分长臂构成的。这种结构畸变可以描述为：

    简式   46,XX(XY),del(1)(q21)
    繁式   46,XX(XY),del(1)(pter→q21:)

（2）中间缺失是指一条染色体的同一臂上发生了两次断裂，两断裂点之间的片段丢失。如图 4-6b，12 号染色体在 p12 和 p11 发生两次断裂，由 p11 到 p12 之间的片段丢失。p11 和 p12 两处的断面互相接合起来，成为一条新的异常染色体。这条异常染色体可描述为：

    简式   46,XX(XY),del(12)(p11p12)
    繁式 46,XX(XY),del(12)(pter→p12::p11→qter)

2. 倒位（inversion，简写符号为 inv）：在一条染色体上发生两次断裂后，两个断裂点之间的片段旋转 180°重接，这就是倒位。倒位有臂内倒位和臂间倒位两种（图 4-7）。

（1）臂内倒位是在染色体的同一臂——长臂或短臂上同时发生两次断裂并发生倒位。如图 4-7，2 号染色体 p24 和 p13 各发生一次断裂，断片倒转后，重新与染色体接合，形成一条带有臂内倒位的染色体。其核型为：

    简式   46,XX(XY),inv(2)(p13p24)
    繁式   46,XX(XY),inv(2)(pter→p24::p13→p24::p13→qter)

（2）臂间倒位，即当一条染色体的长、短臂各发生一次断裂，且断端倒转后重接，则为臂间倒位。如图 4-7，2 号染色体 p21 和 q31 发生断裂，断端倒转后重接，成为臂间倒位的染色体。其核型可描述为：

简式　　　　　　46,XX(XY),inv(2)(p21q31)

繁式　　　　　　46,XX(XY),inv(2)(pter→p21::q31→p21::q31→qter)

如某个体内具有一条倒位染色体，由于染色体物质没有增减，故一般无表型效应，该个体称为染色体倒位携带者。

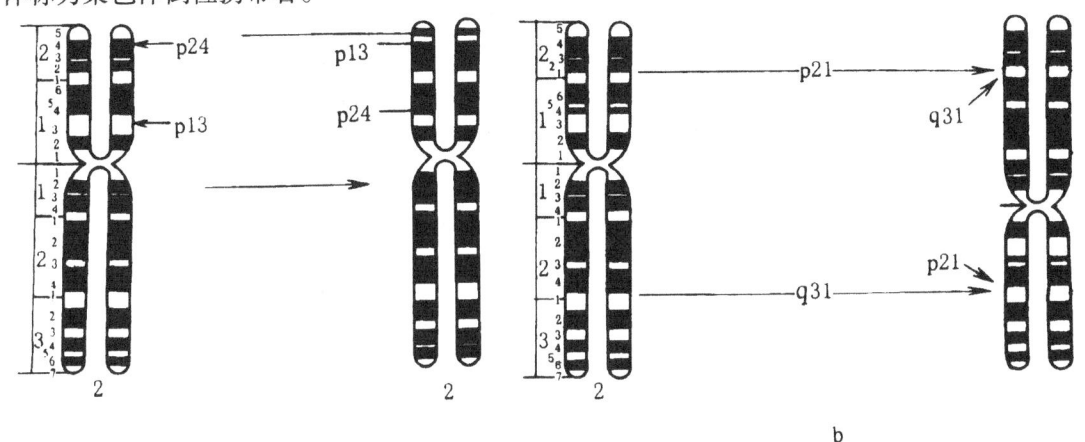

图4-7　染色体倒位

a　臂内倒位　　　b　臂间倒位

3. 易位（translocation，简写符号为t）：当两条染色体同时发生断裂，其染色体的断片接合到另一染色体上即为易位。易位包括单方易位、相互易位、罗伯逊易位和复杂易位等。

（1）相互易位是较常见的染色体结构畸变，即两条染色体同时发生断裂并交换片段后重接，从而形成两条新生的染色体，称为衍生染色体（derivative chromosome）。当相互易位仅涉及位置的改变而不影响染色体片段的增减时，则称为平衡易位。如图4-8所示，4号染色体长臂3区5带和6号染色体长臂2区1带同时发生断裂，两断片相互交换位置后重接，形成两条新生的染色体，其核型描述如下：

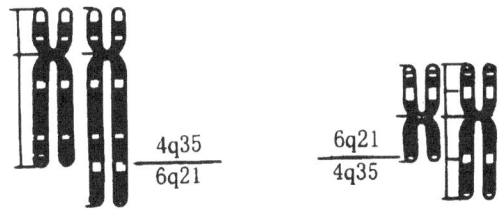

图4-8　染色体相互易位

简式　46,XX,t(4;6)(q35;q21)

繁式　46,XX,t(4;6)(4pter→4q35::6q21→6qter; 6pter→6q21::4q35→4qter)

在易位中还有一种形式为单方易位，即两条染色体同时发生断裂，但仅一条染色体的断片转移到另一条染色体上。如果一条染色体的断片转移到另一条染色体的中间部位，也称为插入（insertion）（图4-9）。

（2）罗伯逊易位：又称着丝粒融合。当两条近端着丝粒染色体在着丝粒或其附近某一部位发生断裂后，二者的长臂构成一大的染色体，而其短臂构成一个小的染色体，这种易位即为罗伯逊易位（图4-10）。罗伯逊易位也称罗氏易位，是相互易位的一种较为特殊的形式。在这种易位中形成的小染色体很可能缺乏着丝粒或完全由异染色质构成，故常常在第二次分

73

裂时丢失。丢失的几乎都是异染色质，而新生成的那一条较大的染色体包括了基因的全部。因此，罗氏易位携带者，虽然只有45条染色体，但一般表型正常，而可能形成异常的配子造成胚胎死亡或生育先天愚型等患儿。参见本章第二节。如D组的14号染色体与G组的21

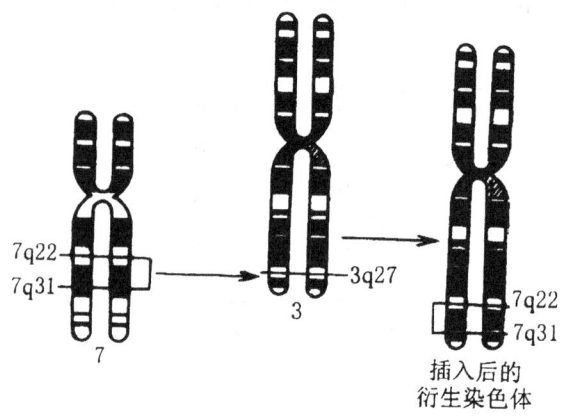

图4-9 染色体插入

号染色体之间就可发生罗伯逊易位，易位后形成两条新的染色体，一条由原来的染色体的短臂组成，往往随细胞分裂而丢失，另一条由原染色体的长臂组成，而包含了两条染色体上的绝大多数基因。

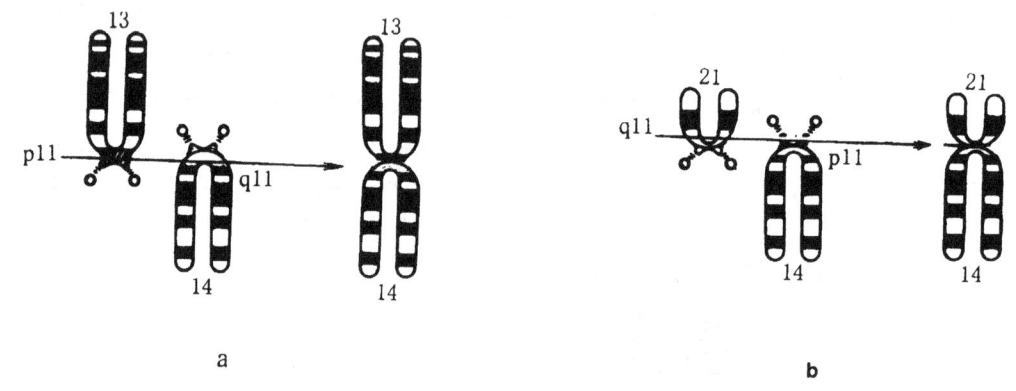

图4-10 罗伯逊易位
a 同组之间易位　　b 异组之间易位

除上述几种染色体易位形式外，还有一种称为复杂易位。复杂易位指涉及到三条或三条以上染色体的易位。

4.重复（duplication，简写符号为dup）：染色体上个别区段增加一份、两份、甚至两份以上，即为重复。若重复片段的方向与原片段方向一致，称为正位重复；反之称作倒位重复。在同源染色体重组时染色体发生不等交换、有丝分裂时染色单体之间发生不等交换或染色体出现片段的插入均可能导致染色体片段的重复。

除上述的缺失、倒位、易位、重复等异常染色体外，还存在一些特殊的结构畸变染色体，如环状染色体、等臂染色体和双着丝粒染色体等。环状染色体：当染色体长臂、短臂臂内或臂间同时发生一次断裂，而其断裂片段的两断端发生重接，形成一环状结构，即为环状染色体（ring chromosome）（图4-11）。等臂染色体：如果一条染色体的两个臂在形态和遗传

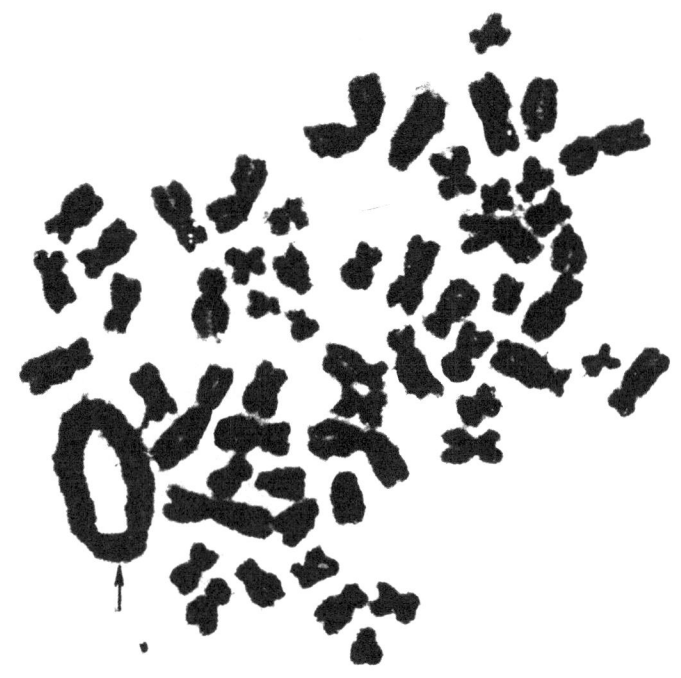

图 4-11 环状染色体

结构上完全相同,称为等臂染色体（isochromosome,简写符号为 i）。等臂染色体的形成可能是因为着丝粒处发生横裂,长、短臂各自形成一个染色体。由于这条染色体的两条臂就是原来染色体的短臂或长臂,所以其形态和遗传结构完全相同。这是等臂染色体的形成原因之一。

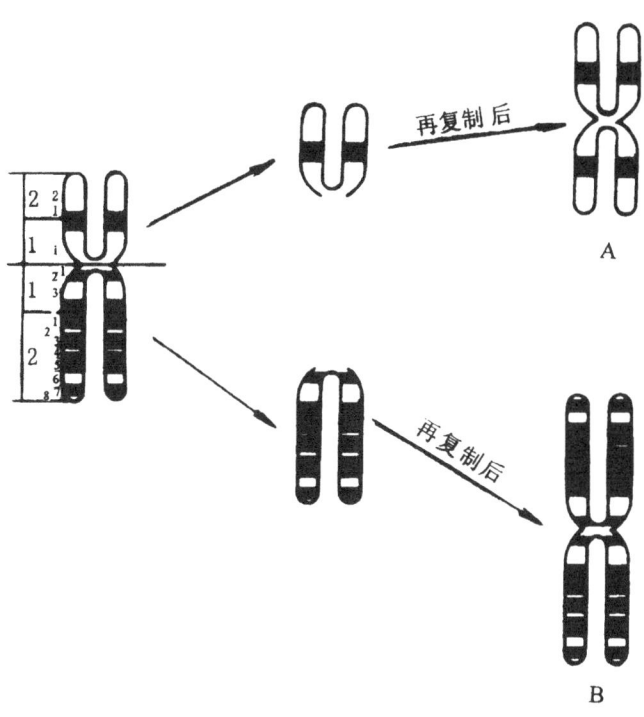

图 4-12 等臂染色体
A i(XP)   B i(Xq)

等臂染色体也可能通过其他途径产生，如同源染色体整条臂发生易位，也可形成等臂染色体（图 4-12）。双着丝粒染色体：当两条染色体同时发生断裂，带有着丝粒的两条染色体的断端相互连接，形成一个含有两个着丝粒的新的染色体，称双着丝粒染色体（dicentric dhromosome）。双着丝粒染色体也是染色体易位的结果，图 4-13 中箭头所指即为一双着丝粒染色体。

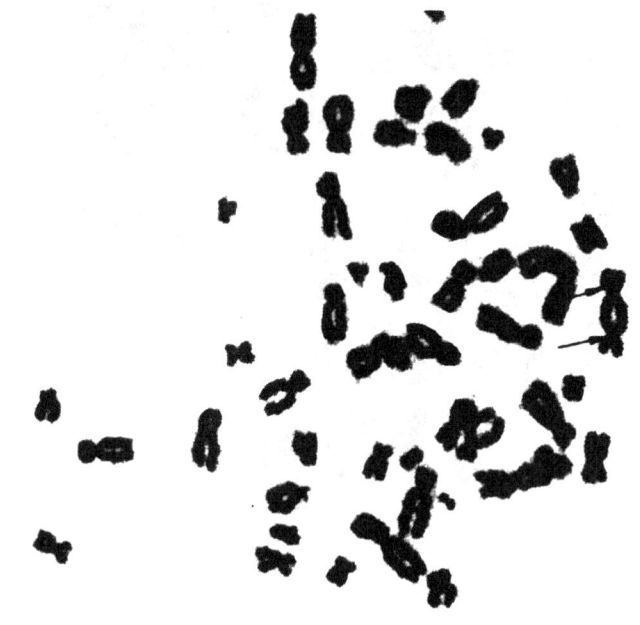

图 4-13 双着丝粒染色体
箭头所指即为一双着丝粒染色体

三、嵌合体

一个个体内同时存在两种或两种以上不同核型的细胞系称为嵌合体（mosaic）。嵌合体是在受精卵早期卵裂时，某一细胞中染色体发生畸变而形成的。如在卵裂过程中发生了染色体丢失或某号染色体的姐妹染色单体不分离等即可形成数目异常的子细胞而形成嵌合体（图 4-14）。

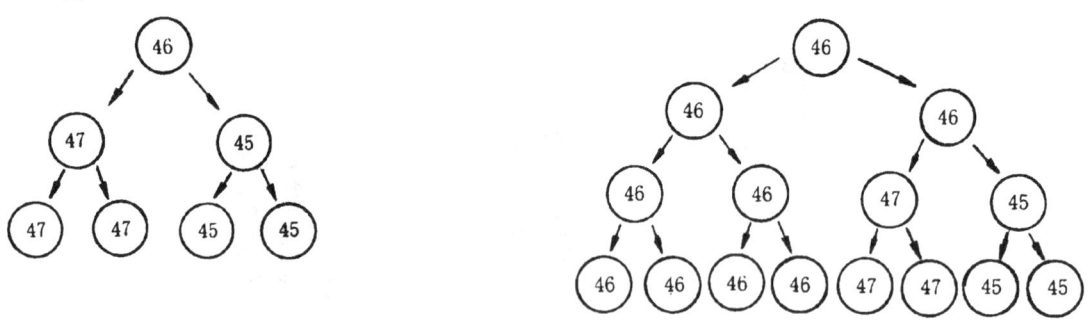

图 4-14 嵌合体的形成

若在第一次卵裂时发生不分离，则在一个个体内产生超二倍体和亚二倍体两个细胞系。如果染色体不分离发生在第二次卵裂之后，则可能在一个个体内出现二倍体、亚二倍体和超二倍体三个细胞系。这样的个体为复杂嵌合体（图4-14）。在卵裂过程中，发生染色体不分离的时期越晚，正常细胞的比例就越大，个体的症状也就较轻。最终这一个体中存在多少个细胞系以及各细胞系之间的比例，取决于发生染色体不分离的时期。

染色体丢失也是嵌合体发生的机制之一。当受精卵卵裂时，发生染色体丢失可使一个个体内同时出现二倍体和亚二倍体的细胞且发生的时期越晚，则正常二倍体的细胞比例就越大、个体的症状就越轻。

常见的嵌合体大多为46条和47条染色体的嵌合。原因是染色体的减少会造成基因间遗传物质的严重失衡而使细胞难以存活，所以45条染色体的细胞通常被淘汰、难以形成细胞系。如核型为46，XX和47，XX，+21的嵌合体可描写为46，XX/47，XX，+21（mos46，XX/47，XX，+21）。但如总数45条染色体的细胞中所缺少的是X染色体，则该种细胞存活的机会较大，如45，X/47，XXX等。

当异常核型的细胞系与正常细胞系嵌合时，患者所表现的症状往往比异常核型的纯合体要轻，且患者症状的轻重程度也取决于两种嵌合细胞之间的比例。

除染色体数目异常的嵌合体外还可见染色体结构畸变所形成的嵌合体，或染色体数目、结构都有异常的嵌合体，如46,XX/45,XX,t(21q22q);46,XY/46,XY,r(22)(p12q13);45,X/46,X,i(Xq)等。

四、姐妹染色单体交换

姐妹染色单体交换（sister chromatid exchange，SCE）是一条染色体的两条单体在同一位置发生同源片段的交换。因为染色单体是在同一位置上发生的对等片段的交换，所以交换后的染色体的形态和带型都没有发生改变，因此以普通的染色方法无法显示单体间的互换，故观察染色单体是否发生了交换，需用一种特殊的技术方法显示并检测。常用的方法是将细胞

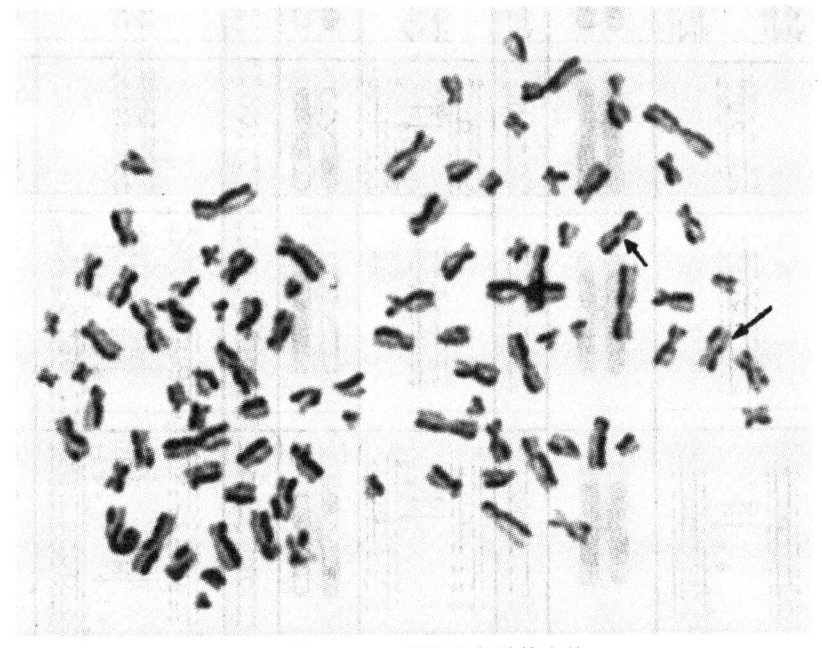

图4-15 姐妹染色单体交换
图中箭头所指为发生了姐妹染色单体交换的染色体

置于含有 5-溴脱氧尿嘧啶核苷（5-bromodeoxy uridine，BrdU）的培养基中培养，常规制片，经特殊预处理后 Giemsa 染色，在显微镜下选择第二个细胞周期的中期分裂相进行染色体观察，可见每条染色体的两条单体呈现明显的染色差异，一条染色深、一条染色浅。如果发生了姐妹染色单体的交换，则在深染单体中含有一段浅染的单体片段；而在浅染单体中也可以看到一段深染的片段（图 4-15）。

姐妹染色单体出现染色上差异的原因是：在细胞培养第一个细胞周期的，DNA 自我复制的过程中培养液中的 BrdU 可替代脱氧胸腺嘧啶核苷参入到 DNA 链中，结果使两个新的 DNA 分子中均有一条单链含有 BrdU，这时染色体的两个单体都是深染的。经第二个细胞周期，DNA 分子又自我复制一次，其模板链已有一条含 BrdU 而另一条不含 BrdU，所以 DNA 再次解旋复制的结果是一个 DNA 分子仅有一条单链含有 BrdU，而另一 DNA 分子的两条单链均以 BrdU 代替了脱氧胸腺嘧啶核苷。这时若在显微镜下观察染色体，就会发现染色体的两条单体一深、一浅，即凡 DNA 分子只有一条单链参入 BrdU 者，仍为深染，而两条单链都参入 BrdU 的 DNA 分子螺旋化程度转低，Giemsa 染色时着色浅（图 4-16）。图 4-16 为 BrdU 在两

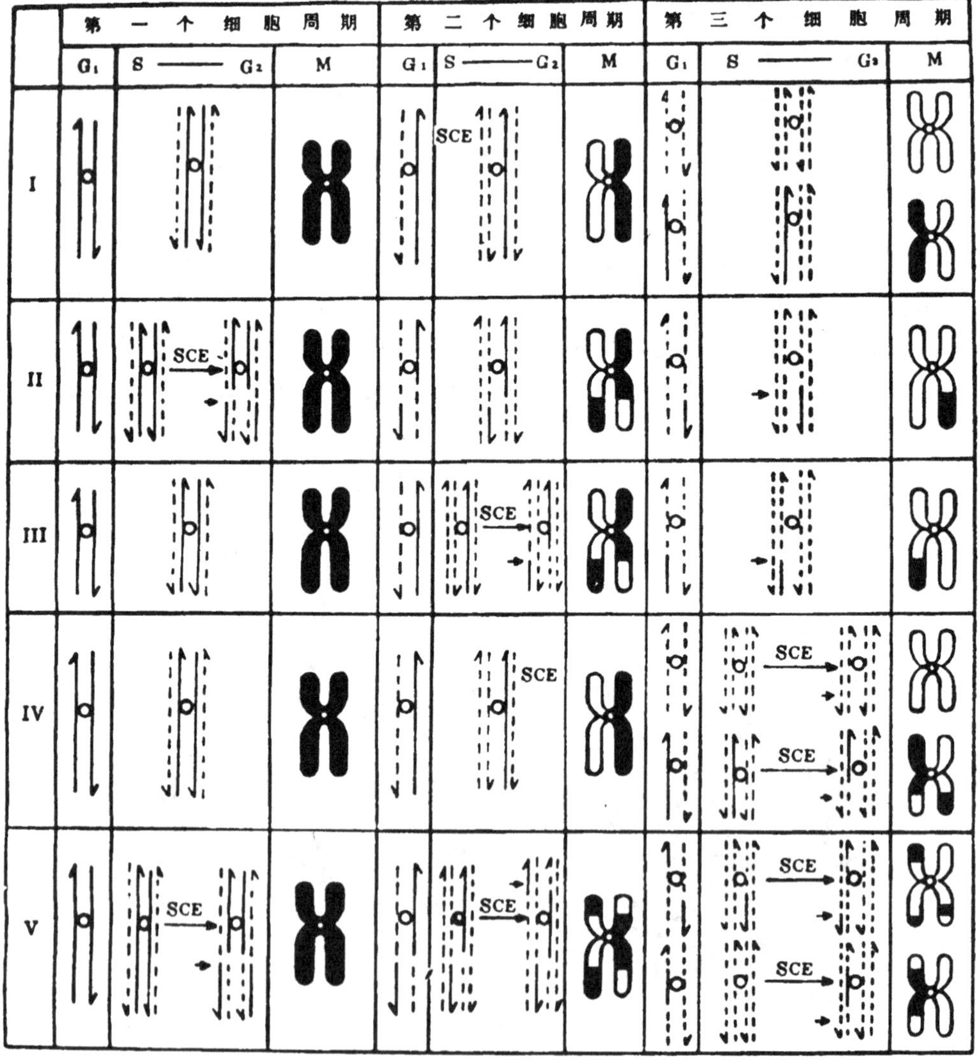

图 4-16 BrdU 参入 DNA 双链及 SCE 形成示意图

个细胞周期中代替胸腺嘧啶的示意图。

SCE 的遗传学意义还不完全清楚,是否存在自发的 SCE 也还存有争议,交换的机理至今也尚未完全阐明。但 SCE 显然与 DNA 的损伤和修复过程有关,也就是说,姐妹染色单体的互换能够体现染色体被外界因素损伤的程度,以及机体自我修复 DNA 的能力。作为一种简便和敏感的遗传学指标,SCE 已被广泛地应用于诱变和肿瘤的研究领域中。目前已知许多环境诱变剂、抗肿瘤药物以及一些病毒等都可引起 SCE 频率的增加。因此,在临床或实验室中有时需要检测姐妹染色单体交换的频率。

第二节 染色体异常综合征

染色体异常综合征(chromosome aberration syndrome)或称染色体病,是指因为染色体数目异常或结构异常所导致的疾病。其中常染色体异常导致的疾病称为常染色体病(autosomal diseases),性染色体异常导致的疾病称为性染色体病(sex chromosomal diseases)。

染色体是遗传的物质基础,它上面携带了大量的遗传信息。当染色体在数目或结构上发生改变,可能导致个体的生物性状发生改变,包括机体在形态和功能上出现的异常。因为染色体畸变时所涉及的基因较多,所以机体的异常情况可能会涉及到许多的器官或系统、临床表现也是多种多样的,因而染色体病多表现为具有多种症状的综合征,故又称为染色体异常综合征。归纳起来染色体异常综合征的临床症状主要表现在以下几个方面:智力缺陷、多发畸形、生长发育迟缓和皮肤纹理的改变等。

一、常染色体异常综合征

(一)三体综合征

三体综合征是指某号同源染色体多了一条,即某号染色体为三体型所引起的疾病。常见的有 21 三体综合征、18 三体综合征、13 三体综合征等。

1. 21 三体综合征(先天愚型,Down 综合征)

21 三体综合征又称先天愚型、唐氏综合征或伸舌样痴呆。临床上以明显的智力障碍和生长发育障碍、特殊面容及多发畸形为特征。本病是人群中常见的一种常染色体病,也是人类中第一个被确证的染色体病。1866 年 Langdone Down 首先描述了本病的临床表现,故称 Down 综合征。1959 年 Lejune 证明本病是由于一小的近端着丝粒染色体三体所致,后确定为 21 号染色体,故又称 21 三体综合征。我国于 1963 年由苏祖斐等首次报道了本病。目前世界上已报道的病例达万余例。随着遗传学技术的进步,现已清楚地知道,大多数先天愚型为典型的 21 三体型,同时也有相当一部分是易位型或嵌合型。

先天愚型是儿科中最为常见的一种染色体病,在活婴中的发病率为 1/800~1/600。男性患儿多于女性患儿。由于本病患者常伴有先天性心脏病和免疫功能的低下,所以生存能力较低,常常在早期夭折,因此在普通人群中、甚至在儿童中调查时,本病的发病率都低于此值。

(1)临床表现

本病最主要的临床症状是智力低下并伴有特殊面容、身体发育迟缓、合并心脏等多脏器的畸形等。不同患者智力低下所表现的严重程度有所不同,智商通常在 25~20 之间。一般来讲,先天愚型患儿抽象思维能力极差,有的性格温顺,喜爱音乐,乐于模仿,通常只能使用简单的词。病情较轻的患儿可以接受教育、读书、学习。先天愚型患者的特殊面容包括:眼距宽、外眼角上斜、内眦赘皮、鼻梁低平、口常半张开、流涎、舌大并常外伸,又称为"伸舌样痴呆"(图4-17)。身体发育较正常儿童迟缓。出生时体重偏低、平均为2900g,身长也比正常儿童低平均2~3cm。在孩子成长发育的不同阶段分别进行调查,发现身高、体重均低于同龄、同性别的正常人。

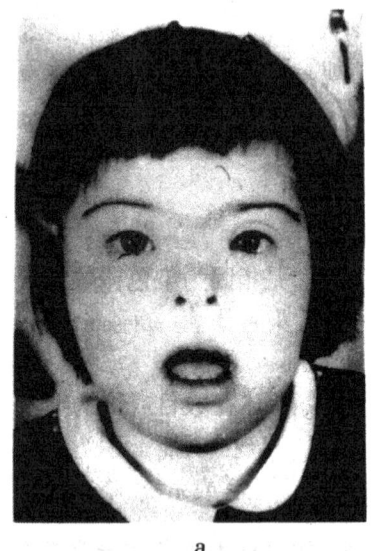
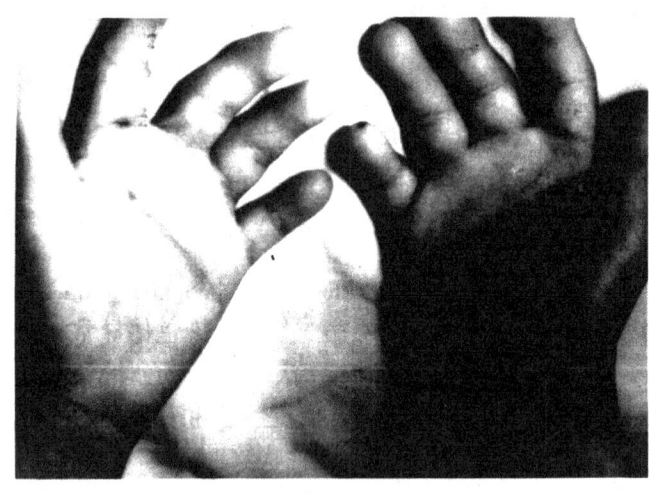
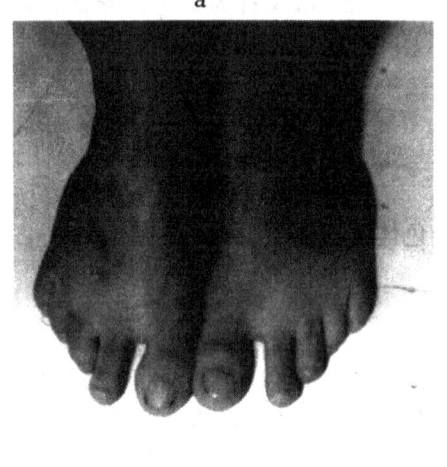
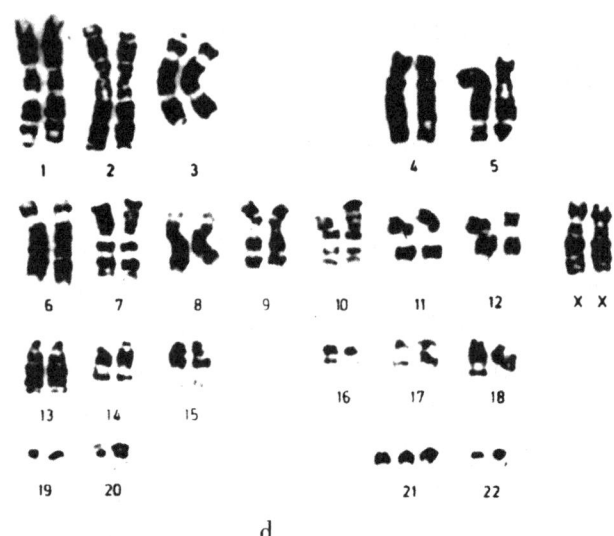

图4-17 先天愚型患者
a 特殊面容　　b 掌褶纹和指褶纹
c 足趾间距　　d 21三体型核型

此外,患儿小头、枕骨扁平、小耳、耳位低,常常合并重要脏器的畸形,如先天性心脏病、十二指肠闭锁等,所以多在早期夭折。男性患者可有隐睾,女性患者通常无月经来潮。一些患者有性成熟,但初潮时间较晚且不规则,少数可生育后代。在新生儿常有第三囟门。患儿普遍四肢较短,肌张力低,关节可过度弯曲。其腹部也常常因肌张力低下而膨出,多见腹直肌分离、脐疝和脱肛。在本病的患者中,通贯掌出现的频率较高,t点高位(t',t"),atd角一般大于57度,平均可达64度。无名指和小指常见桡侧箕,且第五指只有一条指褶纹（图 4-17），患者双足的趾间距变宽（图 4-17），且拇趾球区为胫侧弓形纹。IgE 水平降低，所以易患呼吸道感染。在罹患 Down 综合征的人群中，急性白血病的发病率比正常人群高出 10~20 倍。

(2) 实验室检查及遗传学

细胞遗传学检查，可通过核型分析来确诊。21 三体综合征的核型可分为典型的完全型 21 三体、易位型 21 三体和嵌合型 21 三体三种类型。这三种类型的比例和遗传情况各不相同。

1) 完全型 21 三体，简称 21 三体型。患者比正常人多一条完整的 21 号染色体，其核型为 47, XX（XY），+21（图 4-17）。有较为典型的临床表现，在全部的先天愚型中占 95%。患者几乎都是新发生的突变，主要是由于在减数分裂过程中发生了染色体不分离，使得某一配子带有了两条 21 号染色体。当这一配子与另一正常配子受精结合后，发育起来的个体就带有了三条 21 号染色体。一般认为其发生率随母龄的增高而增加，母龄越高，生育 21 三体综合征患儿的机率就越高。此外，母亲在孕期接触射线、服用不适当的药物等也与本病的发生有关。

2) 易位型 21 三体，约占先天愚型的 3%~4%。易位型核型有多种，最常见的是 Dq21q（D/G 易位），如 14q21q，核型为 46, XX 或 XY，-14, +t (14q21q)，约占 Dq21q 的 58.5%；13q21q 约占 22%；15q21q 约占 19%。其次，为 G/G 易位，包括 21q21q 和 21q22q。其核型分别为 46, XX 或 XY，-21, +i(21q) 和 46, XX 或 XY，-22 +t(21q22q)。上述这些异常染色体都是由于罗伯逊易位而形成的易位染色体。这类患者的细胞内除具有两条完整的 21 号染色体外，还有一条由 21 号染色体易位到另一条 D 组或 G 组染色体上而形成的一条易位染色体。虽然患者细胞内是 46 条染色体，但实际上是多了一条 21 号染色体的组成，故仍表现出先天愚型的症状。易位型 21 三体，有的是新的突变形成的，有的是亲代遗传而来的。如患者的母亲为易位染色体的携带者，核型为 45, XX，-14, -21, +t(14q;21q)。她在卵细胞形成时，由于减数分裂过程中同源染色体特殊的联会和分离，可能产生六种类型的卵子（图 4-18）。因其它染色体都正常，故仅对具易位型的 14 号和 21 号染色体进行分析。①含有一条完整的 14 号和一条完整的 21 号染色体；②含有一条 14q21q 易位染色体，为一平衡易位型卵子；③含有一条 14q21q 易位染色体和一条完整的 21 号染色体，该卵子多一条 21 号染色体；④仅含有一条完整的 14 号染色体的不平衡卵子；⑤仅含有一条完整的 21 号染色体的不平衡卵子；⑥含有一条 14q21q 易位染色体和一条完整的 14 号染色体的不平衡卵子。这六种卵细胞与正常精子结合后，出现六种结果；①正常人；②14q21q 易位携带者；③易位型先天愚型患儿；④⑤⑥均具三体或单体而致死（图 4-18）。当母亲是一条由 21 号染色体长臂所形成的等臂染色体——即 21q21q 的携带者时，就不可能娩出表型正常的后代，因为她只能产生两种配子：一种含有 21q21q，一种不含有 21 号染色体。第一种配子与另一正常配子结合后，其后代将会发生易位型 21 三体综合征；第二种配子与正常配子结合后，将产生 21 单体的合子。由于常染色体单体常常是致死性的，所以第二种情况的胚胎难以存活，因此当双亲之一是 21q21q 的携带者时，后代发生 21 三体的机率几乎为 100%。

3) 嵌合型 21 三体，即在某一个体体内同时含有正常的二倍体细胞和异常的 21 三体型细胞。这一类型较少见，约占全部先天愚型的 1%~2%。核型通常为 46, XX (XY)/47, XX (XY)，+21。嵌合体的症状可以很典型，也可以很轻，主要取决于正常细胞和异常细胞之间的比例。一般异常细胞的比例在9%以下时，可不表现出临床症状。临床上所见的嵌合型患者，其中47，XX（XY），+21细胞系多在25%~60%之间。

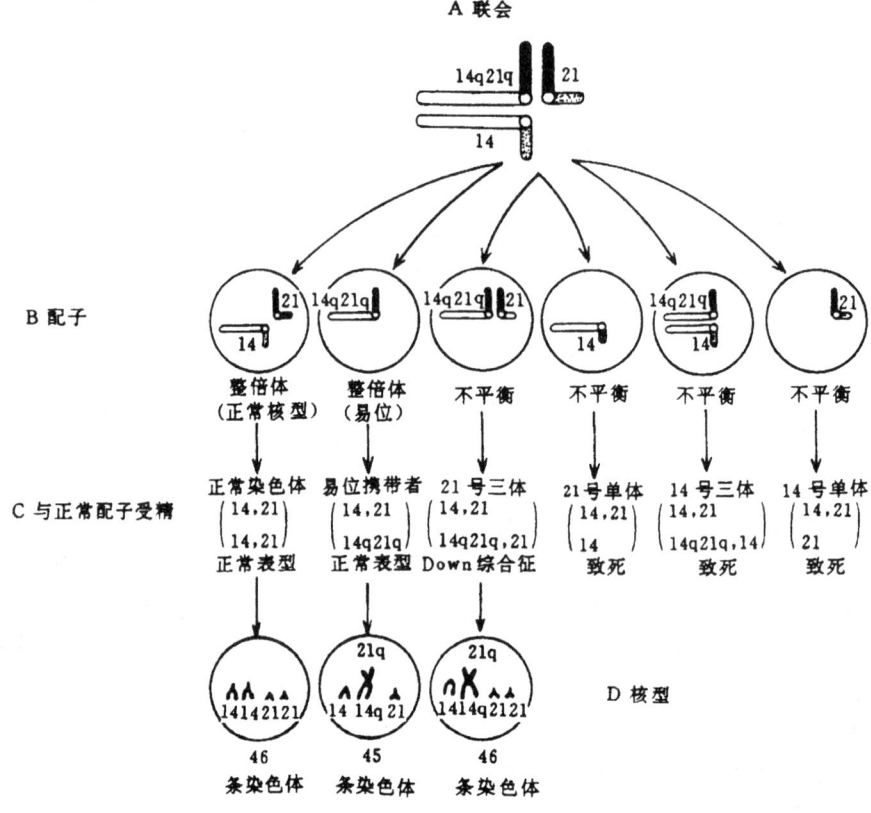

图4-18 易位携带者与正常人婚配图解

生化检查：病人可出现多种酶或生物活性物质的异常。超氧化物歧化酶（SOD-1）可高出正常人1.5倍。红细胞中的磷酸己糖激酶、谷胱甘肽过氧化物酶和乙酰胆碱酯酶活性增高，多巴胺-β-脱氨酶活性降低。白细胞中碱性磷酸酶含量降低。血小板中的5-羟色胺含量降低。此外，血液学检查中常发现新生儿患儿红细胞增多，红细胞压积升高。白细胞一般正常。血小板有时减少。

（3）防治

目前对本病尚无有效的药物或治疗方法，仅限于一般的对症支持疗法。教育和训练可以提高患儿的生活能力、增强他的体质、延长生命。

本病预后较差，心脏畸形和呼吸道感染是主要的死亡原因。患者平均寿命为16.2岁。50%的患儿在5岁前死亡。活过40岁的只有8%，而超过50岁的就只有2.6%了。嵌合体尤其是异常细胞所占比例较小的个体，预后较好。

由于本病对整个社会的危害较大，且目前尚无很好的治疗方法，所以应对其采取积极的预防措施。主要措施有保护环境，避免接触致畸、致突变的物质，进行婚前检查和生育指导，遗传咨询，产前检查。在遗传咨询中，常常面临的一个临床问题就是对一位妇女生育一先天愚型患儿进行风险估计。风险的大小与这一妇女的年龄、核型、其丈夫以及她本人是否患有先天愚型、有否其它三体型患者的生育史有关。对各类型先天愚型的发病风险的估计是不同的。对完全21三体来说，母亲年龄小于30岁时，发病风险为0.11%；30~39岁时，发病风险为0.35%；大于40岁时发病风险可达3%。当双亲之一为14/21平衡易位携带者时，理论上孕育患儿的再发风险为1/6，但由于遗传物质严重失衡，造成生存能力低下而易于流产，所以发病风险实际上要比理论值低，约为10%~15%。双亲之一为21/21易位的携带者时，所生子女100%为患儿。如果双亲之一为嵌合型个体，理论上就要比双亲均为正常核型个体的发病风险高。但实际上对双亲之一为嵌合体，其子女的发病风险尚无确切资料。从目前世界各地的报道来看，嵌合型个体生育患儿的机率不高。为防止先天愚型患儿的出现，对以下几种情况应进行产前诊断：①已生育过先天愚型患儿或其它畸形的患儿，②双亲之一为平衡易位携带者，③母亲为嵌合体，④35岁以上的高龄产妇，⑤有先天愚型家族史并有本病皮纹特征的孕妇，⑥习惯性流产的孕妇。在美国和加拿大，35岁以上的孕妇都常规接受羊膜腔穿刺进行染色体检查。

2. 13三体综合征（Patau综合征）

1960年Patau等首先描述了本病，故又称Patau综合征。本病发病率约为1/4 000~1/10 000。女性发病率高于男性。

13三体综合征的患儿常常表现为严重的智力低下，存活较久的患儿可有癫痫样发作。出生时体重低于正常，出生后生长发育明显迟缓。查体时可见严重畸形（图4-19），小头、前额低斜、前脑缺失、无嗅脑，小眼或无眼球，严重的唇裂和腭裂，耳位低、头皮缺损，常有手或足多指、趾，手指相互可重叠，足跟明显后突且足掌中凸形成所谓摇椅足。指纹发育不良，手指中有4个以上弓形纹，t点高位（t'），拇趾球区有腓侧弓形纹。80%伴有先天性心脏病，右位心、室间隔缺损和动脉导管闭锁不全较为常见。患者无脾或有副脾。常有多囊肾、肾盂积水等。由于内耳螺旋器缺损，患者常有耳聋的现象。男性多有隐睾，女性有阴蒂肥大、卵巢发育不全、双阴道、双角子宫等。

细胞遗传学检查可见患者核型大多为47，XX（XY），+13。这种13三体型约占总发病人数的80%。本病的发生与染色体不分离有关，母亲的年龄与发病有一定的关系。在减数分裂过程中，当某种因素造成13号染色体不分离，就会使这一配子中含有两条13号染色体，而当这一配子与一正常配子受精结合后，就会发育成13三体的胎儿。少数为易位型和嵌合型。嵌合型约占5%，症状较轻，存活时间也较长。约10%~15%的病人为易位型，易位型大多为发生在13和14号之间的罗伯逊易位，为t（13q14q），其核型为46，XX或XY，-14，+t（13q14q）。据资料表明，13/14易位、13/13易位、13/15易位分别占58%、38%和4%。易位型患者可以是新发生的，也可能是由双亲之一（主要是母亲）遗传的。当双亲之一为携带者时，母亲常有习惯性流产史，产出患儿的风险不超过5%或1%。如双亲之一是13q13q，则母亲流产率达100%。

本病预后不佳，大多在胚胎期或胎儿期流产，50%在出生后一个月内死亡，5%能活到3岁，只有个别病例能存活到10岁，平均寿命约为130天。

本病无特殊治疗，且预后不佳，故应以预防为主。其预防措施与21三体综合征相同。

3. 18三体综合征（Edwards综合征）

Edwards等于1960年首次描述报道，故又称作Edwards综合征。本病新生儿发病率约为1/3500~1/8000，大多于胎儿期流产。男女发病比例约为1:4。

本病患者的异常表型多种多样。在出生时，患儿就表现出低出生体重的特点，平均体重仅2243克。患儿的发育类似于早产儿，吸吮差、反应弱，查体可见肌张力亢进（图4-20）。生长发育迟缓，头长而窄、枕部凸出，眼裂狭小、眼距宽、有内眦赘皮、眼球小、角膜混

浊、耳低位、耳廓畸形如动物样,颈短,胸骨短,骨盆狭窄,有脐疝或腹股沟疝。男性隐睾

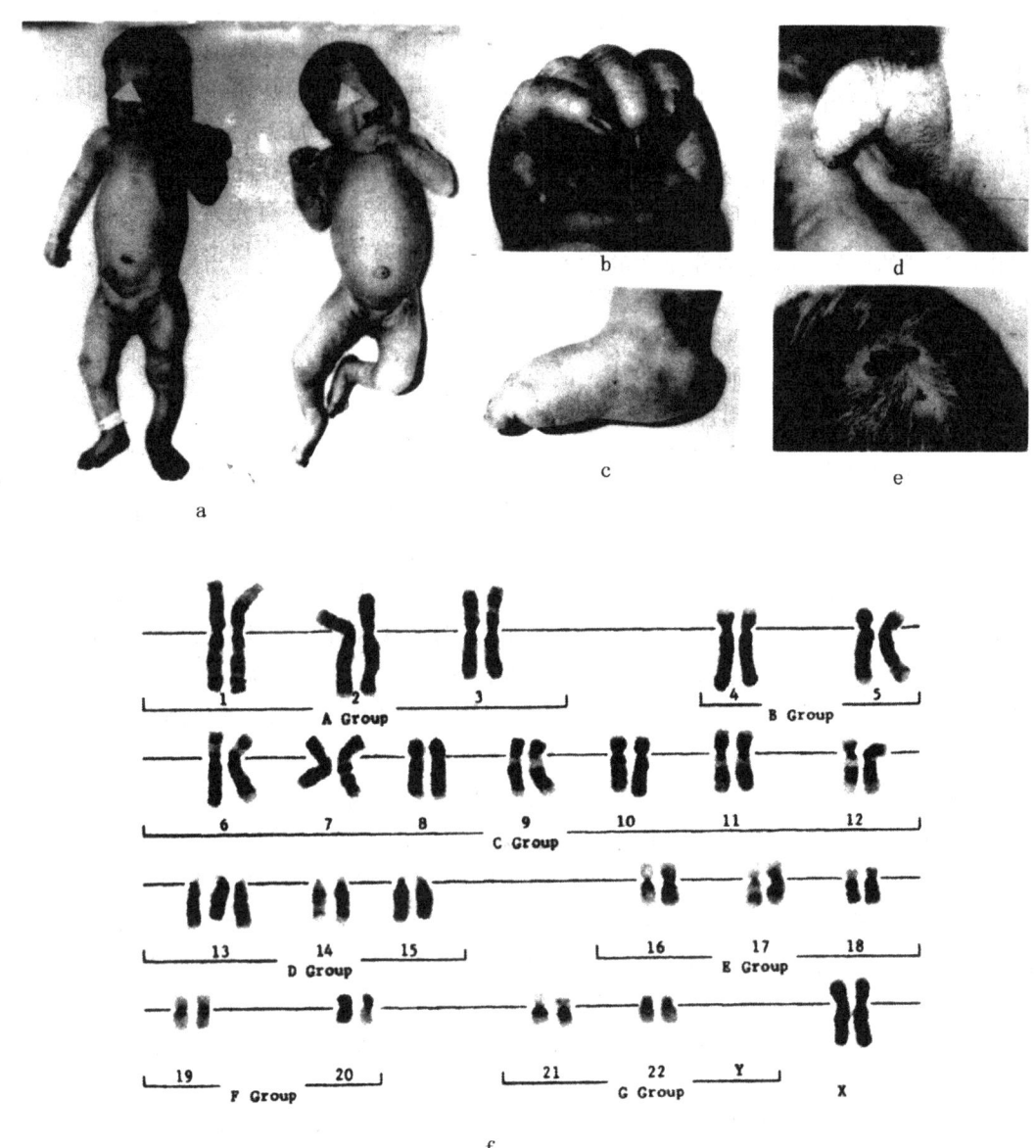

图 4-19 13 三体综合征患者
  a 患者外形 严重唇裂及腭裂   b 多指并重叠
  c 摇椅足   d 隐睾
  e 头皮缺损   f 13 三体型患者核型

较为常见,女性大阴唇和阴蒂发育不良。80%的患者有 7~8 个弓形纹,25%的患者有通贯掌,t 点高位（t″）。患者有特殊握拳姿势——拇指紧贴掌心,三、四指弯曲,二、五指压于其上或三、四指弯曲,二指、五指、拇指压于其上（图 4-20）。可见腹股沟疝或脐疝、摇

椅足（图 4-20）。90%的病人伴有先天性心脏病、室间隔缺损及动脉导管闭锁不全。

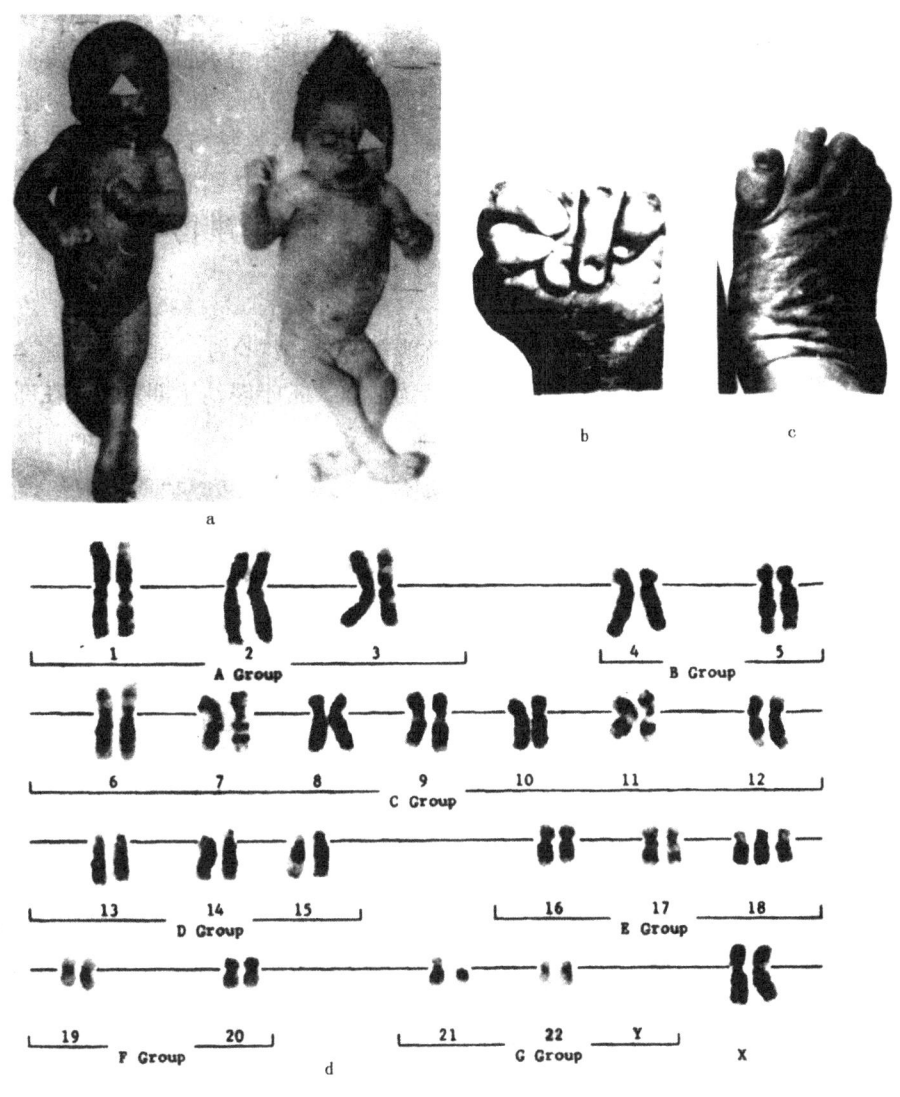

图 4-20　18 三体综合征患者
a　患者外形　肌张力亢进　　b　特殊握拳姿势
c　摇椅足　　　　　　　　　d　18 三体综合征患者核型

细胞遗传学检查可见大多数患者的核型为 47，XX（XY），+18；少数为嵌合型，核型为 46，XX（XY）/47，XX（XY），+18；极少数为易位型。易位主要发生于 18 号染色体和 D 组染色体之间。

本病的预后不佳。估计 95%的患儿自发流产，余者多数在出生后两个月内死亡，极少数个体可存活至 1 岁以上。嵌合个体的存活时间可稍长些。

目前对本病尚无特殊治疗方法，应以预防为主。预防措施与 21 三体综合征大致相同。

（二）单体或部分单体综合征

1. 单体综合征

单体综合征即某一号染色体以单体形式存在而造成的染色体病。整条常染色体丢失通常是致死性的，所以大多在胎儿期死亡，存活的个体临床上极为罕见。从现有资料来看，偶有 21 号和 22 号染色体单体型个体存活下来的病例。存活下来的个体大多为嵌合体。

21 单体综合征是 1972 年 Gripenber 等首次报道的，1974 年由 Halloran 等确认。本病的主要临床表现为中重度智力低下、肌张力亢进、头小、鼻梁前凸、外眼角下斜、骨骼多发畸形、唇裂、腭裂、皮纹异常等。本病通常源自新的突变。多数是与正常细胞系并存的嵌合型，核型为 45，XX，-21/46，XX。目前的统计资料显示，在 7 例活婴中，6 例在 3 周至 12 个月内死亡，仅一例活到 11 岁。个体的存活情况与互相嵌合的两个细胞系之间的比例密切相关。

2. 部分单体综合征

某一染色体部分缺失所造成的染色体病就称为部分单体综合征。部分单体综合征虽然发生率不高，但种类很多，所出现的临床症状也较为严重，常于婴幼于期死亡。在部分单体综合征中以 5P 和 4P 较为常见。5P 综合征又称作猫叫综合征（cri-du-chat syndrome），是由于 5 号染色体短臂出现部分缺失造成的。本病是由 Lejeune 于 1963 年首次报道的。发病率约为 1/50000，女性多于男性。存活下来的患儿通常都是与正常细胞系嵌合的个体。主要临床表现为患婴的啼哭声与小猫叫声相似，故称猫叫综合征，低出生体重、智力障碍、发育迟缓、肌张力低下、小头、圆脸、眼距宽、外眼角下斜、内眦赘皮、耳位低、腭弓高、面部有奇异的机警表情。20% 的患者有先天性心脏病，主要是室间隔缺损、动脉导管未闭等。大多数病例

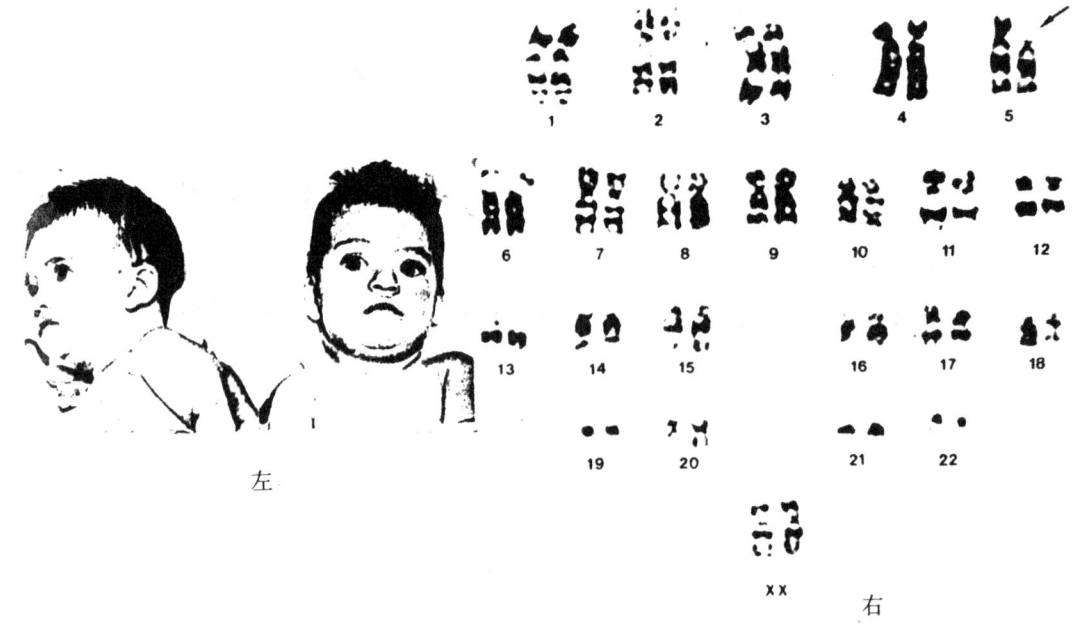

图 4-21 猫叫综合征患者的核型
左 外貌　　右 核型

是由于自发突变，还有 10%~15% 是由于有平衡重排染色体携带者的双亲。症状主要是由于 5p15 的片段缺失而引起的。在实验室检查中，可用细胞遗传学的方法，即染色体核型分析来确诊（图 4-21）。多数患者可活到儿童期，少数活到成年期的人则表现出严重的智力低下，能行走，但有重度的语言障碍，小猫样的哭叫声可随着喉肌的发育而消失。

二、性染色体异常综合征

性染色体异常综合征是指由于 X 或 Y 染色体的数目异常或结构畸变所引起的疾病。目前已报道的性染色体病有多种类型,然共同的特点是性发育不全或两性畸形。

(一)性染色体三体、单体或多体综合征

1. 先天性睾丸发育不全综合征(Klinefelter 综合征)

先天性睾丸发育不全综合征又称为 Klinefelter 综合征或 XXY 综合征。由 Klinefelter 在 1942 年首次报道,1956 年 Bradbury 等证明在这样的病人的间期细胞核内有一个 X 小体存在,1959 年 Jacobs 等确认这类患者的核型为 47,XXY。本病的发病率约为男性的 1/800~1/1000。根据国外在白种人中的统计,身高在 180cm 以上的男性患者中发病率为 1/260,在因不育而就诊的男性中为 1/20。临床统计本病发病率在染色体病中位居第三。

本病的主要特征是男性不育、第二性征发育不明显并呈女性化发展以及身材高大等。在青春期之前,患者没有明显的症状,青春期后,逐渐发现患者隐睾或睾丸小而硬、阴茎发育不良、性欲及性机能减退、男性第二性征发育不良、体毛稀少、无须、无喉结、音调较高、乳房发育女性化、皮下脂肪发达、皮肤细腻、易肥胖等(图 4-22)。部分病人表现出轻度到重度的智力障碍及精神障碍,这些病人的反应迟钝、性格孤僻、被动。睾丸组织切片可见曲细精管玻璃样变、精子缺乏。可伴随发生先天性心脏病。

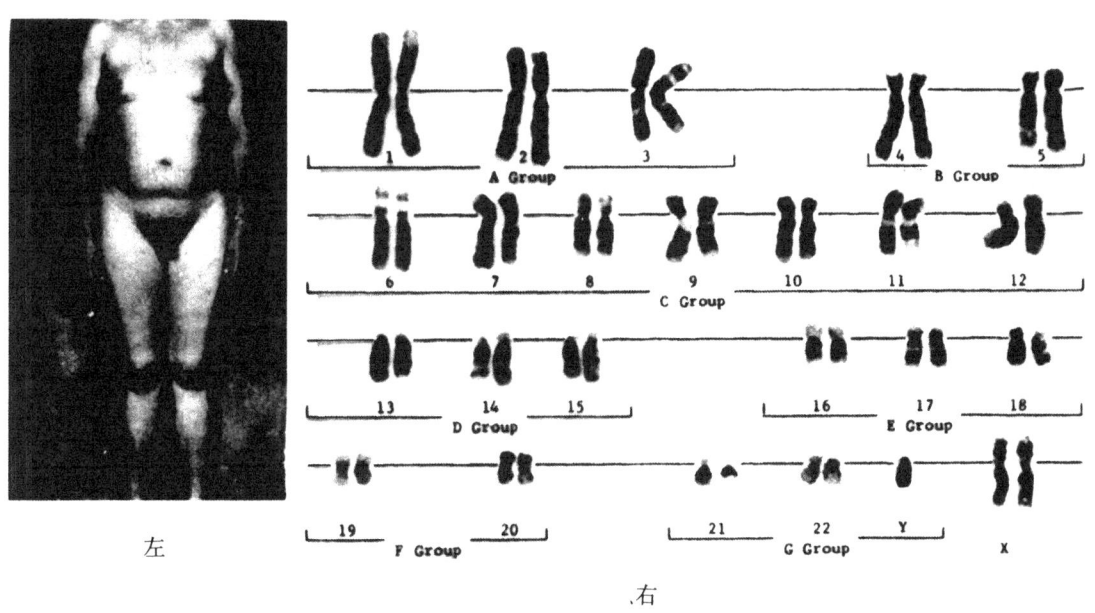

图 4-22 先天性睾丸发育不全综合征患者
左 外貌 右 核型

据统计,患儿的发病率与双亲的年龄呈正相关。在双亲的生殖细胞进行减数分裂或受精卵细胞卵裂时,若性染色体出现不分离则会导致本病的发生。本病的核型可有多种改变,其中以 47,XXY 最典型(图 4-22),约占 80%;其它还有如 47,XXY/46,XY;48,XXYY;48,XXXY 等。

临床诊断时,除要依据其典型的症状和体征外,便是以细胞遗传学检查为主。细胞遗传学检查包括性染色质检查和染色体核型分析。在性染色质检查中，由于大多数患者的核型为47，XXY，所以间期细胞核内有 X 小体和 Y 小体各一；其它核型患者的性染色质情况随性染色体情况的不同而不同。

本病患者若在青春期之前能够接受雄性激素治疗并伴以一定的教育和训练，可使第二性征有所发育并消除由此而引发的一系列心理障碍，使患者变得主动、开朗，预后良好的可有生育能力。

2. 47，XYY 综合征

47，XYY 是超 Y 综合征的一种。1961 年 Sandberg 首先报道，1965 年 Jacobs 提出存在两个 Y 染色体可能是患者经常表现出不正常侵犯性行为的原因。据报告，在对 197 名在监的有智力障碍及有暴力犯罪行为的人进行染色体检查时发现，有 7 名是 47，XYY 核型的男性，比率为 3.55%。在普通人群中，本病的发病率占男性的 1/1000。

本病患者一般身材高大，常超过 180cm。但在学龄前身高正常，到青春期后才迅速增高。智力正常或轻度低下。多数有性格和行为的异常，如性情暴躁、常有攻击性行为。大部分患者性发育正常，少数有性腺发育不全的情况，一般表现为隐睾、睾丸发育不全、阴茎小、生育能力下降、尿道下裂等。除上述症状外，患者还常患有痤疮、四肢关节病、协调性差，偶见先天性心脏病。性发育正常的患者可有生育能力，所生的男孩中将有 1/2 为患者。据有关资料统计，本病的发病率与身高密切相关。身高在 1.81～1.89cm 的男性中，发病率为 1/200；身高在 1.90～1.99cm 的男性中，发病率为 1/30；身高在 200cm 以上的男性中，发病率为 1/10。一般认为本病的发病原因是新的突变，机理是由于精子形成过程中 Y 染色体不分离的结果，也可能由 47，XYY 的父亲遗传而来。

对本病的诊断主要依据临床症状、Y 小体及染色体核型分析。在患者的间期细胞核中可见到两个 Y 小体，染色体核型分析发现大部分患者的核型是 47，XYY，除此之外，还有 48，XXYY，49，XXYYY，47，XYY/46，XY 等。

对这一疾病目前尚无特殊的治疗方法，应以预防为主。

3. 先天性卵巢发育不全综合征（Turner 综合征）

先天性卵巢发育不全综合征又称为先天性性腺发育不全综合征。本病是由 Turner 于 1938 年首次报道，故又称 Turner 综合征。Polani 等于 1954 年发现本病患者大多数性染色质阴性，1959 年 Ford 发现本病患者缺少一条 X 染色体。据统计，约 98% 的胚胎于胎儿期自然流产，活婴中的发病率约为 1/2500～1/5000。

本病患者表型为女性，身材较矮小，身高约为 120～140cm、智力一般正常、后发际低、肘外翻、50% 患者有颈蹼、患者具有女性的生殖系统，但发育不完善，卵巢呈条索状，只有卵巢基质而无滤泡，原发闭经；子宫发育不全；外生殖器幼稚；第二性征不发育，胸宽而平，乳腺、乳头发育较差，乳间距宽，阴毛稀少、无腋毛，无生育能力（图 4-23）。约有 50% 的患者常伴有主动脉狭窄和肾脏畸形，此外，可见多发性骨骼畸形，第四、五掌骨短，指纹嵴纹数增高，掌纹中三叉点 t 移向掌心而为 t′或 t″等。在患儿刚刚出生时，如果出现以下症状则可初步诊断为 Turner 综合征：新生儿个体很小，手足出现淋巴水肿，肩颈部有过剩的、松弛的皮肤也即颈蹼。新生儿手足部的淋巴水肿非常特异，且仅限于这两个部位，并于第二年消失，但有时却可使手指背面的皮肤在淋巴水肿消退后变得松弛。

本病一般是由于双亲中任一方在生成配子的过程中，出现了性染色体的不分离现象，致使某一配子中仅含有 22 条染色体，其中所缺少的是一条性染色体；还有一些是在受精卵早

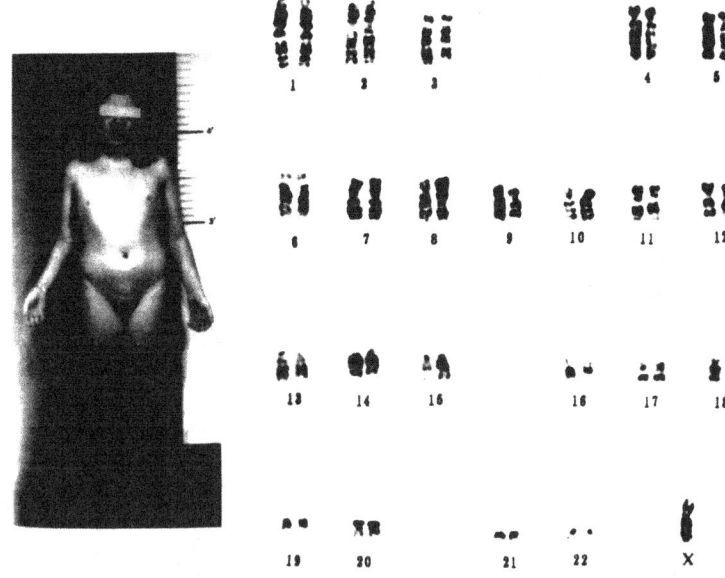

图 4-23 先天性卵巢发育不全综合征患者
左 外貌　　右 核型

期的卵裂过程中发生了染色体的丢失，从而形成了 45，X0/46，XX、45，X0/47，XXX、45，X0/46，XX/47，XXX 等嵌合体。

通过细胞遗传学检查可以发现，本病患者的核型大多为 45,X0（图 4-23），其 X 小体、Y 小体的数目均为零。少部分患者为 46,X,i(Xq);46,X,i(Xp);46,XXq⁻;46,XXp⁻ 等 X 染色体结构畸变核型以及 45,X/46,X,i(Xq);45,X/47,XXX 等嵌合型核型。由于染色体异常情况不同而表型差异也较大。

目前在临床上对本病尚不能彻底根治。如能早期诊断，则在青春期之前给予雌激素治疗可促进其第二性征和生殖器官的发育并使月经来潮，但无法使其身高有所增加，也不能解决生育问题。在嵌合体中，尤其是正常细胞比例较大的患者有可能生育子女。

3. X 三体和多 X 综合征

X 三体和多 X 综合征曾被命名为"超雌"。X 三体综合征是由 Jacobs 在 1959 年首次描述的，1964 年 Day 等发现本病患者的间期细胞核中有两个 X 染色质。本病在新生女婴中的发病率为 1/1000，在女性精神病患者中为 4/1000。

X 三体的病人表型为女性，多数个体表现正常，具生育能力。少数患者表现异常，临床表现主要为间歇性闭经，乳腺发育不良，卵巢功能障碍，阴毛稀少，身材矮小，肥胖，眼距宽，眼裂上斜，部分患者有轻度智力障碍及精神行为异常等。患者核型大多为 47,XXX，也可为 46,XX/47,XXX 嵌合型。多 X 综合征（48,XXXX；49,XXXXX）的病人症状较 X 三体更为严重且常见智力障碍，个体的症状随其含有多少个 X 染色体而不同。关于三 X 综合征异常核型的来源，可能与母亲年龄增高有关，是由于母方性细胞形成过程中 X 染色体不分离的结果。

目前对本病的治疗尚限于在早期采用性激素替代治疗，以改善患者的性征。

（二）脆性 X 染色体综合征

在缺乏叶酸或低叶酸等某些特定的条件下，在染色体臂特定部位恒定地出现裂隙或断裂（其断裂处仍有细丝相连），此部位称为脆性部位（fragile site）。脆性部位既可出现在 X 染色体，也可出现在常染色体。如果一条 X 染色体在 Xq27.3 处呈细丝样结构，且所连接的长臂末端形似随体，这条 X 染色体就被称作脆性 X 染色体（图 4-24）。这一部位被称为"脆性部位"。这是 1969 年由 H.A.Lubs 在一个家族性 X 连锁智力障碍家庭中首次观察到的，当时称作"标记 X"。1976 年 Giraud 等和 1977 年 Harvey 等证实了这一 X 染色体的存在，并确定其与智力低下有关，随后改称为"脆性 X"。这脆性 X 染色体所导致的智力低下等一系列病症称为脆性 X 综合征（fragile X syndrome）。

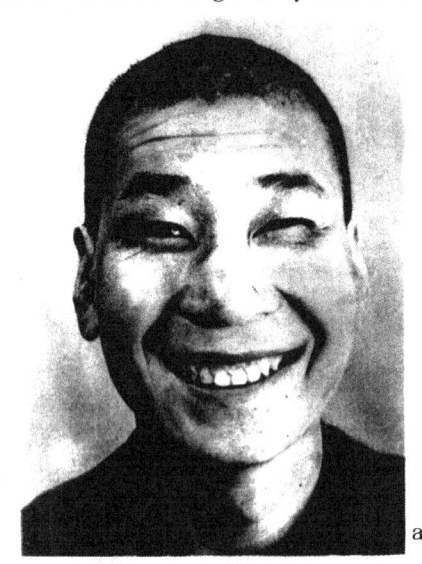

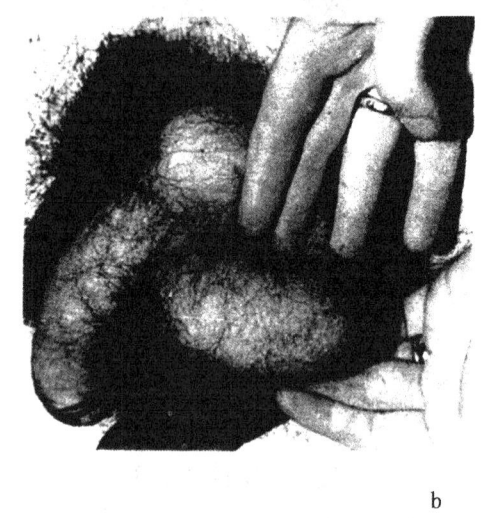

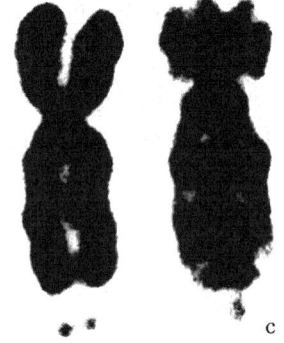

图 4-24 脆性 X 染色体
a 特殊面容 b 大睾丸 c 脆性 X 染色体

脆性 X 综合征以智力低下、行为异常、语言障碍和变异的体征为主要临床特征。主要表现为中重度的智力低下，语言障碍，算术能力差，性格孤僻，伴有特殊面容——长脸、方额、前额突出、大耳朵、高腭弓、嘴大唇厚、上门齿长、下颌大并前突、巩膜呈淡蓝色，青春期后可见明显大于正常的睾丸（图 4-24）。无论男女患者，身高和上肢长度均比正常值低，且手指关节的活动度明显增加。指纹中桡侧箕、斗形纹和弓形纹的频率增加；掌纹中常有 C 三叉点缺如；通贯掌。此外，患者还会出现胆怯、忧郁、行为被动、有精神病倾向，部分患者有多动症。对于本病的携带者来说，智力正常的男性携带者主要表现出变化较大的精神发育不良，如神经质、精神崩溃等；女性携带者则约有 2/3 临床表现正常，余下 1/3 表现为程度不同的智力低下，其中以轻度为主。

本病是导致智力低下的常见原因之一。在男性群体中发病率较高，约为 1/1000～1/1500,是发病率仅次于先天愚型的一种染色体病。在男性智力低下患者中约 10%～20% 为本病引起。近年来通过对发病的分子机理的研究,已在Xq27.3处克隆到了脆性X综合征的致病基因FMR-1(fragile X metel retardation,-1,脆性X智力低下基因-1)。现已知FMR-1有17个外显子,分布在38kb范围内。FMR-1的表达产物为一种RNA结合蛋白,其作用机制尚待研究。FMR-1含有$(CCG)_n$三核苷酸重复序列多态性结构区。$(CCG)_n$序列的扩增及其相邻的CpG岛的甲基化与致病有非常重要的关系,两者的生物学作用及因果关系一直是本病研究的焦点。在正常人FMR-1基因中$(CCG)_n$重复的拷贝数约为30(6~52拷贝数之间),邻近的CpG岛未甲基化。FMR-1基因$(CCG)_n$结构的扩展是95%以上的脆性X综合征患者发病的分子遗传学基础。根据FMR-1基因扩增程度可将其动态突变分为下列几种情况:①FMR-1基因的前突变型动态突变,见于正常男、女性传递者。FMR-1$(CCG)_n$结构中n扩展到53~230时,携带者虽表型正常,但在传代过程中易发生进一步扩展,这种突变称为前突变。这种$(CCG)_n$重复53~230拷贝数,无CpG岛甲基化,无体细胞异质性(即各种体细胞中基因改变一致)。②FMR-1基因的全突变型动态突变,见于男、女患者和部分女性携带者。FMR-1$(CCG)_n$结构中的拷贝数可由前突变状态的53~230扩展至≥230时,男性携带者100%表现出典型的脆性X综合征,为男患者;女性携带者也有53%表现出轻重程度不等的智力低下,为女患者;故称这种FMR-1基因突变为全突变。这种$(CCG)_n$重复拷贝数≥230,CpG岛完全或高度甲基化,存在着广泛的体细胞异质性。③嵌合型,属一种中间类型,约占基因突变类型的15%具有前突变和全突变嵌合型以及较低程度的CpG甲基化和体细胞不稳定性。$(CCG)_n$重复序列不同程度的扩增可引起邻近CpG岛内不同程度的甲基化,而CpG的过度甲基化可能抑制FMR-1基因的正常转录、表达,从而出现临床症状。此外,仅有少数患者可能是由于FMR-1基因的碱基置换和缺失型突变引起的。目前已发现FMR-1基因1种错义突变和8种缺失型或部分缺失型突变。脆性X综合征的基因突变类型与临床表现见(表4-2)。

表4-2 脆性X综合征基因突变类型与临床表现

	无突变	前突变	嵌合型	全突变
人群分布	正常人	正常男、女传递者	部分男、女患者女性携带者	男、女患者部分女携带者
$(CCG)_n$	6~52	52~230	52~230 >230	>230
扩增片段大小	18~156	159~690	159~690 >690	>690
CpG岛甲基化	无	无	50%~90%	男100%
FMR-1 mRNA	均表达	男、女均表达	男表达率降低	男不表达
体细胞异质性	无	无	程度较低	广泛表达
Fra X位点表达	阴性	阴性	多为阳性	多为阳性表达
智力低下	无	无	轻~中度	男中~重度

当前,已可用RFLP连锁分析法、DNA杂交分析、PCR扩增等方法检测FMR-1基因,进行诊断或产前诊断。目前临床上尚无理想的治疗方法。Leijeune认为叶酸缺乏是脆性X综合征智力低下的原因,故采用大剂量叶酸治疗患者获得了良好效果。新近一些作者认为中枢神经兴奋剂疗效较好,但不良反应大,还有用可乐定、普萘洛尔(心得定)者,据称可减轻多动症。

(三)两性畸形

两性畸形（hermaphroditism）是指某一个体在内外生殖系统或副性征等方面兼具两性的特征。其形成原因很复杂，大致可归纳为以下几种：性染色体畸变、性激素分泌或代谢紊乱及一些不明原因所造成的畸形。所以即使某一个体具有正常的核型，如 46，XX 或 46，XY 等，也可能由于其它的原因而导致其出现生殖系统的形态异常。若患者体内既有男性性腺，又有女性性腺，则被称作真两性畸性；若患者体内仅有一种性腺，而外生殖器具有两性的特征，则称作假两性畸形。

1. 真两性畸形

在两性畸形患者体内可有独立存在的男女两性性腺，或者男女两性的性腺彼此融合，成为卵巢睾。外生殖器及第二性征不同程度地介于两性之间。据统计约 2/3 患者的外生殖器表现为男性。社会性别可为男性或女性。患者的核型可有 46，XX；46，XY；46，XX/46，XY；46，XY/45，X0；46，XX/47，XXY 等。按照患者的核型，现将几种真两性畸形分别介绍如下。

（1）46，XX 真两性畸形：这一类型约占真两性畸形患者的 50% 以上。患者的外表可为女性，也可为男性。外表为男性的患者在青春期后会逐渐地出现女性的性征。无论其外表是男是女，患者的体内均同时具有男性和女性的性腺。一侧为卵巢、输卵管及发育良好的子宫，另一侧为睾丸，或卵巢与睾丸彼此融合成为卵巢睾，但输精管发育不良。外生殖器为阴茎而无阴囊，伴有尿道下裂。一般进行激素及手术治疗。

（2）46，XY 真两性畸形：患者外表为男性，但第二性征似女性；体内一侧为睾丸，另一侧为卵巢睾，有输精管、输卵管和子宫，但发育均不良；外生殖器为阴茎，阴囊中空，尿道下裂，阴毛呈女性化分布。可进行激素及手术治疗。

（3）46，XX/46，XY 真两性畸形：这种类型为嵌合型，所以根据细胞比例的不同，患者外表可为男性，也可为女性；体内一侧为卵巢、一侧为睾丸，或一侧为睾丸、一侧为卵巢睾；输精管、输卵管均可发育良好；患者外阴部也根据不同的细胞比例有不同的分化；若外阴为阴茎，则有尿道下裂，若外阴为阴道，则阴唇皮下有包块。这类患者确诊后，应进行手术矫正。手术的原则一般是治疗后不具有男性性功能的，向女性矫正，同时切除睾丸等以防癌变。

（4）46，XX/47，XXY 真两性畸形：在这一类型中，一般以 46，XX 型细胞占优势，所以在常见的病例中，患者一侧通常有发育较好的卵巢、输卵管、子宫，可有成熟的卵泡并排卵；另一侧为发育不好的小睾丸、输精管，没有精子产生。外阴多为阴茎伴尿道下裂，阴囊中空，阴毛呈女性分布；第二性征为女性；可有周期性血尿或鼻衄。治疗时一般是切除睾丸，外阴整形并做人工阴道，也就是说，向女性矫正。

（5）46，XY/45，X0 真两性畸形：在这一类型中以 46，XY 型细胞占优势，所以常见患者一侧为发育良好的睾丸和输精管，另一侧为发育不好的卵巢和输卵管。外生殖器多为阴茎，但伴随尿道下裂及隐睾；有些为女性外生殖器，则表现为阴道短浅，阴蒂肥大，阴唇下有包块。这类病人的治疗应根据实际情况做外阴矫正手术，并配合以激素治疗。对隐睾的病人应在适当的时候摘除睾丸，以防癌变。

2. 假两性畸形（pseudoherphroditism）

与真两性畸形不同，在假两性畸形患者体内仅有一种性腺，或为睾丸，或为卵巢，但外表和第二性征则极为模糊，难以判定其性别。根据性腺的不同，可分为男性假两性畸形和女性假两性畸形。

男性假两性畸形又称为男性女性化，核型为46，XY，体内有睾丸组织。睾丸女性化综合征就是男性假两性畸形的一种，患者的腹腔或腹股沟内有睾丸，但外观却仿佛是正常的女性。患者在青春期后可有女性第二性征的发育，外生殖器也形似女性，有阴唇、阴道，但阴道短浅，且末端为一盲端。患者体内无子宫和输卵管。这一个体常常作为女性进行婚配，婚后无法生育，故多因不育前来就诊而被发现是一睾丸女性综合征的患者。

女性假两性畸形又称女性男性化，核型为46，XX，体内有卵巢，外生殖器兼具两性特征，第二性征为男性。肾上腺皮质异常增生综合征是女性假两性畸形的表现形式之一，核型为46，XX。患者有卵巢，外生殖器中阴蒂肥大，两侧阴唇可形成不同程度的融合，近似男性的阴囊，但其中无睾丸，阴道口小，原发闭经，第二性征多呈男性。一般进行手术治疗并配合激素治疗。

三、异常染色体携带者

异常染色体携带者（carrier）是本身带有结构异常染色体而表型正常的个体。染色体的结构异常一般包括倒位和易位两大类。由于倒位和易位这两类畸变一般来说都没有遗传物质的丢失，所以个体没有表型的改变。无论哪一类，其共同的临床表现为，本人表型正常，但在生育子女时常常出现流产、死产、新生儿死亡等情况。

（一）倒位携带者

倒位有臂间倒位和臂内倒位两种类型，臂间倒位的种类远多于臂内倒位，其中9号染色体发生臂间倒位的个体占整个群体的1%。

在上述两种倒位的形式中，一般都没有遗传物质的丢失，所以含有这一倒位染色体的个体本身通常没有明显的表型改变。但，由于这条染色体包含了一段颠倒了的基因顺序，故在这一个体生殖细胞形成的减数分裂过程中，在同源染色体联会时，就会产生一个特殊的形式——倒位环（图4-25）。

如果在倒位环内发生同源染色体的重组，那么将形成四种配子（图4-25）。

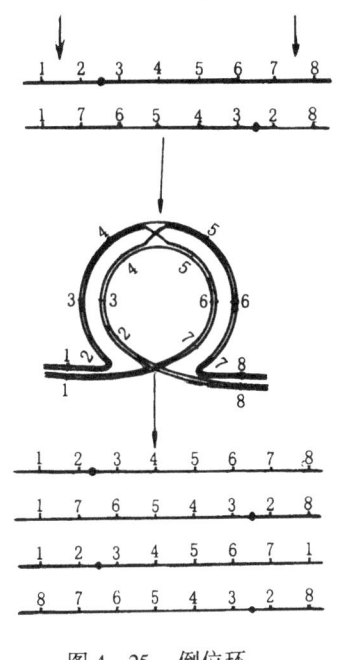

图4-25 倒位环

同源染色体发生重组后产生了四种配子。其中第一种配子为一完全正常的配子，当它与另一正常的异性配子完成受精后，发育成为正常的孩子；第二种配子是含有倒位结构的配子，当它与一正常异性配子完成受精后发育成为倒位染色体的携带者；第三种配子含有两个片段1，实际上是片段1重复，片段8缺失，这样当第三种配子与正常配子结合后，就形成了片段1的三体和片段8的单体，由于遗传物质的失衡，所以常常可出现流产和死胎的现象；第四种配子为片段1缺失，片段8重复，后果与第三类配子相似。具有这样异常配子的个体，婚后可出现流产、死产或婚后不育现象。一般来说，染色体上倒位的片段越短，则发生重复和缺失的片段就越长，可能出现习惯性流产和婚后不育的比例就越高。

总之，倒位染色体携带者的表型基本是正常的，但在婚后生育时，常常可出现习惯性流产或死胎，甚至不育。

（二）易位携带者

易位携带者的主要临床症状也是出现习惯性流产。当同源染色体联会时，因基因顺序错位，而不能正常配对，故将形成一个特殊的结构，即易位四射体。可产生六种配子。这六种配子分别与正常配子结合后，可形成六种不同的受精卵：①完全正常；②含有易位的染色体，而发育成为一个易位染色体的携带者；③④⑤⑥染色体出现部分单位、部分三体而引发早期自然流产。

小结

已知多种因素可造成染色体畸变。归纳起来有以下几种：物理因素、化学因素、生物因素、遗传因素和母亲年龄等。染色体畸变包括数目畸变和结构畸变两大类。其中数目畸变包括整倍性和非整倍性改变两类。整倍性的改变主要是多倍体的发生，其主要原因可能是双雌受精、双雄受精和核内复制。双雌受精和双雄受精将形成三倍体，而核内复制则会形成四倍体。非整倍性改变包括超二倍体、亚二倍体和假二倍体，其发生机理主要有染色体不分离、染色体丢失等。当染色体不分离和染色体丢失发生在卵裂过程中时，则有可能造成嵌合体。嵌合体即在一个个体内含有两个或两个以上的细胞系。染色体结构畸变的基础是染色体发生了断裂以及断裂后的异常重接，其类型大致包括缺失、倒位、易位、插入、重复等。除缺失、倒位、易位、插入、重复所造成的缺失染色体、倒位染色体、易位染色体、插入染色体和重复染色体外，还有一些特殊的结构畸变染色体如环状染色体、等臂染色体、双着丝粒染色体等。染色体发生数目或结构畸变后，带来一系列的病理性改变，即染色体畸变综合征，或称为染色体病。根据发生畸变的染色体不同，可将染色体病分为性染色体病和常染色体病两大类。在临床上较为常见的常染色体病包括先天愚型、18三体综合征、13三体综合征等；较为常见的性染色体病包括先天性睾丸发育不全综合征、先天性卵巢发育不全综合征、脆性X染色体综合征以及两性畸形等。

（章远志）

第五章 单基因遗传和多基因遗传

【本章要求】
1. 重点掌握遗传学三大基本规律。
2. 一般掌握概率的概念、概率的乘法定理和加法定理。了解二项分布概率和 χ^2 检验。
3. 重点掌握单基因遗传的遗传方式及系谱特点。一般掌握遗传异质性的概念和单基因病复发风险的估计。了解 Bayes 定理及其在医学中的应用。
4. 重点掌握数量性状、多基因遗传、微效基因、易患性、发病阈值、遗传率等概念。一般掌握多基因遗传的特点和多基因遗传病复发风险的估计。

人类的遗传性状是多种多样的。除了正常基因表达的正常性状外，还有突变基因经过表达而形成的异常性状或遗传病。从基因水平来看，根据控制遗传性状的基因数目，可将人类遗传性状的遗传方式分为单基因遗传和多基因遗传两大类。单基因遗传性状是指某种性状的遗传主要受一对等位基因的控制，其遗传方式遵循孟德尔定律。多基因遗传性状受多对基因的控制和受环境因素的影响。多基因遗传性状的遗传规律比较复杂，但是还是受孟德尔定律所支配。

第一节 遗传的基本定律

孟德尔从 1857 年开始进行了大量的豌豆杂交实验，实验数据通过统计学处理，经过八年的艰苦研究，总结出遗传因子（现称为基因）在亲代和子代间传递的规律，即分离律和自由组合律，为遗传学奠定了理论基础。摩尔根和他的学生们在孟德尔定律的基础上进行果蝇杂交实验，又发现了遗传因子传递的新规律即连锁和互换律。上述三大规律是遗传学的基本规律，它不仅适合于动植物，而且也适用于人类。

一、分离定律

豌豆是闭花授粉植物，孟德尔选择纯种豌豆进行杂交实验，观察了七对相对性状在杂交后代中传递的规律。所谓相对性状是指具有明显对立差异的某一性状，如豌豆植株的高和矮、花的红色和白色、种子形状的圆滑和皱缩等。为了便于分析结果，孟德尔分别观察七对相对性状的传递，并用数理统计方法进行结果分析。如纯种圆滑豌豆和纯种皱缩豌豆进行杂交，不论谁做父本或母本，子$_1$代种子都是圆滑的。由此，孟德尔总结出具有相对性状的双亲杂交后，子$_1$代所表现出来的亲本性状称为显性性状（dominant character），如种子圆滑。相反，子$_1$代不表现出来的亲本性状称为隐性性状（recessive character），如种子皱缩。子$_1$代杂种豌豆播种生长，并让它们自交，即自花授粉，所产生的子$_2$代种子中有圆滑的，也有皱缩的。这样在杂种后代中出现不同性状的现象，称为性状分离（segregation）。在子$_2$代 7324 粒种子中，圆滑的有 5474 粒，皱缩的有 1850 粒，二者之比为 2.96:1，接近 3:1（图 5-1）。其它几对相对性状的杂交实验也都得到了相同的结果（表 5-1）。

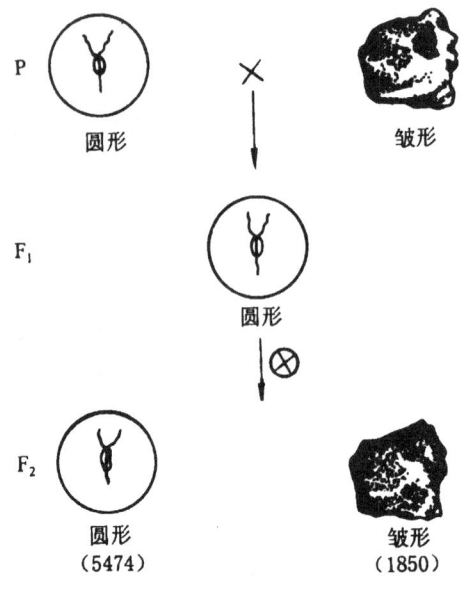

图 5-1 圆滑豌豆和皱缩豌豆杂交图

表 5-1 孟德尔豌豆杂交试验结果

性状类别	亲代的相对性状	子₁代性状表现	子₂代性状表现	比率
子叶颜色	黄 · 绿	黄	6022 黄 2001 绿	3.01:1
豆粒形状	圆 · 皱	圆	5474 圆 1850 皱	2.96:1
茎的高度	高 · 矮	高	787 高 277 矮	2.84:1
花的位置	腋生·顶生	腋生	651 腋生 207 顶生	3.14:1

为了说明上述实验结果，孟德尔提出了如下假设：①遗传性状是由遗传因子（genetic factor）决定的。②遗传因子在体细胞中成对存在，在配子（gametes）形成时，成对的遗传因子一定分离，结果每一配子只含有成对遗传因子中的一个。③受精时，雌雄配子随机结合形成合子，遗传因子又恢复了成对状态，不同的遗传因子在个体中独立存在，互不混淆。④控制显性性状和隐性性状的遗传因子分别叫做显、隐性遗传因子，在显性遗传因子存在时，隐性遗传因子所决定的性状就得不到表达。

1909 年丹麦遗传学家约翰逊把孟德尔提出的遗传因子改称为基因（gene）。通常用大写字母表示显性基因，以小写字母表示隐性基因。

孟德尔假说的基因图解见图 5-2。如以 R 代表圆滑基因，r 代表皱缩基因。那么亲代圆滑豌豆的细胞中含一对基因 RR，皱缩豌豆的细胞中含有一对基因 rr。在生殖细胞形成时，成对的基因彼此分离，分别形成 R 和 r 的生殖细胞，受精后子₁代又具有成对的基因 Rr。由于圆滑基因 R 对于皱缩基因 r 为显性，所以子₁代表现为圆滑。子₁代形成生殖细胞时，R 和 r 基因互相分离，形成含有 R 和 r 的数量相等的两种配子，随机受精后，可有三种基因组合，其中 1/4 为 RR，2/4 为 Rr，1/4 为 rr，由于基因 R 对基因 r 为显性，所以子₂代中圆滑和皱缩的比例为 3:1。

上述圆滑和皱缩这些可见的遗传性状称表现型(phenotype)。与表现型有关的基因组成称基因型(genotype)。一对基因彼此相同的个体称纯合体(homozygote),如基因型 RR 或 rr。一对基因彼此不同的个体称杂合体(heterozygote),如基因型 Rr。R 和 r 是位于一对同源染色体上相同位点的不同形式的基因,称为等位基因(allele),等位基因影响着同一相对性状的形成。

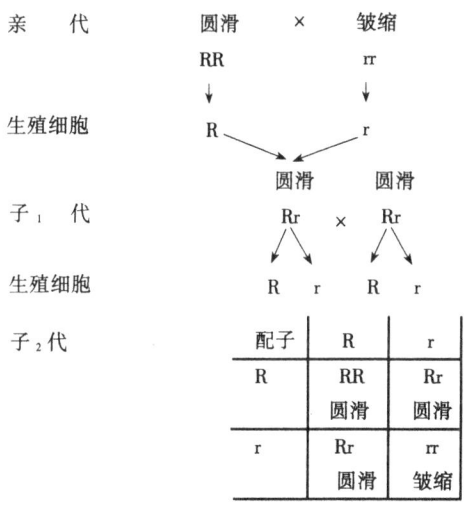

图 5-2　一对基因分离图解

孟德尔为了进一步验证假设的正确性,即子₁代细胞中是否确实存在一对等位基因 Rr,并且这对等位基因在形成配子时是否真的彼此分离,分别形成不同的生殖细胞,他设计了著名的测交实验。测交(test cross)是让杂种子₁代与隐性亲本杂交用以检测杂种基因型的方法。因为隐性亲本只产生含隐性基因 r 的配子,不会影响子₁代中基因的作用,从而可测知子₁代的基因型。上例中子₁代含有的一对基因如果是 Rr,且在形成配子时这一对基因确实分离,那么应该形成含有 R 和 r 两种数目相同的配子,隐性亲本只产生一种带 r 的配子,配子结合必将产生 Rr 和 rr 两种合子,发育成圆形种子和皱缩种子两种表型的后代,并且数目相等,如图 5-3 所示。

实验结果和上述理论分析完全一致,证实了子₁代体细胞中的 Rr 这一对基因在形成配子时确实是分离的。

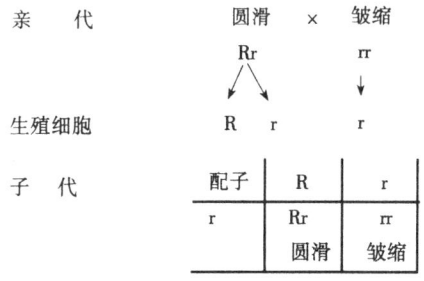

图 5-3　豌豆测交图解

孟德尔根据上述豌豆的杂交实验结果,揭示了基因的分离定律 (law of segregation):成对的等位基因在杂合状态下独立存在,互不影响,在生殖细胞形成时彼此分离,分别进入不同的配子中去。减数分裂研究表明,在性细胞形成的减数分裂过程中同源染色体彼此分离,分别进入不同的生殖细胞,这是基因分离定律的细胞学基础。

二、自由组合定律

孟德尔在研究了一对相对性状的遗传后,以分离现象为基础又对两对或两对以上相对性状进行了研究,发现在两对或两对以上的相对性状的豌豆杂交中,子$_2$代出现独立分配的现象,并总结出自由组合定律(law of indeppendent assortment)。

孟德尔用黄色圆滑的纯种豌豆和绿色皱缩的纯种豌豆做亲本进行杂交,子$_1$代都是黄色圆滑种子。让子$_1$代自花授粉,得到的子$_2$代共556粒种子,分四种类型:黄圆(315粒)、黄皱(101粒)、绿圆(108粒)、绿皱(32粒),它们之间约呈现9:3:3:1的比例。这四种表型中,有两种亲本类型,即黄圆和绿皱,称亲组合(parental combination),此外,还有亲本所没有的类型即黄皱和绿圆,称重组合(recombination)。

上述实验结果,如按一对相对性状来分析仍符合分离定律:

黄:绿 = (315 + 101):(108 + 32) = 416:140 = 2.97:1

圆:皱 = (315 + 108):(101 + 32) = 423:133 = 3.18:1

在子$_1$代中,种子的颜色全为黄色,没有绿色,说明黄色为显性,用Y表示;绿色为隐性,用y表示;子$_1$代种子的形状全为圆滑、没有皱缩,说明圆滑为显性,用R表示;皱缩为隐性,用r表示。这样纯种黄圆亲本的基因型为YYRR,纯种绿皱亲本的基因型是yyrr。在形成配子时,根据分离律,亲本YYRR只产生一种配子YR,亲本yyrr也只产生一种配子yr,受精后形成YyRr的合子。因为y和r控制的性状得不到表达,故子$_1$代表现为黄圆。子$_1$代自交,在形成生殖细胞时孟德尔认为:Yy分离,Rr分离,Yy、Ry是两对不同的基因,在配子形成过程中这两对基因之间是随机组合的。这样子$_1$代的父本和母本各产生YR、Yr、yR、yr 4种数量相等的生殖细胞,其比例为1:1:1:1,雌雄配子随机结合后,子$_2$代便有十六种组合方式,产生九种基因型,四种表现型,比率为9:3:3:1(图5-4)。

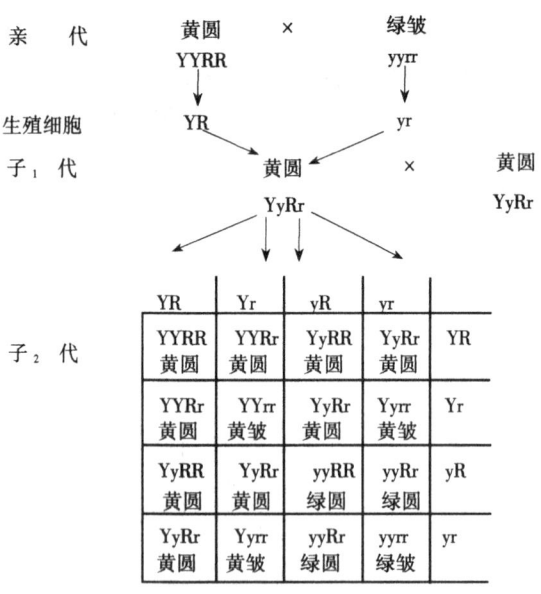

图5-4 黄圆豌豆与绿皱豌豆杂交图解

为了验证自由组合假设的真实性,孟德尔进行了测交实验,取得了和预期完全一致的结果。

孟德尔根据上述实验结果总结出基因的自由组合定律：生物在形成生殖细胞时不同对基因独立行动，可分可合，以均等的机会组合到一个配子生殖细胞中去。研究证明，在性细胞形成的减数分裂过程中非同源染色体随机组合进入生殖细胞，这是基因自由组合定律的细胞学基础，即在生殖细胞形成过程中非同源染色体可随机组合进入生殖细胞，位于非同源染色体上的不同对基因也随之自由组合进入生殖细胞。

三、连锁与互换定律

美国生物学家摩尔根和他的学生在孟德尔遗传规律的基础上，以果蝇为实验材料进行杂交实验，提出了遗传的连锁和互换律（law of linkage and crossing over）。同时，提出了基因位于染色体上并呈直线排列的假说。摩尔根的研究成果不仅补充和发展了孟德尔定律，而且对整个遗传学的发展也起了相当大的推动作用。

野生果蝇为灰身长翅类型，摩尔根等在实验饲养中出现了黑身残翅的突变类型。他们将野生型果蝇和突变型果蝇杂交，实验证明，灰身（B）对黑色（b）是显性性状；长翅（V）对残翅（v）是显性性状。将纯合的灰身长翅（BBVV）果蝇和黑身残翅（bbvv）果蝇杂交，子$_1$代全部是灰身长翅（BbVv）。如果让子$_1$代的雄果蝇和黑身残翅的雌果蝇杂交，按照自由组合定律来预测，子$_1$代灰身长翅的雄果蝇应该产生BV、bV、Bv、bv四种数量相等的精子，雌果蝇只产生一种bv的卵子，受精后将产生灰身长翅、灰身残翅、黑身残翅和黑身长翅四种类型的果蝇，而且呈1:1:1:1的比例。然而实验结果并非如此，只出现了灰身长翅和黑身残翅两种亲本类型，呈1:1的比例。

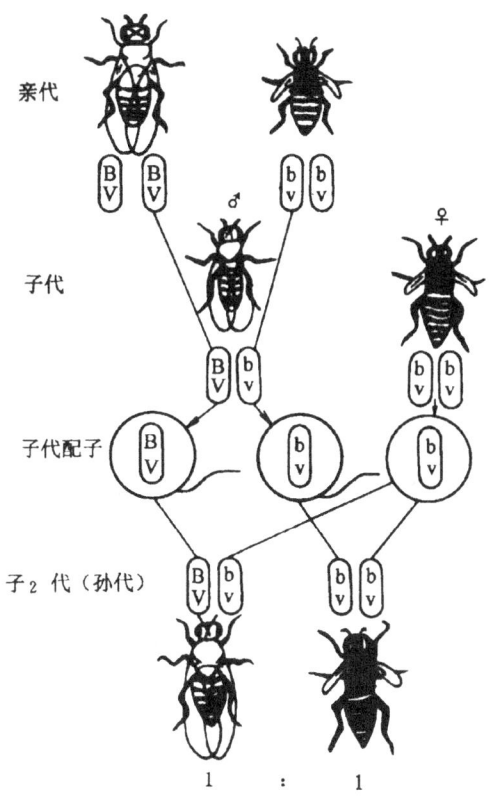

图 5-5 果蝇的完全连锁

为了解释实验结果与理论值的矛盾，摩尔根假设控制上述果蝇两对相对性状的基因位于同一对同源染色体上。子₁代控制灰身 B 和长翅 V 的基因位于一条染色体上，而黑身 b 和残翅 v 的基因位于其同源染色体上，那么在配子形成时，BV 和 bv 只能随各自所在的一条染色体上连锁遗传而不能自由组合。因此，雄性的子₁代只能产生含 BV 和 bv 两类精子，分别与隐性亲本产生的 bv 的卵子结合，形成 BbVv 和 bbvv 两种后代（子₂代），呈 1∶1 比例。这种遗传方式有别于自由组合定律。

摩尔根把位于同一条染色体上的基因相伴随传递的现象称为连锁（linkage）。如果连锁的基因不发生交换，这种连锁称为完全连锁（complete linkage）（图 5-5）。

摩尔根还发现，如果将子₁代雌果蝇和黑身残翅的雄果蝇进行杂交，子₂代又产生了四种类型：灰身长翅、灰身残翅、黑身长翅、黑身残翅（图 5-6）。

实验结果既不同于完全连锁，又不像自由组合定律那样呈 1∶1∶1∶1 的比例，而是大部分为亲本类型，少部分为重组类型。

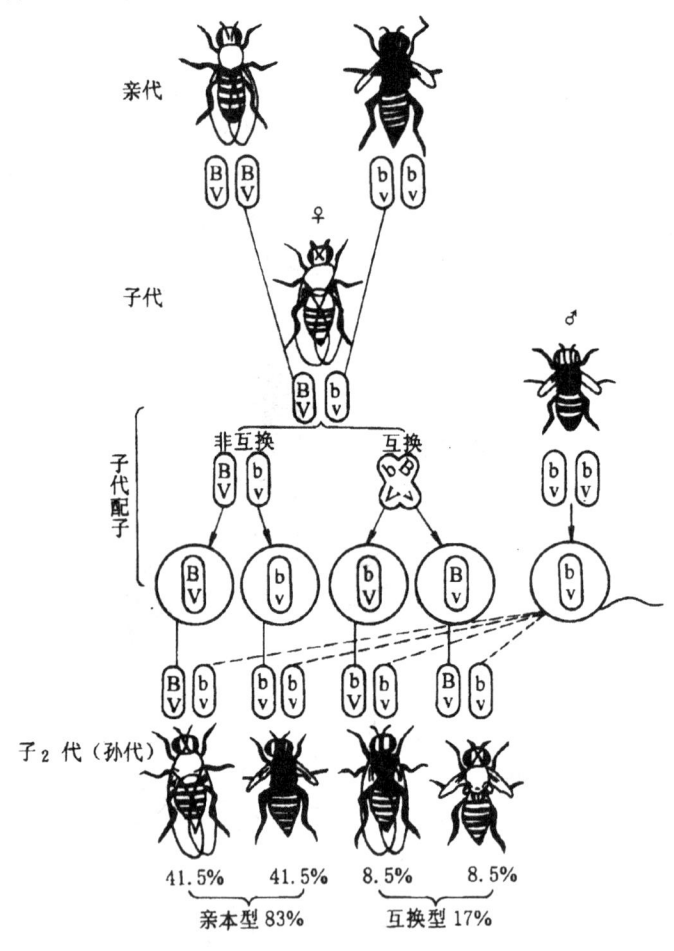

图 5-6　果蝇的不完全连锁

摩尔根认为：在子₁代雌果蝇的卵子发生过程中，多数情况 BV 和 bv 基因仍保持原有的连锁关系，少数情况由于同源染色体的联会和片段交换，使连锁的基因 BV 和 bv 之间发生了互换，由于互换导致基因发生重组，形成了 Bv 和 bV 新的连锁关系，这样可形成 BV、bv、Bv 和 bV 四种卵子，当它们与精子 bv 受精后将会形成四种类型的后代。这种连锁的基因发生部分交换的现象称为不完全连锁（incomplete linkage）。上述四种配子中含 BV 和 bv 两种生殖细胞的基因组合是亲代原有的类型称为亲组合，另两种含 Bv 和 bV 生殖细胞的基因组合是亲本所没有的称为重组合。

根据以上杂交实验，摩尔根总结出基因的连锁和互换定律：①在生殖细胞形成时，位于同一条染色体上的基因彼此连锁在一起作为一个整体进行传递的规律称为连锁律。②在生殖细胞形成时，同源染色体上的等位基因之间可以发生交换称为互换律。减数分裂中，同源染色体联会和交换基因是互换律的细胞学基础。

连锁和互换是生物界普遍存在的现象。凡是位于同一对染色体上的若干对等位基因，彼此间互相连锁构成了一个连锁群（linkage group）。生物所具有的连锁群数目一般与其体细胞中染色体对数相当。例如果蝇有四对染色体，分别构成 4 个连锁群。人类有 23 对染色体，其中 22 对常染色体构成 22 个连锁群，X 染色体和 Y 染色体的连锁基因不同，各构成一个连锁群，故人类共 24 个连锁群。同一连锁群内的各对等位基因之间可以发生互换，通常用互换率（或重组率）表示，互换率（crossover value）又称为交换率，是指两对基因之间发生交换的频率，以两对基因的重组率来计算。具体是以重组合的生殖细胞数或杂交子代中重组合类型数占生殖细胞总数或全部子代总数的百分率。

互换率（%）= 重组合类型数/（重组合类型数 + 亲组合类型数）× 100%

交换率的大小，与同源染色体上的两对等位基因之间的距离有关，距离越远，发生交换的可能性越大；距离越近，发生交换的可能性越小。据此可推测同一对染色体上非等位基因之间的相对位置。进而将每一种生物染色体上连锁基因的相对位置确定下来，用这种方法绘制而成的图形称为连锁图（linkage map）。

第二节 遗传学的概率统计基础

要熟练掌握本章的遗传病复发风险估计以及学好第六章的群体遗传学，除需具备遗传学基础外，还应了解一些概率统计基础。

一、事件

某件事发生的一种情况或实验中得到的一种结果称为事件。在一定情况下必然发生的事件称为必然事件；在一定条件下不可能发生的事件称为不可能事件。例如在植物杂交实验中，纯合体自交的后代为纯合体即为必然事件，纯合体自交的后代为杂合体则为不可能事件。

一定条件下可能发生也可能不发生的事件称为随机事件。例如一对夫妇计划生一个孩子，这个孩子可能是男孩，也可能是女孩，事件的发生是随机的，称为随机事件。

如果两个事件，一个发生而另一个必然不发生，或者说一次实验只能发生其中的一个，称为互斥事件。例如杂合体自交时，自交第一代的每个个体的基因组合可能是 AA，Aa，aA 或 aa，它们为随机事件，但对每个个体来说，只能是其中的一个，任何两个事件都不可能同时发生，所以它们为互斥事件。

如果一对夫妇计划生两个孩子，可能的结果有以下四种：

	第一胎	第二胎
1	男孩	女孩

2	男孩	男孩
3	女孩	男孩
4	女孩	女孩

第一胎是男或女对第二胎的性别没有影响,它们是相互独立的。像这样,如果一个事件的发生对另一个事件的发生没有影响,称为相互独立的事件。

如果一个事件由两个或两个以上的事件组成,称为复合事件。例如前所述,杂合体自交后代的基因组合为 AA、Aa、aA 或 aa,其中抽到"显性个体"这一事件就为事件 AA,Aa 和 aA 构成的复合事件,而这个复合事件是由几个互斥事件组成;又如一对夫妇要生两个孩子都是男孩这一事件为第一胎男孩和第二胎男孩两个独立事件构成的复合事件。

二、概率

在医学遗传学领域,往往有人问,某一个体患某种遗传病的可能性有多大?某一个体得到祖父母或父母某一基因的可能性是多少?等等。实际上,这些问题就是概率的问题。概率是指一个事件随机发生的可能性。具体讲,概率指某事件发生的次数与事件总次数的比值,用 P(A) 表示。例如根据孟德尔原理,亲代的某一基因传给后代的概率是 $\frac{1}{2}$。又如,有人随机调查了 3200 人组成的人群,发现 2 个白化病患者,则白化病的发病概率即为 $\frac{2}{3200} = \frac{1}{1600}$。

由上可知,任何一事件的概率只能在 0 和 1 之间,必然事件的概率等于 1,不可能事件的概率等于 0。

下面将根据概率的基本概念讨论复合事件概率的计算方法。

三、概率的基本定理

(一)概率的乘法定理

两个独立事件同时发生或相继发生概率等于它们各个概率的积。例如,在黄圆豌豆和绿皱豌豆的杂交实验中,子一代(F_1)自花受粉产生的子二代(F_2)性状的自由组合就可以根据概率的乘法定理来计算。根据分离规律,单考虑黄绿一对相对性状时,在 F_2 中,P(黄) = $\frac{3}{4}$,P(绿) = $\frac{1}{4}$;同理,单考虑圆皱一对相对性状,在 F_2 中 P(圆) = $\frac{3}{4}$,P(皱) = $\frac{1}{4}$。由于控制两对性状的基因位于非同源染色体上,独立遗传,所以在 F_2 中各种性状的规律为:

$$P(黄圆) = \frac{3}{4} \times \frac{3}{4} = \frac{9}{16}$$

$$P(黄皱) = \frac{3}{4} \times \frac{1}{4} = \frac{3}{16}$$

$$P(绿圆) = \frac{1}{4} \times \frac{3}{4} = \frac{3}{16}$$

$$P(绿皱) = \frac{1}{4} \times \frac{1}{4} = \frac{1}{16}$$

由此可见,黄圆:黄皱:绿圆:绿皱 = 9:3:3:1,该结果与自由组合规律相符合。

（二）概率的加法定理

两个或几个互斥事件构成的复合事件发生的概率等于各事件概率之和。例如，植物杂合体（Aa）自交，后代的基因组合可能是 AA、Aa、aA 和 aa，每一事件发生的机会均等，即概率均为 $\frac{1}{4}$，那么，后代中基因型为 Aa 的概率是 $\frac{1}{4}+\frac{1}{4}=\frac{1}{2}$，显性个体的概率是 $\frac{1}{4}+\frac{1}{4}+\frac{1}{4}=\frac{3}{4}$。

（三）逆概率定理（见本章的第三节）

四、二项分布概率

在遗传学研究中，除研究一次实验中可能出现的结果和概率外，有时还需研究两次或多次实验中出现的结果和概率。例如一对夫妇计划生三个孩子，其结果如何？需要利用二项分布解决这方面的问题。现用具体例子来说明二项分布概率及应用。

假定一对夫妇准备生三个孩子。他们每生一胎可能是男孩，也可能是女孩，概率均为 $\frac{1}{2}$。如前所述，前一胎的性别对后一胎没有影响，即是相互独立的，于是，根据概率乘法定理，按孩子出生性别的可能顺序，用图解法计算出生方式的概率如表 5-2：

表 5-2 一对夫妇生三个孩子，各出生方式的概率

第一胎	第二胎	第三胎	结果	概率
$\frac{1}{2}$（男）	$\frac{1}{2}$（男）	$\frac{1}{2}$（男）	男男男	$\frac{1}{2}\times\frac{1}{2}\times\frac{1}{2}=\frac{1}{8}$
		$\frac{1}{2}$（女）	男男女	$\frac{1}{2}\times\frac{1}{2}\times\frac{1}{2}=\frac{1}{8}$
	$\frac{1}{2}$（女）	$\frac{1}{2}$（男）	男女男	$\frac{1}{2}\times\frac{1}{2}\times\frac{1}{2}=\frac{1}{8}$
		$\frac{1}{2}$（女）	男女女	$\frac{1}{2}\times\frac{1}{2}\times\frac{1}{2}=\frac{1}{8}$
$\frac{1}{2}$（女）	$\frac{1}{2}$（男）	$\frac{1}{2}$（男）	女男男	$\frac{1}{2}\times\frac{1}{2}\times\frac{1}{2}=\frac{1}{8}$
		$\frac{1}{2}$（女）	女男女	$\frac{1}{2}\times\frac{1}{2}\times\frac{1}{2}=\frac{1}{8}$
	$\frac{1}{2}$（女）	$\frac{1}{2}$（男）	女女男	$\frac{1}{2}\times\frac{1}{2}\times\frac{1}{2}=\frac{1}{8}$
		$\frac{1}{2}$（女）	女女女	$\frac{1}{2}\times\frac{1}{2}\times\frac{1}{2}=\frac{1}{8}$

统计上表可知，这对夫妇生三个孩子的情况及概率为：

$$P（三个男孩）=\frac{1}{2}\times\frac{1}{2}\times\frac{1}{2}=\frac{1}{8}$$

$$P（二男一女）=\frac{1}{8}+\frac{1}{8}+\frac{1}{8}=3\times\frac{1}{8}$$

$$P（一男二女）=\frac{1}{8}+\frac{1}{8}+\frac{1}{8}=3\times\frac{1}{8}$$

$$P（三个女孩）=\frac{1}{2}\times\frac{1}{2}\times\frac{1}{2}=\frac{1}{8}$$

实际上，每种出生结果的概率为出生方式的数目（组合数）乘以出生方式的概率。设 n 个对象（生 n 个孩子），每个对象可能是第一类型（男孩），也可能是第二类型（女孩），那么，n 个对象中，k 个为第一类型（男孩），$n-k$ 个为第二类型（女孩），根据数学原理，这些对象的组合数为：

$$C_n^k = \frac{n!}{K!(n-k)!}$$

例如一对夫妇生二男一女的组合数为 $C_3^2 = \frac{3!}{2! \times 1!} = 3$，生二男二女的概率为 $C_4^2 = \frac{4!}{2! \times 2!} = 6$。

综上所述，如果一个实验满足下列条件：①一次实验可能有两种结果，且这两种结果为互斥事件，设它们的概率分别为 a，b，$a+b=1$；②同样条件下实验可以重复；那么 n 次实验中所产生的结果及概率可用公式表示：

$$(a+b)^n = C_n^0 a^0 b^n + C_n^1 a^1 b^{n-1} + \cdots\cdots + C_n^k a^k n^{n-k} + \cdots\cdots C_n^n a^n b^0$$

由以上公式可知，n 次实验产生的结果有 $n+1$ 种，其中 k 次为第一种结果，$n-k$ 次为另一种结果的概率为 $C_n^k a^k b^{n-k}$，这就是二项分布概率。

现在上述例子就可不用图解法，而用一般公式求出生三个孩子的结果：

$$\left(\frac{1}{2} + \frac{1}{2}\right)^3 = C_3^0 \left(\frac{1}{2}\right)^0 \cdot \left(\frac{1}{2}\right)^3 + C_3^1 \left(\frac{1}{2}\right)^1 \cdot \left(\frac{1}{2}\right)^2 + C_3^2 \left(\frac{1}{2}\right)^2 \cdot \left(\frac{1}{2}\right)^1 + C_3^3 \left(\frac{1}{2}\right)^3 \cdot \left(\frac{1}{2}\right)^0$$

$$= \frac{1}{8}（三男） + \frac{3}{8}（二男） + \frac{3}{8}（一男） + \frac{1}{8}（零用）$$

五、χ^2 检验

我们知道，实际调查数据很少与理论值完全一致，但这并不能说明实际与理论不符，需通过吻合度检验再作判断。所谓的吻合度检验就是运用数学统计学方法检测理论与实际是否吻合。统计学认为当差异概率 $P<0.05$ 或 $P<5\%$ 时，表明实际数值与理论数值的差异显著，不符合理论假设；当差异概率 $P<0.01$ 或 $P<1\%$ 时，表明实际数值与理论数值的差异极显著，完全可以否定理论假设；相反 $P>0.05$ 或 $P>5\%$ 时，表明差异不显著，符合理论假设。

χ^2 检验是常用的一种吻合度检验方法，根据 χ^2 值查知差异概率的大小，从而判断偏差的性质，这种检验方法叫做 χ^2 检验，χ^2 值的计算公式为：

$$\chi^2 = \Sigma \frac{(o-e)^2}{e}$$

这里 o 为实际值，e 为理论值，Σ 是总和的符号，是许多上述比值的总和。

现以本章第一节的孟德尔两对性状的杂交实验为例，说明 χ^2 检验的具体过程。如果黄色圆形豌豆与绿色皱形豌豆杂交，子二代 556 个，其中黄色圆形 315 个，黄色皱形 101 个，绿色圆形 108 个，绿色皱形 32 个，问该实验是否符合 9:3:3:1 的比例？即控制两对性状的基因是否位于非同源染色体上？

假设符合 9:3:3:1 的比例，即可得表 5-3。由表 5-3 求得 χ^2 值为 0.47，自由度 $n-1 = 4-1 = 3$，查表 5-4 即得 P 值为 0.90~0.95 之间，说明实际值与理论值差异发生的概率在 90%以上，因而样本的表型比例符合 9:3:3:1，控制两对性状的基因位于非同源染色体上，独立遗传。

表 5-3 黄色圆形豌豆与绿色皱形豌豆杂交，子二代的 χ^2 检验

	黄色圆形	黄色皱形	绿色圆形	绿色皱形	合计
实际值	315	101	108	32	556
理论值	312.75	104.25	104.25	34.75	556
$(o-e)$	2.25	-3.25	3.75	-2.75	0
$(o-e)^2$	5.06	10.56	14.06	7.56	
$\chi^2 = (o-e)^2/e$	0.016	0.101	0.135	0.218	0.47

表 5-4 不同 χ^2 值和不同自由度的 P 值

df \ P	0.99	0.95	0.90	0.80	0.70	0.50	0.30	0.20	0.10	0.05	0.01
1	0.00016	0.04	0.016	0.064	0.148	0.455	1.074	1.642	2.706	3.841	6.635
2	0.0201	0.103	0.211	0.446	0.713	1.386	2.408	3.219	4.605	5.991	9.210
3	0.115	0.352	0.584	1.005	1.424	2.366	3.665	4.642	6.251	7.815	11.345
4	0.297	0.711	1.064	1.649	2.195	3.357	4.878	5.989	7.779	9.488	13.277
5	0.554	1.145	1.610	2.343	3.000	4.351	6.064	7.269	9.236	11.070	15.086
6	0.872	1.635	2.204	3.070	3.828	5.345	7.231	8.588	10.645	12.592	16.812
7	1.239	2.167	2.833	3.822	4.671	6.346	8.783	9.803	12.017	14.067	18.475
8	1.646	2.733	3.490	4.594	5.527	7.344	9.524	11.030	13.362	15.507	20.090
9	2.088	3.325	4.168	5.380	6.393	8.343	10.656	12.242	14.684	16.919	21.666
10	2.558	3.940	4.865	6.179	7.627	9.342	11.781	13.442	15.987	18.307	23.209

第三节 单基因遗传

单基因遗传是指某种性状的遗传受一对等位基因控制。它们的遗传是受孟德尔定律制约的，所以又称为孟德尔式遗传。由单基因突变所致的疾病称为单基因病。根据决定某一性状或疾病的基因是在常染色体上还是性染色体上，是显性还是隐性，可将人类单基因遗传分为五种主要遗传方式：常染色体隐性遗传、常染色体显性遗传、X 连锁隐性遗传、X 连锁显性遗传和 Y 连锁遗传。

一、系谱和系谱分析

众所周知，研究人类性状不能像动植物那样通过杂交实验研究其遗传规律，而需要特殊方法研究人类遗传方式。系谱分析法就是其中最常用的方法。系谱（pedigree）是指某种遗传病患者与家庭各成员相互关系的图解。系谱中不仅包括患病个体，也包括全部健康的家庭成员。系谱中常用的符号见图 5-7。

系谱中的先证者，是指医师在该家系中最先确定的患者。在绘制系谱时，从先证者开始着手调查研究，然后根据被调查者的亲缘关系和健康状况，用上述特定的系谱符号绘成系谱图。根据绘制的系谱进行回顾性分析，以确定所发现的某一特定性状或疾病是否有遗传因素及其可能的遗传方式，从而对家系中其它成员的发病情况做出预测。在调查过程中，调查的人数越多越好，全部工作除要求信息准确外，还要注意患者的年龄、病情、死亡原因和是否

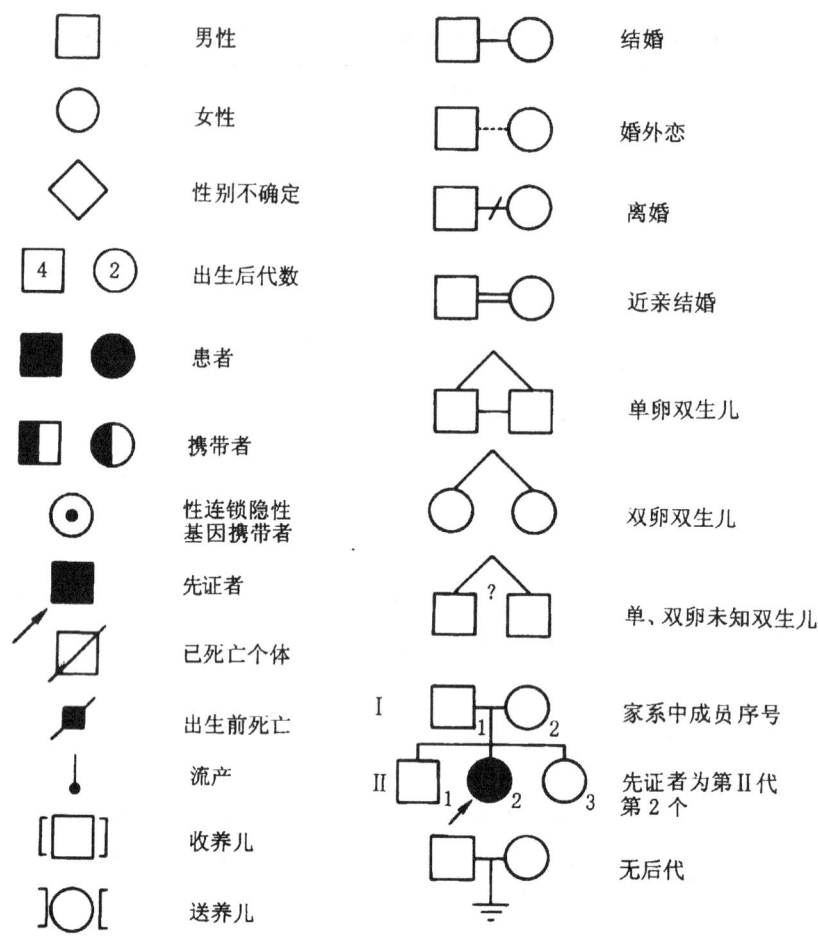

图 5-7 系谱中常用的符号

近亲婚配等。上述过程称为系谱分析（pedigree analysis）。

二、单基因遗传的遗传方式

（一）常染色体隐性遗传

控制一种遗传性状的基因是隐性基因，位于常染色体上，其遗传方式称为常染色体隐性遗传（autosomal recessive inheritance，AR）。由常染色体上隐性致病基因引起的疾病称为常染色体隐性遗传病。当个体处于杂合（Aa）状态时，由于有显性基因（A）的存在，致病基因（a）的作用不能表现，所以杂合子不发病。这种表型正常但带有致病基因的杂合子，称为携带者（carier）。只有当隐性基因处于纯合状态（aa）时，隐性基因所控制的性状才能表现出来。因此，临床上所见到的常染色体隐性遗传病患者，往往是两个携带者婚配的后代。

白化病是一种常见的常染色体隐性遗传病，由于患者体内编码酪氨酸酶的基因发生突变，酪氨酸酶缺乏而导致黑色素的合成发生障碍，从而引起白化症状。患者的虹膜、皮肤、毛发缺乏色素、羞明。现以 a 表示该病的致病基因，与其等位的正常基因为 A，当一对夫妇均为携带者时，他们的后代将有 1/4 的几率是白化病患儿，其余 3/4 的几率为表型正常的个体，在表型正常个体中，2/3 的几率为白化病基因携带者。如图 5-8。

常染色体隐性遗传病的典型系谱（图 5-9）有如下特点：①由于致病基因位于常染色

体上，因而致病基因的遗传与性别无关，男女发病机会均等。②系谱中看不到连续遗传现象，常为散发病例，有时系谱中只有先证者一个患者。③患者的双亲往往表型正常，但他们都是致病基因携带者。患者的同胞中约有1/4的几率患病，3/4的几率为正常，在表型正常的同胞中有2/3的可能性是携带者。一般在小家系中有时看不到准确的发病比例，如果将相同婚配类型的小家系合并起来分析，就会看到近似的发病比例。④近亲婚配后代的发病率比非近亲婚配发病率高。这是由于近亲之间可能从共同的祖先传来某一相同的基因，所以他们基因相同的可能性较一般人要高。

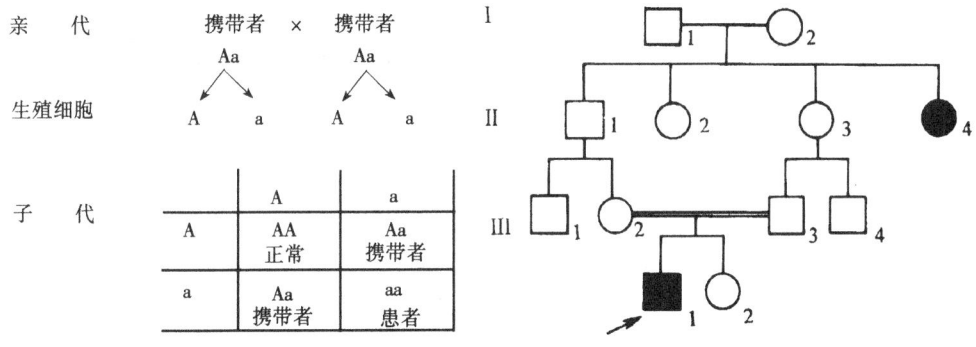

图5-8 白化病婚配图解　　图5-9 常染色体隐性遗传的典型系谱

临床上常见的常染色体隐性遗传病有白化病、先天性聋哑、高度近视、苯丙酮尿症、肝豆状核变性、尿黑酸尿症、镰状细胞贫血病等。

(二) 常染色体显性遗传

控制一种遗传性状的基因是显性基因，位于常染色体上，其遗传方式称为常染色体显性遗传（autosomal dominant inheritance，AD），由常染色体上显性致病基因引起的疾病称为常染色体显性遗传病。由于各种复杂的原因，杂合体有可能出现不同的表现形式，因此可将常染色体显性遗传分为如下几种不同的形式。

1. 完全显性 (complete dominance)：是指杂合子患者表现出与显性纯合子患者完全相同的表型，例如齿质形成不全症。患者的牙齿有明显的缺陷，牙齿上往往出现灰色或蓝色的乳光，牙齿容易磨损。如果用B表示致病基因，b表示正常的等位基因，患者的基因型有两种，纯合子（BB）和杂合子（Bb），它们的临床表现无区别。但临床上所见到的患者大多数为杂合子。因为致病基因可由正常基因突变而来，而突变是稀有事件，多数患者的致病基因是由父母遗传获得，这就是说，只有父母都是齿质形成不全症时，才有可能生出BB型的子女，而这样的婚配方式毕竟少见，故一般很少见到纯合体患者，临床上大多是杂合体患者与正常人婚配，后代将有1/2的几率是患者；1/2的几率是正常人（图5-10）。

常染色体显性遗传病的典型系谱（图5-11）有如下特点：①致病基因位于常染色体上，遗传与性别无关，男女发病机会均等。②系谱中可看到本病的连续遗传现象，即连续几代都可出现患者。③患者的双亲中必有一个为患者，但绝大多数为杂合体，患者的同胞中约有1/2的几率为患者。④双亲无病时，子女一般不患病，只有在基因突变的情况下，才能看到双亲无病时子女患病的病例。

2. 不完全显性 (incomplete dominance)：不完全显性也称为半显性，是指杂合体Dd介于纯合显性DD和纯合隐性dd之间。由于在杂合体Dd中隐性基因d的作用也有一定程度的表达，所以在不完全显性遗传病中，杂合体Dd常为轻型患者，纯合体DD为重型患者。当

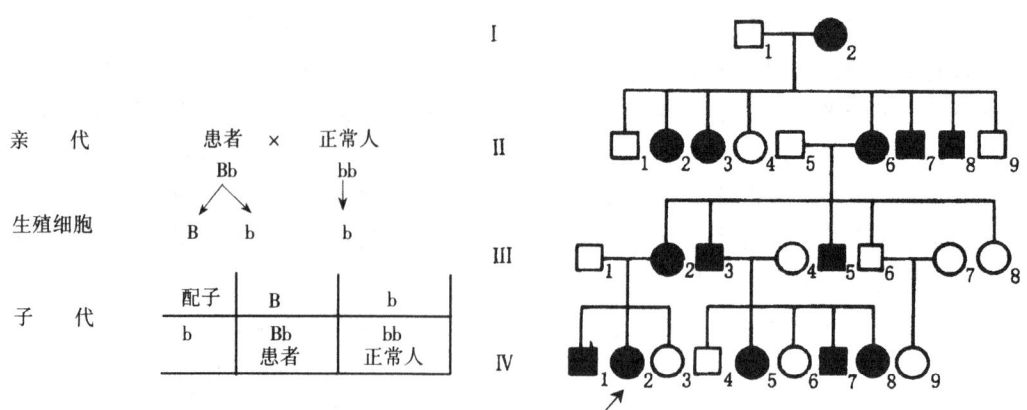

图 5-10 齿质形成不全症婚配图解

图 5-11 常染色体显性遗传病的典型系谱

两个轻型患者（Dd）婚配后，后代将有 1/4 的几率出现重型患者，2/4 的几率为轻型患者，1/4 的几率为正常人。如 β 地中海贫血，是由于血红蛋白中 β 链合成障碍引起的溶血性贫血。不同基因型的个体，由于 β 链合成所受障碍程度不同，而在临床上出现不同的病情。假如用 $β^o$ 表示致病基因。$β^A$ 表示正常基因，显性纯合体 $β^oβ^o$ 不能或只能合成很少量的 β 链，因此患儿在出生后几个月内便出现严重的进行性贫血，成为重型患者；杂合体 $β^oβ^A$，由于血红蛋白 β 链的合成受到部分抑制，所以临床症状较轻，只有轻度贫血，甚至因代偿而无症状，成为轻型患者。当两个轻型 β 地中海贫血患者婚配，子代中将出现重型患者:轻型患者:正常人为 1:2:1 的比例。（图 5-12）

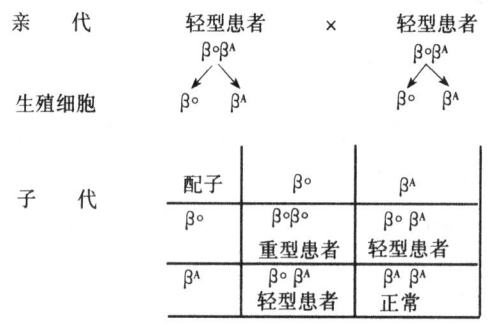

图 5-12 两个轻型 β 地中海贫血患者婚配图解

软骨发育不全症也是不完全显性遗传病。本病纯合体（AA）患者病情严重，多在胎儿期或新生儿期死亡，而杂合体（Aa）患者在出生时即有体态异常：四肢短粗，下肢向内弯曲，腰椎明显前突，头大等。主要是由于长骨骨骺端软骨细胞形成及骨化障碍，影响了骨的生长所致。

一个软骨发育不全症患者与正常人婚配，每生一个孩子有 1/2 的可能性是软骨发育不全性侏儒患者（Aa），1/2 的可能性是正常人（aa）（图 5-13）。如果两个轻型软骨发育不全症患者婚配，后代中约 1/4 的几率为正常人（aa），2/4 的几率为杂合子患者（Aa），1/4 的几率为纯合子患者（AA），后者将死于胚胎期或婴儿期（图 5-14）。

3. 不规则显性 (irregular dominance)：是指带有显性基因的杂合体由于某种原因不表现出相应的症状，因此在系谱中出现隔代遗传的现象。不规则显性也称外显不全，即在具有某一显性基因的杂合体中，并不是每个个体都能表现出该显性基因所控制的性状。这些带有显

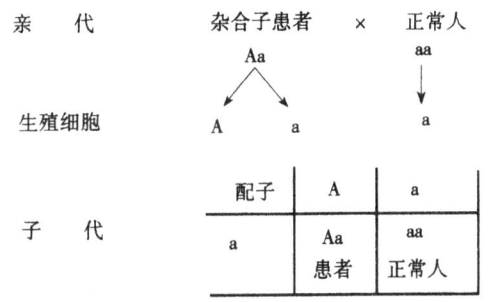

图 5-13 软骨发育不全杂合子患者与正常人婚配图解

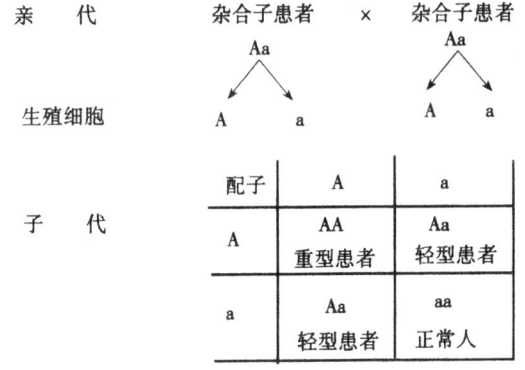

图 5-14 软骨发育不全杂合子患者间的婚配图解

性基因的某些个体,虽然不表现出显性性状,但他们的显性基因可以传递给后代,使后代表

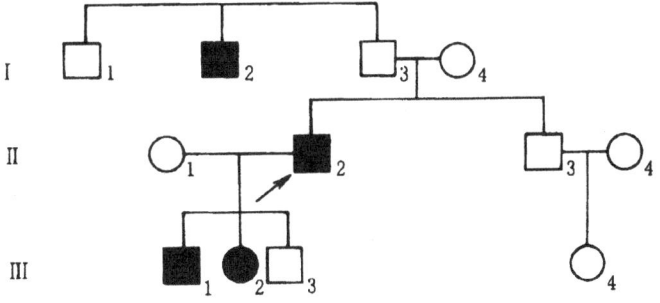

图 5-15 多指的系谱

现该基因所控制的性状,例如多指症。图 5-15 是一个多指的系谱。先证者 II_2 患多指症,其后代一个女儿和一个儿子是多指患者,II_2 的基因型一定是杂合子,II_2 的父母表型均正常,那么 II_2 的致病基因到底来自父亲还是母亲?从系谱特点可知,II_2 的致病基因是来自其父亲(I_3),这可从 II_2 的二伯父为多指患者而得到旁证。I_3 带有的致病基因(A)由于某种原因未能得到表达,所以没有发病,但其致病基因有 1/2 的可能性传给后代。下一代在适宜的条件下,可表现出多指症状。

显性基因在杂合状态下是否表达相应的性状,常用外显率(penetrance)衡量。外显率是指一定基因型的个体在特定的环境中形成相应表现型的百分率。例如,在 10 名杂合体(Aa)中,只有 8 名形成了与基因 A 相应的性状,就认为 A 的外显率为 80%。完全不表达的杂合体(Aa),称为钝挫型(form fruste)。钝挫型的致病基因虽未表达,但仍可传给后代。另外,有些杂合体(Aa),显性基因 A 的作用虽然表现出相应的性状,但在不同个体间,同一种遗传病表现出的轻重程度有所不同,如多指(趾)症,就有多指(趾)数目不一,多出指(趾)的长短不等的现象。这种杂合体(Aa)因某种原因而导致个体间表现程度的差异,一般用表现度(expressivity)表示。

外显率与表现度是两个不同的概念,前者是说明基因表达与否,是群体概念;后者说明的是在基因表达的情况下,表达的程度不同,是个体概念。

不规则显性产生的原因还不十分清楚,不同个体具有不同的遗传背景和生物体内外环境对基因表达所产生的影响,可能是引起不规则显性的重要原因。影响显性基因表达的遗传背景主要是由于细胞内存在着修饰基因(modifier gene)。有的修饰基因能增强主基因的作用,使主基因所决定的性状表达完全;有的修饰基因能减弱主基因的作用,使主基因所决定的性状得不到表达或表达不完全。此外,各种影响性状发育的环境因素也可作为一种修饰因子影响主基因的表达,从而起到修饰的作用。

4. 共显性(codominance):是指一对等位基因之间,没有显性和隐性的区别,在杂合状态下,两种基因的作用同时完全表现出来。

人类ABO血型决定于一组复等位基因(multiple alleles),它们是I^A、I^B和i,这三种基因位于9号染色体长臂的同一位点,互为等位基因,对每个人来讲只能具有其中两个基因。像这种位于一对同源染色体上某一特定位点有三种或三种以上的基因称为复等位基因。I^A决定红细胞表面有抗原A;I^B决定红细胞表面有抗原B;i决定红细胞表面没有抗原A和抗原B而有H物质,I^A和I^B对i是显性基因,基因I^A和I^B为共显性(表5-5)。

表5-5 ABO血型的特点

血型	红细胞抗原	血清中天然抗体	基因型
A	A	β	I^AI^A;I^Ai
B	B	α	I^BI^B;I^Bi
AB	AB	-	I^AI^B
O	-	α,β	ii

ABO血型的检测是法医学中进行亲子鉴定的常用手段之一。根据孟德尔分离定律的原理,已知双亲的血型便可推测子女中可能出现什么血型或不可能出现什么血型;已知母亲和孩子的血型就可判断父亲可能是什么血型或不可能是什么血型,反之亦然。如父母双方的血型分别为AB型和O型,他们子女的血型只能是A型或B型而不可能是O型或AB型(图5-16)。

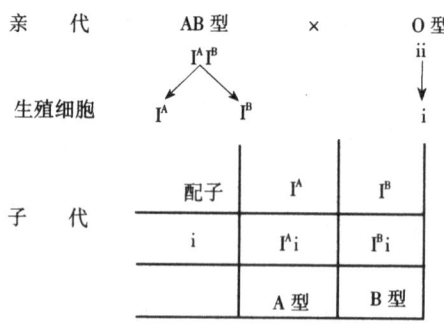

图5-16 AB型和O型婚配图解

5. 延迟显性(delayed dominance):是指某些带有显性致病基因的杂合体,并非出生后即表现出相应症状,而是发育到一定年龄时,致病基因的作用才表现出来。遗传性舞蹈病就是一种延迟显性遗传的疾病，致病基因位于4号染色体上（4p16）。杂合体（Aa）在青春期无任何临床表现，而多在40岁以后才发病，多数以舞蹈动作为首发症状，一般在舞蹈动作发生后潜隐出现智能衰退。图5-17是一个慢性进行性舞蹈病的系谱，II₁、II₃、III₃已发病，说明他们的基因型均为（Aa），值得注意的是III₁、III₂、III₄和III₅，他（她）有可能为杂合体，但未患病，可能还未到发病年龄。

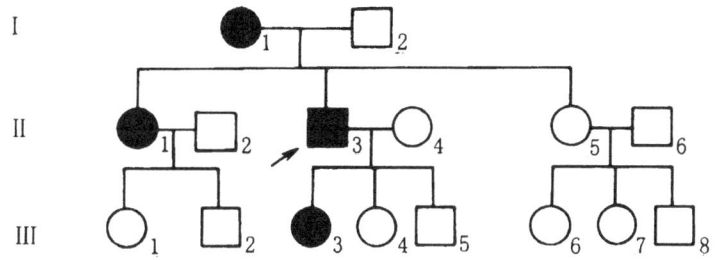

图5-17 慢性进行性舞蹈病的系谱

家族性多发性结肠息肉也是延迟显性遗传病。该病患者的结肠壁上有许多大小不等的息肉，临床的主要症状为便血并伴粘液。35岁前后，结肠息肉可恶化成结肠癌。

由以上病例可以看出，某些显性致病基因所决定的相应性状，年龄可作为一种修饰因子，使显性致病基因所控制的性状出现延迟表达。

（三）X连锁隐性遗传：

控制一种遗传性状的基因是隐性基因，位于X染色体上，其遗传方式称为X连锁隐性遗传（X-linked recessive inheritance，XR），由X染色体上隐性致病基因引起的疾病称为X连锁隐性遗传病。

女性细胞中有两条X染色体。在只有一个X连锁隐性致病基因的情况下，她只能是携带者（$X^A X^a$），当她在纯合隐性（$X^a X^a$）状态时才患病。男性细胞中只有1条X染色体，而Y染色体缺少相应的等位基因，所以称半合子（hemizygote），男性只要X染色体上有隐性致病基因就会患病。因此，人群中男性患者多于女性患者。

例如人类的红绿色盲是X连锁隐性遗传病，患者不能正确区分红色和绿色。这决定于X染色体上两个紧密相连的隐性红色盲基因和绿色盲基因，一般将它们综合在一起来考虑，总称红绿色盲基因。在中国人中男性色盲的发病率为7%，女性色盲的发病率为$(0.07)^2 = 0.49\%$。

设定用b代表红绿色盲的致病基因，用B代表相应的正常等位基因。如果男性色盲与正常女性婚配，儿子都正常，女儿都是携带者（图5-18）。

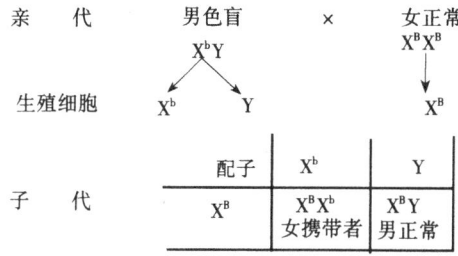

图5-18 男性色盲患者与正常女性婚配图解

女性色盲基因携带者与正常男性婚配，后代中儿子将有1/2几率发病；女儿都不发病，其中1/2几率为携带者（图5-19）。女性色盲基因携带者与男性患者婚配，后代中女儿将有1/2几率发病，1/2几率为携带者；儿子也将有1/2几率发病，1/2几率正常（图5-20）。

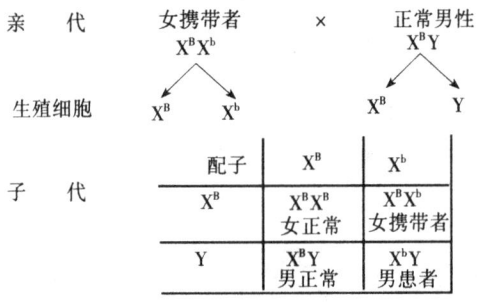

图5-19　女性携带者与正常男性婚配图解

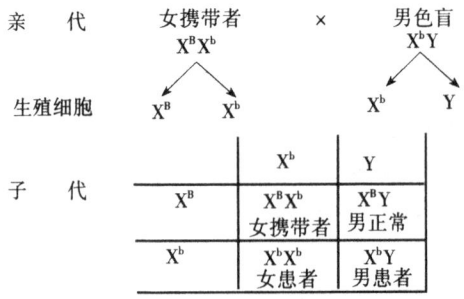

图5-20　女性色盲携带者与男性色盲患者婚配

上述例子说明了交叉遗传现象，即X连锁遗传中男性的致病基因只能从母亲传来，将来只能传给女儿，不存在从男性向男性的传递，称为交叉遗传（criss-cross inheritance）。

X连锁隐性遗传的系谱特点如下：①男性患者多于女性患者，系谱中往往只有男性患者。②双亲无病时，儿子可能发病，女儿则不会发病。儿子如果发病，其致病基因来自携带者母亲。而将来只可能传给其女儿，具有男传女、女传男的交叉遗传特点。③如果女性是患者，其父亲一定是患者，母亲一定是携带者或患者。④男性患者的兄弟、外祖父、舅父、姨表兄弟、外甥、外孙等可能是患者。

除红绿色盲外，血友病A也是一种X连锁隐性遗传病，血友病A是一种出血性疾病，患者血浆中缺少抗血友病球蛋白（AHG）或称Ⅷ因子，因而不能使凝血酶原变成凝血酶，使凝血发生障碍。患者的皮肤、肌肉内反复出血，形成瘀斑，下肢各关节的关节腔内出血，可使关节呈强直状态，颅内出血可导致死亡。图5-21是一个血友病A的系谱，从系谱中看到Ⅲ$_1$和Ⅲ$_4$的致病基因都是从其母亲Ⅱ$_2$传来，他们的舅舅Ⅱ$_3$、姨表兄弟Ⅲ$_7$都是血友病A患者，Ⅱ$_2$、Ⅱ$_6$的致病基因都是从先证者外祖母传来。系谱中患者的父母都未发病，但其母亲均是携带者。

（四）X连锁显性遗传

控制一种遗传性状的基因是显性基因，位于X染色体上，其遗传方式称为X连锁显性遗传（X-linked dominant inheritance，XD），由X染色体上的显性致病基因引起的疾病称为X连锁显性遗传病。

由于致病基因是显性的，因此，不论男性和女性只要X染色体上有一个致病基因就会

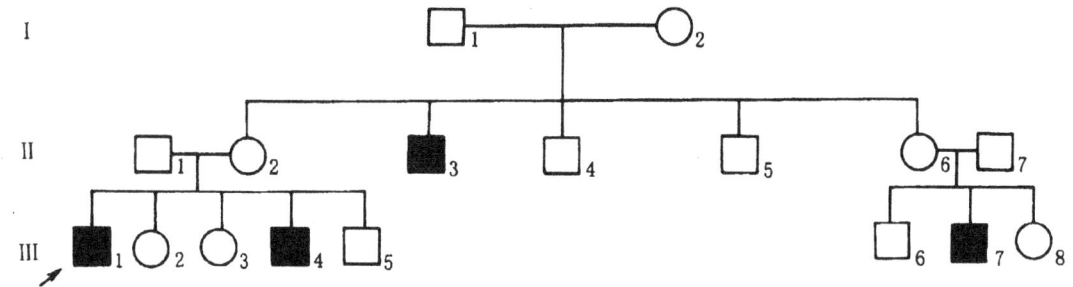

图 5-21 血友病 A 的系谱

发病。女性细胞中有两条 X 染色体，男性细胞中只有一条 X 染色体，所以，群体中女性患者多于男性患者。

抗维生素 D 性佝偻病是 X 连锁显性遗传病。与一般佝偻病不同，其发病原因是由于肾小管对磷的重吸收能力和小肠对钙磷的吸收能力均不健全，造成尿磷增加，血磷降低，使患者的骨质钙化不全而引起的佝偻病。患者可有 O 形腿、X 形腿、鸡胸等骨骼发育畸形和生长缓慢等症状。治疗这种佝偻病时，采用普通剂量的维生素 D 和晒太阳均难有疗效，必须使用大剂量的维生素 D 和磷酸盐才能起到治疗效果，所以通常称之为抗维生素 D 性佝偻病。

如果用 A 表示抗佝偻病的致病基因，a 表示相应的正常等位基因。本病男性患者与正常女性婚配，女儿都患病，儿子都正常（图 5-22）。女性杂合子患者与正常男性婚配，儿女各有 1/2 的发病风险（图 5-23）。

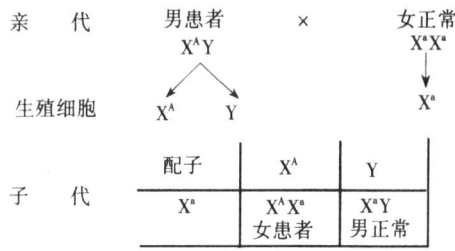

图 5-22 抗维生素 D 性佝偻病男患者与正常女性婚配图解

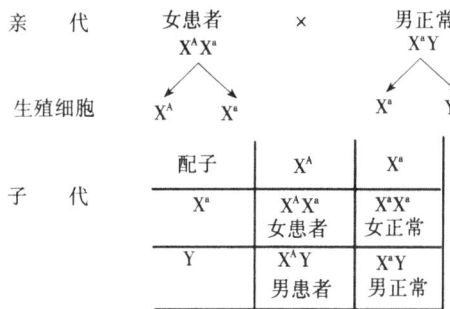

图 5-23 抗维生素 D 性佝偻病女患者与正常男性婚配图解

X 连锁显性遗传的典型系谱如图 5-24，其系谱特点如下：①人群中女性患者多于男性患者，前者病情较轻。②患者的双亲中必有一方是该病患者，致病基因的传递具交叉遗传特点，系谱中常可看到连续传递现象。③男性患者的女儿全部都为患者，儿子全部正常。④女性患者（杂合体）的子女中各有 1/2 的发病风险。

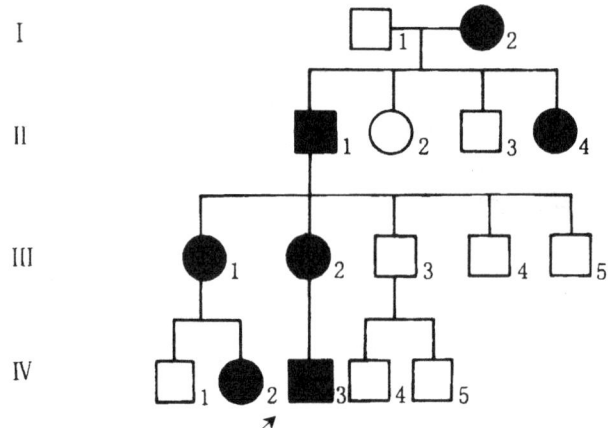

图 5-24 X 连锁显性遗传的典型系谱

在 X 连锁显性遗传中，通常纯合型女性患者和男性患者表现为重型，而杂合型女性患者表现为轻型，这是因为杂合体女性患者中正常等位基因可进行功能补偿。由于出现纯合型女性患者的概率较小，总体来说，女性患者一般都是杂合体，所以，女性患者的病情比男性患者为轻。

（五）Y 连锁遗传

如果决定某种性状或疾病的基因位于 Y 染色体上，其遗传方式称为 Y 连锁遗传（Y-linked inheritance）。具有 Y 连锁基因者均为男性，这些基因将随 Y 染色体进行传递，因为女性没有 Y 染色体，即不传递有关基因，也不出现相应的遗传性状或遗传病。所以，在 Y 连锁遗传中，有关基因由男性向男性传递，父传子，子传孙，又称为全男性遗传。

目前较肯定的 Y 连锁遗传性状或遗传病比较少，已知 H-Y 抗原基因、外耳道多毛基因

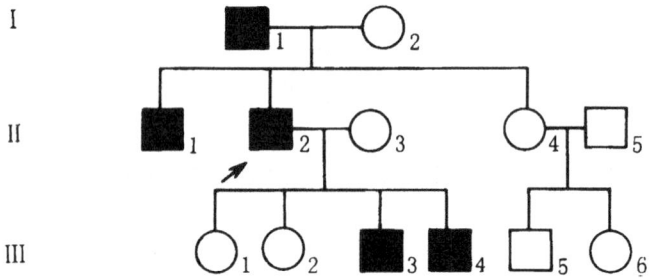

图 5-25 外耳道多毛症的系谱

等是 Y 染色体上的基因。图 5-25 为一个外耳道多毛症的系谱，系谱中祖孙三代患者全为男性，Y 染色体上具有外耳道多毛基因的男性，到了青春期，外耳道中可长出 2~3cm 的丛状黑色硬毛，常可伸出耳孔之外。系谱中女性均无此症。

在单基因遗传病中，除了上述几种遗传方式外，还有下列特殊情况：

①从性遗传：从性遗传和性连锁遗传的表现形式都与性别有着密切的关系，但它们是两种截然不同的遗传现象。性连锁遗传的基因位于性染色体上，而从性遗传的致病基因位于常染色体上，可为显性或隐性基因。这种常染色体上的基因所控制的性状，在表型上受性别影响而显出男女分布比例或表现程度差异的现象，称为从性遗传（sex-influenced inheritance）

原发性血色病可作为从性遗传的实例。该病是一种遗传性铁代谢障碍。其特征为含铁血

黄素在组织中大量沉积，造成皮肤色素沉着、肝硬化、糖尿病三联综合征。本病致病基因为隐性基因，位在常染色体上，但男患者比女患者多 10～20 倍，由于铁质蓄积达到 10～35g 时方产生症状，女性通过月经、妊娠、哺乳，一生中可丧失铁 10～35g，故难以表现铁质沉着症状。

遗传性早秃为常染色体显性遗传病，男性明显多于女性。杂合子（Aa）的男性会出现早秃，相反，女性杂合子（Aa）不出现早秃，只有纯合体（AA）时，女性才出现早秃。

②限性遗传：某种性状或疾病的基因位于常染色体或性染色体上，其性质可以是显性或隐性，但由于性别限制，只在一种性别中表现，另一性别则完全不能表达，但这些基因均可传给下一代，这种遗传方式称限性遗传（sex-limited inheritance）。例如，子宫阴道积水由常染色体隐性基因决定。隐性纯合子中，女性可表现相应症状，男性却不表现该性状，但该基因可传给后代。

从性遗传和限性遗传的现象表明，在常染色体遗传病中有时也可能见到性别差异，应注意与性连锁遗传区别。

三、遗传病的遗传异质性

在遗传学中，表现型通常是由基因型决定的，但同一表现型并不一定是一种基因型表达的结果，几种基因型可能表现为同一表现型。这种表现型相同而基因型不同的现象称为遗传异质性（genetic heterogeneity）。由于遗传基础不同，遗传方式、发病年龄、病情以及复发风险等都可能不同。遗传异质性几乎成为遗传病的普遍现象。如先天性聋哑有常染色体隐性遗传、常染色体显性遗传和 X 连锁隐性遗传三种方式。属常染色体隐性遗传的又有 I 型、II 型。I 型估计有 35 个基因座位，II 型有六个基因座位。其中每个座位纯合都可导致先天性聋哑。属常染色体显性遗传的有六个基因座位。属于 X 连锁隐性遗传的有四个基因座位。因此，常可见到两个先天聋哑患者婚配后生出听觉正常的孩子，这就是由于父母聋哑基因不在同一基因座位所致，由此可见，先天聋哑具有高度的遗传异质性。如 DDee（聋哑）× ddEE（聋哑）→DdEe（正常）。

四、两种单基因性状或疾病的遗传

当一个家系中同时存在两种单基因遗传病时，分析其传递规律的关键问题，首先应考虑控制它们的基因是否位于同一条染色体上，由此可分为两种情况：

（一）两种单基因病的致病基因分别位于非同源染色体上

在临床上，一个家系如果出现两种单基因病患者，而两种单基因病的致病基因位于非同源染色体上，它们按自由组合律独立传递。短指是常染色体显性遗传病，致病基因用 B 表示，白化病是常染色体隐性遗传病，致病基因用 a 表示。已知这两种致病基因位于不同对的染色体上。如丈夫短指，妻子正常，婚后生了一个白化病的患儿，这对夫妇若再生第二胎，其子女发病情况如下：根据系谱特点，这对夫妇均为白化病基因携带者。这样，丈夫的基因型是 AaBb；妻子的基因型是 Aabb，再生孩子的发病情况见图 5-26。

上述婚配形式也可应用概率定律对后代发病风险作出估计。因为短指作为一种常染色体显性遗传病，子代患病的几率为 1/2，正常的几率也是 1/2；白化病作为一种常染色体隐性遗传病，子代中患者几率是 1/4，正常的几率是 3/4。如果把这两种病综合在一起考虑，利用概率的乘法定律，对这对夫妇再生第二胎的情况进行预测：仅短指的概率为 $3/4 \times 1/2 =$

3/8；仅白化的概率为 1/4×1/2=1/8；既白化又短指的概率为 1/4×1/2=1/8；正常的概率为 3/4×1/2=3/8。

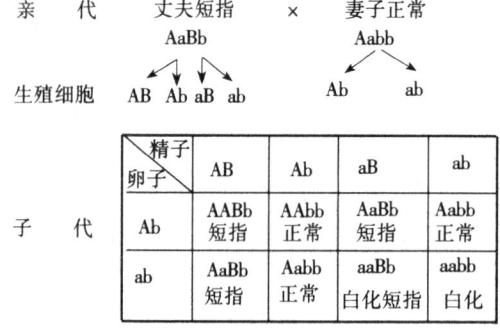

图 5-26 两种单基因病的独立遗传

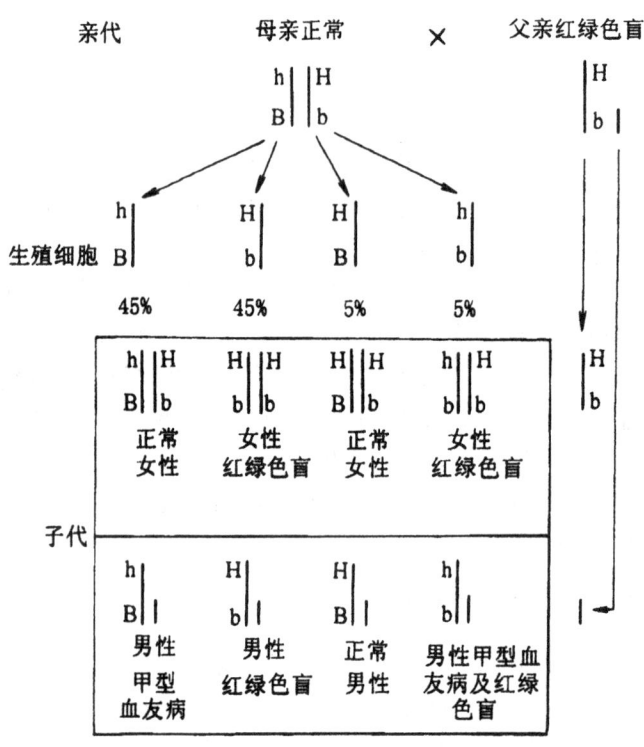

图 5-27 两种单基因病的联合遗传

（二）两种单基因病的致病基因位于同一对染色体上

当两种单基因病的致病基因位于同一对染色体上时，它们按照遗传的连锁互换定律传递，而子代中重组类型的比率由交换率决定。如控制红绿色盲和甲型血友病的基因都位于 X 染色体上，且均为隐性基因，交换率是 10%。假设父亲是红绿色盲，母亲表型正常，已生出一个女儿是红绿色盲，一个儿子是甲型血友病，试问他们再生孩子的情况如何？现以 b 代表红绿色盲基因，h 代表甲型血友病的基因。由于女儿为红绿色盲患者，所以母亲必然是该病的携带者，从其儿子患甲型血友病来看，母亲也必然是该病基因的携带者，而这两种致病基因分别位于两条 X 染色体上。父亲为红绿色盲故具有色盲基因。由于母亲生殖细胞形成时，X 染色体上这两对致病基因可发生交换，交换率为 10%，从而母亲可形成四种生殖细胞，其致病基因发生交换的两种类型占10%。父亲形成两种精子，其后代情况从图5-27可以看出，他们所生的女儿中，50%几率正常，50%几率患色盲；男孩中45%可能患甲型血友病，45%可能患红绿色盲，5%可能同时患两种病，5%可能正常。

五、单基因遗传病发病风险的估计

根据单基因遗传的系谱特点可对遗传病作出发病风险的估计，从而指导优生优育工作，以降低群体中致病基因的频率。发病风险也称再发风险，是指病人所患的遗传性疾病在其家系亲属中再发生的风险率，一般用百分率（%）或比例（1/2、1/4……）表示。

（一）对基因型能推定者发病风险的估计

对单基因遗传病中基因型能确定的个体，发病风险的估计可按照系谱特点推算。

1. **常染色体隐性遗传**

常染色体隐性遗传病患者的基因型一定是隐性纯合子，其父母往往是表型正常的携带者，因此，患者同胞的发病风险是1/4，3/4为正常个体，而在正常同胞中有2/3的可能性是携带者。在一对夫妇中，如果一方为患者（aa），另一方为携带者（Aa）时，子代发病风险为1/2，携带者的几率也是1/2；如果一方为患者，另一方是完全正常的个体，后代不会出现患者，但都是携带者。

常染色体隐性遗传病还表现出近亲婚配子女发病率明显升高的特点。高度近视为常染色

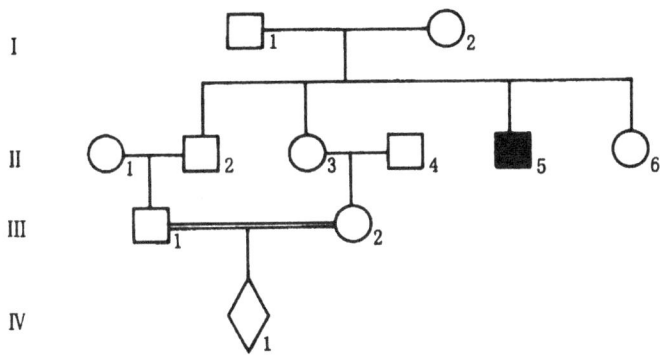

图5-28 一个高度近视的系谱

体隐性遗传病，图5-28是一个高度近视的家系。III$_1$、III$_2$是姑表兄妹结婚，现来咨询，婚后生有患者的几率多大？系谱中II$_5$是患者，则其正常同胞II$_2$、II$_3$和II$_6$各有2/3的可能性为携带者，若II$_2$、II$_3$的配偶II$_1$、II$_4$均为正常（AA），那么III$_1$、III$_2$是携带者的几率为2/3×1/2=1/3，他们婚后生患儿的风险为1/3×1/3×1/4=1/36。假如高度近视在人群中携带者的频率为1/70，如III$_1$、III$_2$都分别随机婚配，后代发病风险将大大降低，均为1/3×1/70×1/4=1/840。II$_6$如果随机婚配，生下患者的风险为2/3×1/70×1/4=1/420。

2. **常染色体显性遗传病**

临床上常见的常染色体显性遗传病患者绝大多数为杂合体，所以夫妇一方患病时，每胎发病风险是1/2；夫妇双方都是杂合体患者时，子女发病风险为3/4；患者正常同胞（除外显不全和延迟显性外）的子女一般不会患病。

先天性肌强直（图5-29）为常染色体显性遗传病，外显率为100%。根据完全显性遗传的特点，系谱中正常个体如II$_5$、III$_2$、III$_3$、III$_4$、III$_7$、IV$_1$、IV$_2$不会再发病，如果在他们

的配偶都正常的情况下,子女一般也不会发病,III₅是杂合型患者,再生孩子患病风险为1/2。

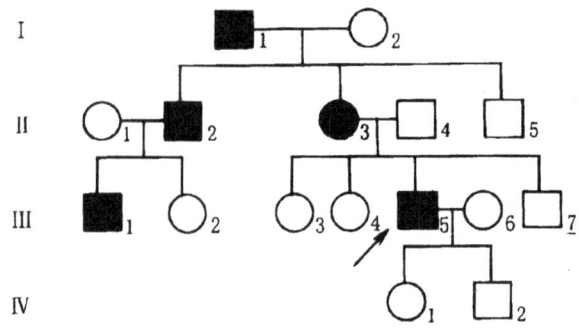

图 5-29 先天性肌强直患者的家系

视网膜母细胞瘤是常染色体显性遗传,常表现为不规则显性,外显率为70%,图5-30是一个视网膜母细胞瘤的家系,II₃表型正常,婚后生了一个患病的女儿,说明她一定是致病基因携带者,她再生孩子的患病风险为$1/2 \times 70\% = 35\%$,系谱中所有患者生患儿的风险也是$1/2 \times 70\% = 35\%$。如果系谱中正常同胞的基因型不能肯定,他们婚后生患儿的风险要用逆概率定律进行估计(见后面介绍)。

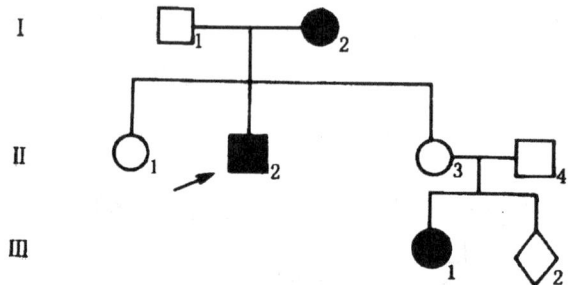

图 5-30 视网膜母细胞瘤患者的家系

3. X 连锁隐性遗传

男患者与正常女性婚配,其儿子全部正常,女儿都是携带者。女携带者与正常男性婚配,男孩患病风险为1/2,女孩将有1/2的几率为携带者(图5-17、5-18)。

4. X 连锁显性遗传

当父亲是患者、母亲正常时,其儿子全部正常,女儿全部患病。如母亲为杂合体患者而父亲正常,其儿女各有1/2发病风险(图5-22,5-23)。

(二) 对基因型不能推定者发病风险的估计

如果夫妇双方或一方的基因型根据家系所提供的信息不能肯定,而家系中又提供有其它信息,如正常孩子数、实验室检查的有关数据、年龄等,这些信息都可否定或确定带有某种基因的可能性,这时要估计子代发病的危险率则较为复杂,可根据 Bayse 逆概率定律计算。

1963年 Bayes 提出的一种确认两种相互排斥事件概率的理论。1975年后,逐渐用于遗传咨询中,用以准确计算遗传病的再发风险率。首先要确定前概率和条件概率,在此基础上计算出联合概率和后概率,从而得出子代发病的危险率。在特定的遗传情况下,要把各种可能的假设条件,即各种可能的基因型均考虑在内。

前概率(prior probability):是按照有关遗传理论或遗传病的遗传方式列出有关成员可能

具有的基因型以及产生这种基因型的分离概率。此分离概率是根据孟德尔分离律得出的理论概率。

条件概率（conditional probability）：条件概率要从系谱中提供的遗传信息来确定，如已知家庭成员的健康状况、正常子女数、患儿数、发病年龄、实验检查结果等。在上述这些情况下的概率即为条件概率。

联合概率（joint probability）：是某一种基因型前提下前概率和条件概率所说明的两个事件同时出现的概率，即前概率和条件概率之积。

后概率（posterior probability）：是每一假设条件（每一基因型）下的联合概率除以所有假设条件下各基因型联合概率之和，即联合概率的相对概率。

1. 常染色体隐性遗传

先天性聋哑大多数表现为常染色体隐性遗传。图5-31是一个先天性聋哑的家系，III$_1$和III$_2$已生了一个正常的孩子，现III$_2$前来咨询，他们再生孩子患病风险是多大？由系谱资料可知，由于III$_1$是患者，所以II$_1$肯定是携带者，II$_2$是携带者的可能性为1/2（因兄妹之

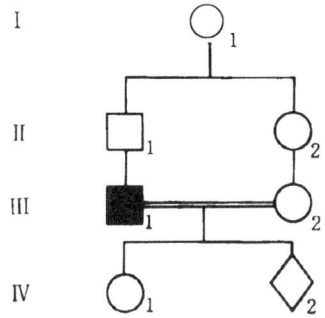

图5-31 一个先天性聋哑的家系

间基因相同的可能性为1/2），III$_2$是携带者的前概率为1/2×1/2=1/4，III$_2$不是携带者的前概率为3/4。再从系谱中寻找信息，III$_1$和III$_2$婚后已生下一个并不聋哑的女儿。如果III$_2$是携带者，生出正常女儿的概率为1/2；如果III$_2$不是携带者，其生出正常女儿的概率为1，依此求出III$_2$是携带者的后概率是1/7如表5-6。

表5-6 先天性聋哑家系III$_2$为携带者的概率

概率	III$_2$是杂合体（Aa）	III$_2$是纯合体（AA）
前概率	1/4	3/4
条件概率	1/2	1
联合概率	1/4×1/2=1/8	3/4×1=3/4
后概率	1/8/（1/8+3/4）=1/7	3/4/（1/8+3/4）=6/7

由于纯合子（aa）与携带者（Aa）婚后生出隐性患者（aa）的风险为1/2，所以III$_2$再生孩子是先天性聋哑的风险为1/2×1/7=1/14，随着连续出生健康孩子的增多，则III$_2$是携带者的风险越来越小，但最终不能断言她不是携带者。如果III$_1$和III$_2$一旦生出患儿，即可确定III$_2$就是携带者，此时III$_2$生患儿的风险就上升到1/2。

2. 常染色体显性遗传

不规则显性：视网膜母细胞瘤为常染色体不规则显性遗传，外显率为70%，有一妇女II$_1$，表现型正常，其父为该病患者，她前来咨询，婚后孩子是否会患视网膜母细胞瘤？（图

5-32)。

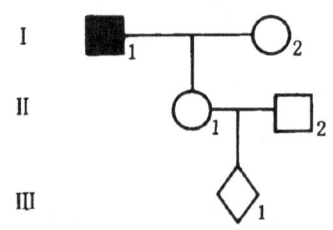

图 5-32 视网膜母细胞瘤患者的家系

由系谱可知 II_1 的基因型不能肯定，故按 Bayes 定律来计算后代的发病风险。因 II_1 的父亲患病，因此 II_1 是 Aa 的前概率为 1/2，II_1 是 aa 的前概率也是 1/2。由于视网膜母细胞瘤的外显率为 70%，在 II_1 是 Aa 时未发病的条件概率是 30%，在 II_1 是 aa 时不发病的条件概率为 1，因此，可计算出 II_1 在两种假设情况下的联合概率和后概率（表5-7）。II_1 是杂合体的概率为 0.23，所以她婚后生患儿的风险为 $0.23 \times 70\% \times 1/2 = 0.0805 = 8.05\%$，由上例可知，在这个不规则遗传病家系发病风险的估计中，外显率为一个特定条件。

表 5-7 视网膜母细胞瘤家系中 II_1 是杂合体的概率

概率	II_1 是杂合体（Aa）	II_1 是纯合体（aa）
前概率	1/2	1/2
条件概率	0.3	1
联合概率	$0.5 \times 0.3 = 0.15$	$0.5 \times 1 = 0.5$
后概率	$0.15/(0.15+0.5) = 0.23$	$0.5/(0.15+0.5) = 0.77$

延迟显性：延迟显性遗传病患者一般为杂合体，出生时一般表型正常，当发育到一定年龄时才发病，因此，估计基因型不能推定者的发病风险时，发病年龄为一个特定的条件。

例如慢性进行性舞蹈病，为常染色体延迟显性遗传病，据调查杂合体在 20 岁以前发病者占 8%，43 岁发病者占 64%。图 5-33 中 II_2 的父亲患慢性进行性舞蹈病，II_2 已 45 岁了

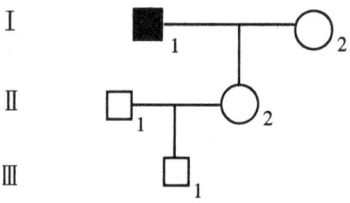

图 5-33 一个舞蹈病患者的家系

尚未发病，III_1 已 20 岁表型正常，II_2 前来咨询，她的独生子 III_1 是否会患此病？患病的风险有多大？已知该病的发生与年龄有一定关系，所以 II_2 和 III_1 是否为杂合子不能肯定，需根据 Bayes 定律先计算 II_2 和 III_3 是杂合体的概率（表 5-8）。由于 I_1 的基因型已知为杂合子，根据遗传规律可知，II_2 为 Aa 和 aa 的前概率均为 0.5，当 II_2 是杂合体时，她 45 岁时未发病的条件概率为 0.36；II_2 基因型为 aa 时，她在 45 岁未发病的条件概率为 1。由此，可算出两种假设条件下 II_2 基因型的联合概率和后概率（表 5-8）。

表 5-8 遗传性舞蹈病 II_2 为杂合子的概率

概率	II_2 为杂合体（Aa）	II_2 为纯合体（aa）
前概率	0.5	0.5
条件概率	1 - 0.64 = 0.36	1
联合概率	0.5 × 0.36 = 0.18	0.5 × 1 = 0.5
后概率	0.18/（0.18 + 0.5）= 0.26	0.5/（0.18 + 0.5）= 0.74

因 II_2 为杂合体的概率为 0.26，所以，根据遗传规律 III_1 是杂合子（Aa）的前概率是 1/2 × 0.26 = 0.13，III_1 是纯合子（aa）的前概率是 1 - 0.13 = 0.87。III_1 是杂合子（Aa）在 20 岁时未发病的条件概率是 0.92，III_1 是纯合子（aa）时未发病的条件概率为 1。由此，求出联合概率和后概率（表 5-9）。

表 5-9 遗传性舞蹈病 III_1 是杂合子的概率

概率	III_1 为杂合体（Aa）	III_1 为纯合体（aa）
前概率	0.26 × 1/2 = 0.13	1 - 0.13 = 0.87
条件概率	1 - 0.08 = 0.92	1
联合概率	0.13 × 0.92 = 0.12	1 × 0.87 = 0.87
后概率	0.12/（0.12 + 0.87）= 0.12	0.87/（0.12 + 0.87）= 0.88

从上述计算可知 III_1 为 Aa 的概率为 0.12，所以 III_1 目前发病的风险为 0.12 × 8% = 0.96%，其 43 岁时发病风险为 0.12 × 64% = 7.68%。

3. X 连锁隐性遗传

血友病 A 是 X 连锁隐性遗传。图 5-34 是一个血友病 A 患者的家系。妇女 III_6 的两个舅舅患血友病 A，她前来咨询她的后代是否会患此病？根据系谱，I_2 肯定是携带者，II_5 可能是携带者，也可能是正常纯合体。因此，II_5 的基因型不能肯定，III_6 的基因型更不能肯定。为了回答咨询者的问题，先计算 II_5 是携带者的概率，然后再算出 III_6 是携带者的概率。根据遗传规律，II_5 为正常纯合体的概率为 1/2，为携带者的概率是 1/2。当 II_5 的基因型是正常纯合体时，则所生子女都正常，现已有 4 个正常男孩，所以这种情况下的条件概率为 1^4 = 1。II_5 如为携带者，则每生一个正常男孩的概率为 1/2，现有四个正常男孩，因此在 II_5 为携带者时，四个儿子都正常的条件概率为 $(1/2)^4$ = 1/16。II_5 为杂合子的后概率是 1/17（表 5-10），她的女儿 III_6 是携带者的概率为 1/17 × 1/2 = 1/34。III_6 生男性患儿的风险是 1/34 × 1/2 = 1/68。

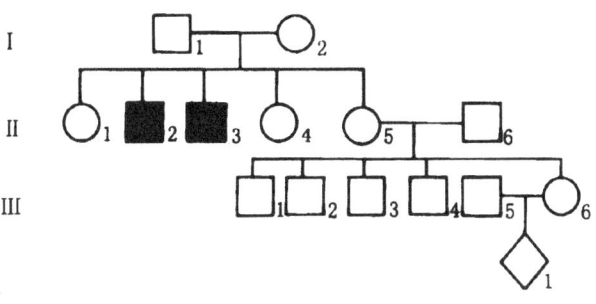

图 5-34 一个血友病 A 的家系

表 5-10　血友病 A 家系中 II_5 是携带者的概率

概率	II_5 为正常纯合体（X^HX^H）	II_5 是杂合体（X^HX^h）
前概率	1/2	1/2
条件概率	$1^4 = 1$	$(1/2)^4 = 1/6$
联合概率	$1/2 \times 1 = 1/2 = 16/32$	$1/2 \times 1/16 = 1/32$
后概率	$16/32/(16/32 + 1/32) = 16/17$	$1/32/(16/32 + 1/32) = 1/17$

第四节　多基因遗传

一、质量性状和数量性状

前面介绍的单基因遗传中所涉及的遗传性状，如豌豆的颜色、多指症、先天性聋哑、红绿色盲等，都是单个位点上的基因效应，属于单基因性状，相对性状之间的差异明显，其变异个体可明显区分为 2~3 个群，这 2~3 个群之间差异显著，中间没有过渡类型。这类变异在群体中呈不连续分布的性状称为质量性状（qualitative character）。例如，垂体性侏儒患者的身高平均为 130cm，正常人的身高平均约为 165cm，这分别决定于基因型 aa 与 Aa 或 AA。又如，正常人的苯丙氨酸羟化酶活性为 100%，苯丙酮尿症患者的酶活性仅为正常人的 0%~5%，杂合携带者的酶活性为正常人的 45%~50%，这分别决定于基因型 AA、aa 和 Aa（图 5-35）。

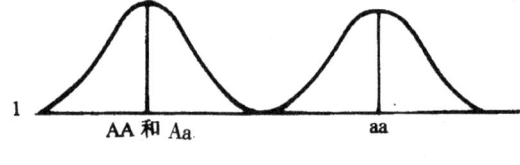

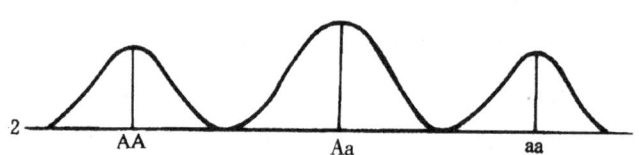

图 5-35　质量性状变异分布图
1. 完全显性　2. 不完全显性

多基因性状与单基因性状不同，其变异在群体中呈连续分布，称为数量性状（quantitative character）。这一类连续变异的性状，不同个体之间没有质的差异，只有量的不同，这种变异在群体中呈正态分布，分布曲线只有一个峰即代表群体平均值。人的身高、血压和智力都属于多基因性状。以正常人的身高为例，在一个随机取样的群体中可以看到，人的身高变异是连续的。人身高由矮到高是逐渐过渡，极端变异的个体，即身高低于 140cm、或高于 190cm 的人是极少数，大部分人身高接近平均值（图 5-36）。

由此可见，质量性状是由单基因控制的性状；而像正常人身高这类连续变异的数量性状，其遗传基础是由多基因控制的。

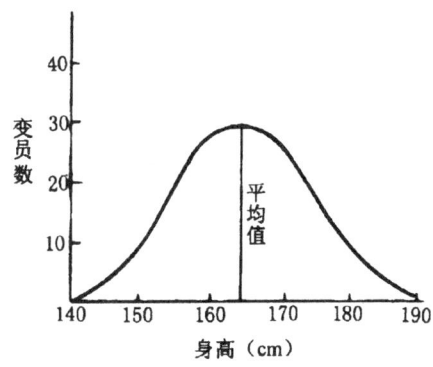

图 5-36 正常人群身高的变异分布图

二、多基因遗传的概念及特点

生物和人类的许多性状并非单一基因作用的结果，而是由不同座位的多个基因共同决定、呈现数量变化的特征，故称为多基因遗传或数量性状遗传。多基因性状的遗传基础不是一对基因，而是两对以上的基因，这些对基因之间没有显性和隐性的区别，而是对多基因性状的表达呈共显性效应。多基因遗传时，每对基因在多基因性状形成中的效应是微小的，称为微效基因（minor gene），但不同微效基因可通过累加作用而形成一个明显的表型性状，称之为积累效应，所以这些基因又称为累加基因（additive gene）。多基因遗传性状除受微效基因作用外，还受环境因素的影响，因而是两种因素协同作用而形成的一种性状，因此又把这种遗传方式称为多因子遗传。

多基因遗传的特点是：①两个极端变异的个体杂交后，子$_1$代都是中间类型，但是也存在一定范围的变异，这是环境因素影响的结果；②两个中间类型的子$_1$代个体杂交后，子$_2$代大部分也是中间类型，但是，由于多对基因的分离和自由组合以及环境因素的影响，子$_2$代将形成更广泛的变异，有时会出现一些近于极端变异的个体；③在一个随机交配的群体中，变异范围广泛，大多数个体接近于中间类型，极端变异的个体很少，在这些变异的产生上，多基因遗传基础和环境因素都起作用。

三、多基因遗传病

一些常见的先天畸形或常见病，其发病率一般都超过 1/1000，这些病的发病有一定的遗传基础，常表现有家族倾向。但系谱分析又不符合一般的常染色体显性、隐性或 X 连锁遗传的特点，患者同胞中的发病率不是 1/2 或 1/4，而远比这个发病率低，大约只有 1%～10%。近亲婚配时，子女患病风险增高，但不如常染色体隐性遗传显著。大量研究工作表明，这些疾病有多基因遗传基础，故称为多基因遗传病。多基因遗传病的遗传基础非常复杂，属于复杂遗传病。人类的高血压、糖尿病、冠状动脉病、精神分裂症、哮喘以及某些先天畸形（唇裂、腭裂、脊柱裂等）均属于多基因病。多基因病目前已知的虽仅有 100 余种，但是，每种病的发病率却很高，例如原发性高血压的发病率为 6%，哮喘的发病率为 4%，冠心病的发病率为 2.5%。所以总的估计有 15%～20% 的人为多基因病所累。

多基因疾病相关基因的鉴定与研究存在很多困难，因为从遗传学角度而言，此类疾病由多个基因与环境因素共同作用而形成，也可能是由于基因的外显不全或遗传异质性引起。另外，在多基因疾病的发展过程中，发育与免疫机制也可能起着某种重要作用。目前，多基因疾病的相关研究工作已成为医学与遗传学研究的前沿，尤其是多基因常见复杂病的遗传基础研究非常引人注目，且进展迅速。通过连锁分析，人们已经可以将多基因疾病相关基因定位于1~5cM（cM见基因定位章节）的基因组区域内。但就目前的技术而言，要从如此大的区域内克隆出致病基因无疑是非常困难的。大规模的群体样本和高分辨率的遗传及物理图谱对定位克隆基因至关重要，由于基因图构建研究领域取得的巨大成果，目前遗传性疾病的致病基因定位和克隆的焦点正由单基因病向多基因病转移。例如，常见复杂病支气管哮喘的相关基因已发现了9个，其中6个为数量性状基因，并被定位于11号和15号染色体；精神分裂症是一典型的复杂精神疾病，现已在染色体22q、6q、8p上发现了三个精神分裂症相关基因。另一方面，定位多基因疾病相关基因还有赖于大规模的家系样本。由于地理、历史、传统等原因，我国存在着许多隔离群体，这是我国开展人类多基因疾病研究的不可多得的资源优势。

（一）易患性与发病阈值

在多基因遗传病中遗传基础和环境因素的共同作用，决定了一个个体是否易于患病，称为易患性（liability）。易患性的变异和多基因遗传性状一样在群体中呈正态分布，即群体中大多数个体的易患性都接近平均值，易患性很低和很高的个体数量都很少。当一个个体的易患性高达一定水平即达到一个限度时，这个个体就将患病，这个易患性的限度称为阈值（threshold）。这样，连续分布的易患性变异就被阈值划分为两部分：大部分为正常个体，小部分为患者（图5-37）。在一定的环境条件下，阈值代表发病所必需的最低限度的易患基因（即致病基因）的数量。

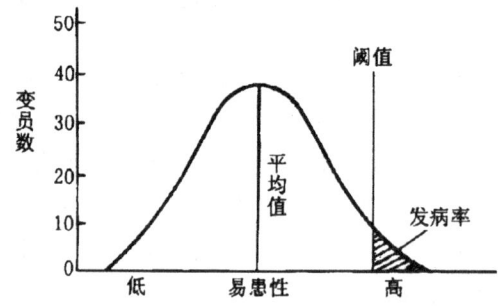

图5-37 群体中易患性变异与阈值图解

一个个体的易患性高低，目前无法测量，一般只能根据婚后所生子女的发病情况作出粗略估计。但一个群体的易患性平均值的高低，则可从该群体的发病率作出估计。衡量的尺度可以用正态分布的标准差作单位。众所周知，在正态分布中以平均值为零，在±一个标准差（s）范围内的面积占曲线内总面积的68.28%，±一个s以外的面积占31.72%，两边各占15.86%；在±2个s以内者占总面积的95.46%，以外者占4.54%，两边各占2.27%；在±3个s以内者占总面积的99.74%，以外者占0.26%，两边各占0.13%（图5-38）。多基因遗传病的正态分布曲线下的面积代表人群总数（100%），其易患性变异超过阈值的那部分面积代表患者所占的百分数，即发病率。从群体发病率的高低可以推知发病阈值与易患性平均值的距离。例如一个群体中某病发病率是2.3%，群体易患性平均值应该位于与阈值相距2个标准差的位置；如果发病率是0.13%，则群体易患性平均值应该位于与阈值相距3个标准差的位置（图5-39）。可见，如果一种多基因遗传病的阈值与平均值相距愈近，表明该群体易患性的平均值愈高；阈值愈低，易患性超过阈值的个体愈多，即群体发病率也愈高。反之，二者相距愈远，则表明该群体易患性平均值愈低；阈值愈高，群体发病率则愈低。

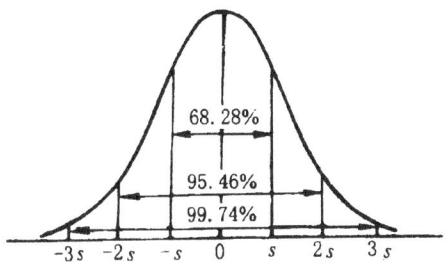

图 5-38　正态分布中标准差的界限

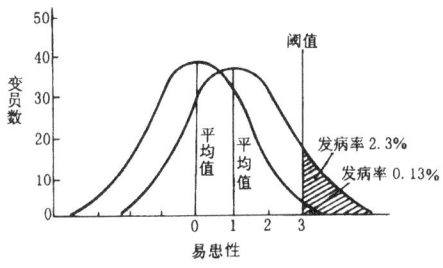

图 5-39　易患性阈值和平均值距离与发病率的关系图解

（二）遗传率（遗传度）

在多基因遗传病中，易患性的高低受遗传基础和环境因素的双重影响，其中遗传基础所起作用大小的程度称为遗传率或遗传度（heritability）。遗传率一般用百分率（100%）表示。如果一种遗传病完全是由遗传基础决定，其遗传率就是100%，这种情况比较少见。在多基因遗传病中，遗传率可高达70%～80%，这表明其遗传基础在决定易患性变异和发病上起着重要作用，而环境因素的影响较小；反之，遗传率为30%～40%或更低的疾病，则表明环境因素在决定易患性变异和发病上更为重要，而遗传因素是次要的。

表5-11是一些多基因遗传病的遗传率、群体发病率和患者一级亲属发病率的举例。

表5-11　一些常见多基因病的遗传率

病名	群体发病率（%）	患者一级亲属发病率（%）		男:女	遗传率（%）
唇裂±腭裂	0.17		4	1.6	76
腭裂	0.04		2	0.7	76
先天性髋关节脱臼	0.1～0.2		4	0.2	70
先天性幽门狭窄	0.3	男性先证者	2	5.0	75
		女性先证者	10		
先天性畸形足	0.1		3	2.0	68
先天性巨结肠	0.02	男性先证者	2	4.0	80
		女性先证者	8		
脊柱裂	0.3		4	0.8	60
无脑儿	0.2		2	0.4	60
先天性心脏病（各型）	0.5		2.8	—	35
精神分裂症	1.0		10	1	80
糖尿病（青少年型）	0.2		2～5	1	75
高血压病	4～8		15～30	1	62
冠心病	2.5		7	1.5	65
消化性溃疡	4		8	1	37
哮喘	4		20	0.8	80
强直性脊椎炎	0.2	男性先证者	7	0.2	70
		女性先证者	10		

（三）多基因遗传病复发风险估计

1. 患者一级亲属再发风险

多基因遗传病中，群体易患性和患者一级亲属的易患性均呈正态分布。但是，两者超过阈值而发病的部分，在数量上有所不同。患者一级亲属的患病率（斜线区）比群体患病率（横线区）要高得多（图5-40）。

多基因遗传病的再发风险与该病的遗传率和一般群体发病率的高低有密切关系。在相当

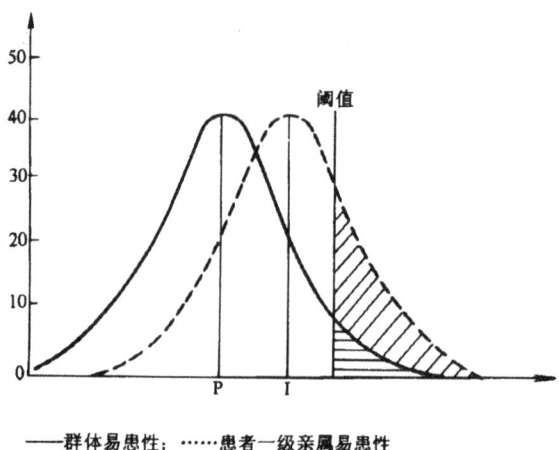

——群体易患性；……患者一级亲属易患性

图 5-40 多基因遗传病的群体患病率与患者一级亲属患病率的比较

多的多基因遗传病中，群体的发病率为 0.1%~1%，遗传率为 70%~80%，这时可应用 Edward 公式：$f\sqrt{P}$求出患者一级亲属的发病率，式中 f 代表患者一级亲属发病率，P 代表一般群体发病率。例如，唇裂在我国人群中的发病率为 0.17%，遗传率为 76%，则患者一级亲属的发病率 $f = \sqrt{P} = \sqrt{0.17/100} \approx 4\%$。但是，如果群体发病率和遗传率过高或过低，则上述 Edward 公式即不适用。图 5-41 是一般群体的发病率、遗传率和患者一级亲属发病率关系的图解。当已知群体发病率和遗传率时，从此图很容易查出患者一级亲属的发病风险。例如原发性高血压的群体发病率约为 6%，遗传率为 62%，患者一级亲属发病率从图中查出约为 16%；如果按 Edward 公式计算，$f = \sqrt{P} = \sqrt{0.06} = 24.5\%$，与实际值有较大偏差。

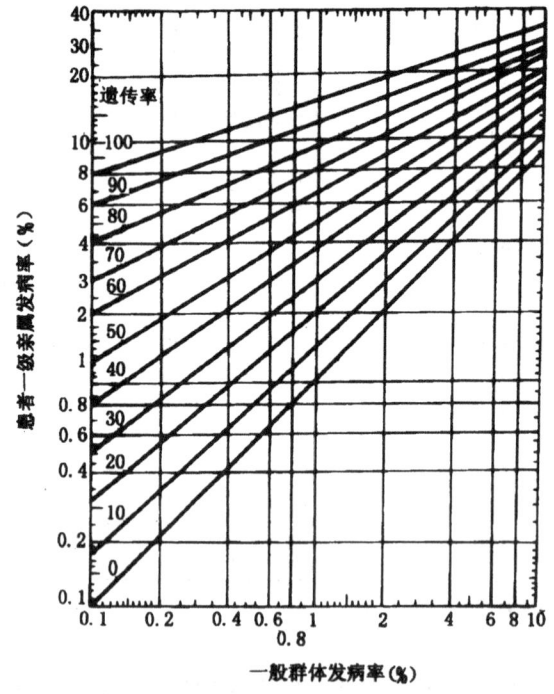

图 5-41 一般群体发病率、遗传率与患者一级亲属发病率关系图解

2. 亲属级别降低与再发风险

在多基因遗传病中随着亲属级别的降低，患者亲属发病风险也迅速降低。在发病率低的

疾病中，这个特点更为明显。例如，先天性畸形足的群体发病率为0.1%，一级亲属的发病率为2.5%，二级亲属发病率就降为0.2%。表5-12说明一些多基因遗传病患者不同级别亲属发病风险的比较。

表5-12 某些多基因遗传病患者不同级别亲属发病风险比较

疾病	群体发病率	发病风险		二级亲属	三级亲属
		一卵双生	一级亲属		
唇裂±腭裂	0.001	×400	×40	×7	×3
足内翻	0.001	×300	×25	×5	×2
神经管缺损	0.002		×8		×2
先天性髋关节脱臼	0.002	×200	×25	×3	×2
先天性幽门狭窄	0.005	×80	×10	×5	×1.5

3. 基因的积累效应与再发风险

多基因遗传病的再发风险与家庭中患者人数以及病情呈正相关。一般来说，一个家庭中患病人数越多，意味着再发风险越高。如一对夫妇已生过一个患儿，表明他们带有一定数量的该病的致病基因。如一对夫妇已生过两个患儿，则说明夫妇二人带有更多的该病的致病基因，虽然他们本人并未发病，但他们的易患性必然更接近阈值，再次生育时的再发风险将增高2~3倍，这就是基因积累效应所致。例如，生过一个唇裂患儿后，复发风险约为4%；如生过两个患儿后，复发风险就增高到10%左右。

多基因遗传病中基因的累加效应还表现在病情的严重程度上。病情严重的患者必然带有更多的致病基因，其父母也会带有较多的致病基因，因而他们的易患性更加接近阈值，再次生育时复发风险也相应地增高。例如，仅有一侧唇裂的患者，其同胞的再发风险为2.46%；一侧唇裂并发腭裂的患者，其同胞的再发风险为4.21%；两侧唇裂并发腭裂的患者，其同胞的再发风险为5.74%。

4. 发病率有性别差异时的再发风险

某种多基因病发病率有性别差异时，高发病率性别的患者，其后代再发风险较低；反之，低发病率性别的患者，其后代发病风险反而高。这是因为当一种多基因遗传病的群体发病率有性别差异时，表明不同性别的易患性阈值不相同（图5-42）。发病率低的性别其阈值高；发病率高的性别其阈值低。在发病率低的性别中，由于其阈值高，发病个体的易患性必然很高（易患性已超过阈值），因此其子女发病风险较高（尤其是发病率高的性别）。相反，在发病率高的性别中，其阈值低，已发病的患者易患性也较低，所以其子女发病风险较低（尤其是发病率低的性别）。例如，先天性幽门狭窄的男性发病率为0.5%，女性发病率为0.1%。男性患者的儿子发病风险为5.5%，女儿的发病风险为1.4%；而女性患者的儿子发病风险为20%，女儿的发病风险为7%。

在估计多基因遗传病的发病风险时，必须全面考虑上述的各种情况，进行综合判断，才能得出切合实际的数据。

小 结

人类的遗传性状是多种多样的，根据控制遗传性状的基因数目，可将人类性状的遗传分为二类：即单基因遗传和多基因遗传。

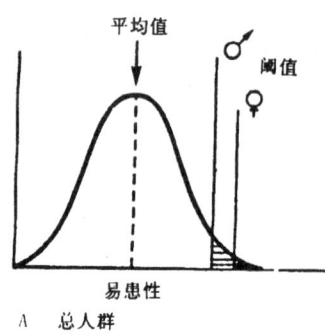 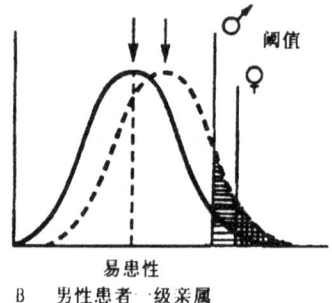 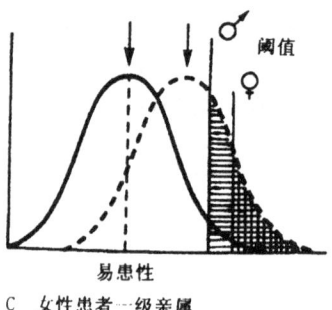

图 5-42 阈值有性别差异的易患性分布（先天性幽门狭窄）

注：A 总人群中女性的阈值高于男性
B 男性患者一级亲属反映女性的阈值高于男性
C 女性患者一级亲属也反映女性的阈值高于男性。女性发病阈值较高提示女性患者有更多的致病基因，因此女性患者一级亲属的发病率高于男性患者一级亲属的发病率

基因分离定律、基因自由组合定律、基因连锁互换定律是遗传的三大基本定律。基因分离律和基因自由组合律是孟德尔以豌豆为实验材料进行杂交实验而总结出的两个规律。基因分离定律是指一对等位基因的遗传规律，即成对的等位基因在杂合状态下独立存在，互不影响，在生殖细胞形成时彼此分离，分别进入不同的配子中去。减数分裂时同源染色体彼此分离分别进入不同的生殖细胞是基因分离定律的细胞学基础。基因自由组合定律是指两对或两对以上等位基因的遗传规律，即生物在生殖细胞形成过程中，不同对基因（非等位基因）独立行动、可分可合、随机组合到一个配子中去。减数分裂时非同源染色体随机组合进入生殖细胞，这是基因自由组合定律的细胞学基础。连锁互换定律是摩尔根以果蝇为实验材料总结的第三个遗传规律，这个规律揭示了两对或两对以上的基因位于一对同源染色体上的遗传规律，即在生殖细胞形成时，位于同一条染色体上的基因彼此连锁在一起作为一个整体进行传递的规律称为连锁律；在生殖细胞形成时，同源染色体上的等位基因之间的可以发生交换称为互换律。位于同一对染色体上的若干对等位基因，彼此间互相连锁构成了一个连锁群。生物所具有的连锁群的数目一般与其体细胞中染色体对数相当。

实践证明，遗传学基本定律不仅适合于动植物，也适用于人类。概率学基础知识是遗传病发病风险估计的有力工具。

单基因遗传是指某种性状受一对等位基因控制的遗传，它的遗传受孟德尔定律制约，所以也称为孟德尔式遗传。根据决定某一性状或疾病的基因在常染色体上或性染色体上，是显性还是隐性，可将人类单基因遗传分为五种主要遗传方式，现着重于遗传性疾病进行总结①常染色体隐性遗传病系谱特点：致病基因为隐性基因，位于常染色体上，所以常染色体隐性遗传病在系谱中无性别分布的差异、多为散发性，患者的双亲往往是致病基因的携带者。患者的同胞中患病的几率为1/4，表型正常的几率为3/4，其中携带者的几率为2/3，近亲婚配发病率高。②常染色体显性遗传病系谱特点：致病基因为显性基因，位于常染色体上。常染色体显性遗传性状或疾病在系谱中无性别分布的差异，具连续遗传现象，即连续几代都可出现患者。患者常常为杂合体，其双亲中必有一方为杂合体患者。患者的同胞中是患者的几率为1/2。③X连锁隐性遗传病系谱特点：致病基因为隐性基因，位于X染色体上，人群中男性患者多于女性患者。双亲无病时，儿子可能发病，女儿则不会发病，儿子如果发病，母亲肯定是携带者。如果女性是患者，其父亲一定是患者，母亲一定是携带者。呈交叉遗传。④X连锁显性遗传病系谱特点：致病基因为显性基因，位于X染色体上，人群中女性患者多于男性患者，具连续传递现象。患者的双亲中必有一方是该病患者，男性患者的女儿全部为患者，儿女全部正常；女性患者（杂合体）的子女中各有50%的患病风险；呈交叉遗传。⑤Y连锁遗传：决定某种性状或遗传病的基因位于Y染色体上；表现全男性遗传的特点。单基因病发病风险的估计是遗传咨询医师必须具备的基本能力。对基因型能够确定者，按遗传规律或系谱特点进行估计。对基因型不能确定者按照Bayes定律，同时还要结合概率定律进行估计。但在进行系谱分析时应注意遗传病的遗传异质性，即表现型相同而基因型不同的现象。

多基因遗传的表型性状由不同座位的多个基因共同决定。其性状变异在群体中呈连续分布，称为数量性状遗传。决定相关性状形成的多对基因称为微效基因，并对表型性状的形成具有积累效应。多基因遗传性状除受微效基因作用外，还受环境因素的影响，因此又称为多因子遗传。

一些常见的先天畸形和常见病发病率高，其传递规律明显不同于单基因性状遗传，属于多基因遗传病。在多基因遗传病中，个体是否易于患病即易患性由遗传基础和环境因素共同决定，在二者协同作用中遗传基础所起作用大小的程度称为遗传率。易患性变异也是一种数量性状在群体中呈正态分布。当个体的易患性水平超过发病阈值时，这个个体就会患病。

估计多基因遗传病发病风险时，应考虑到各种情况进行综合判断，如亲属级别、患儿数量和病情严重程度，并注意发病率是否存在性别差异等。

（李秀梅　刘海英　何　立）

第六章 群体遗传学

【本章要求】
1. 重点掌握有关群体遗传结构的一些基本概念及基因频率与基因型频率的换算关系。
2. 重点掌握遗传平衡定律的内容及应用。
3. 重点掌握近亲婚配的概念及亲缘系数和近婚系数的计算。了解遗传平衡定律的扩展。
4. 一般掌握突变、选择、迁居、漂变、近亲婚配对遗传平衡的影响及有关的基本概念。
5. 了解选择和突变对遗传平衡的联合作用及突变率的计算方法。
6. 一般掌握遗传负荷的概念。

群体遗传学是研究群体的遗传结构与演变规律的遗传学分支学科。它是应用数学和统计学方法研究群体的基因频率、基因型频率以及影响这些频率的因素与遗传结构的关系。通过医学群体遗传学的研究，可以了解遗传病的发病率、遗传病的传递方式、致病基因频率及其变化规律，为认识某些遗传病的产生原因和遗传咨询提供理论依据，为遗传病的预防、监测及治疗提供必要的资料。

第一节 群体的遗传结构

群体的遗传结构，即群体的遗传组成，指群体内的基因及基因型的种类和频率，是群体遗传学首先必须弄清的问题。

一、群体

群体（population）这个词在不同的领域有不同的含义。在生物学的生态学领域内，指分布在某一地区的所有生物个体的总和，有个体群的意思。在遗传学领域内，指生活在一定空间范围内、能够相互交配并能产生具有生殖能力后代的许多同种个体称为群体，即组成群体的个体必须能够彼此交配，繁殖后代，以实现上下代间的基因交流。因此可利用孟德尔规律分析其传递规律，故遗传学群体又称孟德尔群体。以后提到群体时，若无特殊说明，都是指孟德尔群体。一个群体内的全部遗传信息称基因库（gene pool）。同一群体内的所有个体共享同一基因库。一般来说，生活在同一地区的同一物种属于一个群体。但是，生活在同一地区的同一物种也可属于不同的群体，即可以具有不同的基因库。

二、基因频率和基因型频率

群体遗传学的研究目的是揭示群体的遗传组成及变化规律。定量表达群体的遗传组成是群体遗传学所面临的首要问题。等位基因频率和基因型频率是群体遗传和变异的基本量度，是群体遗传学的内容和标志。

基因型频率（genotype frequency）指群体中某特定基因型的个体数目占个体总数的比率。例人类 MN 血型是由一对共显性基因控制，人群中存在 MM，MN，NN 三种基因型，相应表型为 M 型,MN 型,N 型。在一个 200 名新生儿调查中,M 血型为 100 名,N 血型为 18 名,MN 血型为 82 名,则该群体的基因型频率为:

基因型	血型	频率
MM	M	100/200 = 0.50
NN	N	18/200 = 0.09
MN	MN	82/200 = 0.41

其中 0.50 + 0.09 + 0.41 = 1,即某一基因座位全部基因型频率的总和等于 1。

等位基因频率(allele frequency)指群体中某一基因座位上某特定基因出现的数目与该位点上可能出现的全部等位基因总数的比率。简单地说,它是指某一等位基因在群体中出现的频率,又称基因频率(gene frequency)。任何一基因座位上全部基因频率总和必定等于 1。例如一对等位基因 A 和 a,A 基因频率为 p,a 基因频率为 q,则 $p + q = 1$。

在减数分裂过程中,一对等位基因随着同源染色体的分离分别进入不同的配子中去,亲本的基因型解体,精卵结合后它们所携带的基因又重新组合成后代的基因型。因此群体内的基因在世代间具有连续性,而基因型不具备连续性。基因频率的改变必然导致不同类型的配子频率发生改变,从而基因型频率发生改变,因此基因频率是决定群体遗传结构变化和性质的根本要素。

群体内特定基因座位上的基因频率可根据有关基因型的实例数或基因型频率估算。基因频率和基因型频率的关系式的推导如下。

设 N 个个体组成的群体中,有一对等位基因 A 和 a 在遗传,三种基因型 AA,Aa,aa 的个体数分别为 n_1、n_2、n_3,$n_1 + n_2 + n_3 = N$,于是三种基因型频率为:

基因型 AA 的频率:$D = \dfrac{n_1}{N}$,

基因型 Aa 的频率:$H = \dfrac{n_2}{N}$,

基因型 aa 的频率:$R = \dfrac{n_3}{N}$,

由于每个 AA 带有两个 A 基因,每个 Aa 个体带有一个 A 基因和一个 a 基因,于是 A 的基因频率 p 为:

$$p = \text{A 基因的数目/基因总数} = \frac{2n_1 + n_2}{2N} = \frac{n_1}{N} + \frac{1}{2} \times \frac{n_2}{N} = D + \frac{1}{2}H$$

同理 a 基因的频率 q 为:

$$q = \text{a 基因的数目/基因总数} = \frac{2n_3 + n_2}{2N} = \frac{n_3}{N} + \frac{1}{2} \times \frac{n_2}{N} = R + \frac{1}{2}H$$

公式 $p = D + \dfrac{1}{2}H$ 和 $q = R + \dfrac{1}{2}H$ 显示群体中的基因频率等于相应纯合基因型的频率加上 $\dfrac{1}{2}$ 杂合基因型的频率。

例如在人类群体中,人们对苯硫脲(PTC)的尝味能力受一对等位基因 T 和 t 控制。PTC 是一种白色结晶状化合物,由于含有硫胺基-N-C = S 而具有苦涩味。人群中,有人能尝出浓度为 1/750000(W/V)PTC 溶液的苦味,称为尝味者,基因型为 TT 纯合子。有人只能尝出浓度大于 1/2400(W/V)PTC 溶液的苦味,甚至对 PTC 结晶也难尝出苦味,这部分人称为味盲,基因型为 tt 纯合子。还有一部分人能尝出浓度为 1/50000 ~ 1/400000(W/V)PTC 溶液的苦味，称为杂合尝味者，基因型为 Tt 杂合子。由此可见，人类的 PTC 尝味能力属于不完全显性遗传。某次抽样调查了 1000 名中国汉族人，其中 TT，Tt，tt 三种基因型（表现型）的人数分别为 490 人，420 人，90 人，于是 TT，Tt，tt 基因型的频率分别为：

$$D = 490/1000 = 0.49$$
$$H = 420/1000 = 0.42$$
$$R = 90/1000 = 0.09$$

根据基因频率和基因型频率的关系式，求得 T 基因频率 p 和 t 基因频率 q 为：

$$p = D + \frac{1}{2}H = 0.49 + \frac{1}{2} \times 0.42 = 0.7$$

$$q = R + \frac{1}{2}H = 0.09 + \frac{1}{2} \times 0.42 = 0.3，或者 q = 1 - p = 1 - 0.7 = 0.3$$

综上所述，根据群体的基因型频率可求出基因频率。对于共显性遗传和不完全显性遗传，表现型和基因型是一一对应的。表现型频率可直接反映基因型频率，这样就可按上述例子，通过抽样调查求出各基因型频率，按照基因频率和基因型频率的关系式估计群体的基因频率。但是人类的许多性状属于显隐性状，表现型和基因型不完全一致。例一对等位基因 A 和 a，A 对 a 为显性，由 AA 纯合子与 Aa 杂合子的表型一样，群体调查无法直接知道 D 和 H。控制显隐性状的基因频率和基因型频率的估计需借助下节讨论的群体遗传平衡定律求得。

第二节 群体的遗传平衡定律

一、遗传平衡定律的内容

美国数学家 Hardy 和德国医生 Weinberg 在大量研究群体遗传结构及其变化规律的基础上，于 1908 年各自独立地提出了群体内基因频率和基因型频率的变化规律，称为群体的遗传平衡定律（law of genetic equilibrium），或称 Hardy-Weinberg 定律，而奠定了群体遗传学的理论基石。其内容为：在适合的条件下群体的基因频率代代相传，保持不变，而且不论群体起始基因型频率如何，经过一代随机交配后，群体的基因型频率将达到平衡，只要平衡条件不变，基因型频率也代代保持不变，其条件包括①群体很大或者无限大，②群体内的个体进行随机交配，③没有突变发生，④没有选择，⑤没有大规模迁移和漂变。这是群体遗传学的基本定律。

假设人群中某一基因位点上的一对等位基因 A 和 a，亲代基因 A 的频率为 p，基因 a 的频率为 q，$p + q = 1$，那么亲代配子类型有 A 和 a 两种，其频率也分别为 p，q。人群的随机婚配可看成是群体中配子之间的随机结合，于是精卵结合的类型及频率为表 6-1。

表 6-1 精卵结合的类型及频率

卵子＼精子	A (p)	a (q)
A (p)	AA (p^2)	Aa (pq)
a (q)	aA (pq)	aa (q^2)

根据概率乘法定理，A 型精子与 A 型卵子结合的概率为 $p.p = p^2$，a 型精子与 a 卵子结合的概率为 $q.q = q^2$，A 型精子与 a 卵子结合的概率为 $p.q$，a 型精子与 A 卵子结合的概率为 $q.p$。因此，子一代存在 AA、Aa、aa 三种基因型，其频率分别为：

$$D = p^2$$
$$R = q^2$$
$$H = 2pq$$

子一代的基因频率为：

$$p_1 = D + \frac{1}{2}H = P^2 + \frac{1}{2}(2pq) = p$$

$$q_1 = R + \frac{1}{2}H = q^2 + \frac{1}{2}(2pq) = q$$

子一代的基因频率为亲代相同。同理，随机交配所形成的子二代基因型频率和与子一代相同，基因频率也相同。依次类推，随机交配的大群体，如果没有突变，没有选择，没有大规模的迁移等因素影响，群体的基因频率和基因型频率将代代相传，而且基因频率和基因型频率的关系可用下列平衡公式表示：

$$(p+q)^2 = p^2 + 2pq + q^2 = 1$$

这个公式的遗传学含义是：如果一个平衡群体显性基因 A 的频率为 p，其相应隐性基因的频率为 q，$p+q=1$，则群体中三种基因型 AA，Aa，aa 的频率将分别为 p^2，$2pq$，q^2，如果平衡条件不变，基因型频率将永远处于（AA:Aa:aa = $p^2:2pq:q^2$）的平衡状态。

二、遗传平衡定律的应用

平衡定律对解决以下两方面的问题是很有用的。

（一）判断群体是否平衡

如前所述，当群体处于（AA:Aa:aa = $p^2:2pq:q^2$）状态时，表明群体达到了平衡状态，否则为不平衡群体。所以可根据平衡公式判断群体是否为平衡群体，其步骤为：首先计算群体的基因频率，进而根据平衡公式估算平衡时基因型频率的理论值，然后将基因型实际值与理论值比较，即可判断群体是否处于平衡状态。

例如，在一个群体中，AA 纯合子的频率为 0.64，Aa 杂合子的频率为 0.32，aa 纯合子的频率为 0.04。这个群体是否平衡？

根据公式 $p = D + \frac{1}{2}H$，$q = R + \frac{1}{2}H$，基因 A 的频率 $p = 0.64 + \frac{1}{2} \times 0.32 = 0.80$，基因 a 的频率为 $q = 0.04 + \frac{1}{2} \times 0.32 = 0.20$，那么预计平衡时，AA、Aa、aa 三种基因型频率的理论值为：

$$\text{AA 的频率 } p^2 = (0.80)^2 = 0.64$$
$$\text{Aa 的频率 } 2pq = 2 \times 0.80 \times 0.20 = 0.32$$
$$\text{aa 的频率 } q^2 = (0.20)^2 = 0.04$$

由此可知，实际观察值与平衡时的基因型频率的理论值完全相符，该群体为平衡群体。

上述例子的实际数据与平衡时的理论值完全一致，于是可直接判断该群体是处于平衡状态。但是，如果实际数据与平衡时的理论值不一样，却不能断然下结论认为该群体为非平衡群体，需通过 χ^2 显著性检验进行判断。

例如，在黑龙江的汉族人群中，检测了 1050 人对苯硫脲（PTC）的尝味能力，其中 410 人为 TT 尝味者，500 人为 Tt 尝味杂合体，140 人为 tt 味盲，这个群体处于怎样的状态？

$$\text{T 的基因频率 } p = \frac{410}{1050} + \frac{1}{2} \times \frac{500}{1050} = 0.63$$

$$t\text{的基因频率 } q = \frac{140}{1050} + \frac{1}{2} \times \frac{500}{1050} = 0.37$$

根据平衡公式计算各基因型的平衡频率，然后乘以总人数即为各基因型的理论值（表6-2）。将理论值与实际值比较，求出 χ^2 值。

表6-2 PTC尝味的 χ^2 检验

	TT	Tt	tt	总计
实际值（o）	(n_1)	(n_2)	(n_3)	(N)
	410	500	140	1050
理论值（e）	Np^2	$N2pq$	Nq^2	N
	416.75	489.51	143.75	1050
$(o-e)^2/e$	0.109	0.225	0.097	0.431

由上表可知，$\chi^2 = 0.431$，自由度 df 为1，查表5-3即求得差异概率 $p = 50\% \sim 70\%$，大于5%，说明三个基因型频率符合遗传平衡。值得注意的是，在这里自由度 3-1-1=1，而不是 3-1=2，因为在计算基因型频率的理论值时，要用基因频率 p 或 q，而它们是从样本中估计出来的。因此，在这种情况下自由度又少一个。

又如，一个群体中有100个个体，其中纯合体AA有60人，杂合体Aa有20人，纯合体aa有20人，这是一个怎样的群体？

上述群体中AA，Aa，aa三种基因型频率分别为：$D = 60/100 = 0.6$，$H = 20/100 = 0.2$，$R = 20/100 = 0.2$，于是，A的频率 p 和 a 的频率 q 分别为

$$p = 0.6 + 0.2/2 = 0.7$$
$$q = 0.2 + 0.2/2 = 0.3$$

根据平衡公式计算平衡状态时各基因型的理论值，进行 χ^2 显著性检验（表6-3）。

表6-3 等位基因A和a的 χ^2 检验

	AA	Aa	aa	总计
实际值（o）	(n_1)	(n_2)	(n_3)	(N)
	60	20	20	100
理论值（e）	Np^2	$N2pq$	Nq^2	N
	49	42	9	1050
$(o-e)^2/e$	2.469	11.523	13.444	27.436

由表6-3可知 $\chi^2 = 27.436$，查表5-3可求得差异概率 $P < 0.01$，表明实际值与平衡时的理论值具极显著差异。因此，对于A和a这一对等位基因来说，该群体为非平衡群体。

如果上述群体随机交配，一代后即可达到平衡。这是因为该群体中带有A基因的配子频率为0.7，带有a基因的配子频率为0.3，而随机交配所形成的基因型及频率如表6-4所示。

表6-4 随机交配形成的后代基因型及频率

卵子＼精子	A (0.7)	a (0.3)
A (0.7)	AA (0.7^2)	Aa (0.7×0.3)
a (0.3)	Aa (0.7×0.3)	aa (0.3^2)

由此可见，后代中基因型AA频率为0.49，基因型Aa频率为 $2 \times 0.7 \times 0.3 = 0.42$，基因型aa的频率为0.09，与平衡后基因型频率的理论值一样，显然达到了遗传平衡状态。

（二）推算群体的基因频率和各基因型频率

已知隐性表型频率与隐性基因型频率是完全一致的，群体调查可得到隐性纯合子的频率 R（q^2），所以隐性基因频率 $q = \sqrt{q^2} = \sqrt{隐性表型频率}$。

例如，苯丙酮尿症（PKU）为常染色体隐性遗传病，群体发病率为 0.0001，试求致病基因频率和各基因型频率。

致病基因的频率 $q = \sqrt{0.0001} = 0.01$，$p = 1 - q = 1 - 0.01 = 0.99$，携带者频率 $H = 2pq = 2 \times 0.01 \times 0.99 \approx 0.02$，显性纯合子的频率 $D = p^2 = (0.99)^2$，隐性纯合子的频率 R 即为群体的发病率 0.0001。

在遗传平衡定律的基础上，可以推导出下列结论：

① 罕见的常染色体隐性遗传病，致病基因频率（q）很低，$p = 1 - q \approx 1$，所以 $2pq \approx 2q$，即杂合携带者的频率约为致病基因频率的 2 倍。

② 常见的常染色体隐性遗传病，q 很小，$p \approx 1$，所以杂合携带者与患者的比例为 $\frac{2pq}{q^2} \approx \frac{2}{q}$。致病基因频率越低，该比值越大，也就是说差不多所有隐性致病基因都处于杂合状态。例如尿黑酸尿症为常染色体隐性遗传病，患者由于尿黑酸氧化酶缺乏，使酪氨酸代谢终止在尿黑酸阶段，尿液中尿黑酸浓度增高，在空气中暴露时，便会成黑色。如果已知该病的发病率为 0.000001，则致病基因频率 $q = \sqrt{0.000001} = 0.001$，那么携带者与纯合患者的比例约为 $\frac{2}{0.001} = 2000$。如此高的携带者比例无疑说明携带者的检出，对遗传病的预防具有重要意义。

③ 罕见的常染色体显性遗传病，p 值很低，纯合患者的频率更低，即 p^2 可以忽略不计，所以杂合患者占全部患者的比例为 $\frac{2pq}{p^2 + 2pq} \approx 1$，说明所有受累者均为杂合体，所以，常染色体显性遗传病的发病率可以看成杂合体的频率 $H = 2pq \approx 2p$ 则 $p \approx \frac{1}{2}H \approx \frac{1}{2} \times$ 发病率。

三、遗传平衡定律的扩展

到目前为止，只讨论了 Hardy-weinberg 定律应用于常染色体上一对基因的情况，下面讨论该定律用于一些复杂的情况。

（一）复等位基因的遗传平衡

在一个基因座位可以有三种或三种以上的等位基因称复等位基因。遗传平衡定律同样可以用于复等位基因，最简单的复等位基因是同一基因座位上有三个等位基因，如控制人类 ABO 血型的基因。下面以 ABO 血型为例说明复等位基因的遗传平衡。

人类 ABO 血型受 I^A，I^B，i 三个复等位基因控制，I^A 和 I^B 对 i 为显性，I^A 和 I^B 为共显性。设它们的基因频率分别是 p、q、r，$p + q + r = 1$，随机交配情况下，后代基因型及其频率见表 6-5。

图 6-5 ABO 血型的基因型及频率

卵子＼精子	$I^A(p)$	$I^B(q)$	i(r)
$I^A(p)$	$I^AI^A(p^2)$	$I^AI^B(pq)$	$I^Ai(qr)$
$I^B(q)$	$I^AI^B(pr)$	$I^BI^B(q^2)$	$I^Bi(qr)$
i(r)	$I^Ai(pr)$	$I^Bi(qr)$	ii(r^2)

将表 6-5 中的基因型频率归类,可知当处于平衡状态时,ABO 血型的基因频率和基因型频率建立在下列平衡公式中。

$$(p+q+r)^2 = p^2 + q^2 + r^2 + 2pq + 2pr + 2qr = 1$$

$$\downarrow \quad \downarrow \quad \downarrow \quad \downarrow \quad \downarrow \quad \downarrow$$

$$I^AI^A \quad I^BI^B \quad ii \quad I^AI^B \quad I^Ai \quad I^Bi$$

设 $\bar{A}$,$\bar{B}$,$\overline{AB}$,$\bar{O}$ 为 A,B,AB,O 四种血型的频率,根据表 6-5 表型频率和基因型频率的关系为:

$$\bar{A} = p^2 + 2pr$$
$$\bar{B} = q^2 + 2qr$$
$$\overline{AB} = 2pq$$
$$\bar{O} = r^2$$

上述 ABO 血型系统的基因型、表现型及其频率可通过表 6-6 得到进一步认识。

表 6-6　ABO 血型系统的基因型、表现型及其频率

表现型	基因型	表现型频率	表现型频率
A 型	I^AI^A I^Ai	p^2 $2pr$	$p^2 + 2pr$
B 型	I^BI^B I^Bi	q^2 $2qr$	$q^2 + 2qr$
AB 型	I^AI^B	$2pq$	$2pq$
O 型	ii	r^2	r^2

所以,可根据表现型频率推导出基因频率:

$$r = \sqrt{\bar{O}}$$
$$p = 1 - (q+r) = 1 - \sqrt{(q+r)^2} = 1 - \sqrt{q^2 + 2qr + r^2} = 1 - \sqrt{\bar{B} + \bar{O}}$$
$$q = 1 - (p+r) = 1 - \sqrt{(p+r)^2} = 1 - \sqrt{p^2 + 2pr + r^2} = 1 - \sqrt{\bar{A} + \bar{O}}$$

利用公式就可以推算人群中 ABO 血型的各基因频率和各基因型频率。

例如在一个人群中 A 型血人占 38.3%,O 型血人占 30.6%,B 型血人占 21.7%,AB 型血人占 9.4%,依照公式可以求得该群体中:

$$r = \sqrt{30.6\%} = 0.553,$$
$$p = 1 - \sqrt{21.7\% + 30.6\%} = 0.2777,$$
$$q = 1 - \sqrt{38.3\% + 306\%} = 0.18.$$

(二) X 连锁基因的遗传平衡

遗传平衡同样也适合于 X 连锁基因,但比常染色体基因复杂的多。如果一对基因 A 和 a 在 X 染色体上遗传,在随机交配的情况下,表 6-7 情况被认为达到了遗传平衡。

表 6-7　X 连锁基因平衡时基因型和基因型频率

性别	基因型	基因型频率
女性	X^AX^A X^AX^a X^aX^a	p^2 $2pq$ q^2
男性	X^AY X^aY	p q

显然,X 连锁基因处于平衡状态时,女性和男性中的基因频率相同,而且女性群体的平

衡与常染色体上的平衡一样，即 $X^AX^A:X^AX^a:X^aX^a = p^2:2pq:q^2$，$(p+q)^2 = p^2+2pq+q^2 = 1$ 而在男性群体中的基因频率、基因型频率和表现型频率相同。这是由于女性带有两个 X 染色体，男性却带有一个 X 染色体，Y 染色体上不具有 X 染色体上的等位基因。

根据 X 连锁基因的频率可知：

① 罕见的 X 连锁显性遗传病，致病基因频率（p）很低，可以忽略；$q \approx 1$ 所以男性患者与女性患者的比例为 $\dfrac{p}{p^2+2pq} \approx \dfrac{1}{p+2q} \approx \dfrac{1}{2}$，即女性患者是男性患者的 2 倍。

② 罕见的 X 连锁隐性遗传病，致病基因（q）很小，$p \approx 1$，男性患者与女性患者的比例为 $\dfrac{q}{q^2} \approx \dfrac{1}{q}$，所以男患者大大多于女患者；女性携带者的频率 $2pq \approx 2q$，大约为男患者的 2 倍。例如血友病为 X 连锁隐性遗传病，男性发病率为 0.00008，女性发病率为 $(0.00008)^2$，女性携带者的频率大约为 $2 \times 0.00008 = 1.6 \times 10^{-4}$。

由于男性和女性性染色体的组成不同，群体中 2/3 的 X 连锁基因存在女性中，1/3 的 X 连锁基因存在男性中，所以对于 X 染色体上的基因来说，如果男性和女性的基因频率不等，那么达到平衡所要的时间和方式同常染色体基因不一样。前面已讲过，不管常染色体基因的起始频率如何，只要经过一代随机交配后，群体将达到平衡状态，而不平衡的 X 连锁基因是以一种非常复杂的形式逐渐接近平衡。本书不再阐述这部分内容。

第三节 影响遗传平衡的因素

如前所述，只要在合适的条件下（群体很大、随机交配、无突变、无选择、无大规模的迁移和遗传漂变），群体的基因频率和基因型频率将在世代间保持不变。这时的群体称 Hardy-Weinberg 群体。实际上这种条件很难达到，自然界不可能没有突变、也不可能没有选择、群体不可能无限大，所以 Hardy-Weinberg 群体只是一理想的群体。人类社会中并不存在这种理想群体，只有近似符合平衡条件的群体。由于自然界有很多因素影响群体的基因频率，因此在考虑遗传平衡时，必须考虑影响遗传平衡的因素。

一、突变和选择

基因突变是新等位基因产生的来源，而且每时每刻都可能发生，突变将会导致基因功能的改变。因此突变又给自然选择提供了原料，选择也是无时无刻不在发生。所以突变和选择是改变群体遗传结构的重要因素，也是生物进化的重要保证。

（一）突变

基因突变在自然界普遍存在，一个基因发生突变的概率称突变率（mutation rate），一般用每代中每一百万个基因发生的突变数来表示，即 $n \times 10^{-6}$/代，例如基因突变率为 20×10^{-6}/代，表示每一代 10^6 个基因中有 20 个发生突变。第二章已经介绍过基因突变是可逆的，即等位基因 A 不但可突变为 a，a 也可逆突变为 A。前者称为正突变（forward mutation），后者称为回复突变（reverse mutation）。假设基因 a 的频率为 q，相应等位基因 A 的频率为 $p = 1-q$，A→a 的正突变率为 u，a→A 的回复突变率为 v，则每一代中共有 $(1-q)u$ 个 A 基因突变为 a，qv 个 a 基因突变为 A。当 $(1-q)u > qv$ 时 A 基因频率降低或 a 基因频率增加；当 $(1-q)u < qv$ 时，A 基因频率增加或 a 基因频率降低；当 $(1-q)u = qv$ 时，A 或 a 基因频

率保持不变，达到平衡状态。即平衡时：

$$(1-q)u = qv$$
$$u - qu = qv$$
$$u = q(u+v)$$
$$q = \frac{u}{u+v}$$
$$p = 1 - q = \frac{v}{u+v}$$

一个随机交配的大群体，只有突变存在（无选择、迁居等），平衡时的基因频率完全由突变率 u 和 v 决定。对于一些中性突变，即突变无害也无益，几乎看不到选择作用，这时基因频率完全由突变率决定。例如我国汉族人群中，苯硫脲味盲者的频率为 9%，味盲基因（t）的频率为 0.30，这里 $u = 0.9 \times 10^{-6}$/代，$v = 2.1 \times 10^{-6}$/代，$q = \frac{u}{u+v} = \frac{0.9}{0.9+2.1} = 0.30$。PTC 味盲基因可看成来源于中性突变。

然而，许多情况下基因突变是有害的，突变可导致基因功能丧失或变化，进而产生有害效应，面临选择的作用。

（二）选择

正如达尔文进化论所说，选择在自然界中普遍存在，是进化的重要原因之一。选择（selection）是指群体中不同基因型个体的差别生活力和差别生殖力。它使不同基因型个体对后代基因库的贡献能力不同。常用适合度和选择系数对选择进行定量研究。

1. 适合度：适合度（fitness, f）指在一定环境条件下，某基因型个体能够生存并将其基因传给后代的能力，又称适合值（adaptive value）。一个体的适合度与其生存力和生殖力有关。如果某基因型个体在成熟前死亡，则不可能留下后代，其适合度等于 0。某基因型拥有者虽然身体特别强壮，但不会留下后代，他的适合度也为 0。由此可见，一个体的适合度最终由其繁殖能力决定。因而适合度可更确切地称为相对生殖适合度，可用相对生育率（fertility）来衡量。将生殖能力最高的基因型的适合度看作 1，其它基因型与之比较的相对值就是相对生育率，即适合度。例如，有人调查了 108 名软骨发育不全的成年患者，共生育了 27 名子女，而患者正常同胞 457 名共生育了 582 名子女，那么，软骨发育不全的相对生育率，即适合度为：$F = \frac{27/108}{582/457} = 0.2$。显然，适合度等于某种基因型平均子女数与最佳基因型的平均子女数的比值。用类似方法求得几种遗传病患者的适合度，见表 6-8。

表 6-8 几种遗传病的适合度

性状	适合度
视网膜母细胞瘤（杂合子）	0
幼儿型黑蒙性痴呆（纯合子）	0
软骨发育不全侏儒症（杂合子）	0.2
血友病（男性）	0.29
神经纤维瘤（杂合子）	男 0.41　　女 0.75
慢性进行性舞蹈症（杂合子）	男 0.82　　女 1.25
镰性红细胞贫血症（杂合子）	1.26（在疟疾区）

适合度是与选择相关的一个重要参数，选择可看成增加或减少某种基因型适合度的作

用。

2. 选择系数：选择系数（selective coefficient，s）指在选择作用下降低了的适合度。它是测量某种基因型不利生存的程度，又称选择压力（selection pressure）。$s = 1 - f$，例如软骨发育不全的适合度 $f = 0.2$，则选择系数 $s = 1 - f = 1 - 0.2 = 0.8$。

3. 选择效应：选择效应是指选择引起的群体基因频率和基因型频率在大小和方向上的改变。根据 Hardy-Weinberger 定律，只有群体中所有基因型个体对后代基因库贡献一样时，群体才能维持平衡状态。选择作用的存在使群体中不同基因型的个体对后代基因库的贡献可能不同。因此，除突变外，选择也是影响群体遗传结构的重要因素。但选择对不同类型基因所起的选择效应不同。

(1) 选择对常染色体显性基因的作用：假如一对等位基因 A 和 a，A 对 a 为显性基因，选择对 A 基因不利，则群体中纯合子 AA 和杂合子 Aa 都可以被选择淘汰，选择系数为 s（$0 < s < 1$），适合度为 $1 - s$；隐性纯合子 aa 不被淘汰，适合度为 1。由于 AA 个体和 Aa 个体留下的后代少，因此选择的结果使显性有害基因频率逐代降低。

在人类群体中，显性有害基因频率（p）往往很低，患者多为杂合子，因而选择对显性基因的作用主要通过淘汰杂合子而实现。根据推导可知，每代 A 基因的改变量 $\triangle p \approx sp$，公式表明显性基因为致病基因时，选择对基因频率的影响与选择系数正相关，选择系数越大，基因频率改变越快，否则相反。当选择系数 $s = 1$ 时，杂合体和显性纯合体的基因不能向后代传递，则选择一代后，显性基因将会在群体中全部消失。当 $0 < s < 1$ 时，选择使显性有害基因逐代降低，最终变也为 0。但是，实际上群体中的显性有害基因频率保持相对恒定，这与突变和选择的双重作用有关，即选择所淘汰的 A 基因等于突变新产生的 A 基因。设隐性基因 a 突变为显性基因 A 的突变率是 v，则 $v = sp$ 时，群体将保持平衡。当显性有害基因频率很低时，$p \approx \frac{1}{2}H$，所以，$v \approx \frac{1}{2}sH$。例如在丹麦的一所医院，几年所生的 94 075 名婴儿中有 10 个患软骨发育不全（AD），发病率为 $10/94075 = 0.0001063$，又知本病的适合度 f 为 0.2，选择系数 s 为 0.8，因此 $v \approx \frac{1}{2}sH = \frac{1}{2} \times 0.80 \times 0.0001063 = 0.0000425 = 42.5 \times 10^{-6}$/代。

由 $v = sp$ 不难看出，常染色体显性遗传病越严重，选择系数越大或适合度越小，突变产生的致病基因占的比例越高，例人类中面肩肱型肌营养不良是一种常染色体显性遗传病，患者死亡率很高，不能生育，$s = 1$，群体中本病的发病率保持相对恒定，致病基因频率一定全部由突变来维持。遗传性舞蹈症为延迟显性，患者一般都在生育子女后才面临选择，选择系数 s 很小，所以大部分病例来源于上代的传递，突变病例很少。

(2) 选择对常染色体隐性基因的作用：当隐性基因为有害基因时，群体中被选择的个体是隐性纯合子 aa，显性纯合子 AA 和杂合子 Aa 表型正常，不被淘汰，由于 aa 个体被选择淘汰，隐性有害基因 a 的频率将逐代降低。但是对于常染色体隐性遗传病，有害基因绝大多数被杂合携带者所拥有，所以选择对常染色体隐性基因的作用是微弱的、缓慢的。通过推导，经一代选择后，a 基因的改变量 $\Delta q \approx -sq^2$，而且 q 值越小，隐性基因频率改变越缓慢。但是，如果没有其它因素干涉，选择也会使隐性致病基因最终从群体中消失。当选择淘汰的隐性致病基因的数量 sq^2 等于突变率 u 产生的新致病基因的数量，即 $u = sq^2$ 时，隐性遗传病的发病率将保持恒定。由此公式可求出隐性致病基因的突变率。例如苯丙酮尿症（PKU）在我国人群中的发病率是 $1/15600$，即 $q^2 = 0.00006$，本病的选择系数 s 为 0.85，于是基因突变率 $u = sq^2 = 0.85 \times 0.00006 = 0.000051 = 51 \times 10^{-6}$/代。

(3) 选择对 X 连锁隐性基因的作用：X 连锁隐性基因为有害基因时，受选择的个体是女性隐性纯合子（X^aX^a）和男性隐性半合子（X^aY）。对于人类的 X 连锁隐性遗传病，致病基因频率往往很低，男性患者的发病率（q）大大超过女性患者的发病率（q^2）。因此选择作用主要通过淘汰男性个体而实现。而男性仅有一个 X 染色体，女性有两个 X 染色体，这就是说，男性群体所拥有的 X 染色体基因只占整个群体的 1/3。这样，就一个群体而言，仅仅存在于男性的 1/3 X 连锁基因被选择淘汰。所以，当致病基因频率为 q，选择系数为 s 时，经一代选择后，X 连锁隐性基因频率的改变量为：$\Delta q \approx -1/3 \, sq$。如果突变率 u 等于选择淘汰的致病基因 $1/3 \, sq$，群体处于平衡状态。例如血友病是一种 X 连锁隐性遗传病，男性发病率为 0.00008，这种病的适合度为 0.25，选择系数为 0.75，则该病致病基因的突变率 u 为：

$$u = \frac{1}{3} sq = \frac{1}{3} \times 0.75 \times 0.00008 = 0.00002 = 20 \times 10^{-6}/代。$$

根据上述几个计算出的突变率有些会偏高，因为有些遗传病的基因位点不只一个。例如控制血友病的基因位点至少有三个，而统计学往往会将临床上相似而遗传不同的病例归类在一起，所以计算值偏高。

4. 选择放松

随着医学的发展和治疗技术的进步，有些原来不能治疗的遗传病可以治疗，并且患者能够活到生育年龄、结婚生育，这样就相当于提高了患者的适合度，降低了选择压力。这种由于某种原因使有害基因的选择压力降低，对有害基因不能进行严格淘汰，从而使致病基因频率提高的现象称为选择放松（selection relaxation）。若选择放松将选择系数 s 变为 0，称为完全放松。完全放松后，每代有害基因的频率将增加一个突变率。

对常染色体显性遗传病来说，完全放松每代显性致病基因频率增加 sp_0（p_0 为放松前致病基因频率），所以完全放松 n 代后，$p_n = p_0 + nsp_0$。由此可见，对显性遗传病来说，选择完全放松会造成致病基因频率线性增加，对优生十分不利。如果原来是致死的，适合度为 0，完全放松一代后，$p_1 = 2p_0$，致病基因频率增加一倍。

对常染色体隐性遗传病来说，选择放松仅仅使隐性纯合子的适合度增加，而大部分隐性致病基因为携带者所拥有，因此，虽然放松后致病基因频率会逐代提高，但非常缓慢。完全放松使每代致病基因频率增加 sq_0^2，所以经 n 代放松后，基因频率 $q_n = q_0 + nsq_0^2$。如果放松前适合度为 0，选择系数为 1，完全放松 n 代，$q_n = q_0 + nq_0^2$。

例如若某隐性遗传病发病率为 0.0001，该病的适合度等于 0，假如现在经过治疗患者能和正常人一样生育，问经过多少代选择放松，致病基因频率增加一倍？

$$2 \times 0.01 = 0.01 + n \times 0.0001。$$

$$n = 0.01/0.0001 = 100 （代）$$

如一代需 25 年，则需要 2500 年完全放松致病基因频率才增加一倍。由此可见，对常染色体隐性遗传病来讲，选择放松造成的致病基因频率增加是相当缓慢的，可以不必为选择放松的后果担忧。

无论显性还是隐性遗传病，选择放松都会使致病基因频率增加，对优化人类的基因库是不利的。从优生角度来看，对遗传病实施严选择，增加其选择压力，防止其生育子女是有必要的，尤其是对显性有害基因更加有效。例如，如果采取某种措施使某种常染色体显性遗传病患者不能生育，即使 $s=1$，那么下一代的致病基因频率将由突变率维持。对常染色体隐性遗传病，如果增加选择压力，使 $s=1$，可推导出，经 n 代后，$q_n = \dfrac{1}{1+nq_0}$。

二、迁移

一个群体的居民迁入另一群体并参与后一群体的婚配繁殖，称为迁居或迁移（migration）。通常将前一群体称为迁入群（migration population），后一群体称为接受群（recipient population），二者的比值为迁移率（migration rate）。迁居的结果使迁入群的基因流入接受群，因此迁居又称基因流动。如果两个群体的遗传结构不同，发生迁居后将形成一个具有新遗传结构的混合群体。

假设迁入群某一基因频率为 q_m，接受群同一基因频率为 q_0，$q_m \neq q_0$，迁移率为 m，则接受群体的比率为 $1-m$。那么迁移所形成的混合群体的基因频率为：

$$q_1 = (1-m)q_0 + mq_m$$

基因频率的变化值为：

$$\Delta q = q_1 - q_0 = m(q_m - q_0)$$

从上述公式可知，迁居所引起基因频率改变的大小取决于①迁入群与接受群之间的基因频率的差异，差异越大，变化越大。当 $q_m > q_0$ 时，基因频率正向变化；$q_m < q_0$ 时，基因频率负向变化。②迁移率。基因频率变化的大小与迁移率呈正相关。如果迁居连续不断地进行，基因频率的变化将不断的发生，直到两个群体的基因频率相等为止。在人类社会中，两个群体居住交界附近，基因交流比较频繁，基因频率差异较小，离交界越远的群体，基因交流比较少，基因频率差异越大。因此，迁居造成了人类的基因频率呈地理梯度分布。

两个群体由于迁居、通婚进行基因交流，结果使群体间的遗传差异逐渐缩小。但是，如果只是地理位置的迁移定居，并不发生通婚，那么群体间的遗传差异将永远保持不变。例如匈牙利的吉卜赛人的 ABO 血型同 15 世纪初迁入的印度人相似，却与当地居民不同。显然，迁居后的通婚是造成基因频率改变的必要条件。

三、遗传漂变

平衡群体适合的是大群体，在大群体中不同基因型个体所生的子女数有波动，对遗传结构不会有明显的影响。可是，在一个小群体中这种波动可能会对基因频率有相当大的影响。例如，设一岛屿上去了一对夫妇，其基因型都是 Aa 杂合子，如果他们生了一男一女，其子女的基因型是 $\frac{1}{4}$AA，$\frac{2}{4}$Aa，$\frac{1}{4}$aa，为了延续后代，同胞结婚，他们的婚配类型及比率为表 6-9：

表 6-9 同胞之间的婚配类型及概率

	AA ($\frac{1}{4}$)	Aa ($\frac{2}{4}$)	aa ($\frac{1}{4}$)
AA ($\frac{1}{4}$)	AA × AA ($\frac{1}{4} \times \frac{1}{4}$)	AA × Aa ($\frac{1}{4} \times \frac{2}{4}$)	AA × aa ($\frac{1}{4} \times \frac{1}{4}$)
Aa ($\frac{2}{4}$)	AA × Aa ($\frac{1}{4} \times \frac{2}{4}$)	Aa × aa ($\frac{2}{4} \times \frac{2}{4}$)	Aa × aa ($\frac{2}{4} \times \frac{1}{4}$)
aa ($\frac{1}{4}$)	AA × aa ($\frac{1}{4} \times \frac{1}{4}$)	Aa × aa ($\frac{2}{4} \times \frac{1}{4}$)	aa × aa ($\frac{1}{4} \times \frac{1}{4}$)

由表 6-9 可知，这对同胞各种类型组合的概率为表 6-10。

表 6 – 10 岛屿上同胞个基因型组合的概率

婚配组合	组合数	概率	婚配双亲的基因频率	
			A	a
AA × AA	1	$\frac{1}{4} \times \frac{1}{4} = \frac{1}{16}$	1	0
AA × Aa	2	$2 \times \frac{1}{4} \times \frac{2}{4} = \frac{1}{4}$	0.75	0.25
AA × aa	2	$2 \times \frac{1}{4} \times \frac{1}{4} = \frac{1}{8}$	0.5	0.5
Aa × Aa	1	$\frac{2}{4} \times \frac{2}{4} = \frac{1}{4}$	0.5	0.5
Aa × aa	2	$2 \times \frac{1}{4} \times \frac{2}{4} = \frac{1}{4}$	0.25	0.75
aa × aa	1	$\frac{1}{4} \times \frac{1}{4} = \frac{1}{16}$	0	1

由表 6 – 10 可以看出，有 $\frac{1}{16} = 6.25\%$ 的可能性使 A 基因固定（A 的频率等于 1），而 a 基因消失（a 的频率等于 0）；同样，a 基因固定而 A 基因消失的概率也等于 $\frac{1}{16} = 6.25\%$。除此之外，还有不同于起始基因频率的其它波动。这种由于群体小所发生的基因频率的随机波动称为随机遗传漂变（random genetic drift），简称遗传漂变（genetic drift）。它也是影响基因频率的重要因素。根据样本误差与样本大小呈反比的原理，群体越小，基因漂变的幅度越大；群体越大，基因漂变的幅度越小。

遗传漂变可以造成一些有害因素在某些隔离群中特别高。例 pulin 病是一种罕见的由显性基因控制的代谢障碍，基因频率极低，但为什么在南非的欧洲人群中却有高达 4/1000 的发病率？仔细调查发现，这个大约由 200 万欧洲人组成的现代群体都是 1686 年到好望角定居的一对荷兰夫妇的后裔。这对夫妇可能是 pulin 症致病基因携带者。又如，东卡罗林群岛的 pingelap 人群中，先天性全色盲的发病率高达 5/100，追究该群体的这种常染色体隐性致病基因频率如此高的原因，是 1780 ~ 1790 年间一次台风袭击了 Pingelap 岛，岛上只幸存大约 9 个男人和数目不多的女人，推测其中一人或几人是先天性全色盲基因的携带者，从而后代出现了较高的发病率。

遗传漂变除了可以解释某些致病基因频率在一些群体中比较高的原因外，还可以说明某些遗传基因种族间的差异。例如北美印地安人大多是 O 型血，但 Blood 和 Blackfeet 的印地安人 A 型血人比较常见。美国宾夕法尼亚的东部人是 18 世纪从德国移居美国的 20 多个家庭的后代，经血型调查，基因频率与其祖先德国人和周围的美国人都不同，这也是由于群体基因漂变所致。

在人类社会中，多数实例说明一些群体的基因频率是由数目不多的老祖宗的特殊基因型决定的。这种少数人的基因型频率决定他们后代基因频率的效应，叫奠基者效应（founder effect）。

四、近亲婚配

众所周知,只有当群体无限大或很大,并且随机交配时,才能应用 Hardy-Weinberg 定律,但实际上,群体很难无限大,人类的婚配往往受地区、民族、风俗、宗教等因素的影响,婚配很难随机。如果群体中一种基因型与另一种基因型之间的交配不是由他们的基因型频率决定,称为选型交配。医学群体遗传学中特别有意义的选型交配是近亲婚配。

医学遗传学通常将 3~4 代内有共同祖先的一些个体称为近亲。近亲个体之间的婚配称近亲婚配(inbreeding, consanguineous marriage)。由于近亲个体可能带有共同祖先传递下来的同一基因,因此婚配后,他们后代基因纯合的比率比随机婚配高。对于常染色体隐性遗传病,近亲婚配可提高后代的复发风险,从而通过选择作用影响基因频率与遗传平衡。群体越小,近亲婚配的比率可能越高。所以小的隔离群中,除遗传漂变外,近亲婚配也是影响群体遗传组成的重要因素。

（一）常见的近亲婚配形式

历史上,有些国家和地区曾鼓励近亲婚配,不过,现在大多数国家都禁止近亲婚配。自从我国宪法规定禁止近亲婚配以来,我国近亲婚配的比率大大降低。可是在一些偏僻、落后的农村或山区以及一些少数民族地区,近亲婚配还存在一定的比例。布拖县彝族近亲婚配比率高达 4.6%。我国常见近亲婚配的形式(图 6-1)有表亲结婚、隔代表亲结婚、从表亲结婚、隔山表亲结婚、隔山从表亲结婚等等。

（二）亲缘系数（血缘系数）

近亲个体之间的血缘程度或血缘关系的远近一般用血缘系数(relationship coefficient, r)表示。它是指近亲的两个个体在一定基因位点上具有共同祖先的同一等位基因的概率。根据孟德尔遗传规律,上代的一个等位基因传给下代的概率是 1/2,所以一个个体和他的父亲或母亲带有同一等位基因的概率是 1/2,即亲子之间的血缘系数 1/2,如图 6-3 所示,如果 P_1 带有 A_1 基因,那么 B_1 或 B_2 带有 A_1 基因的概率是 1/2,因此,根据乘法定理,从父方来讲,B_1 和 B_2 同时都带有父亲同一基因的概率为 $1/2 \times 1/2 = (1/2)^{1+1}$;同理,从母方来讲,$B_1$ 和 B_2 同时带有母亲同一基因的概率也为 $(1/2)^{1+1}$,根据加法定理,同胞 B_1 和 B_2 之间的血缘系数为 $(1/2)^{1+1} + (1/2)^{1+1} = 2 \times (1/2)^{1+1}$,1+1 表示 P_1 或 P_2 将基因传给 B_1 和 B_2 的步骤,即共同祖先的基因传给 B_1 需要 1 步,传给 B_2 需要 1 步。于是,可将血缘系数的计算公式概括为：

$$r = m \times (1/2)^{n_1 + n_2}$$

这里的 m 表示近亲个体所具有的共同祖先的个数,例表兄妹有两个共同祖先,$m=2$;隔山表兄妹有一个共同祖先,$m=1$;n_1、n_2 分别表示共同祖先将其基因传给近亲的两个个体的传递步骤。

例如图 6-2 叔侄(II_3 和 III_1)之间的血缘系数。P_1 或 P_2 将基因传至 II_3 需 1 步,传给 III_1 需 2 步,则 II_3 和 III_1 之间的血缘系数 $r = 2 \times (1/2)^{1+2} = 1/4$。同理,图 6-2 中堂兄妹($III_1$ 和 III_2)之间的血缘系数 $r = 2 \times (1/2)^{2+2} = 1/8$。

血缘系数大,亲缘关系越近,否则相反。如果血缘系数为 0,则认为两个个体在近期世代内没有共同祖先。医学遗传学通常认为：

$r = 1/2$ 的个体称一级亲属,例亲子或同胞;

$r = 1/4$ 的个体称二级亲属,例一个个体与他的祖（外祖）父母、伯、叔、姑、舅或姨;

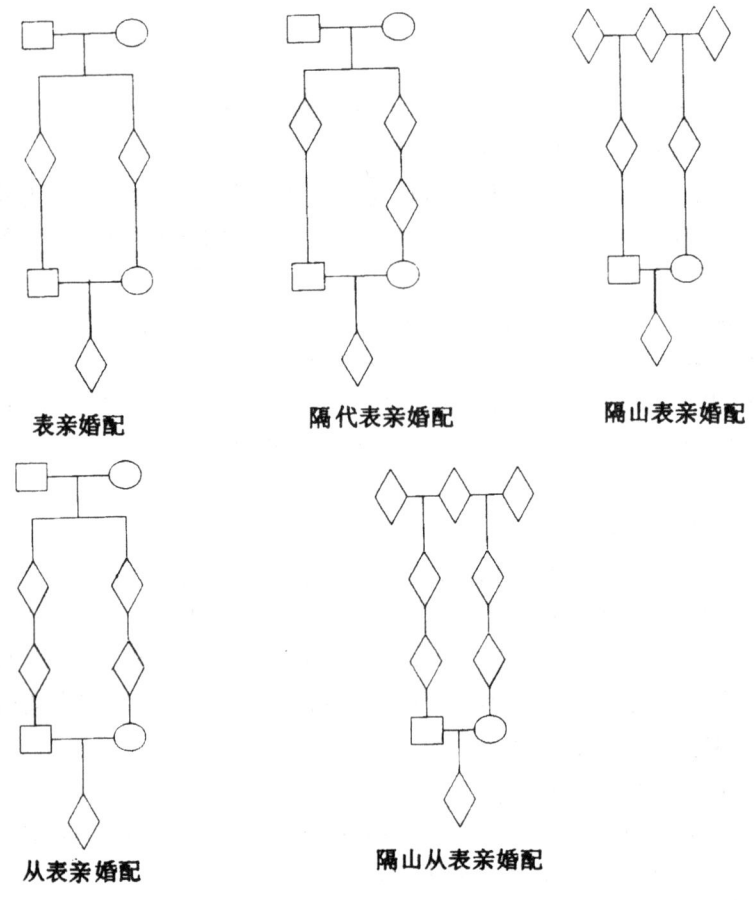

图 6-1 我国过去常见的近亲婚配形式

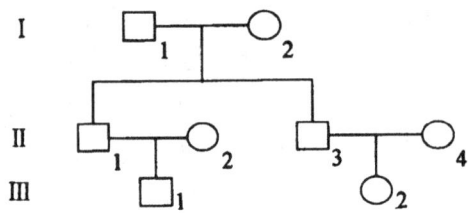

图 6-2 系谱图

$r = 1/8$ 的个体称三级亲属，例表兄妹、堂兄妹等。

利用血缘系数不仅能判断近亲个体的亲属程度，另外，如果知道遗传病的群体发病率，还可以利用血缘系数计算近亲婚配后代的复发风险。例如苯丙酮尿症的群体发病率为 1/10000，致病基因频率为 1/100，群体中携带者的频率 $2pq \approx 2q = 1/50$。根据孟德尔遗传规律，两携带者婚配，后代的发病风险为 1/4，如果表兄妹结婚，$r = 1/8$，则后代的发病风险为 $1/50 \times 1/8 \times 1/4 = 1/1600$，而随机婚配的复发风险是 $1/50 \times 1/50 \times 1/4 = 1/10000$。所以表亲结婚后代的复发风险是随机婚配的 1/1600/1/10000 = 6.25 倍。由此可见，近亲婚配可提高隐性遗传病的发病风险。

（三）近婚系数

近婚系数（inbreeding coefficient，F）是指近亲婚配的两个个体可能从共同祖先得到同一基因，婚后又把同一基因传给他们子女的概率。这样子女获得的这一对基因不仅性质相同，而且来源也相同，称遗传上完全相同。它表示近亲婚配后代基因纯合的可能性。如图 6-3，C_1 和 C_2 所生子女 S 的近婚系数就是 S 为 A_1A_1、A_2A_2、A_3A_3、A_4A_4 的概率。

1. 常染色体基因近婚系数的计算：现以表兄妹婚配为例说明近婚系数的计算方法（图 6-3）。设共同祖先 P_1 和 P_2 在某一位点上的等位基因分别为 A_1A_2，A_3A_4，根据分离规律等位基因每传递一步，下一代有 1/2 的可能性得到这一基因，而 A_1 基因由 P_1、B_1 和 C_1 传给 S，经过 P_1-B_1-C_1-S 三步，由乘法定理可知其概率为 $(1/2)^3$。A_1 由 P_1、B_2、C_2 传给 S 同样也经过三步，概率亦为 $(1/2)^3$。那么 S 为 A_1A_1 纯合子的概率为 $(1/2)^3 \times (1/2)^3 = (1/2)^6$。这里的 6 可以看成 S 得到 A_1A_1 这一对基因共需 6 步。也可这样计算，C_1 或 C_2 得到 A_1 的可能性均为 $(1/2)^2$，则后代 S 为 A_1A_1 的概率是 $1/4 \times (1/2)^2 \times (1/2)^2 = (1/2)^6$。同理，S 为 A_2A_2、A_3A_3 和 A_4A_4 的可能性都为 $(1/2)^6$。于是 C_1 和 C_2 所生 S 的近婚系数为 $4 \times (1/2)^6$。

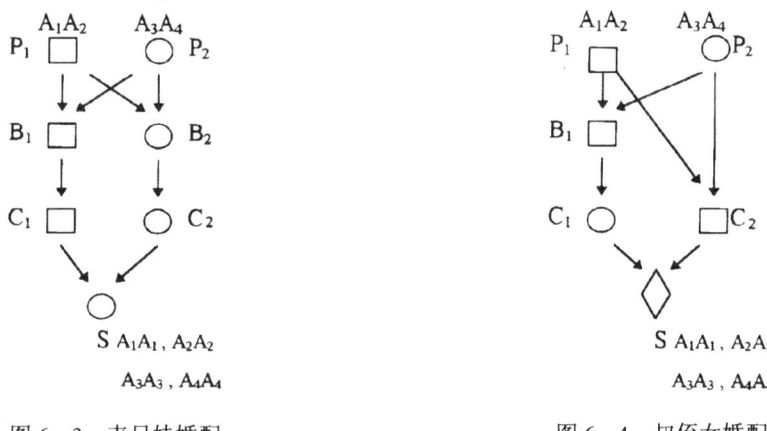

图 6-3 表兄妹婚配　　　　图 6-4 叔侄女婚配

根据上述推导，近婚系数的计算公式可归纳为下列公式：

$$F = 4 \times (1/2)^n \text{ 或者 } F = 2 \times (1/2)^n$$

这里，当近亲婚配的两个个体有两个共同祖先时用 $4\times$，有一个共同祖先时用 $2\times$；n 为共同祖先的等位基因传给近亲婚配后代使之纯合所需的步骤。

例如图 6-4 叔侄女婚配所生后代的近婚系数为 $4 \times (1/2)^5 = 1/8$。而图 6-1 表亲婚配，隔代表亲婚配，隔山表亲婚配，从表亲婚配，隔山从表亲婚配的近婚系数分别为：$4 \times (1/2)^6$，$4 \times (1/2)^7$，$2 \times (1/2)^6$，$4 \times (1/2)^8$，$2 \times (1/2)^8$。

2. X 连锁基因的近婚系数　X 连锁基因与常染色体基因的计算略有不同。计算时应注意以下几个问题：①女性带有 2 个 X 染色体，有 2 个 X 连锁基因，所以近亲结婚所生女儿可从共同祖先那里得到两个完全相同的基因而形成纯合子；男性个体仅有一个 X 染色体，有一个 X 连锁基因，是一个半合子，不存在纯合的问题。所以 X 连锁基因的近婚系数只计算所生女儿的 F 值。②男性的 X 染色体一定传给女儿，即概率等于 1，故在计算 X 连锁基因的传递步骤时，不计算父亲向女儿的传递。③男性的 X 染色体不传给儿子，因此如果基因的传递路线中出现男性到男性的传递，这条路线被中断。④共同女祖先有两个 X 连锁基因，在近亲婚配的女儿中可形成两种类型的纯合子；共同男祖先有一个 X 连锁基因，在近亲婚配的女儿中只形成一种类型的纯合子。所以 X 连锁基因近婚系数的计算公式为：

$$F = 2 \times (1/2)^n + (1/2)^m$$

这里 n 为共同女祖先基因的传递步骤，m 为共同男祖先基因的传递步骤。

例如图 6-5 计算姨表兄妹结婚所生女儿的 X 连锁基因的近婚系数。根据前面所述，在共同男祖先 P_1 的 X_1 基因经 B_1、C_1 传给 S 的路线上，P_1-B_1 和 C_1-S 为男性到女性的传递，这两步不计算，只需计算 B_1-C_1 一步；X_1 基因经 B_2、C_2 传给 S 的路线上，P_1-B_2 为男性向女性的传递，这一步不计算，只需计 B_2-C_2-S 两步，两条路线共需 3 步，故 S 为 X_1X_1 纯合子的概率为 $(1/2)^3$。按同样方法计算可知，共同女祖先 P_2 的 X_2 或 X_3 基因在 S 中纯合，形成 X_2X_2 或 X_3X_3 纯合子共需 5 步，概率为 $(1/2)^5$。所以 C_1 和 C_2 结婚所生 S 的 X 连锁基因的近婚系数为 $(1/2)^3 + 2 \times (1/2)^5 = 3/16$

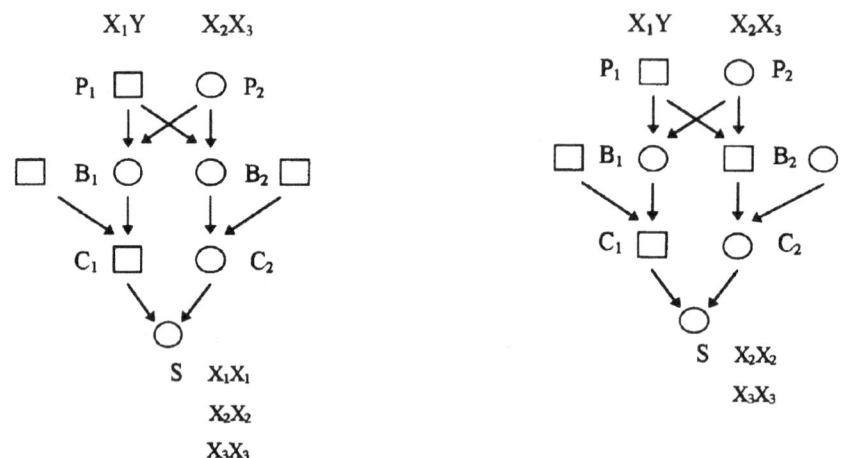

图 6-5　姨表兄妹婚配 X 连锁基因的传递　　图 6-6　舅表兄妹婚配 X 连锁基因的传递

图 6-6 舅表兄妹婚配中，X_1 从 P_1 经 B_2、C_2 到 S 的传递路线上，P_1-B_2 为男性向男性的传递，传递路线被中段，即 S 不可能是 X_1X_1 纯合子，而 S 为 X_2X_2 或 X_3X_3 纯合子共需 4 步传递，概率为 $(1/2)^4$。所以舅表兄妹婚配 X 连锁基因的 F 值 $2 \times (1/2)^4 = 1/8$。

图 6-7 堂兄妹婚配中，基因 X_1 在 P_1-B_1 被中断；X_2 或 X_3 在 B_1-C_1 被中断，因此其 F

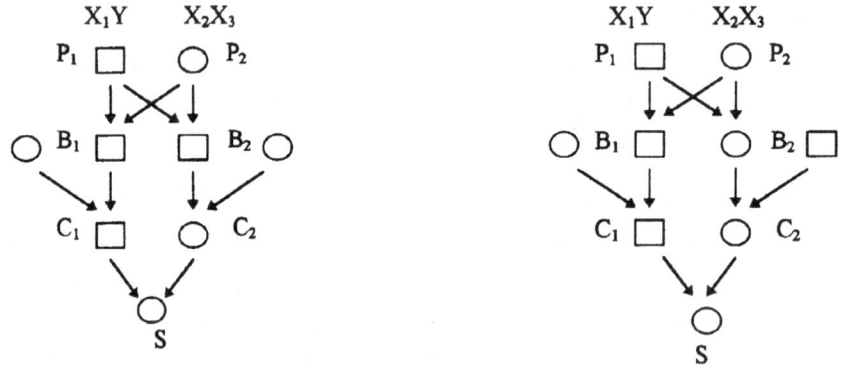

图 6-7　堂兄妹婚配 X 连锁基因的传递　　图 6-8　姑表兄妹婚配 X 连锁基因的传递

值为 0。同理，图 6-8 姑表兄妹婚配的 F 值也为 0。对于常染色体基因来说，姨表兄妹婚配、舅表兄妹婚配、姑表兄妹婚配或堂兄妹婚配的近婚系数均为 $4 \times (1/2)^6 = 1/16$；而对 X 连锁基因，他们的近婚系数可能不一样，危害性姨表兄妹婚配＞舅表兄妹婚配＞姑表兄妹婚配或堂兄妹婚配。

前面曾经讨论了根据亲缘系数估计近亲婚配后代隐性遗传病的复发风险，另外，还可以利用近婚系数计算后代的发病风险，这也是研究近婚系数的重要性。

例如已知某种常染色体隐性遗传病的发病率为 q^2，计算表兄妹婚配图 6-9 后代的患病可能性。假设这种隐性遗传病的致病基因为 a，那么 S 个体是 aa 纯合子的原因有两种①S 个体的 aa 基因由共同祖先的同一基因传递下来，属于来源相同的纯合子。假设 A_1 为致病基因 a，则 S 为由这个基因的纯合而形成 aa 纯合子的概率是 $(1/2)^6$，但实际上 A^1 基因为 a 基因的可能性是 q，根据乘法定理，S 为 aa 纯合子的概率是 $(1/2)^6 q$。因为 C_1 和 C_2 的共同祖先的两对同源染色体都有 q 的机会带有 a 基因，即 A_1、A_2、A_3 或 A_4 为 a 基因的概率均是 q，因此，所谓来源相同的 aa 纯合子的概率为 $4 \times (1/2)^6 q$，即为 $Fq = \frac{1}{16}q$。②S 个体的 aa 基因来自不同的祖先或同一祖先的不同等位基因。由于共同祖先的同一基因传给 S 而形成纯合子的概率是 $F = \frac{1}{16}$，那么不同来源的基因组成 S 个体的基因型的概率

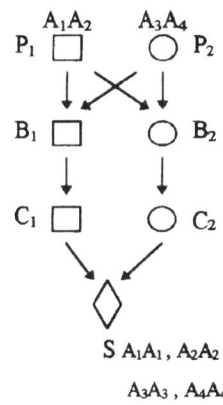

图 6-9 表兄妹婚配

为 $1 - F = 1 - \frac{1}{16} = \frac{15}{16}$，又由于常染色体隐性遗传病在群体中的发病率是 q^2，$\frac{15}{16}$ 的个体中为 aa 纯合子的可能性是 $\frac{15}{16}q^2$。所以表兄妹结婚后代常染色体隐性遗传病的发病率为：

$$\frac{1}{16}q + \frac{15}{16}q^2。$$

综上所述，近亲婚配后代常染色体隐性遗传病的复发风险（x）可通过下列公式计算：

$$x = Fq + (1 - F)q^2$$

由上式可推出 $x = q^2 + Fq - Fq^2$，因 $Fq > Fq^2$，从公式也可看出近亲婚配后代发病风险提高。近亲婚配与随机婚配后代复发风险的比例为：

$$\frac{Fq + (1-F)q^2}{q^2} = \frac{q^2 + Fq(1-q)}{q^2} = 1 + F \cdot \frac{p}{q} \approx 1 + F \cdot \frac{1}{q}（因 q 很小,所以 p \approx 1）$$

因此隐性致病基因频率（q）越小，该比值越大，即近亲婚配后代发病风险提高得越多（表 6-11），隐性遗传病越少见，来自近亲婚配的患儿概率就越大。

表 6-11 表亲婚配和随机婚配出生隐性纯合子的频率

基因频率 （q）	随机婚配隐性纯合子的频率 （q^2）	表兄妹婚配隐性纯合子的频率 （$\frac{1}{16}q + \frac{15}{16}q^2$）	两者之比
0.20	0.04	0.05	1.25
0.10	0.01	0.015625	1.56
0.04	0.0016	0.004	2.5
0.02	0.0004	0.001625	4.06
0.01	0.0001	0.000719	7.19
0.001	0.000001	0.0000635	63.5

总之，对隐性遗传病来讲，近亲婚配可提高后代的复发风险，多基因病亦是如此。这就是近亲婚配的危害。因此现在许多国家禁止近亲结婚。我国宪法规定禁止直系亲属或旁系3代的亲属通婚是十分必要的。

上面从个人角度讨论了近亲婚配的危害性，如果从群体角度来讨论，就要计算平均近婚系数（average inbreeding coefficient，a）。a 值可按下列公式求出：

$$a = \Sigma \frac{Mi}{N} \cdot Fi$$

这里的 Mi 为群体中某类型近亲婚配的数目，N 为总婚配的数目，Fi 为某一类型近亲婚配的近婚系数，Σ 为总和符号。

例如某人群中，有1000例婚配，其中5例来自表兄妹结婚，$F = 1/16$；7例来自从表兄妹结婚，$F = 1/64$；其余为随机婚配，$F = 0$。那么该群体的平均近婚系数 a 为：

$$a = \frac{5}{1000} \times \frac{1}{16} + \frac{7}{1000} \times \frac{1}{64} = 0.00042$$

平均近婚系数反映了一个群体近亲婚配的情况，一般当 a 值达到0.01时，就认为是相当高了。这种群体往往是人数较少，交通不便，很少与外面通婚的隔离群，但也不排除宗教、风俗、落后等因素的存在。例如印度南方人喜欢亲上加亲，所以 a 值很高（$a = 0.02835$）。我国一些山区和少数民族的平均近婚系数偏高。平均近婚系数高的地区常染色体隐性遗传病和多基因遗传病的发病率往往较高。因此禁止近亲结婚对降低遗传病的发病率，提高人类的遗传素质具有深远意义。

第四节 遗传负荷

遗传负荷（genetic load）是指在一个群体中由于致死基因或有害基因的存在而使群体适合度降低的现象。一般用群体中每个个体平均所携带的有害基因或致死基因的数目来表示。关于遗传负荷的估算方法有很多种，本书不加介绍。据估计我国人群每人平均带有5~6个有害基因，这就是我国人群的遗传负荷。

遗传负荷的来源包括突变负荷和分离负荷。基因突变产生有害或致死基因，进而使群体的适合度下降，称为**突变负荷**（mutation load）。显性致死基因突变产生后，会在当代随个体的死亡而消失，不会增加群体的遗传负荷；隐性致死基因突变产生后，突变基因可以杂合形式在群体中保留许多代，可形成选择不利的隐性纯合子，从而使群体的平均适合度降低，增加遗传负荷。如果突变率升高，有害基因的频率增加，群体的平均适合度降低，即遗传负荷提高。**分离负荷**（segregation load）是指适合度较高的杂合子由于基因分离而产生适合度低的纯合子，从而降低群体适合度的现象。至于突变负荷与分离负荷在群体中占的比例很难估计。不过随着人类生态环境的污染，突变率增高，必将提高人类的突变负荷。显然，保护环境对提高人类的遗传素质具有重要意义。另一方面，由于近亲婚配会提高隐性基因在后代纯合的机会，使后代发病率提高，所以群体平均近婚系数升高将增加人群的遗传负荷，图6-10为两个日本人调查的数据，反映了儿童死亡率与近婚系数的关系。

总之，凡是影响基因频率的因素都可影响遗传负荷，而这种因素很多，因此要改变群体的遗传结构，淘汰有害基因，降低人类的遗传负荷，提高全民族的遗传素质，是一个非常严峻的工作，需要多方面的长期努力。由此可见，普及群体遗传学知识，培训一支从事群体遗

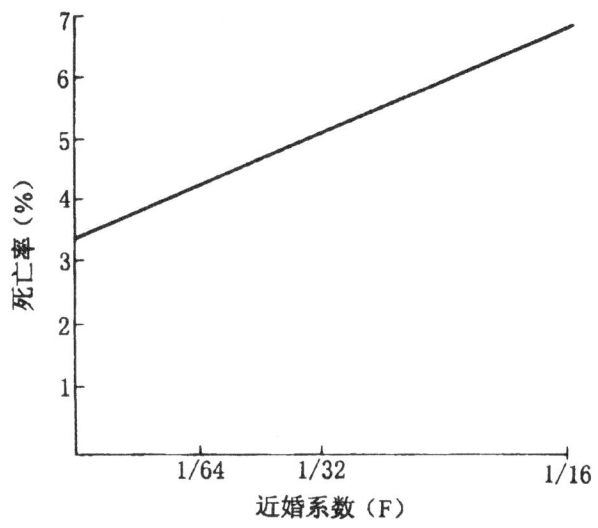

图 6-10 儿童死亡率和 F 值的关系

传学研究的科研和医疗队伍,加强遗传病的流行病调查,以控制遗传病在群体中的复发十分必要,这正是群体遗传学的研究目的和意义。

小结

医学群体遗传学是医学遗传学的一个重要分支。医学遗传学研究对降低遗传病的群体发病率,提高人类的遗传素质具有重要意义。本章主要阐述了以下几个内容。

1. 群体的遗传结构:群体的遗传结构或遗传组成是指群体的基因和基因型的种类及频率。这里的群体指的是孟德尔群体,即生活在一定空间范围内能够相互交配的许多同种个体。一个群体内的全部基因或遗传信息称基因库,同一群体内的所有个体共享同一基因库,不同的群体基因库不一样。基因频率是指群体中某一基因座位上某特定基因出现的数目与该位点上可能出现等位基因总数的比率。基因型频率指群体中某特定基因型个体的数目占个体总数的比例。群体中的某基因的频率等于相应纯合基因型的频率加上 1/2 杂合基因型的频率。

2. 遗传平衡定律:在合适的条件下,群体的基因频率和基因型频率将代代保持不变称为遗传平衡定律又称 Hardy-Weinberg 定律。平衡群体的基因频率和基因型频率符合下列公式:$(p+q)^2 = p^2 + 2pq + q^2 = 1$,也就是说在平衡群体中,AA,Aa,aa 三种基因型频率的比值为 $p^2:2pq:q^2$。利用上述公式可判断群体是否平衡和显隐关系基因的基因频率及基因型频率。遗传平衡定律不仅适合常染色体上的一对等位基因,还适合复等位基因和 X 连锁基因。

3. 影响遗传平衡的因素:突变、选择、迁居、遗传漂变及近亲婚配都可改变群体的遗传结构,其中突变、选择、迁居和近亲婚配的作用方向是可以预测的;而漂变的作用方向是不定的,即无法预测。突变和选择往往同时作用于同一群体,从而使遗传病保持着相对恒定的发病率。医疗技术的进步可能造成选择放松,使致病基因频率逐代增加,对优生十分不利,尤其是显性致病基因的放松,会造成致病基因频率线性增加。

4. 遗传负荷:遗传负荷是指在一个群体中由于致死基因或有害基因的存在而使群体适合度降低的现象。一般用群体中每个个体平均所携带有害基因或致死基因的数目表示。遗传负荷的来源包括突变负荷和分离负荷。凡是影响群体遗传结构的因素都可改变遗传负荷。随着人类生态环境的污染、突变率增高，必将增高人类的突变负荷。另一方面，由于近亲婚配会增高隐性基因在后代纯合的机会，使后代发病率增高，所以群体平均近婚系数升高将增加人群的遗传负荷。

（刘海英）

第七章 分子病与遗传性酶病

【本章要求】
1. 重点掌握分子病和遗传性酶病的概念
2. 重点掌握血红蛋白病的概念及分类
3. 重点掌握苯丙酮尿症的发病机理
4. 一般掌握人类珠蛋白基因
5. 一般掌握血红蛋白病的分子机理
6. 一般掌握遗传性酶病的分类及发病机理
7. 了解血友病、假肥大型肌营养不良症、家族性高胆固醇血症、白化病、半乳糖血症等病的主要临床表现与遗传基础。

根据"中心法则"等分子生物学基本原理,人类 DNA 上的遗传信息必须先转录到 mRNA 上,再由 mRNA 翻译成特定蛋白质(酶),最终表现为特定的生理、生化特征或性状。生命过程中,如果受到某些诱变因素的影响,DNA 的碱基组成或顺序发生变化,造成基因突变,可引起其编码的蛋白质或酶发生相应的改变。若是轻微而无害的改变,会造成正常人体生理、生化特征的遗传差异,在群体中表现为蛋白质或酶的多态现象。严重的异常,可引起一系列病理变化,表现为分子病或遗传性酶病。

第一节 分子病

分子病(molecular disease)是指由于基因突变造成的蛋白质分子结构或合成量异常所引起的疾病。

分子病的概念由 Pauling 于 1949 年首先提出。他在进行镰形细胞贫血症研究时,发现患者的红细胞镰变是因血红蛋白分子异常所致。1956 年 Ingram 等用指纹法进一步研究,证明这种异常血红蛋白分子的 β 珠蛋白链第 6 位氨基酸由正常的谷氨酸变成了缬氨酸,从分子水平上揭示了该病的病因。

随着研究的不断深入,迄今已发现了许多类型的分子病,包括凝血及抗凝血因子缺乏症、免疫球蛋白缺陷病、运输性蛋白病、膜蛋白病、受体蛋白病、胶原蛋白病等等。

一、血红蛋白病

血红蛋白病(hemoglobinopathy)是指珠蛋白分子结构异常或合成量异常所引起的疾病。血红蛋白病是人类研究最早、也是认识最为清楚的一种运输性蛋白病。

研究推测,目前全人类有 2 亿多人携带血红蛋白致病基因。血红蛋白病已被国际卫生组织(WHO)列为严重危害人类健康的常见病之一,在我国多见于南方。

(一)正常血红蛋白分子的结构及发育变化

血红蛋白是红细胞的主要成分,是血液中红细胞携带、运输氧气和二氧化碳的载体。血红蛋白分子是由两对单体（亚单位）组成的球形四聚体（图7-1），其中一对由两条类α珠蛋白链（α链或ζ链）各结合一个血红素组成；另一对由两条类β珠蛋白链（ε、β、γ或δ链）各结合一个血红素组成。α链长度为141个氨基酸，β链则由146个氨基酸组成。在人类个体发育的不同阶段，类α链和类β链的不同组合，构成了人类常见的几种血红蛋白（表7-1）。

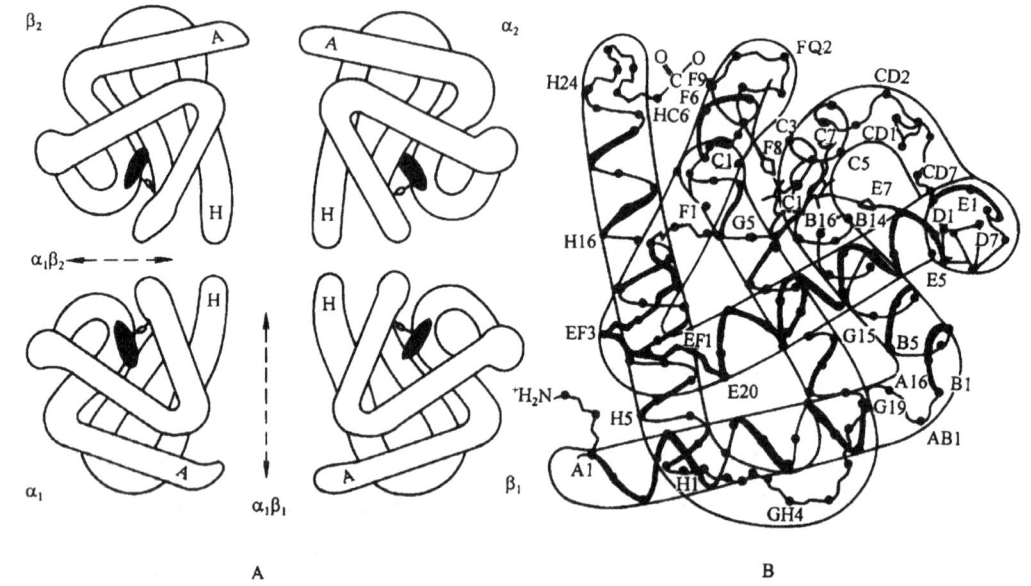

图7-1 血红蛋白结构示意图
A：血红蛋白的四聚体（四级结构）
B：血红蛋白单体的三维空间结构

表7-1 正常人体血红蛋白

发育阶段	血红蛋白（Hb）	分子结构
胚胎	Gower Ⅰ	$\zeta_2\varepsilon_2$
	Gower Ⅱ	$\alpha_2\varepsilon_2$
	Portland	$\zeta_2{}^G\gamma_2$，$\zeta_2{}^A\gamma_2$
胎儿（8周至出生）	F	$\alpha_2{}^G\gamma_2$，$\alpha_2{}^A\gamma_2$
成年人	A （95%）	$\alpha_2\beta_2$
	A_2 （3%）	$\alpha_2\delta_2$

（二）人类珠蛋白基因及其表达

人类珠蛋白基因包括类α珠蛋白基因和类β珠蛋白基因两大类，各含数个相同或相似的基因，紧密排列在DNA的特定区段，构成了基因簇。在人类珠蛋白基因簇中存在着一些假基因，它们与正常的珠蛋白基因结构相似，但却没有正常功能。如$\psi\alpha$、$\psi\zeta$、$\psi\beta$。

1. 类α珠蛋白基因簇

人类α珠蛋白基因簇定位于16P13，按$5'\to 3'$方向排列顺序为$5'\zeta - \psi\zeta - \psi\alpha - \alpha_2 - \alpha_1 3'$（图7-2）。每条16号染色体有两个α基因，正常的二倍体细胞有4个α基因，每个α基因表达的α珠蛋白数量相同。类α珠蛋白基因的排列顺序与发育过程中表达顺序相一致。即发育早期是5'端ζ表达，正常成人主要是3'端的α基因表达。

2. 类β珠蛋白基因簇

人类β珠蛋白基因簇位于11P15，按$5'→3'$方向排列顺序为$5'\varepsilon - {}^G\gamma - {}^A\gamma - \psi\beta - \delta - \beta 3'$（图7-3），每条11号染色体只有一个β基因。正常二倍体细胞有两个β基因。类β珠蛋白基因的排列先后也与发育过程的表达顺序相关。发育早期是$5'$端ε、γ基因表达，成人期主要为$3'$端β基因表达。

3. 珠蛋白基因的结构

各种珠蛋白基因均含有3个外显子（E）和2个内含子（I）。α珠蛋白基因的I_1位于31和32位密码子之间，由117bp组成。I_2位于99和100位密码子之间，含140bp（图7-2）。β珠蛋白基因中的I_1位于30和31位密码子之间，为130bp；而I_2位于104~105密码子之间，约850bp。（图7-3）。

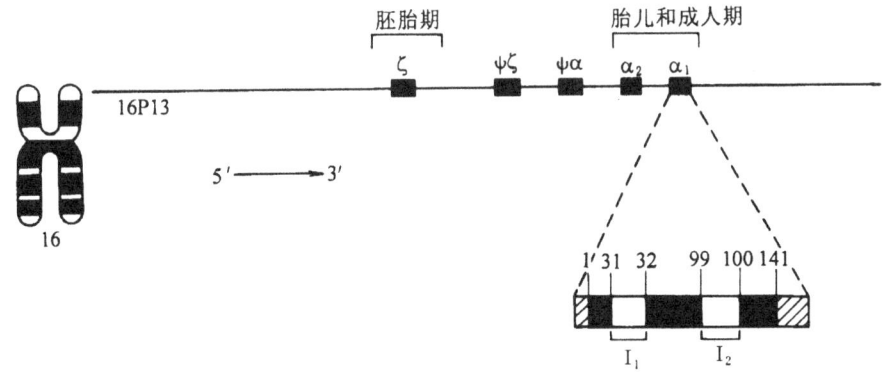

图7-2 α珠蛋白基因簇和α珠蛋白基因的结构
注：ψζ、ψα为假基因

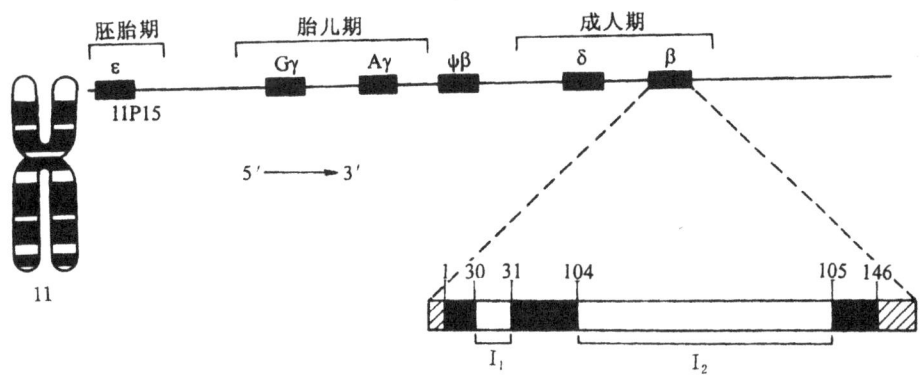

图7-3 β珠蛋白基因簇和β珠蛋白基因的结构
注：ψβ：假基因

4. 珠蛋白基因的表达

珠蛋白基因的表达过程与其它真核生物结构基因的表达类似，也要经历转录及转录后加工和修饰、翻译及翻译后加工、修饰和组装等过程。

珠蛋白基因的表达受到精确的调控，表现出典型的组织特异性和时间特异性。表达的数量呈现合理的均衡性。

胚胎早期（妊娠后3~8周），卵黄囊的原始红细胞发生系统中，类α珠蛋白基因簇中的ζ、α基因和类β珠蛋白基因簇中的ε、γ基因表达，进而形成胚胎期血红蛋白（Hb

Gower Ⅰ、Hb Gower Ⅱ、Hb Portland)。

胎儿期（妊娠8周至出生），血红蛋白合成的场所由卵黄囊转移到胎儿肝脾中，类α珠蛋白基因簇的表达基因由ζ全部变成α基因；而类β珠蛋白基因簇基因的表达由ε全部转移到γ基因。形成胎儿期血红蛋白HbF（$\alpha_2\gamma_2$）。

成人期（出生后），血红蛋白主要在骨髓红细胞的发育过程中合成。主要是α基因和β基因表达，其产物组成HbA（$\alpha_2\beta_2$）（图7-4）。

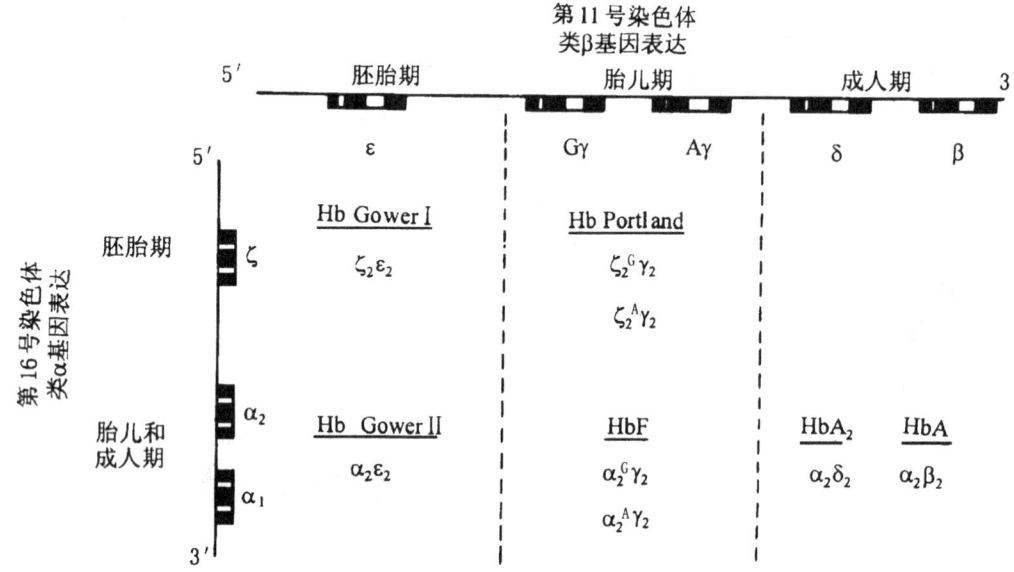

图7-4 正常人体发育过程中的血红蛋白分子类型

从类α和类β珠蛋白基因簇的组成可知，每个二倍体个体带有4个α基因和2个β基因，但通过特殊的调控机制，正常人体中α珠蛋白和β珠蛋白的分子数量相等，正好构成HbA（$\alpha_2\beta_2$）。说明β基因表达效率是α基因的两倍。类α和类β珠蛋白的平衡是人体正常生理功能的需要。

（三）血红蛋白病的种类及其分子机理

血红蛋白病分两类：一类是由于珠蛋白结构异常引起的异常血红蛋白病；另一类是由于珠蛋白链合成量异常导致的地中海贫血。

1. 异常血红蛋白病

异常血红蛋白病又称异常血红蛋白综合征（abnormal hemoglobin syndrome），是一类由于珠蛋白基因突变导致珠蛋白肽链结构发生异常的血红蛋白分子病。珠蛋白结构异常可能发生在类α链，也可能发生在类β链。并非所有的异常血红蛋白都引起人体的功能障碍。当珠蛋白结构改变发生在关键的部位，便会影响血红蛋白对氧气、二氧化碳的结合特性和稳定性，导致各种异常血红蛋白病。

（1）异常血红蛋白病的种类：目前全世界已发现异常血红蛋白近500种，其中有近一半异常血红蛋白可造成人体不同程度的功能障碍，导致异常血红蛋白病。常见的有镰形细胞贫血症（HbS）、血红蛋白M病（HbM）、不稳定血红蛋白病、氧亲和力异常的血红蛋白病等等。

①镰形细胞贫血症

镰形细胞贫血（sickle cell anemia）症是因β珠蛋白基因缺陷所引起的一种疾病，呈常染色体隐性遗传。患者 β 珠蛋白基因的第 6 位密码子由正常的 GAG 变成了 GTG（A→T），使其编码的 β 珠蛋白 N 端第 6 位氨基酸由正常的谷氨酸变成了缬氨酸，形成 HbS（$\alpha_2\beta_2^{6谷\to缬}$）。这种血红蛋白分子表面电荷改变，出现一个疏水区域，导致溶解度下降，在氧分压低的毛细血管中，溶解度低的 HbS 聚合形成凝胶化的棒状结构，使红细胞变成镰刀状。镰变细胞引起血粘性增加，易使微细血管栓塞，造成散发性的组织局部缺氧、甚至坏死，产生肌肉骨骼痛、腹痛等痛性危象。同时镰形细胞的变形能力降低，通过狭窄的毛细血管时，不易变形通过，挤压时易破裂，导致溶血性贫血（图 7-5）。HbS 纯合子（$Hb^S Hb^S$）个体表现为镰形细胞溶血性贫血；杂合子（$Hb^A Hb^S$）不表现临床症状，但在氧分压低时可引起部分细胞镰变。

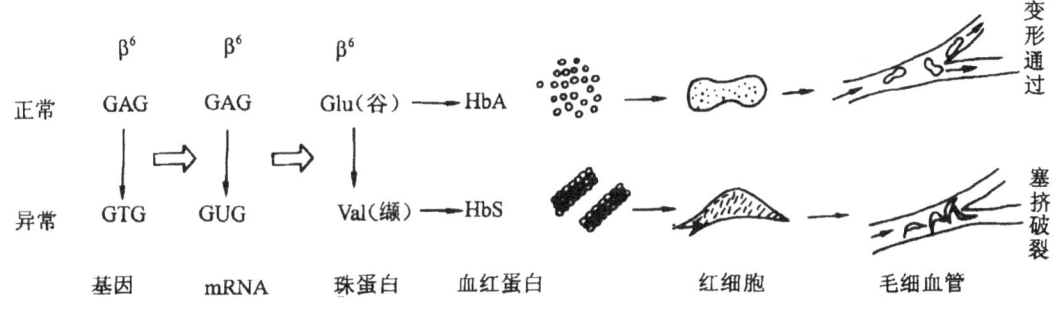

图 7-5　镰形细胞贫血症的发病机理

②血红蛋白 M 病

此病又称高铁血红蛋白症。正常血红蛋白（HbA）血红素中的铁原子与珠蛋白链上特定的组氨酸连接（$\alpha^{87组}$，$\beta^{92组}$）和作用（$\alpha^{58组}$，$\beta^{63组}$），保证二价铁离子（Fe^{2+}）的稳定，以便结合氧。血红蛋白 M（HbM）病患者的珠蛋白基因中，由于上述某个氨基酸的密码子发生碱基置换，使珠蛋白链与铁原子连接或作用的有关氨基酸发生替代，导致部分血红素的二价铁离子（Fe^{2+}）变成高价铁离子（Fe^{3+}），形成高铁血红蛋白，影响携氧能力，使组织细胞供氧不足，产生紫绀症状。本病呈常染色体显性遗传，杂合子 HbM 的含量通常在 30%以内，可出现紫绀症状。

（2）异常血红蛋白病的分子机理：异常血红蛋白病以珠蛋白结构异常为特征，由珠蛋白基因突变所致，包括置换突变、移码突变、整码突变、融合突变等主要突变类型。

①置换突变

目前发现大多数的异常血红蛋白是因珠蛋白基因的某个密码子发生单个碱基置换所致。

错义突变

这是一种最为常见的类型。例如镰形细胞贫血症的 HbS，与正常 HbA 比较，两者 α 链相同，只是 β 链第 6 位氨基酸由正常的谷氨酸变成了缬氨酸（$\beta^{6谷\to缬}$）。这是由于 β 珠蛋白基因第 6 位密码子由正常的 GAG 变成了 GTG（A→T），转录出的 mRNA 上的密码则由 GAG 变成 GUG，结果翻译出的氨基酸由正常的谷氨酸变成了缬氨酸。又如中国人常见的 HbE，其变化为 $\beta^{26GAA(谷)\to AAA(赖)}$（图 7-6）。

无义突变

例如 Hb Mckees-Rock，其 α 链正常，β 链缩短为 144 个氨基酸。原因是 β 珠蛋白基因第 145 位酪氨酸密码子 TAT 变成为终止密码 TAA（T→A），对应的 mRNA 变化为 UAU→UAA，使肽链合成提前终止（图 7-7）。

```
β链氨基酸序号………  6 —— 7 ……… 26 …… 129 …
正常的氨基酸………… 谷—— 谷 ……… 谷 …… 丙 …
正常的密码子………… GAG— GAA …… GAA …… GCU …
HbS              （缬）
                 GUG
HbC              （赖）
                 AAG
Hb Siriraj                    （赖）
                              AAA
HbE                                      （赖）
                                         AAA
Hb 台中                                              （冬胺）
                                                     GAU
```

图 7-6 错义突变致异常血红蛋白

```
β^A         赖   酪   组  （终止）
            AAG  UAU  CAC  UAA
            144  145  146
β^Mckees-Rock  AAG  UAA
            赖  （终止）
```

图 7-7 无义突变致 Hb Mckees-Rock

终止密码突变

例如 Hb Constant Spring 是由于 α 珠蛋白基因第 142 位终止密码 TAA 变为谷氨酰胺密码子 CAA（T→C），对应的 mRNA 变化为 UAA→CAA，结果 α 链合成完 141 个氨基酸时并不停止，而是继续合成到下一个终止密码（173 位）才终止，使 α 链延长为 172 个氨基酸。该突变基因转录的 mRNA 不稳定，易降解，导致 α 链合成减少，从而引发一种典型的非缺失型 α 地中海贫血（图 7-8）。

```
α^A    精  （终止）
       CGU  UAA  GCU  GGA …… GAA  UAA
       141       143                 173
α^cs   CGU  CAA  GCU  GGA …… GAA  UAA
       精   谷胺  丙   甘         谷  （终止）
```

图 7-8 终止密码突变致 Hb Constant Spring

②移码突变

例如 Hb Wagne 是由于 α 珠蛋白基因 138 位丝氨酸密码子 TCC（mRNA 为 UCC）丢失一个 C，导致其后的 3′端碱基向 5′端依次位移，重新组合及编码，结果使原来 142 位终止密码 UAA 变成可读密码 AAG（编码赖氨酸）使翻译至下一终止密码（147 位）才终止，α 链延长为 146 个氨基酸（图 7-9）。

③整码突变

Hb Gum Hiu 的 β 链 91-95 位 5 个氨基酸缺失，而 Hb Grady 则是 α 链 116 位脯氨酸后嵌入 3 个氨基酸（苯丙-苏-脯）。前者由于 β 基因丢失了 5 个相应密码子，后者则由于 α 基因插入了 3 个相应密码子所致。密码子的缺失或插入与减数分裂中同源染色体的错误配对和不等交换有关（图 7 - 10）。

α^{A}	苏	丝	赖		精	（终止）						
	ACC	UCC	AAA	……	CGU	UAA	GCU	……	UCG	GUA	GC	……
	137	↓			141					147		
α^{wayne}	ACC	UCA	AA	……	GUU	AAG	CU	……	CGG	UAG	C……	
	苏	丝			缬	赖				精	（终止）	

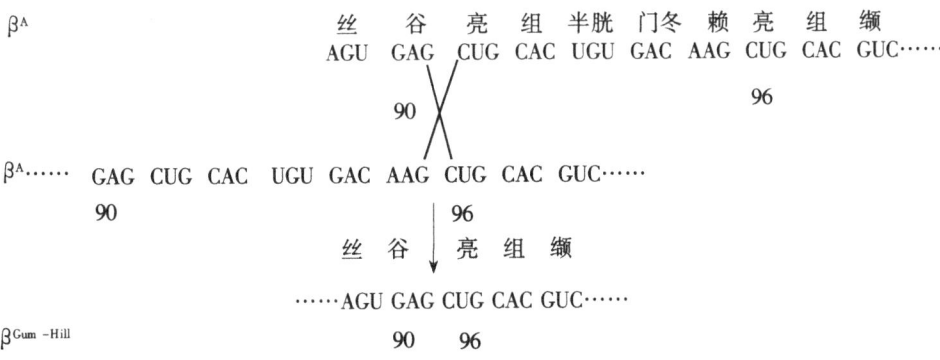

图 7 - 9　移码突变致 Hb Wayne（缺失一个碱基 C）

β^{A}　　丝　谷　亮　组　半胱　门冬　赖　亮　组　缬
AGU　GAG　CUG　CAC　UGU　GAC　AAG　CUG　CAC　GUC……
90　　96

β^{A}……　GAG　CUG　CAC　UGU　GAC　AAG　CUG　CAC　GUC……
90　　96

丝　谷　亮　组　缬
……AGU GAG CUG CAC GUC……
$\beta^{Gum-Hill}$　90　96

图 7 - 10　整码突变致 Hb Gum Hiu（错配和不等交换致 β91-95 缺失）

④融合突变

融合突变的实质是两种不同基因局部片段的拼接。这种由两种不同基因局部片段拼接而成的 DNA 片段称融合基因（fusion gene），它们可编码融合蛋白。例如 Hb Lepore 的类 β 珠蛋白链由 δ 链氨基端（N 端）的部分片段和 β 链羧基端（C 端）的部分片段融合而成，称为 $\delta\beta$ 链，它由融合基因 $\delta\beta$ 编码；相反，Hb 反 - Lepore 的类 β 珠蛋白链为 $\beta\delta$ 链，其编码基因是 $\beta\delta$。融合基因 $\delta\beta$ 和 $\beta\delta$ 的形成机理涉及减数分裂中同源染色体错误配对引发的不等交换（图 7 - 11）。融合蛋白 $\delta\beta$ 链和 $\beta\delta$ 链若不含有关键的功能性氨基酸序列，将丧失类 β 珠蛋白链功能，导致异常血红蛋白病。

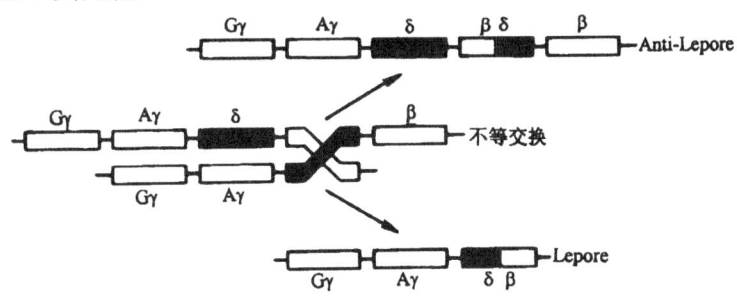

图 7 - 11　血红蛋白融合基因形成机理

2. 地中海贫血

地中海贫血（thalassemia）是由于某种珠蛋白基因突变或缺失，使相应的珠蛋白链合成障碍，导致类 α 链和类 β 链合成不平衡，结果相对“过剩”的珠蛋白链自身聚集。一方面它们影响正常的携氧功能；另一方面它们会沉降在红细胞膜上，使膜的变形能力降低、脆性增加。当这些红细胞通过狭窄的毛细血管时,易挤压破裂,引发溶血性贫血。地中海贫血分为 α 地中海贫血和 β 地中海贫血两大类型。

(1) α 地中海贫血:α 地中海贫血 (α-thalassemia,简称 α 地贫) 是因 α 珠蛋白基因异常或缺失,使 α 珠蛋白链的合成受到抑制而引起的溶血性贫血。对一条 16 号染色体而言,两个 α 基因都缺失者为 α° 地贫 (过去称 α 地贫 1),以 (--) 表示。缺失 1 个 α 基因者称 $α^+$ 地贫 (过去称 α 地贫 2),以 (-α) 表示。α° 地贫纯合体 (α°/α°) 的基因型为 (--/--)。$α^+$ 地贫杂合子 ($α^+/α^A$) 的基因型为 (-α/αα)。$α^+$ 地贫和 α° 地贫的杂合子 ($α^+/α°$) 称双重杂合子,基因型为 (-α/--)。α 地贫多见于我国南方各省区。

α 地中海贫血的种类

根据临床表现,α 地中海贫血可分成不同的类型。不同类型的 α 地贫患者,体内缺失 (或缺陷) 的 α 珠蛋白基因数目各不相同,缺失的 α 基因越多,病情越重。常见有下列几种类型 (表 7-2)。

① Hb Bart's 胎儿水肿综合征:患儿发病于胎儿期,基因型为 α° 地贫的纯合子 (--/--),即两条 16 号染色体上的 4 个 α 基因都缺失或缺陷,不能合成 α 珠蛋白链,结果,不能生成正常的胎儿血红蛋白 HbF ($α_2γ_2$),而正常表达的 γ 珠蛋白链会自身形成四聚体 $γ_4$,称 Hb Bart's。$γ_4$ 对氧的亲和力极高,在氧分压低的组织中不易释放氧气,使组织严重缺氧,引发胎儿水肿,致使胎儿死亡。

② Hb H 病:患者为 α° 地贫和 $α^+$ 地贫的双重杂合子,基因型为 (--/-α),也可能为 ($αα^T$/--) 或 ($αα^{CS}$/--)。$α^T$ 和 $α^{CS}$ 都为缺陷的基因,故患者缺失或失活三个 α 基因,只能合成少量的 α 珠蛋白链,而 β 链相对过剩,形成四聚体,即 Hb H ($β_4$)。$β_4$ 易氧化解离成 β 单链,沉积于红细胞膜上,使膜变形能力下降,脆性增加,易挤压破裂,致中度溶血性贫血。

③ 轻型 (标准型) α 地中海贫血:患者可能是 $α^+$ 地贫的纯合子 (-α/-α) 或 α° 地贫的杂合子 (--/αα),均缺失两个 α 基因。由于能合成相当量的 α 珠蛋白链,所以仅表现出轻度溶血性贫血或无症状。轻型 α 地贫患者 (--/αα) 间婚配,其后代为 Hb Bart's 胎儿水肿综合征的几率为 1/4。

④ 静止型 α 地中海贫血:该类型为 $α^+$ 地贫的杂合子 (-α/αα),缺失一个 α 基因,患者无明显的临床症状。静止型 α 地贫个体间的婚配,子女中有 1/4 机会为轻型患者。静止型 α 地贫个体与轻型 α 地贫个体 (--/αα) 婚配,有 1/4 的机会生出 Hb H 病患儿。

表 7-2 常见的 α 地中海贫血

临床类型	基因型	缺失或失活的 α 基因数目	临床表现
Hb Bart's 胎儿水肿综合征	--/--	4	胎儿缺氧,水肿致死
Hb H 病	--/-α $αα^T$/-- $αα^{CS}$/--	3	中度溶血
标准型 (轻型)	--/αα -α/-α	2	轻度溶血或溶血不明显
静止型	-α/αα	1	无溶血等临床症状

α 地中海贫血的分子机理

根据α珠蛋白基因缺陷的情况，α地中海贫血可分为缺失型α地贫和非缺失型α地贫。缺失型α地贫由基因缺失引起，非缺失型α地贫涉及基因突变。

①基因缺失：许多α地贫属于缺失型。它们是由于α珠蛋白基因缺失所致。α基因的缺失可能是一条 16 号染色体上的 α_1 和 α_2 所在片段的缺失，表现为 α^0（- -）；或只是其中一个α基因的缺失，即 α^+（-α）。有时缺失只涉及α基因的部分关键片段，残余的α基因片段大多是无功能的（图 7 - 12）。造成α基因缺失的主要原因是减数分裂中，类α基因间发生错误配对和不等交换（图 7 - 13），结果一条 16 号染色体缺失了α基因，另一条 16 号染色体增加了α基因。不等交换后的两条 16 号染色体最终要分配到不同的配子。缺失了α基因的配子与另一种配子结合，会组合成不同基因型的个体。α基因缺失的数目决定了该个体的临床表现属于哪种α地贫。

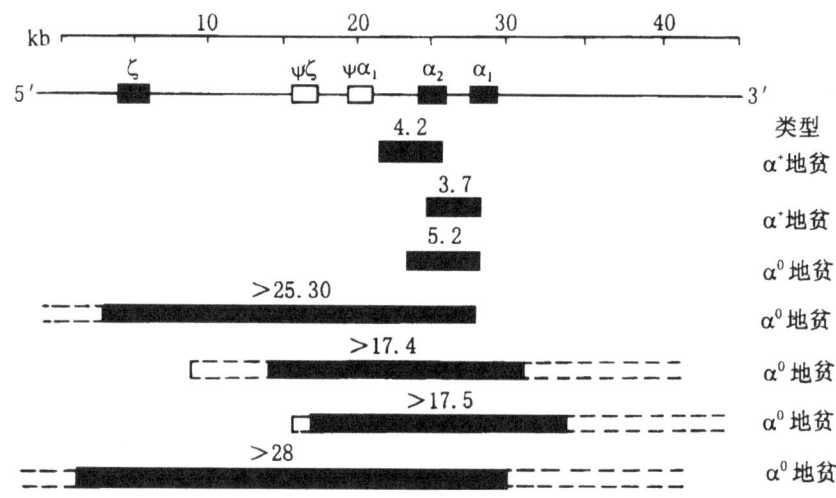

图 7 - 12　α珠蛋白基因簇缺失类型（黑条示缺失片段）

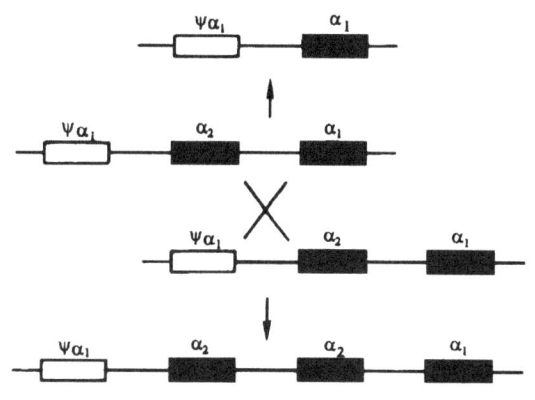

图 7 - 13　错配和不等交换致α珠蛋白基因缺失

②基因突变：某些α地贫为非缺失型，其分子基础以基因突变为特征。α珠蛋白基因突变后失去正常的功能，不能合成正常的α珠蛋白链，结果相当于缺失了一个α珠蛋白基因，最终造成α地中海贫血。基因突变引起的α地中海贫血见表 7 - 3。

表7-3 突变引起的 α 地中海贫血

分子缺陷类型	α 地贫类型	来源
Ⅰ.生成无功能 mRNA		
$α_1$ 基因密码子$_{14}$移码突变	$α^0$	沙特阿拉伯
$α_2$ 起始密码子 ATG→ACG	$α^0$	地中海区人
Ⅱ.RNA 加工缺陷		
$α_2$ IVS-1 5'端拼接处缺失 5 个核苷酸	$α^0$	地中海区人
Ⅲ.RNA 断裂缺陷		
$α_2$ 基因 AATAAA→AATAAG	$α^+$	沙特阿拉伯
Ⅳ.终止密码突变（α 链延长）		
Hb Constant Spring $α^{142}$终止（TAA）→谷胺（CAA）	$α^+$	东南亚人
Ⅴ.阻碍 α-β 二聚体形成		
Hb Quong Sze $α^{125}$亮（CTC）→脯（CCC）	$α^+$	中国人
Ⅵ.产生地贫症状的不稳定 Hb		
Hb Queens	$α^{34}$亮（CTG）→精（CGG）	$α^+$	中国人
Hb Suan-Dok	$α^{109}$亮（CTG）→精（CGG）	$α^+$	东南亚人
Hb Petah-Tikva	$α^{110}$丙（GCC）→冬（GAC）	$α^+$	犹太人

（2）β 地中海贫血

β 地中海贫血（β-thalassemia，简称 β 地贫）是由于 β 珠蛋白基因异常或缺失，使 β 珠蛋白合成受到抑制而导致的溶血性贫血。患者 11 号染色体上的 β 基因缺失或失活，不能合成 β 珠蛋白链者为 $β^0$ 地贫；β 基因异常，但能部分合成 β 链者称 $β^+$ 地贫。$β^0$、$β^+$ 以及与 $β^A$（正常的 β 基因）的不同组合，能形成 $β^0/β^0$、$β^0/β^+$、$β^+/β^+$、$β^0/β^A$、$β^+/β^A$ 等不同基因型的个体，表现为程度不同的 β 地中海贫血。

β 地中海贫血的种类

根据临床表现的不同，β 地贫主要分成 4 种类型（表 7-4）。

①重型 β 地中海贫血：患者可能是 $β^0/β^0$、$β^+/β^+$ 或 $δβ^0/δβ^0$（$δβ^0$ 为融合基因）等纯合体，也可能是 $β^0$ 和 $β^+$ 地贫的双重杂合子（$β^0/β^+$）。其共同点是患者不能合成 β 链，或合成量很少，结果 α 链便大大"过剩"，而沉降到红细胞膜上、改变膜的性能，引发严重的溶血反应，同时，α 链可与代偿性表达的 γ 链组合成 HbF（$α_2γ_2$）。患儿出生后几个月便可出现溶血反应。由于组织缺氧，促进红细胞生成素分泌，刺激骨髓增生，骨质受损变得疏松，可出现鼻塌眼肿、上颌前突、头大额隆等特殊的"地中海贫血面容"。

②轻型 β 地中海贫血：患者主要是 $β^+/β^A$、$β^0/β^A$ 或 $δβ^0/β^A$ 等杂合子，都带有一个正常的 β 基因 $β^A$，所以可以合成相当量的 β 珠蛋白链，临床症状较轻，可见轻度贫血或贫血不明显。患者的 HbA_2（$α_2δ_2$）和 HbF（$α_2γ_2$）可代偿性增高。

③中间型 β 地中海贫血：患者的基因型通常为 $β^+$（高 F）/$β^+$（高 F）或 $β^+/δβ^+$。前者为 β 地贫变异型的纯合子，伴有 HbF（$α_2γ_2$）的明显升高。后者为两种不同变异型地贫的双重杂合子。病人的症状介于重型和轻型之间，故称中间型。

④遗传性胎儿血红蛋白持续增多症：本病是由于遗传缺陷（缺失或突变），使 δ、β 基因表达受抑制，δ、β 珠蛋白链合成减少，而 γ 链合成却异常增高，使成人红细胞内的胎儿血红蛋白 HbF（$α_2γ_2$）持续增多并保持在较高的水平，故称遗传性胎儿血红蛋白持续增多症，患者无明显的临床症状。

表 7-4　常见的 β 地中海贫血

临床类型	基因型	β 链	Hb	临床表现
重型	β^0/β^0、$\delta\beta^0/\delta\beta^0$ β^0/β^+、β^+/β^+	无或很少	无或很少 HbA HbF 增多	严重溶血性贫血 地中海贫血面容
中间型	β^+（高 F）/β^+（高 F） $\beta^+/\delta\beta^+$	少 较少	少量 HbA，HbF 明显增多 较少 HbA	中度溶血性贫血
轻型	β^0/β^A、$\delta\beta^0/\beta^A$ β^+/β^A	较多	较多 HbA	轻度溶血性贫血或贫血不明显
遗传性 HbF 持续增多症	β^0/β^0、β^0/β^+	无或很少	无或很少 HbA HbF 明显持续增多	无明显症状

β 地中海贫血的分子机理

绝大多数的 β 地中海贫血是由于 β 基因突变所造成（表 7-5）。迄今只发现十几种缺失型的 β 地中海贫血。β 珠蛋白基因的突变可能发生在基因中的编码序列，也可能发生在基因 5′端转录调控序列、内含子剪接信号序列、3′端多聚腺苷酸附加信号序列等非编码序列。

①转录调节序列突变：这类突变主要发生在转录起点上游的启动子 TATA 框，如中国人中出现的 β 基因转录起点上游 -28 位 A→G 和 -29 位 A→G 都属于这种类型。TATA 框突变后产生的 β mRNA 减少至正常量的 1/3，患者只能合成少量 β 链，导致 β^+ 地贫。

②RNA 加工和修饰信号序列突变：转录初始产物前 mRNA。需经过剪接、加"帽"、加"尾"后才能形成功能性 mRNA。如果与上述过程有关的信号序列突变，便不能产生正常的 mRNA。正常内含子和外显子接头是 GT-AG，它是 mRNA 剪接信号。地中海居民中有因 GT→AT、印度人和中国人中有因 GT→TT 而影响正常剪接，导致 β 地贫。β 基因 3′端多聚腺苷酸（尾巴）附加信号 AATAAA→AACAAA 后，影响"加尾"过程，降低 mRNA 稳定性，可导致 β^+ 地贫。

③编码序列突变：编码序列突变涉及错义突变、无义突变、移码突变、起始密码突变等多种类型。编码序列突变后往往形成无功能的 mRNA 或降低了 mRNA 的稳定性，从而不能合成正常的 β 珠蛋白链，导致 β^0 地贫或 β^+ 地贫。例如在中国人常见的 β 地贫中，有的因 β 基因无义突变 $\beta^{17AAG\to TAG}$ 或 $\beta^{43GAG\to TAG}$，使终止密码提前出现，变短的肽链易降解，导致 β^0 地贫；有的因移码突变 $\beta^{41/42(-TCTT)}$ 或 $\beta^{71/72(+A)}$ 导致 β^0 地贫。中国人还有因起始密码子 ATG→AGG 导致 β^0 地贫。

④β 基因缺失：基因缺失引起的 β 地贫不多，现已发现的主要有 β^0、$\delta\beta$、$\gamma\delta\beta$ 地中海贫血以及遗传性胎儿血红蛋白持续增多症等等。

表 7-5　基因突变引起的 β 地中海贫血

分子缺陷类型	β 地贫类型	来源	分子缺陷类型	β 地贫类型	来源
Ⅰ. 无功能 mRNA			IVS-2 3′（A→G）	β^0	美国黑人
1. 无义突变			2. 同义突变		
密码子 15（G→A）	β^0	印度人	IVS-1 5 位（G→C）	β^+	印度人，中国人
密码子 17（A→T）	β^0	中国人	IVS-1 5 位（G→T）	β^0	希腊人
密码子 39（C→T）	β^0	地中海区人	3. IVS 内部改变		
密码子 43（G→T）	β^0	中国人	IVS-1 110 位（G→A）	β^+	地中海区人
2. 移码突变			IVS-2 654 位（C→T）	β^0	中国人
密码子 6（-1）	β^0	地中海区人	4. 编码区置换影响加工		
密码子 41/42-4（TCTT）	β^0	印度人，中国人	密码子 24（T→A）	β^+	美国黑人，日本人
密码子 44-1（C）	β^0	库尔德人	Ⅲ. 转录突变型		
密码子 71/72+1（A）	β^0	中国人	-87C→T	β^+	地中海区人
3. 起始密码突变			-31A→T	β^+	日本人
起始密码子 ATG→AGG	β^0	中国人	-29A→G	β^+	美国黑人，中国人
Ⅱ. RNA 加工突变型			-28A→G	β^+	中国人
1. 拼接处改变			Ⅳ. RNA 断裂缺陷		
IVS-1 1 位（G→A）	β^0	地中海区人	AATAAA→AACAAA	β^+	美国黑人
IVS-1 1 位（G→T）	β^0	印度人，中国人			
IVS-2 1 位（G→A）	β^0	地中海区人			

二、血友病

血友病（hemophilia）是一组凝血因子缺乏症，表现为遗传性的凝血障碍。血友病包括A、B、C三型及血管性假血友病，其中以血友病A较为常见。

（一）血友病A

血友病A（hemophilia A）又称第Ⅷ因子缺乏症或抗血友病球蛋白（antihemophilia globin，AHG）缺乏症。因过去曾在欧洲某些皇族中遗传，故又称"皇家病"。该病以凝血障碍为特征，表现为特殊的出血倾向：①轻微创伤后流血不止或反复自发性的缓慢持续出血。②出血部位广泛，可涉及皮肤、粘膜、肌肉、关节腔等各组织器官，可形成血肿。

研究表明，血凝因子Ⅷ是一个复合分子，由3种成分构成：①抗血友病球蛋白（ⅧAHG）；②Ⅷ因子相关抗原（ⅧAgn）；③促血小板粘附血管因子（ⅧVWF）。血友病A是因ⅧAHG遗传性缺乏所致。

该病为X连锁隐性遗传。ⅧAHG基因定位于Xq28，含有26个外显子和25个内含子，编码2351个氨基酸。该基因的缺陷既有缺失型、又有突变型，共几十种。

目前，该病可通过测定AHG水平检出杂合子，可应用分子生物学技术进行产前诊断，可使用AHG制剂进行替代治疗，此病的基因治疗研究正在进行之中。

（二）血友病B

血友病B（hemophilia B）又称血浆凝血活酶成分（PTC）缺乏症或Ⅸ因子缺乏症。临床症状与血友病A基本相同，但发病率较低。

Ⅸ因子基因定位在Xq27，含8个外显子，编码415个氨基酸。本病也表现为X连锁隐性遗传。

（三）血友病C

血友病C（hemophilia C）又称血浆凝血活酶前质（PTA）缺乏症或Ⅺ因子缺乏症。临床症状较A、B型血友病轻，发病率也较低。Ⅺ因子基因定位在15q11，含15个外显子，编码625个氨基酸。本病遗传方式属常染色体隐性遗传。

（四）血管性假血友病

血管性假血友病（von Willebrand disease）是由于Ⅷ因子中的ⅧVWF因子（促血小板粘附血管因子）缺乏所致。ⅧVWF因子基因定位于12p12→12pter，含52个外显子，编码2813个氨基酸。ⅧVWF的缺乏，影响Ⅷ因子的活性，也影响血小板的聚集、粘附，最终导致凝血障碍。

三、假肥大型肌营养不良症

假肥大型肌营养不良症，又称Duchenne型肌营养不良症（Duchenne muscular dystrophy，DMD），是一种肌膜蛋白病。该病是由于附在肌膜上的抗肌萎缩蛋白（dystrophin）或称肌营养不良蛋白遗传性缺失所致。患者常发病于幼年（3~5岁），多为男性。此病以进行性加重的肌萎缩和肌无力为主要临床特征。先发症状为走路困难，呈鸭行步态，难以仰卧起立。患儿大多伴有腓肠肌假性肥大和心肌损害，部分伴有智力障碍，往往在少年（12岁左右）便不能行走，死于青年（20岁前后）。生化检查，患者血清磷酸肌酸激酶活性升高。

DMD是一种严重的X连锁隐性遗传病。DMD基因定位于Xp21，至少含有79个外显子，编码3685个氨基酸，全长约2300kb，是人类的一个较大的基因。研究证实，DMD基因缺陷主要表现为缺失型（~60%），其中缺失关键片段或缺失引起移码突变者，会导致典型的DMD；微小缺失而无移码者，会引起良性假肥大型肌营养不良症（Beeker型肌营养不良症，BMD）。BMD症状与DMD相似，但发病较晚，病情较轻、存活期较长。

四、家族性高胆固醇血症

家族性高胆固醇血症（familial hypercholesterolemia，FH）是一种受体蛋白病，是常见的高脂蛋白血症之一。FH患者的血浆中，胆固醇含量特异增高，其中以低密度脂蛋白胆固醇（LDL-C）增高最为明显。增高的胆固醇可沉积在血管壁上造成动脉粥样硬化，引发冠心病；沉积在皮肤、肌腱等组织，则形成黄色瘤。

FH是由于患者低密度脂蛋白受体蛋白（LDLR）遗传性缺乏所致。正常情况下，细胞可从血浆中的LDL-C获得胆固醇或自身合成胆固醇，以供生理需要。其中，血浆中的LDL-C通过与细胞膜上的受体（LDLR）结合而运转入细胞内，供细胞利用。胞内过剩的胆固醇会酯化成胆固醇酯而贮存。同时，积累的胆固醇会抑制细胞内胆固醇的自身合成，以协调细胞内的胆固醇水平。FH患者的LDLR缺陷，一方面使LDL-C不易进入细胞而在血浆中积累；另一方面使细胞内胆固醇减少，解除了胆固醇合成的抑制作用，细胞内胆固醇合成增加，结果使胆固醇在血浆及组织细胞中积累而致病。

LDLR基因位于19P13，由18个外显子组成。已知的突变类型各种各样，包括缺失（主要）、错义突变、无义突变、移码突变及整码突变等。本病为常染色体显性遗传病，表现为不完全显性，显性纯合子受害较严重，青少年甚至童年便表现心绞痛和心梗症状，可能骤死。杂合子则发病较晚，病情较轻。

第二节　遗传性酶病

酶是一种能催化代谢反应的特异蛋白分子。由于基因突变导致酶蛋白缺失或酶活性异常所引起的遗传性代谢紊乱，称遗传性酶病（hereditary enzymopathy）或先天性代谢缺陷。遗传性酶病和分子病本质相同，均由蛋白质结构或数量异常所致。

1908年英国医生Garrod研究了尿黑酸尿症、白化病、戊糖尿症和胱氨酸尿症，首先提出了先天性代谢缺陷，即现在的遗传性酶病的概念。绝大多数酶病由于酶活性降低而引起。决定酶的基因通常表现为不完全显性，它们有明显的剂量效应，即杂合子产生的酶量往往介于正常纯合子和突变基因纯合子之间，约为正常纯合子的1/2。迄今已发现先天性代谢缺陷有2000多种，其中明确缺陷酶的遗传性酶病有200多种，大多表现为常染色体隐性遗传方式。

一、遗传性酶病的发病机理

人体正常代谢是由许多代谢反应交织成网而形成的平衡体系，每步反应都需要酶参与调节。如果基因突变引起酶缺乏或活性异常，便会影响相应的生化过程，引起连锁反应，打破正常的平衡，造成代谢紊乱而致病。

人体某代谢过程如图7-14所示，A物质在一系列酶（酶$_1$、酶$_2$、酶$_3$）的催化下，经中间产物（B、C），最终变成产物D。同时终产物D可能对相关酶（如酶$_1$）起反馈抑制作用。如果编码酶$_3$的基因突变，造成酶$_3$活性降低或丧失，会引起一系列不良后果；如果基因突变引起酶活性升高或几种酶同时缺陷，也会引起异常反应。酶活性异常可通过不同环节引起疾病。

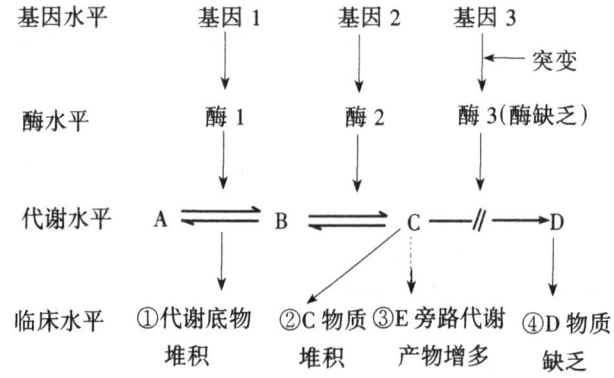

图 7-14 先天性代谢缺陷发病过程示意图

（一）代谢终产物缺乏

基因突变致酶活性降低或缺失，使其催化的代谢途经受阻，导致终产物（D）缺乏。用 A→B→C↛D↓ 表示。如白化病等。

（二）代谢中间产物积累

用 A→B↑→C↑↛D 表示。酶缺乏使中间产物（B、C）堆积在体内，出现某某血症或随尿排出，产生某某尿症。如半乳糖血症、尿黑酸尿症等。

（三）代谢底物积累

用 A↑⇌B⇌C↛D 表示。当一系列生化反应可逆时，某步反应因酶异常而受阻，会导致底物不能有效地变成产物而积累在血液或组织中，引起贮积性疾病。如糖原贮积症、粘多糖贮积症等。

（四）代谢副产物积累

用 A→B→C↛D 表示。某代谢反应因酶异常受阻后，前体物质积累而进入旁路代谢，
↓
E↑→F↑

产生正常代谢中不该出现的副产物，造成危害。如苯丙酮尿症等。

（五）反馈抑制减弱

一些代谢过程，其代谢产物对整个反应过程有反馈抑制作用。相关酶的遗传缺陷，使该产物减少，可引起反馈调控失调，造成代谢紊乱。如自毁容貌综合征等。

（六）代谢产物增加

基因突变使酶蛋白结构变化，导致酶活性异常增高，酶促生成的产物增加，引起不良后果。如痛风等。

（七）多酶缺陷

某些遗传性代谢缺陷中，患者可能不只一种酶发生缺陷。如先天性蔗糖不耐受症的患者体内同时缺乏异麦芽糖酶和蔗糖酶。

二、几种常见的遗传性酶病

（一）白化病

白化病（albinism）是一种较为常见的皮肤及其附属器官黑色素缺乏所引起的疾病。完全不能合成黑色素者为白化病Ⅰ型，最为常见。能部分合成黑色素者为白化病Ⅱ型。

白化病Ⅰ型即通常所指的白化病，患者全身皮肤、毛发、眼睛缺乏黑色素，全身白化，终生不变。患者眼睛视网膜无色素，虹膜和瞳孔呈现淡红色，羞明怕光，眼球震颤，常伴有视力异常。患者对阳光敏感，暴晒可引起皮肤角化增厚，易诱发皮癌。该病发病率约 1/10 000～1/12 000，呈常染色体隐性遗传。

正常情况下，人体黑素细胞中的酪氨酸在酪氨酸酶（TYR）催化下，经一系列反应，最终生成黑色素（图7-15）。白化病Ⅰ型患者体内酪氨酸酶基因（11q14→q21）缺陷，使该酶缺乏，故不能有效地催化酪氨酸转变为黑色素前体，最终导致代谢终产物黑色素缺乏而呈白化。

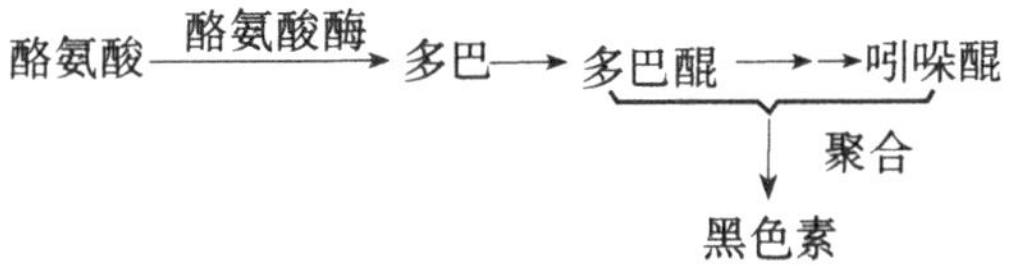

$$酪氨酸 \xrightarrow{酪氨酸酶} 多巴 \longrightarrow \underbrace{多巴醌 \longrightarrow \longrightarrow 吲哚醌}_{聚合} \\ \downarrow \\ 黑色素$$

图7-15 黑色素合成过程

白化病存在遗传异质性，即白化现象可由不同的基因缺陷所引起。如白化病Ⅱ型患者本身酪氨酸酶基因正常，却表现轻度白化，毛发呈赤黄或淡黄，黑色素合成随年龄增大而有所增加。此型白化病患者缺乏透过酶，导致黑素细胞中的酪氨酸不易进入黑素体进行正常代谢，进而影响黑色素的生成而呈白化。

（二）苯丙酮尿症

苯丙酮尿症（phenylketouria，PKU）是一种以智力障碍为主要特征的遗传性酶病，呈常染色体隐性遗传。本病由苯丙氨酸羟化酶（PAH）遗传性缺乏所引起。PAH基因定位于12q24，含13个外显子。现已发现了该基因的许多种点突变类型和一些缺失类型，它们均可引起PAH异常而致病。该病的群体发病率约为1/16000。

典型的PKU患者，婴儿期便可发现。患儿尿、汗液有一种特殊的腐臭，生后几个月渐显智力发育迟缓、体态异常、形似猿猴。患儿肌张力高、易激动甚至惊厥。大多患儿有不同程度的白化现象（肤白、黄发、眼色异常）。

苯丙氨酸是人体必需氨基酸，它一方面参与蛋白质的合成，另一方面可通过苯丙氨酸羟化酶（PAH）的作用，转变为酪氨酸，继续代谢生成黑色素（图7-16）。PAH主要存在于肝中，其作用需辅助因子四氢生物蝶啶（BH_4）协助。如果PAH缺乏，使苯丙氨酸不能转化为酪氨酸，会引发旁路代谢，结果产生典型的苯丙酮尿症。

典型的PKU患者，由于体内编码PAH的基因发生突变，致肝内苯丙氨酸羟化酶缺乏，苯丙氨酸不能转化为酪氨酸，结果在血清中积累。过多的苯丙氨酸进入旁路代谢，经转氨酶催化生成苯丙酮酸，再经氧化、脱羧产生苯乳酸、苯乙酸等异常旁路产物，由尿和汗排出，使患儿的尿、汗液呈腐臭味。上述旁路产物还可抑制脑组织内L-谷氨酸脱羧酶，使谷氨酸不能有效地脱羧生成γ-氨基丁酸；同时旁路产物也可抑制5-羟色氨酸脱羧酶，影响5-羟色胺的生成。γ-氨基丁酸和5-羟色胺的缺乏会影响大脑的发育和功能，导致患儿智力低下。另外，酪氨酸不足、加之旁路产物可抑制酪氨酸酶，使黑色素合成减少，故患儿呈白化现象。（图7-16）

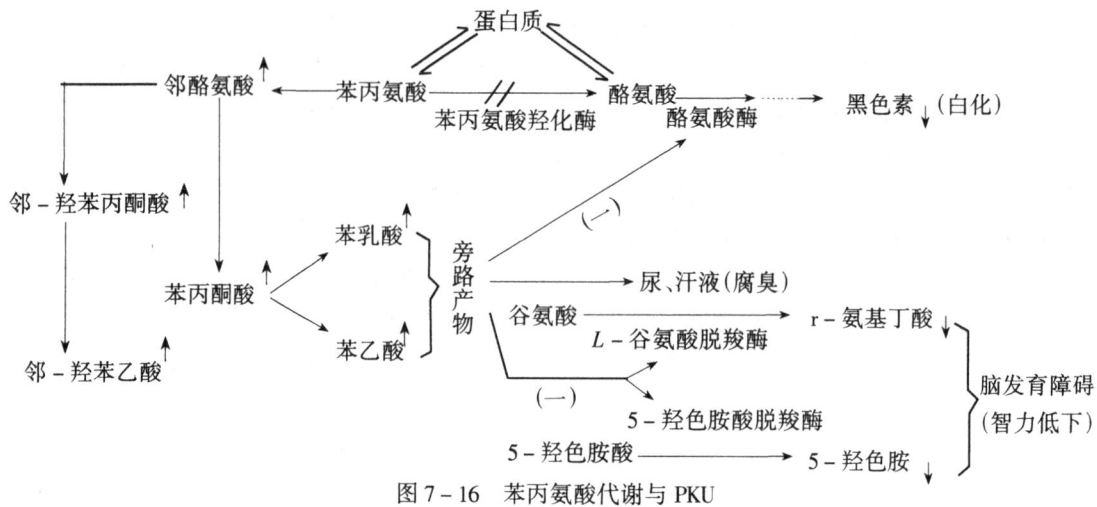

图 7-16 苯丙氨酸代谢与 PKU

（三）半乳糖血症

半乳糖血症（galactosemia）主要表现为患儿对乳糖不耐受，婴儿哺乳后呕吐、腹泻，继而出现白内障、肝硬化、黄疸、腹水、智力发育不全等。发病率约为 1/50 000。

乳类含乳糖，乳糖经消化道乳糖酶分解产生葡萄糖和半乳糖。半乳糖经半乳糖激酶催化生成 1-磷酸半乳糖，后者经半乳糖-1-磷酸尿苷转移酶催化生成 1-磷酸葡萄糖，后者进一步代谢供组织利用。

典型的半乳糖血症患者由于半乳糖-1-磷酸尿苷转移酶基因缺陷，使该酶缺乏，导致半乳糖和 1-磷酸半乳糖在血中积累，部分随尿排出。1-磷酸半乳糖在脑组织积累可引起智力障碍；在肝积累可引起肝损害，甚至肝硬化；在肾积累可致肾功能损害而呈蛋白尿和氨基酸尿。半乳糖在醛糖还原酶作用下生成半乳糖醇，可使晶状体渗透压改变，使水分进入晶体，影响晶状体代谢而致白内障。血中半乳糖升高会抑制糖原分解成葡萄糖，出现低血糖。（图 7-17）

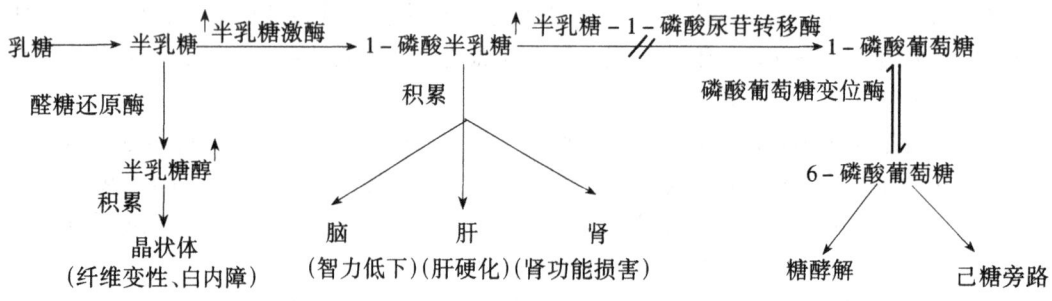

图 7-17 半乳糖代谢与半乳糖血症

本病表现为常染色体隐性遗传。半乳糖-1-磷酸尿苷转移酶基因（GALT）定位于 9p13。隐性纯合子（gg）为患者，杂合子（Gg）的酶活性约为正常人（GG）的 50%，表型正常，酶活性低于 10% 者可表现典型症状。

另一类半乳糖血症由半乳糖激酶基因（GALK，17q21-q22）缺陷引起，症状较轻，无肝、脑损害，主要表现为血中半乳糖升高和青年性白内障，也属常染色体隐性遗传方式。

三、遗传性酶病的类型

遗传性酶病常按代谢类型分成糖代谢病、脂代谢病、氨基酸代谢病、核酸代谢病、卟啉代谢病、金属代谢病等，择其主要类型列表简介如下（表7-6~9）。

表7-6 糖代谢病

病名	缺陷的酶	遗传方式	主要临床症状
半乳糖血症	半乳糖-1-磷酸尿苷转移酶	AR	发育迟缓、智力低下肝脾肿大、黄疸、白内障
葡萄糖-6-磷酸脱氢酶缺乏症	葡萄糖-6-磷酸脱氢酶	XL	蚕豆、氧化性药物诱发溶血性贫血、黄疸
糖原贮积症Ⅰ型（von Gierke病）	葡萄糖-6-磷酸酶	AR	发育迟缓，肝肾肿大，低血糖，酸中毒
糖原贮积症Ⅱ型（Pompe病）	α-1,4-葡萄糖苷酶（溶酶体）	AR	发育迟缓、大舌、心脏扩大、心肺衰竭
糖原贮积症Ⅲ型（Forbes病）	淀粉-1,6-葡萄糖苷酶	AR	与Ⅰ型相似，肝脾肿大、中度低血糖、酸中毒
粘多糖贮积症Ⅰ-H型（Hurler综合征）	α-L-艾杜糖醛酸酶	AR	骨骼异常，角膜混浊，矮小弱智，儿童期死亡
粘多糖贮积症Ⅰ-S型（Scheie综合征）	α-L-艾杜糖醛酸酶	AR	症状较Ⅰ-H型轻，角膜混浊、智力正常、寿命较长
粘多糖贮积症Ⅱ-A型（重型Hunter综合征）	硫酸艾杜糖醛酸硫酸酯酶	XR	智力低下、肝脾肿大、骨骼异常、常15岁前死亡

表7-7 氨基酸代谢病

病名	缺陷的酶	遗传方式	主要临床症状
白化病（Ⅰ型）	酪氨酸酶	AR	皮肤、毛发缺乏黑色素、羞明怕光
苯丙酮尿症	苯丙氨酸羟化酶	AR	尿、汗腐臭、发育迟缓、智力低下、毛发、肤色较浅
尿黑酸尿症	尿黑酸氧化酶	AR	尿液放置后变黑、关节炎、易发心脏病
精氨酸血症	精氨酸酶	AR	发育缓慢、癫痫、呕吐、肝肿大、痉挛致瘫
同型胱氨酸尿症	胱硫醚合成酶	AR	发育缓、智力差、骨骼异常，晶体脱位，易癫痫
枫糖尿症	α-酮酸脱羧酶	AR	尿呈枫糖味、含大量支链氨基酸及其酮酸、惊厥、呕吐、弱智

表7-8 脂代谢病

病名	缺陷的酶	遗传方式	主要临床症状
黑矇性白痴（Tay-Sach病）	β-N-乙酰氨基己糖苷酶	AR	失明、瘫痪、痴呆
Fabry病	α-半乳糖苷酶	XL	角膜混浊、肢端感觉异常，血管角化瘤，肾及心血管机能不全

续表

病名	缺陷的酶	遗传方式	主要临床症状
脑苷脂病（Gaucher 病）	β-葡萄糖脑苷酶	XL	骨痛、骨髓有 Gaucher 细胞、肝脾肿大
神经鞘磷脂病（Niemann-Pick 病）	神经鞘磷脂酶	AR	重度神经障碍、肝脾肿大、骨髓有泡沫细胞、眼底有樱桃红斑

表 7-9　核酸代谢病

病名	缺陷的酶	遗传方式	主要临床症状
痛风	磷酸核糖焦磷酸合成酶	AD	痛风性关节炎 高尿酸血症、尿酸肾结石
自毁容貌综合征（Lesch-Nyhan 综合征）	次黄嘌呤磷酸核糖基转移酶	XL	弱智、痉挛、强迫性 自残行为、高尿酸血症
着色性干皮病	内切核酸酶	AR	皮肤对紫外光敏感，易诱发皮癌
腺苷酸激酶缺乏症	腺苷酸激酶	AR	溶血性贫血

小结

分子病和遗传性酶病本质相同，均由基因突变使蛋白质分子结构或合成量异常所致。后者涉及酶蛋白的异常，造成先天代谢紊乱，故单独称之为遗传性酶病。

血红蛋白病是人类分子病的典型代表。其中，异常血红蛋白病由珠蛋白结构异常引起；地中海贫血则因珠蛋白合成量异常造成类 α 和类 β 珠蛋白链数量不平衡所致。人类 α 珠蛋白基因（α、ζ、ψα、ψζ）成簇存在于 16P13，而类 β 珠蛋基因簇（β、γ、δ、ε、ψβ）则位于 11P15。珠蛋白基因的缺陷或缺失，是产生血红蛋白病的分子基础。在异常血红蛋白中，珠蛋白基因突变涉及置换突变、移码突变、整码突变、融合突变等类型。地中海贫血除了前述突变类型外，还可能涉及基因的缺失，包括基因局部关键片段的缺失和含 1、2 个基因的大片段缺失。在不同类型的 α 地中海贫血中，由于 α 基因缺失情况不同，临床表现也不同。

血友病是一组凝血因子缺乏症，患者表现为遗传性凝血障碍。血友病主要分成 A、B、C 三型，分别由抗血友病球蛋白（Ⅷ AHG）基因（Xq28）缺陷、血浆凝血活酶成分（Ⅸ 因子）基因（Xq27）缺陷、血浆凝血活酶前质（Ⅺ 因子）基因（15q11）缺陷所引起。血友病 A、B 均为 X 连锁隐性遗传（XR）方式，而血友病 C 为常染色体隐性遗传（AR）。

假肥大型肌营养不良症（DMD）由于肌营养不良蛋白基因（Xp21）缺陷所致，此病遗传方式为 XR。

家族性高胆固醇血症（FH）因低密度脂蛋白受体蛋白（LDLR）基因（19p13）缺陷引起。本病遗传方式为 AR。

遗传性酶病指基因突变引起酶缺乏或活性异常所造成的遗传性代谢紊乱。酶缺陷可通过不同环节引起疾病。遗传性酶病大多表现为常染色体隐性遗传。白化病（Ⅰ型）由酪氨酸酶基因（11q14-q21）缺陷引起。苯丙酮尿症（PKU）患者表现为尿臭、弱智、白化。该病因苯丙氨酸羟化酶（PAH）缺乏所致，PAH基因位于12q24。半乳糖血症由于半乳糖-1-磷酸尿苷转移酶基因（9p13）缺陷引起。上述三种酶病均为AR遗传方式。

（张 涛）

第八章 药物遗传学

【本章要求】
1. 重点掌握药物遗传学的概念
2. 一般掌握葡萄糖-6-磷酸脱氢酶缺乏症的发病机理
3. 一般掌握异烟肼灭活的遗传基础及其临床意义
4. 了解血卟啉症的遗传基础及其药物反应。

临床医学显示，人类的药物反应存在个体差异。不同的个体，尽管其性别相同、年龄相仿、体重相当，但对同一剂量的同种药物仍可表现出不同的反应。例如，普通催眠剂量的巴比妥类药物，对大多数人起催眠作用，却使个别人烦躁不安。又如不同个体对水杨酸钠的耐受力相差可达10倍之多。这种现象称为个体对药物的特应性（idiosycracy）。特应性受环境因素如食物、其它药物等的影响，但主要由遗传因素决定。

1957年Motulsky发现某些药物特异性反应与遗传有关。随后Vogel于1959年正式提出药物遗传学的概念。药物遗传学（pharmacogenetics）是药理学和遗传学相互结合的边缘学科。它研究人体药物代谢反应（特别是异常药物反应）的遗传基础和生化本质。它属生化遗传学范畴。药物遗传学研究对指导临床医师根据病人的遗传特点，正确掌握用药的个体化原则，合理提高药效，减免遗传缺陷而引起的不良药物反应，具有重要意义。

第一节 药物代谢的遗传控制

药物代谢包括药物的摄取、吸收、运输、分布、与靶细胞受体作用而产生药效，再经生物转化或降解、排泄等一系列过程。其中涉及到一些运输蛋白、受体蛋白及酶蛋白等等。例如，药物吸收借助膜蛋白运转，药物分布常借助于血清蛋白运输，药物作用依赖受体蛋白分子的合作，药物转化和降解需要酶的催化。如果决定这些蛋白或酶的基因发生突变或缺失，便会影响有关蛋白或酶的合成，进而影响相关的代谢环节，导致药物反应异常。

图8-1显示遗传性酶缺陷与异常药物反应的关系。某药物在体内的代谢过程假设为A→B→C→D，每步反应分别由X酶、Y酶和Z酶所催化。这些酶由相应的基因所编码。假如Z基因突变，则其转录的mRNA以及最终翻译出的酶都会出现相应异常（以Ⓩ表示）。结果C→D反应受阻甚至完全停止，导致药物A及代谢中间物（B、C）异常积累，积累过量会损害机体，即发生药物不良反应。同理，其它参与药物代谢的任何一种蛋白的遗传性变异，均可影响正常的药物效应。

第二节 药物反应的多样性及其遗传基础

人类群体中不同个体对某种药物所产生的各种不同反应，构成了药物反应的多样性。它主要由不同个体的遗传背景（基因型）所决定。它可能受单基因控制，也可能是多基因控制

(图8-2)。

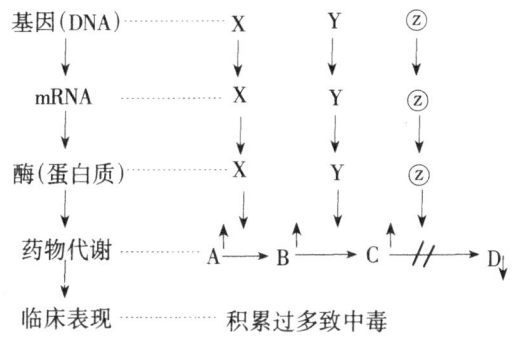

图8-1 遗传与药物代谢

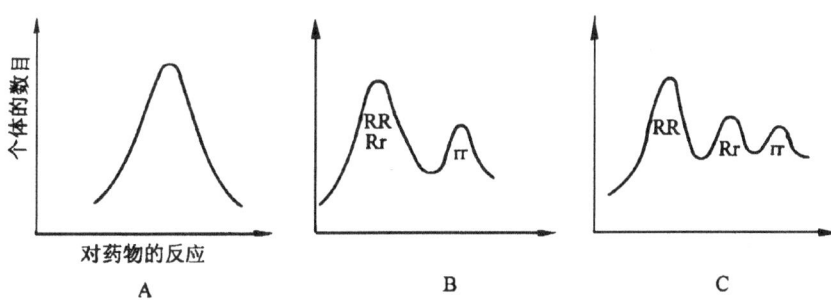

图8-2 群体中药物反应变异的分布图
A: 连续变异的药物代谢受多基因控制
B. 双峰的不连续变异受完全显性的单基因控制
C. 三峰的不连续变异受不完全显性的单基因控制

一、葡萄糖-6-磷酸脱氢酶缺乏症

葡萄糖-6-磷酸脱氢酶（glucose-6-phosphate dehydrogenase，G6PD）缺乏症是一种以溶血性贫血为主要临床特征的遗传病。常见于热带、亚热带地区。我国的南方地区发病率较高。估计全球G6PD缺乏症患者高达2亿人。患者平常可无症状，但吃了蚕豆或一些药物（伯氨喹啉类、解热镇痛类、磺胺类、砜类等等，见表8-1）后，出现血红蛋白尿、黄疸、贫血等急性溶血反应。该病俗称"蚕豆病"。

表8-1 G6PD缺乏者禁用或慎用的药物及食物

1. 解热镇痛药	阿司匹林、非那西丁、乙酰苯胺、氨基比林、对乙酰氨基酚
2. 抗疟药	伯氨喹啉、扑疟喹啉、戊氨喹啉、氯喹、喹宁
3. 磺胺类药物	磺胺、乙酰磺胺、磺胺吡啶、磺胺异噁唑、磺胺嘧啶、磺胺胍
4. 呋喃类药物	呋喃坦啶、呋喃西林、呋喃唑酮
5. 砜类药物	氨苯砜、硫氧二砜
6. 其它	蚕豆、氯霉素、对氨水杨酸、萘、苯肼、维生素K、硝唑咪、二硫基丙醇等

研究表明，红细胞内糖代谢以无氧糖酵解为主，还可进行戊糖旁路代谢。正常情况下，G6PD可使葡萄糖-6-磷酸（G6P）脱氢，生成足够的NADPH（还原型辅酶Ⅱ）。后者递氢，使谷胱甘肽（GSSG）有效地转变成还原型谷胱甘肽（GSH）。足量的GSH可及时降解组织细胞代谢中氧化还原反应生成的过氧化氢（H_2O_2），消除或减轻H_2O_2对血红蛋白及膜蛋白等的氧

化作用（图8-3）。

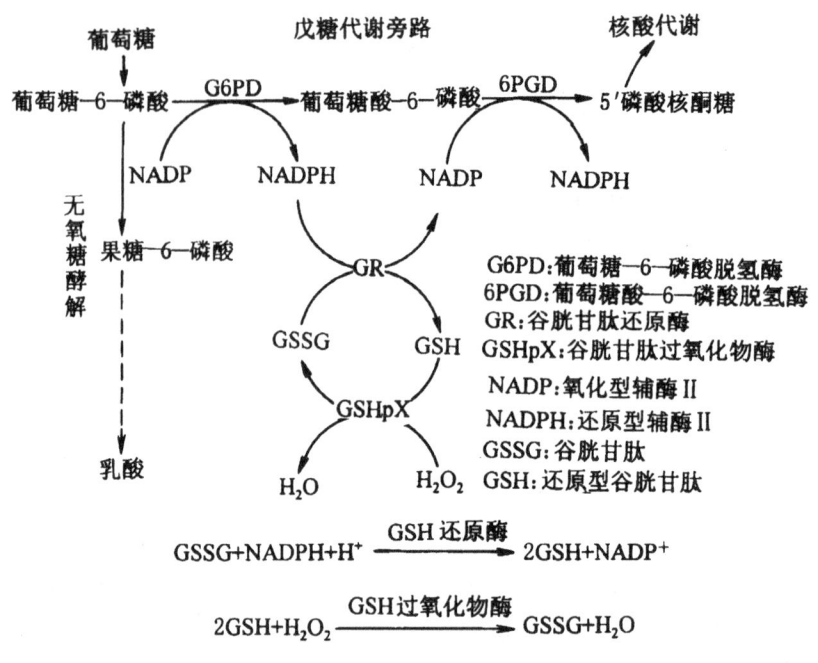

$$GSSG + NADPH + H^+ \xrightarrow{GSH还原酶} 2GSH + NADP^+$$

$$2GSH + H_2O_2 \xrightarrow{GSH过氧化物酶} GSSG + H_2O$$

图8-3 红细胞的戊糖代谢旁路

G6PD缺乏时，NADPH生成减少，进而导致GSH的不足，服用氧化性药物（喹啉类、解热镇痛类、磺胺类等等）后产生的H_2O_2会积累，迅速破坏GSH。过多的H_2O_2氧化血红蛋白（Hb）表面β链上的半胱氨酸巯基（-SH），使Hb的4条肽链接触不稳而解聚，Hb内部巯基暴露并被氧化，导致Hb变性，形成珠蛋白小体（Heinz小体），同时，H_2O_2还氧化红细胞膜上的蛋白，使红细胞变形性降低而脆性增加。当这些红细胞随血流通过狭窄的毛细血管及肝、脾窦时，易挤压破裂，引发急性溶血反应。

G6PD基因定位于Xq28，由13个外显子组成，编码515个氨基酸。已知G6PD基因突变所产生的G6PD生化变异型达400多种，大多为点突变所引起，根据酶活性及临床表现可分成不同类型。

G6PD缺乏症呈X连锁的不完全显性遗传。群体中女性患者多于男性患者。女性患者病情往往较轻，程度各异；男性一旦发病，病情较为严重。

二、异烟肼灭活

异烟肼（isoniazid，INA）又称雷米封，是一种常用的抗结核药物。在体内N-乙酰基转移酶（N-acetyltrasferase，简称乙酰化酶）的催化下，乙酰辅酶A提供乙酰基，使异烟肼转变为乙酰化异烟肼而灭活，失去药效（图8-4）。

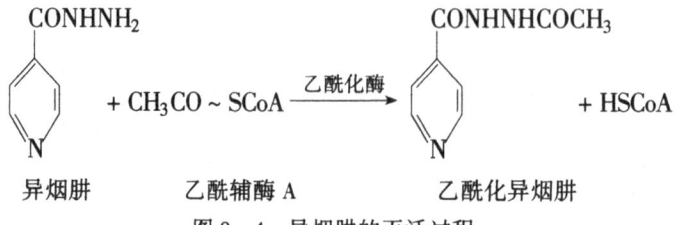

图8-4 异烟肼的灭活过程

乙酰化酶由常染色体上的一对等位基因控制。人群中 RR 基因型的个体，此酶的活性很高，为异烟肼快灭活者，其血中异烟肼的半衰期约 1~2 小时；rr 型个体缺乏该酶，是慢灭活者，他们体内异烟肼的半衰期约 2~4.5 小时；Rr 型个体具有中等的乙酰化速度。

异烟肼灭活（乙酰化）速度的个体差异，会影响其抗结核疗效。如果每天服药，快、慢灭活者疗效一致；若每周服药 1~2 次，则快灭活者疗效较差。

从毒性作用考虑，长期服用此药，慢灭活者易积累异烟肼而引起多发性神经炎（80%），而快灭活者则较少产生这种副作用（20%）。异烟肼引起神经炎是因为此药可灭活维生素 B_6，而导致维生素 B_6 缺乏性神经损害。因此，用异烟肼治疗时应加服维生素 B_6，以消减上述副作用。另一方面，快灭活者由于乙酰化快，乙酰化异烟肼在肝中水解为异烟酸和乙酰肼，后者可损害肝脏，故有 86% 的乙酰肼肝炎患者为快灭活者。

理论认为，对于依赖乙酰化酶灭活的其它药物如苯乙肼、硝基安定、磺胺二甲嘧啶、氨苯砜、普鲁卡因酰胺、甲硫氧嘧啶、肼苯达嗪等，由于不同个体的基因型不同，同样可分为快灭活型和慢灭活型。他们的药物反应不同，临床用药应该注意因人而异。

三、血卟啉症

血卟啉症（porphyria）是一组由血红素合成有关酶类遗传性缺陷所引起的疾病。其各种类型分别由不同酶的基因缺陷所决定。

急性间歇性卟啉症（acute intermittent porphyria）是一种常见类型。患者多在青春期间歇性发作，表现为急性腹痛、呕吐、便秘、周围神经运动障碍（麻痹、肌无力）及精神异常（幻觉、焦虑、错乱），患者尿、粪中卟啉及其前体物质增多。尿液在日光或紫外光下呈暗棕色，可借此区别症状相似的急腹症，以免误诊。本症由肝和红细胞中尿卟啉原 I 合成酶遗传性缺陷所致，属常染色体显性遗传。

该病缓解期间无明显症状。但服用一些药物，如巴比妥类、磺胺类、灰黄霉素、苯妥英钠、雌激素、氯奎、乙醇等，会引起急性发作。药物引发该病发作机理不详，但有研究者认为上述药物可诱导、加速 δ-氨基-γ-酮戊酸（ALA）合成酶的生成，从而促进 ALA 合成，进而引起胆色素原 PBG（尿和粪卟啉前体物）增多，ALA 和 PBG 的堆积对神经系统产生毒副作用，诱发本病急性发作（图 8-5）。因此，避免接触上述药物及其它有关因素（饮酒、日晒），有助于预防该病急性发作。

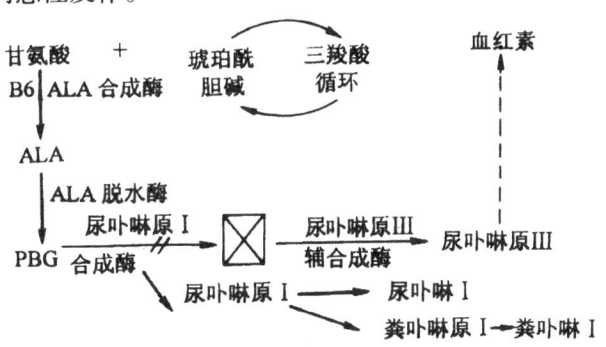

图 8-5 血红素生物合成示意图

血卟啉症的其它一些类型主要表现为对光敏感、日照后皮肤出现红斑、水肿、溃疡及感染等症状。

表8-2归纳了一些具有遗传基础的不良药物反应。

表8-2 遗传性的不良药物反应

病症或性状	诱发因素	变异的酶（蛋白）	临床表现
琥珀酰胆碱敏感症	琥珀酰胆碱	假胆碱酯酶	呼吸肌持续麻痹、呼吸停止致死
无过氧化氢酶症	过氧化氢	过氧化氢酶	没有过氧化氢消毒反应
葡萄糖-6-磷酸脱氢酶缺乏症	蚕豆，镇痛解热类、喹啉类、磺胺类等药物	葡萄糖-6-磷酸脱氢酶	急性溶血反应、溶血性贫血
异烟肼灭活	乙烟肼	乙酰化酶	多发性神经炎、异烟肼肝炎
急性间歇性血卟啉症	巴比妥类、磺胺类、灰黄霉素、乙醇等	尿卟啉原Ⅰ合成酶	腹痛、呕吐、运动障碍、精神异常
双羟香豆素耐受性	双羟香豆素	维生素K环氧化物还原酶	抗血凝效果下降
高铁血红蛋白还原酶缺乏症	亚硝酸盐、氧化剂	NADH-高铁血红蛋白还原酶	紫绀、高铁血红蛋白血症
不稳定血红蛋白病	磺胺类、氧化剂	不稳定血红蛋白	溶血反应
苯妥英钠氧化酶缺乏症	苯妥英钠	苯妥英钠羟化酶	眼球震颤，运动失调、语言障碍
α-1-抗胰蛋白酶缺乏症	吸烟	α-1-抗胰蛋白酶	肺气肿
酒精中毒	乙醇	乙醇脱氢酶 乙醛脱氢酶	脸红发热，心率加快、醉酒
恶性高热	麻醉剂	磷酸肌酸激酶	寒战、体温过高
青光眼	糖皮质素	?	眼压升高
痛风	氯噻嗪、乙醇	?	关节肿痛
周期性麻痹	胰岛素、肾上腺素、乙醇	?	瘫痪
糖尿病	氯磺苯脲	?	酒后充血、面红
帕金森综合征	左旋多巴	?	舞蹈病样动作

小结

药物代谢需要运输性蛋白、受体蛋白及酶蛋白等等蛋白质的参与。这些相关蛋白基因的缺陷，必定会影响正常的药物代谢，人群中由于不同个体的遗传背景（基因型）不尽相同，所以药物反应存在着个体差异。葡萄糖-6-磷酸脱氢酶（G6PD）缺乏症患者体内G6PD基因（Xq28）缺陷，致使该酶缺乏，食用蚕豆或服用解热镇痛药、喹啉类或磺胺类等药物后会出现急性溶血反应。此病为XD（不完全显性）遗传。异烟肼通过乙酰化实现灭活，乙酰化酶活性的高低决定其灭活的速度。该酶由一对等位基因控制，人群中存在着RR、Rr、rr不同基因型的个体，分别为快灭活者、中等速度灭活者和慢灭活者，异烟肼在他们体内的反应（疗效、副作用）是不一样的。急性间歇性卟啉症由尿卟啉原Ⅰ合成酶遗传性缺陷引起，属

AD遗传方式。患者缓解期无症状，但服用一些药物（巴比妥类、磺胺类、乙醇等）会引起急性发作。因此，了解药物反应的遗传基础，有助于掌握用药的个体化原则，合理提高药效，减免遗传缺陷引起的不良药物反应。

（张　涛）

第九章　肿瘤与遗传

【本章要求】
1. 一般掌握肿瘤的遗传易感性、肿瘤的标记染色体、癌基因、肿瘤抑制基因的概念。
2. 了解肿瘤发生的遗传因素、肿瘤染色体异常、二次突变论、原癌基因激活机理。

肿瘤的病因十分复杂，对肿瘤发生、发展的大量研究表明，许多物理、化学和生物等环境因素如电离辐射、黄曲霉素、病毒等均能诱发肿瘤的发生，但并不是所有接触致癌原的个体都会发生肿瘤，可见肿瘤的发生与遗传因素密切相关。和许多其它疾病一样，肿瘤也是遗传因素和环境因素共同作用的结果。但在不同肿瘤中，遗传因素和环境因素所起的作用大小不同。在临床实践中，肿瘤与染色体的关系早就引起了人们的注意，几乎所有的肿瘤细胞都有染色体异常。随着分子生物学的发展癌基因和肿瘤抑制基因的发现及其研究进展，使肿瘤遗传的研究也日新月异。

第一节　肿瘤发生的遗传因素

用双生子法、系谱分析法、遗传流行病学方法和细胞遗传学方法进行的研究证明许多肿瘤的发生具有明显的遗传基础。

一、肿瘤发病率的种族差异

一些研究表明，某些肿瘤在不同人种的发病率不同。不同人种也存在着不同的高发肿瘤，例如，日本人松果体瘤的发病率比其它民族高 11~12 倍，乳腺癌的患病率却比欧美人低；中国人的鼻咽癌发病率居世界各民族的首位，比印度人高 30 倍，比日本人高 60 倍，而且这种发病率不因中国人移居到其它国家而降低。肿瘤发病率种族差异的基础是种族间遗传背景的差异。由此可知肿瘤发生与遗传因素有关。

二、肿瘤的家族聚集现象

肿瘤发生有家族聚集现象。肿瘤发生的家族聚集性主要表现在几个方面。

癌家族（cancer family）：癌家族是指一个家系中恶性肿瘤的发病率高（约20%）、发病年龄早、通常呈常染色体显性遗传、其中某类肿瘤（如各种腺癌）的发病率很高等。例如，G 家族是一个大规模调查的家族，1895 年 Warthin 首先开始了这方面的工作，1913 年首次报道，以后经过 80 多年共 5 次的继续调查，最终获得较完整的资料。这一家族的 10 个支系已有 824 名后代，有些支系已达七代。这一家族中共有 95 名癌症患者。其中 48 人患结肠癌，18 人患子宫内膜腺癌，此外还有其它的癌症患者。95 名癌症患者中，13 人为多发性肿瘤，19 人的癌症发生在 40 岁之前，72 人的双亲之一是癌症患者（76%），男性与女性各为 47 人和 48 人，接近 1:1，符合常染色体显性遗传。

家族性癌（familial carcinoma）：是指一个家族内多个成员患同一类型的肿瘤。例如，结肠癌患者12%~25%都有结肠癌家族史，因此，结肠癌可认为是一家族性癌。许多常见的肿瘤如乳腺癌、胃癌等通常是散发的，但一部分患者有明显的家族史。家族性癌患者一级亲属的发病率高出一般人群3~5倍。虽然这类癌的遗传方式还不很清楚，但这种家族聚集现象表明可能有多基因遗传的基础，或家族成员对这些肿瘤的易感性增高。

另外，有人在77对白血病双生子调查中发现，同卵双生者发病一致性非常高；在另一调查中，20对同卵双生子均在同一部位患有同样肿瘤。

以上事实都说明，一些肿瘤在家族中具有聚集现象，说明肿瘤发生与遗传因素密切相关。

三、遗传性恶性肿瘤

一些恶性肿瘤是按孟德尔方式遗传的，即为单基因遗传的肿瘤，并且通常以常染色体显性遗传方式遗传。下面介绍三种较为常见的遗传性恶性肿瘤①视网膜母细胞瘤是一种眼球视网膜的恶性肿瘤，多见于幼儿，在婴儿中发病率约为1/20000。肿瘤发生初期主要向玻璃体方向生长，形成黄白色不透明的实体，或在视网膜下生长而引起视网膜脱离。肿瘤的恶性程度很高，生长到一定程度时可破坏角膜、巩膜，引起眼球突出；向后生长则进入眼眶并向颅内浸润，也可随血液循环向全身转移。视网膜母细胞瘤分为遗传型和散发型两型。遗传型约占全部病例的35%~40%，多为双侧发病，发病年龄较早，约70%患者于2岁前就诊，可看到几代中连续传递，呈常染色体显性遗传，常表现为外显不全，外显率为20%~80%。散发型发病年龄较晚多在2岁以后发病，且多为单侧发病，属非遗传型。②神经母细胞瘤是一种常见于儿童的恶性胚胎瘤，活婴中的发病率约为1/10000。细胞起源于神经嵴。肿瘤可发生于腹腔、胸腔、盆腔或颈部神经节及肾上腺。具高度致死性，存活率极低。神经母细胞瘤也分为遗传型和散发型两型。遗传型符合常染色体显性遗传，外显率约为30%，发病较早，且有多发性瘤灶。散发型常为单发且发病晚。③肾母细胞瘤又称为Wilms瘤，是一种婴幼儿肾脏的恶性胚胎瘤，约占全部肾脏肿瘤的6%，发病率约为1/10000，多数病例发生于3~4岁前，分为遗传型和散发型两型。家族性研究表明大约38%为遗传型，62%为非遗传型。遗传型者常为双侧发病，发病年龄较早，符合常染色体显性遗传，外显率约为60%。非遗传型（散发型）常为单侧发病且发病年龄较晚。

四、遗传性癌前病变

某些单基因遗传病具有不程度的恶变倾向，这些遗传性疾病称为遗传性癌前病变。其遗传方式大部分为常染色体显性遗传，一小部分为常染色体隐性遗传和X连锁隐性遗传。现择要介绍几种①家族性结肠息肉症是一种较常见的常染色体显性遗传病，在人群中的发病率为1/10000。其特征为在直肠和结肠表面有突出的息肉状病变，息肉极易恶变为结肠癌或直肠癌。平均恶变年龄为35岁。恶变时表现为血性腹泻，易与肠炎混淆。因而，具有结肠息肉的患者宜及早手术切除，其家庭成员应定期进行结肠镜检查。②基底细胞痣综合症呈常染色体显性遗传。患者表现为多发性皮肤基底细胞痣，青年期即可发生癌变，此外还常见软组织钙化和先天性骨骼畸形，如前额隆起、肋骨二分叉、第4、5掌骨短小、鼻梁低平、下颌骨表皮样囊肿等。③神经纤维瘤属常染色体显性遗传病，患者出生后不久皮肤即有浅棕色的牛奶咖啡斑，腋窝有广泛的雀斑，儿童期在皮肤上可出现多个纤维瘤，主要分布于躯干，从米粒大小至核桃大小不等，质软数多。研究表明，一般在20~50岁时，3%~15%可恶变为纤维肉瘤、鳞状细胞癌或神经纤维肉瘤。

五、遗传缺陷和染色体不稳定性与肿瘤

统计学资料表明，一些有遗传缺陷的遗传病患者，易患某些肿瘤。肿瘤的发病率高于正常人，例如先天愚患者急性白血病的发病率比正常人群高 15~18 倍。遗传性免疫缺陷患者，也有易患肿瘤的倾向。例如 Bruton 型无丙种球蛋白血症，属 X 连锁隐性遗传，患者易患白血病和恶性淋巴瘤。

有些遗传病患者容易自发或诱发染色体的断裂和重排，并且易患肿瘤。这类疾病称为染色体不稳定性综合症。这表明染色体的不稳定性与肿瘤的发生有一定的联系。下面择要介绍二种。①Bloom 综合征是一种常染色体隐性遗传病，多见于东欧犹太人的后裔。患者的特征为身材矮小、对日光敏感，所以面部及曝露于日光的部位由于毛细血管扩张常出现红斑皮疹，面部的红斑呈蝴蝶状。患者外周血培养细胞可见到染色体断裂、重排等畸变，姐妹染色体单体交换率比正常人高 10 倍，患者常易患白血病和其它恶性肿瘤②Fanconi 贫血是一种常染色体隐性遗传病，为儿童期的骨髓疾病，临床表现为全血细胞减少，故又称先天性全血细胞减少症。患者贫血、易疲乏、易出血和感染等症状，并常伴发先天畸形，拇指骨和桡骨发育不良，皮肤色素沉着等。患者的染色体自发断裂率明显增高，单体断裂、裂隙、双着丝粒染色体、断片、核内复制也很常见。患者易患鳞状上皮癌，白血病的发病率也比一般群体高 20 倍。

六、肿瘤的遗传易感性

上述内容已可证明肿瘤发生有一定的遗传基础。肿瘤发生的遗传因素可以认为是基因和染色体的异常。有些遗传性肿瘤如单基因遗传的肿瘤按照经典的孟德尔遗传方式传递。但在更多的情况下所遗传的只是对肿瘤的易感性，即肿瘤的遗传易感性。所谓肿瘤的遗传易感性是指在一定内、外环境因素的影响下，由遗传基础决定的个体易患某种恶性肿瘤的倾向。癌变是一多阶段的病理过程，是在致癌、致突变因子作用下，经过突变积累和克隆选择，最终使正常细胞转化成具有侵袭和转移能力的癌细胞。这一过程的中心生物学事件是癌基因的活化和抑癌基因的失活。因此，影响这些基因突变速率和变异细胞选择的遗传与环境因素，共同决定了个体肿瘤的易感性。机体中 DNA 修复基因缺陷和染色体畸变等遗传缺陷以及代谢酶的多态性等与肿瘤易感性密切相关。临床一些常见的恶性肿瘤，例如乳腺癌、胃癌、肝癌和肺癌等的遗传流行病学调查显示，患者一级亲属的再发风险高于一般群体。显然肿瘤的发生与遗传因素有关。而某些环境因素如吸烟、黄曲霉素 B、二乙基亚硝酸等则成为肿瘤发生的促发因素。

肺癌的流行病学研究提示，吸烟是本病的重要诱因。但并非吸烟者都会发生肺癌。因此，肺癌的发生与个体的遗传基础密切相关。近年发现芳烃羟化酶（AHH）的活性与肺癌易感性相关。AHH 是微粒体中的一种氧化酶，又是一种诱导酶，其诱导活性的高低受遗传控制。据调查用 3-甲基胆蒽诱导后发现 AHH 的诱导活性在人群中具有遗传多态性，其中 45% 呈低诱导，46% 呈中等诱导，9% 呈高诱导。另一项调查表明，AHH 低、中、高诱导活性的个体分别占肺癌患者的 4%、30%、66.6%。这表明吸烟者中 AHH 诱导活性越高，将烟草中的前致癌物活化为致癌物的可能性越大，肺癌的发病风险越高。AHH 在人群中呈现的诱导多态性，反映了人群中肺癌的遗传易感性的差异。

我国的河南林县、山西阳城地区为食管癌的高发区。在这些地区致癌物甲基苄基亚硝胺在地下水和食物中的含量较高，这可能是食管癌高发的环境因素。但是，遗传易感性在本病的发生中起重要作用。例如，河南林县普查的 935 名食管癌患者中，64.1% 有阳性家族史。山西阳城的食管癌患者集中在全县 8.19% 的家族中，其中 42% 的家族有多例患者，而且连续二三代发病。以上资料表明，在这些阳性家族中食管癌的遗传易感性较高。

此外，前面提到的遗传性癌前病变，遗传缺陷（染色体异常、遗传性免疫缺陷等）都具有不同程度的肿瘤遗传易感性。

第二节　肿瘤的染色体异常

1960 年 Nowell 与 Hungerford 首次报道慢性粒细胞白血病中存在 Ph 染色体以来，肿瘤和染色体的关系引起了人们的注意。实验证明临床上大部分恶性肿瘤可观察到染色体异常，因此恶性肿瘤的染色体异常一直是肿瘤学家和遗传学家十分重视的问题。

大多数恶性肿瘤细胞都存在染色体异常。同一肿瘤细胞的染色体，常有相同的畸变特征。这表明它们起源于一个共同的突变细胞经多次有丝分裂而形成异常克隆。但是绝大部分癌细胞群体在内外环境因素的影响下又处于不断的变异之中，于是使单克隆起源的癌细胞核型产生多样性。因此，同一肿瘤的各细胞核型常常不完全相同。在肿瘤的发展过程中，有的异常核型是致死的，在选择的过程中逐渐被淘汰；有的异常核型则形成增殖优势。这样，在一个恶性肿瘤细胞群的选择和演变中，逐渐形成占主导地位的克隆，构成干系（stem line）。除干系外还存在非主导细胞系，称为旁系（side line）。然而，在恶性肿瘤的生长过程中，干系和旁系可以发生改变，旁系可以发展为干系，干系也可以演变为旁系。有的恶性肿瘤没有明显的干系，有的可以有两个或三个以上的干系。在有干系的肿瘤中，肿瘤的生长主要是干系增殖的结果。

一、肿瘤的染色体数目异常

正常人体细胞为二倍体，$2n = 46$ 条。而大多数恶性肿瘤细胞为非整倍体，如亚二倍体和超二倍体、亚三倍体和超三倍体、亚四倍体和超四倍体、假二倍体、假三倍体、假四倍体等。此外，肿瘤细胞中还可见三倍体、四倍体等整倍体的变化。许多实体瘤细胞的染色体数目多为亚二倍体或超二倍体，或在三倍体和四倍体之间；胸腹水中癌细胞染色体数目变化更大，常超过四倍体。如 Goodlin 报道的 49 例癌性腹水细胞染色体数目波动在 25～250 之间。

二、肿瘤的染色体结构异常

恶性肿瘤细胞的染色体除了数目异常外，还可见结构异常。例如缺失、倒位、易位、重复、环状染色体、双着丝粒染色体等。肿瘤细胞内这种结构异常的染色体称为标记染色体（marker chromosome）。

标记染色体可分为特异性和非特异性两类。**特异性标记染色体**指经常出现在同一类肿瘤细胞内的标记染色体。对该肿瘤具有代表性。Ph 染色体是慢性粒细胞性白血病的特异性标记染色体。它是慢性粒细胞性白血病患者核型中一个很小的近端着丝粒染色体，1960 年 Nowell 和 Hungerford 在美国费城首先发现，因而命名为 Ph 或 Ph^1 染色体（费城染色体）。最初认为 Ph 染色体是由于 22 号染色体长臂缺失所致，后来通过显带技术证明，它是 9 号和 22

号染色体相互易位的产物,即 t (9;22) (q34;q11),易位使 9 号染色体长臂增长,22 号染色体长臂缩短,形成了 Ph 染色体(图 9-1)。其核型为 46, XX (XY), t (9;22) (q34;q11) 大约 95% 的慢性粒细胞性白血病患者具有 Ph 染色体(即 Ph 染色体阳性),因此可作为诊断依据,也可用于区别临床上相似但 Ph 阴性的其它血液病。Ph 染色体可见于慢性粒细胞性白血病早期患者的骨髓细胞中,其出现先于临床症状,故具有早期诊断的价值。此外,Ph 染色体的减少和消失又可做为判断治疗疗效的一种指标。

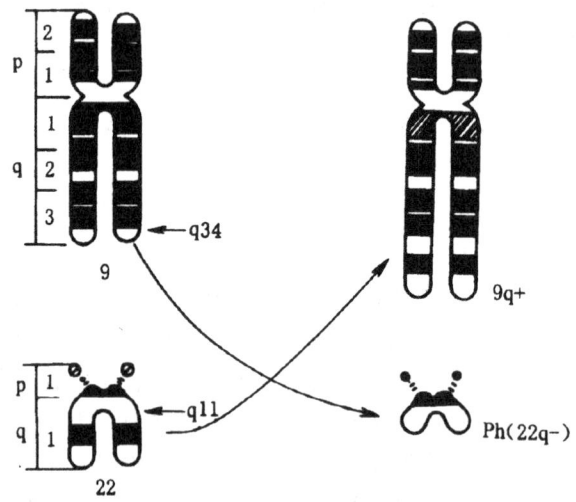

图 9-1 Ph 染色体的形成图解

另外,在 75%~90% 的 Burkitt 淋巴瘤病例中,可以见到一个长臂增长的 14 号染色体 ($14q^+$),这条 $14q^+$ 染色体是 Burkitt 淋巴瘤的特异性标记染色体。这也是一种相互易位的结果。即 t (8;14) (q24;q32)。此外,还可见到 t (8;22) (q24;q11)、t (2;8) (q11;q24) 等易位型核型(图 9-2)。

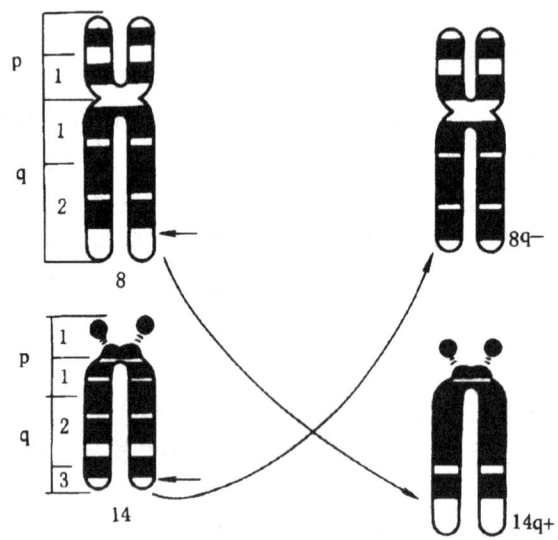

图 9-2 $14q^+$ 染色体的形成图解

除上述两个高度特异性的标记染色体外,肿瘤的特异性标记染色体还有:脑膜瘤患者的 22 号染色体长臂缺失 $22q^-$,即 del (22) (q11),或整条 22 号染色体丢失;少数视网膜母细胞瘤患者有 13 号染色体长臂中间缺失 13q14⁻等。有些染色体异常不属于某种肿瘤所特有，称为**非特异标记染色体**。例如巨大亚中着丝粒染色体、巨大近端着丝粒染色体、双着丝粒染色体、染色体粉碎化等等，在肿瘤细胞中常见到。此外，在有的肿瘤细胞中还可见到双微体及染色体均染区（图 9-4）。

综上所述，大部分恶性肿瘤细胞都有染色体异常。但是具有高度特异性标记染色体的肿瘤是很少的。长期以来，由于肿瘤染色体变化的多样性，淡化了它在肿瘤诊断中的价值。但是，通过利用流式细胞仪对肿瘤细胞进行遗传物质的定量测定表明，大部分肿瘤细胞属于非整倍体。肿瘤染色体的研究，在临床上对肿瘤的早期诊断、估计预后和某些肿瘤易感性个体的检出均具有较大的临床意义。如分析细胞有无染色体异常可鉴别癌组织与非癌组织。此外，肿瘤染色体的异常程度和类型与肿瘤的恶性程度、肿瘤浸润、转移和预后有重要关系。例如，有人报道非浸润膀胱癌伴有标记染色体时 5 年存活率为 55%，无标记染色体时 5 年存活率达 95%。浸润癌近二倍体者 5 年存活率为 40%，近三倍体者为 20%，近四倍体者为 5%。

染色体异常与肿瘤发生的因果关系，一直是人们所关注的问题，随着癌基因和肿瘤抑制基因的发现及深入研究，认识到染色体畸变与原癌基因的激活和肿瘤抑制基因的失活密切相关，在诱发癌肿过程中起着重要作用。但还有许多恶性肿瘤的染色体畸变在癌肿发生中的作用尚有待进一步研究。

第三节 肿瘤发生的遗传机理

细胞的生长是根据机体的特殊需要而进行的精细调节过程。在某些情况下，可出现细胞增殖调节系统的失调，细胞因而得以异常分裂增殖，随着这些摆脱正常调控而异常分裂增殖的细胞克隆逐渐扩大，最后将形成肿瘤。这种肿瘤细胞失去正常调控而异常增生的遗传机理是肿瘤发生中极为重要的问题。

一、体细胞突变

各种恶性肿瘤都是相应的正常组织细胞恶性转化的结果。这种恶性转化是在个体具有某种肿瘤遗传易感性的基础上，致癌因子引起细胞遗传物质结构及功能异常的结果。这种异常大多数不是由生殖细胞遗传得来，而是在体细胞中新发生的基因突变所致。

1973 年 Knudson 在研究肿瘤成因时提出恶性肿瘤形成的二次突变论，以解释肿瘤发生的遗传机理。二次突变论的主要论点认为，人体内的每一细胞都必须经过两次或两次以上的突变才能形成癌细胞。第一次突变可能发生在生殖细胞或由父母遗传而来（合子前突变），也可能发生在体细胞；第二次突变则均发生在体细胞。在遗传性肿瘤中，第一次突变发生在生殖细胞，突变的生殖细胞受精后所发育个体的每一个体细胞和生殖细胞都带有这种突变基因，这样的个体潜伏着肿瘤发生的遗传易感性，因为任何细胞只要再发生一次突变（即第二次突变），就可转化为肿瘤细胞。这种肿瘤细胞在一定条件，形成增殖优势，最后演变成恶性肿瘤。如视网膜母细胞瘤有遗传性和非遗传性。遗传性视网膜母细胞瘤发病早，并多为双侧性和多发性。这是因为患儿出生时全身所有细胞已有一次基因突变，只需要在出生后某个视网膜母细胞再发生一次突变，就会转变为肿瘤细胞，故较易表现出发病早、双侧性和多发性的特点。非遗传型的视网膜母细胞瘤的发生则需要同一个细胞在出生后发生两次突变，而且两次突变都发生在同一基因座位，但这样的几率很小，因此发病较晚，多为单侧性，并不具有遗传性。

体细胞突变大多涉及细胞内的遗传物质DNA的损伤，这些损伤可以修复，也可以导致细胞死亡。如果DNA的修复不正常，细胞虽可继续存活，但却形成了潜在的癌细胞。如着色性干皮病，由于患者细胞缺乏DNA修复酶，因而在DNA被紫外线损伤后不能正常修复，结果导致皮肤癌的发生。

一些学者认为，体细胞癌变并不一定有基因结构的改变，当基因以外的物质如蛋白质、RNA生物膜等发生了改变，如能使与生长、分化有关的基因异常启动或关闭，这样，细胞也能转化为癌细胞，这一观点称为基因外调节学说。

二、癌基因和肿瘤抑制基因

随着分子遗传学研究的深入，现已阐明了一些影响细胞增殖或癌变关键控制点的基因变化，并认为有两类基因直接参与肿瘤的发生。这两类基因是癌基因（oncogenes）和抑癌基因即肿瘤抑制基因（tumor suppressor genes），又称抗癌基因。癌基因的表达产物对细胞的增殖起正调节作用，当它们发生结构改变或表达过度，促生长的作用过强，都会引起细胞的过度增生；而另一类肿瘤抑制基因的产物则对细胞的增殖起抑制作用，当它们的结构与功能改变时，失去了对细胞增殖的负调节作用，也会发生使细胞增生的信息。在两种基因中的任何一种或两种共同改变时，即有可能导致肿瘤的发生。

（一）癌基因

癌基因是指能引起细胞恶性转化的核酸片段。它首先发现于病毒的基因组，以后又发现于动物和人类细胞的基因组。对癌基因的研究已有80年的历史，在这漫长的研究过程中，人们不仅证明了在人类多种恶性肿瘤中有癌基因的存在，还用克隆的癌基因探针与正常细胞基因组的DNA进行杂交而发现正常细胞基因组内有癌基因的同源序列，这种能与癌基因探针杂交的正常细胞的核酸片段称为细胞癌基因或原癌基因。原癌基因（protooncogenes）是细胞正常生长分化等生命活动必不可少的基因，本身并无致癌作用。但这些基因具有转化的潜能，可被激活成为癌基因，进而导致细胞的恶性转化。

1. 原癌基因的激活

原癌基因是存在于人体细胞中的正常基因，它们对维持细胞正常生理功能十分重要。但是，原癌基因受不同的因素影响后可发生突变，成为导致细胞恶性转化的癌基因，而使细胞发生癌变。

关于原癌基因的激活（活化）机理可归纳如下。

（1）点突变

许多研究结果显示，原癌基因的结构与其相应的病毒癌基因或有活性的肿瘤癌基因（即肿瘤细胞中的癌基因）十分相似。在原癌基因受到射线、化学致癌物等的诱导后，可发生微小的变化即点突变，使其成为有活性的癌基因，而产生异常的基因产物。也可由于点突变使基因摆脱正常的调控而过度表达，导致细胞恶性转化。属于这种活化方式最典型的例子是 *ras* 基因的活化。正常细胞的 H-*ras* 基因和肿瘤细胞的 H-*ras* 基因的结构非常接近，仅在其由356个碱基组成的第一个外显子中有一个碱基不同而发生了点突变。在正常细胞的 H-*ras* 基因中为GGC，而在肿瘤细胞的 H-*ras* 基因中为GTC。由这个基因编码的P21蛋白的第12位氨基酸残基，在正常细胞中为甘氨酸，而在肿瘤细胞中为缬氨酸（图9-3）。此外，还发现其它 ras 基因的点突变。虽然这些基因及其编码的蛋白质彼此间仅有微小的结构差异，但在功能上却有极大的差别，一个能促进细胞的正常生长与增殖，另一个却能引起细胞恶性转化。

	1	2	3	4	5	6	7	8	9	10	11	12	13	14
正常 P21 蛋白	蛋	苏	谷	酪	赖	亮	缬	缬	缬	甘	丙	甘	甘	缬
细胞 H-ras 基因	ATG	ACG	GAA	TAT	AAG	CTG	GTG	GTG	GTG	GGC	GCC	GGC	GGT	GTG
EJ/24 膀胱癌 H-ras 基因												GTC		
肿瘤 H-ras 编码的 P21 蛋白												缬		

图 9-3　H-ras 基因的点突变

(2) 原癌基因的扩增

原癌基因过量的表达也会导致肿瘤的发生，而原癌基因表达所产生的蛋白质的量取决于原癌基因的量及其表达活性。研究资料表明，在人体肿瘤细胞中可见到原癌基因的大量扩增，扩增的拷贝数可达正常细胞的 10 倍至百倍，甚至数千倍。显然，基因扩增的直接后果就是这些原癌基因的表达过量。在肿瘤细胞尤其是胚胎神经组织的肿瘤细胞中见到的双微体和染色体上的均染区就是原癌基因 DNA 片段扩增的表现（图 9-4）。

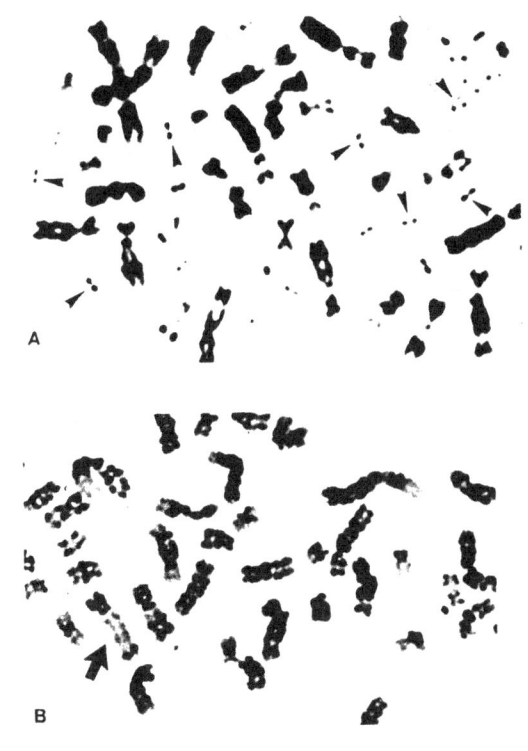

图 9-4　肿瘤细胞中期染色体
A. 双微体　B. 染色体均染区

(3) 启动子插入

当一个很强的启动子插入到细胞原癌基因附近，可使该原癌基因表达增加，促使细胞恶性转化。这一研究开始于对潜伏期长的鸟类白细胞增生病毒（ALV），将这种病毒接种到 1 日龄的鸡的体内，4~12 个月内产生 B 细胞淋巴瘤，但这种病毒（ALV）本身并不含有癌基因，而是在它的前病毒中含有长末端重复序列（LTR）是一个很强的启动子。当这长末端重复序列（3'端的右LTR）插入到细胞原癌基因（C-myc 基因）附近，就成为 C-myc 的启动子。这个强启动子可促使 C-myc 基因的表达比正常时增高 30~100 倍（图 9-5）。C-myc 基因也可因获得远上端的增强子而被激活。

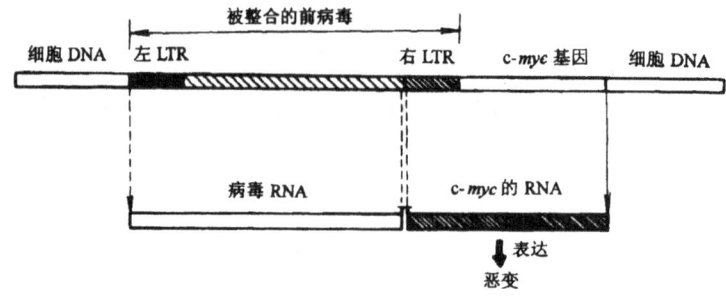

图 9-5　C-myc 基因受病毒激活的机理

此外，原癌基因不但因连接了病毒基因的启动子而被激活，甚至也会因获得正常细胞的强启动子而活化。如 C-myc 基因因染色体易位而与免疫球蛋白的重链或轻链基因的启动子相连接，结果导致 C-myc 基因的活化。

（4）染色体易位

前面阐述了恶性肿瘤细胞中常具有染色体数目和结构的异常，有些肿瘤中可见到特异性标记染色体。通常基因定位研究证明在这些结构异常的染色体中发生了某些基因的易位和重排。由于基因的易位（转位），使原来无活性的原癌基因移至某些强的启动子或增强子附近而被活化，以至原癌基因表达增强，导致肿瘤发生。最受到普遍承认的是在 Burkitt 淋巴瘤病人中常见的染色体重排为 t（8；14）（q24；q32）约占 75%，其次是 t（8；22）（q24；q11）约占 16% 和 t（2；8）（q11；q24）约占 9%，这三种易位的特异处是都涉及 8q24 的 C-myc 基因，而另一个关键处是参与易位的另外三条染色体（14 号、22 号、2 号）的断裂点恰好都在免疫球蛋白的重链和轻链的基因处。当 C-myc 基因或免疫球蛋白重链、轻链基因转位后，C-myc 基因在免疫球蛋白重链或轻链基因有关增强子的影响下出现异常激活和过

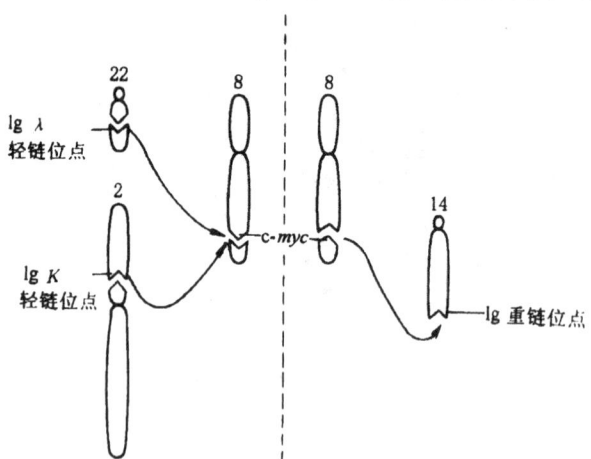

图 9-6　Burkitt 淋巴瘤染色体易位与 C-myc 基因、免疫球蛋白重链、轻链基因位点图解

量表达而导致 Burkitt 淋巴瘤（图 9-6）。又如 95% 慢性粒细胞性白血病患者具有 Ph 特异性标记染色体，其形成是由于染色体易位 t（9；22）（q34；q11）。由于染色体易位使 9 号染色体

上的 C-abl 基因移至 22 号染色体上的 bcr（breakpoint cluster region，断点聚集区）基因旁，形成了一种结构功能异常的 bcr-abl 融合基因（图 9-7）。它可表达产生一种新的蛋白质 P210，这新的蛋白质比正常 C-abl 基因表达产生的蛋白质要长，且具有较高的酪氨酸蛋白激酶活性，从而脱离了细胞正常生长的调控而导致癌变。

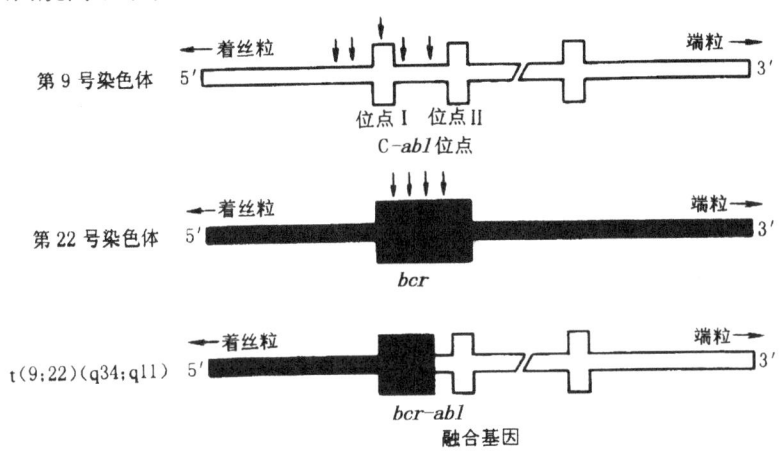

图 9-7 染色体易位 t(9；22)(q34；q11) 形成 bcr-abl 融合基因图解

2. 癌基因分类

目前，已知的原癌基因近 100 种，绝大多数已定位在人类不同染色体的区带上。根据它们的功能分为以下几类。

(1) src 癌基因家族：这是最早发现的癌基因，包括十几种，每一种癌基因在结构上不同，但它们编码的蛋白质氨基酸顺序却很相似或相同。它们的产物具有酪氨酸磷酸化蛋白激酶活性，当这些癌蛋白在性质上或数量上发生异常时，就会导致细胞发生恶性转化。较常见的癌基因有 src、abl、yes、fes、erb-B、neu、fms、fps、mos、raf 等等。

(2) ras 癌基因家族：该家族包括 5 种癌基因，它们是 N-ras、K-ras_2、H-ras_1、H-ras_2、H-ras_4。每个成员的核苷酸序列差异很大，但所编码蛋白质却是相同的，都是 P21 蛋白（分子量为 21000 的膜蛋白质）。95% 的 P21 蛋白定位在细胞膜内表面，成为膜上信号传导的复合体。由于在人类许多种肿瘤中都发现 ras 基因的存在，因此受到人们的重视，现已知 ras 癌基因过量表达 P21 蛋白能使细胞恶性转化。

(3) myc 癌基因家族：这个家族包括 5 种癌基因，myc、N-myc、L-myc、ski、B-Lym。它们的结构具有很高的同源性，都编码 DNA 结合蛋白。已经发现许多肿瘤细胞中 myc 基因产物大量存在，与 DNA 结合后，使基因组 DNA 的复制连续不断地进行，最终导致细胞无限制增殖而形成肿瘤。

(4) bcl-2 基因家族：bcl-2 基因家族是细胞程序性死亡（programmed cell death，PCD）途径中的一类重要的调节基因。它们结构相似，通过相互作用，正向或反向调节细胞凋亡。根据它们对细胞凋亡作用结果的不同，可将 bcl-2 家族成员分为两类，一类能促进细胞凋亡：bax、bcl-Xs、bad、bak；一类能抑制细胞凋亡：bcl-2、bcl-X_2、mcl-1、A1 等。家族中各成员间可形成同源或异源二聚体，共同调节细胞凋亡。当这些二聚体结合的强度和数量发生变化时，可对抗细胞凋亡而致癌。

(二) 肿瘤抑制基因

正常细胞基因组中存在的抑制肿瘤形成的基因，称为肿瘤抑制基因又称抑癌基因或抗癌基因。其功能是拮抗癌基因的作用从而抑制细胞的无控制分裂。抗癌基因一旦丢失或突变，细胞就会癌变。如遗传性视网膜母细胞瘤的 Rb 基因，是研究较早的一个抗癌基因。正常情况下，Rb 基因控制着视网膜母细胞的正常发育和分化，当 RbRb 基因型的个体，生殖细胞发生一次突变，使一个 Rb 成为 rb 时，其后代的基因型为 Rbrb，因 rb 是隐性的，所以 Rbrb 个体不发病，出生后如果发生一次基因突变或染色体丢失，使视网膜母细胞中另一个等位基因 Rb 突变成 rb 或丢失，形成 rbrb 的纯合子或 rb 半合子，就会导致视网膜母细胞瘤的发生。除 Rb 基因外，P53 基因也是一种抗癌基因，它的突变或缺失是许多肿瘤主要的致癌原因，例如胃癌、肺癌、乳腺癌、膀胱癌等。研究发现 P53 基因有着与 Rb 基因相似的致癌机理，即隐性纯合子或半合子致癌机理。常见的肿瘤抑制基因有 Rb、WT、P53、NF1、DCC 等。这些基因都有一种共同的特点，当两个等位基因都突变时，细胞才会因正常抑制的解除而恶性转化。

三、肿瘤转移基因和肿瘤转移抑制基因

一个发展中的癌细胞常常具有大量繁殖、侵袭邻近组织和转移的能力。恶性肿瘤的转移包括癌细胞从原发肿瘤脱落，进入细胞外基质和血管或淋巴管，并在远处适宜的组织中生长。近年来的研究发现，人体中存在着肿瘤转移基因和肿瘤转移抑制基因。

一些编码细胞表面受体的基因可能和瘤细胞的转移有关，如整合素是一类细胞表面的粘合受体，能识别细胞基质中的粘蛋白，起着固定细胞抑制其迁移的作用。如果这些受体基因发生突变或失去功能，将有利于瘤细胞的转移。

一些基因编码的蛋白酶能够直接或间接地抑制具有促进转移的蛋白质，从而降低肿瘤的侵袭和转移能力。如金属蛋白酶组织抑制因子基因编码一种糖蛋白，可与肿瘤转移密切相关的胶原酶结合，抑制瘤细胞的浸润和转移能力。

小 结

肿瘤的发生是一个复杂的过程，大量研究表明，肿瘤的发生同其它疾病一样也是环境因素和遗传因素共同作用的结果，肿瘤发生的遗传因素涉及肿瘤发病率存在着种族差异，肿瘤具有家族聚集现象，遗传性癌前病变，遗传性恶性肿瘤，遗传缺陷和染色体不稳定性容易伴发恶性肿瘤，肿瘤的遗传易感性。研究表明，几乎所有的肿瘤细胞都有染色体异常，但是具有高度特异性标记染色体的肿瘤是很少的。肿瘤染色体异常分为两大类型，其一是肿瘤的染色体数目异常，其中多为非整倍体；其二是肿瘤染色体结构异常，结构异常的形式有缺失、倒位、易位、重复、环状染色体、双着丝粒染色体等。肿瘤细胞内结构异常的染色体，称为标记染色体。其中经常出现在同一类肿瘤细胞内对该肿瘤具有代表性的标记染色体称为特异性标记染色体；某些异常染色体不属于某种肿瘤所特有的称为非特异性标记染色体。

肿瘤是严重危害人类生命健康的疾病，因而了解肿瘤的成因十分重要。目前，肿瘤发生的遗传机理主要涉及体细胞突变、癌基因和肿瘤抑制基因、肿瘤转移基因和肿瘤转移抑制基因。1973 年 Knudson 在研究肿瘤的成因时提出了恶性肿瘤形成的二次突变论，其主要论点是人体内的每一个细胞都必须经过两次或两次以上的突变才能形成癌细胞，以后这个癌细胞在一定的条件下形成增殖优势进而发展成恶性肿瘤。近年来，由于分子遗传学研究的不断深入，对肿瘤发生遗传因素的研究有了较大的突破，发现了癌基因和肿瘤抑制基因。癌基因是

指能引起细胞恶性转化的核酸片断，它们能促进细胞的生长和增殖。肿瘤抑制基因是指正常细胞基因组中存在的抑制肿瘤形成的基因，作用是拮抗癌基因的作用从而抑制细胞的无控制分裂。肿瘤抑制基因突变或丢失可导致细胞因正常抑制的解除而发生恶变。

(李秀梅)

第十章 基因定位

【本章要求】
1. 一般掌握基因定位的概念及其主要方法的定位原理。
2. 了解遗传图谱、物理图谱、基因组文库、cDNA文库的概念。
3. 了解基因定位在医学实践中的意义。
4. 了解人类基因组计划的主要内容。

第一节 基因定位与基因图

一、基因定位的概念

基因是控制生物遗传性状的基本单位。决定受精卵发育成为一个具有完整形态的生物以及这个生物的生存、繁殖和死亡的全部遗传信息都包含在基因组中。人类基因组具有极为复杂的结构，其编码蛋白质的结构基因大约有 50 000～100 000 个，分布于细胞核内的 1～22 号染色体、X、Y 性染色体以及胞浆中的线粒体 DNA 上。基因定位（gene location）就是通过适当的方法把发现的每个基因在特定染色体的位点上准确地标定下来。这是现代遗传学的重要研究内容之一。将不同的基因在染色体上的具体位置确定之后，即可绘制出基因图（gene map）。

二、基因图

根据大量的基因定位数据，把每一条染色体上已发现的基因位点绘制出基因图，这一程序称为基因制图。广义的基因图谱包括遗传图谱（genetic map）和物理图谱（physical map）。

（一）遗传图谱

遗传图谱是指基因或 DNA 标志在染色体上的连锁关系及其相对距离，又称基因连锁图谱（gene linkage map）。遗传距离通常以基因或 DNA 片段在减数分裂中的重组率表示，具体单位为厘摩（centimorgan，cM），如一个厘摩表示两个遗传位点在世代传递中有 1% 的重组率。cM 值越高表明两点之间距离越远，cM 值越小表明两点间距离越近。通过遗传图谱可以大致了解各个基因或 DNA 片段之间的相对距离与方向。遗传距离是通过遗传连锁分析获得的，使用的 DNA 标志越多、越密集，所得到的遗传连锁图谱的分辨率就越高。90 年代以来，由于大量基本均匀分布的 DNA 标志的确定，在很大程度上提高了遗传作图的精度和进程。目前人类基因组遗传图谱的分辨率已达到 1.6cM。遗传图谱不仅是现阶段定位基因的重要手段，即使在人类基因组全物理图谱建立起来之后，依然是研究人类基因组遗传与变异的重要手段。这方面研究的下一个目标是建立分辨率更高的遗传图谱。

（二）物理图谱

物理图谱是指从 DNA 分子水平制作的基因图谱，它指 DNA 序列上两点之间的实际距离。通常由 DNA 的限制酶片段或克隆的 DNA 片段有序排列而成。物理距离以碱基对为衡量标准。构建物理图谱的主要目的是分离和鉴定单个基因或某些感兴趣的基因片段，并为人类基因组 30 亿碱基对全序列测定打下基础。所以，最终的物理图谱应该是完整 DNA 链的精确碱基对顺序。这里需要指出，每一个基因都有其特定的限制酶谱。每一条染色体、每一个个体的基因组乃至每一个物种的基因组也都有其特异的限制酶物理图谱。因此，限制酶物理图谱是基因组结构的重要特征，在现代分子遗传学研究中占有重要地位。自 1993 年第一代物理图谱出现以来，全基因组物理图谱已发展了几个版本，目前人类基因组物理图谱的平均精度已达到 199kb。在细胞遗传学水平上，用染色体显带等技术在光学显微镜下观察，可以把基因定位于染色体的某一具体位置，如带、亚带或次亚带水平，称为区域定位（regional location）。这个水平上的基因图又称为细胞遗传图谱（cytogenetical map）。

物理图谱反映 DNA 序列上两点之间的实际距离，而遗传图谱则反映这两点之间的连锁关系。在 DNA 交换频繁的区域，两个物理位置相距很近的基因或 DNA 片段可能具有较大的遗传距离，而两个物理位置相距较远的基因或 DNA 片段则可能因该部位在遗传过程中很少发生交换而具有很近的遗传距离。

自 1973 年第一次国际人类基因组制图（human genome mapping, HGM）会议以来，每隔 2~3 年就举行一次会议。在第一次 HGM 会议上，人类定位的基因只有 31 个，至 HGM12（1993）已定位的基因达到 4000 多个，并且一大批克隆基因和 DNA 遗传标记被定位。这些成果有力地推动了遗传咨询、基因诊断和基因治疗的进展，对医学理论和临床实践的发展起着十分重要的作用。

第二节　人类基因定位的原理和方法

基因定位的方法有多种，可以从家系分析、细胞、染色体和分子水平定位。由于使用手段的不同派生出多种方法，不同方法又可联合使用，相互补充。在进行人类基因定位时必须采取一种以上的方法把积累的资料结合起来进行分析，以便各种资料可以相互补充、相互验证，使结果更为可靠。下面仅就几种主要方法加以简要说明。

一、家系分析法

通过分析统计家系中有关性状的连锁情况和重组率进行基因定位的方法称为家系分析法。直到 1968 年人类基因定位和基因图的制作都使用这一方法。它虽然是经典的方法，但一直沿用，如果能与新技术如电子计算机技术相结合，可以发挥更大的作用。利用家系分析进行基因定位分为两个步骤：第一，确定两个基因是否在同一染色体上，即有无连锁关系；第二，计算两个基因间的相对距离。

X 连锁隐性遗传基因的连锁关系判断比较容易。X 连锁隐性遗传疾病一般只有男性才发病，如外祖父有病，母亲表型正常，外孙中有一半的机会发病。若是 X 连锁显性遗传疾病，则人群中女性患者约比男性多一倍，患儿的双亲中必有一方是患者，如果父亲是患者，其女儿全是患者，儿子则正常。因此，这类遗传性状的基因只要通过家系调查就可把决定该疾病的基因定位在 X 染色体上。确定了连锁关系，就可根据双杂合子母亲的儿子中两对性状的重组体出现的比例推算出两个有关基因的遗传距离。图 10-1 中双杂合子母亲所携带的两对等位基因以 AaBb 表示，若两个隐性致病基因位于同一条染色体上则称为"相偶"，以 AB/ab 表示；反之，则称为"相斥"，以 Ab/aB 表示。双杂合子母亲的两个致病基因在两条 X 染色体上是相偶还是相斥,很容易地由其父亲(外祖父)的表型得知。因为其父亲只有一条 X 染色体,且它必定传给其女儿。从图中可以看到,如果没有基因重组,则无论双杂合子母亲的两对等位基因是相偶或相斥,其儿子的表型和基因型也只能有两种,即图中的非重组体。实际上由于基因间有重组,所以每一双杂合子母亲都可能产生四种类型的配子:两种为重组型,两种为非重组型。这样,通过外祖父的表型判断双杂合子母亲是相偶还是相斥,然后对家系中儿子两种性状出现的情况进行统计得出重组率的大小,即是两个基因之间的相对距离。例如,在调查 6-磷酸葡萄糖脱氢酶缺乏症和色盲家系中发现,大约 20 个男性后代中就可能出现一个重组体,重组率为 5%,所以色盲基因和 6-磷酸葡萄糖脱氢酶基因之间的遗传距离为 5cM。根据这种方法,在早期已把许多基因定位于 X 染色体上。但是单靠家系调查的连锁分析有时还不足以把某一基因或基因连锁群定位于 X 染色体上的特定区域,为此常需要和其它方法相结合。

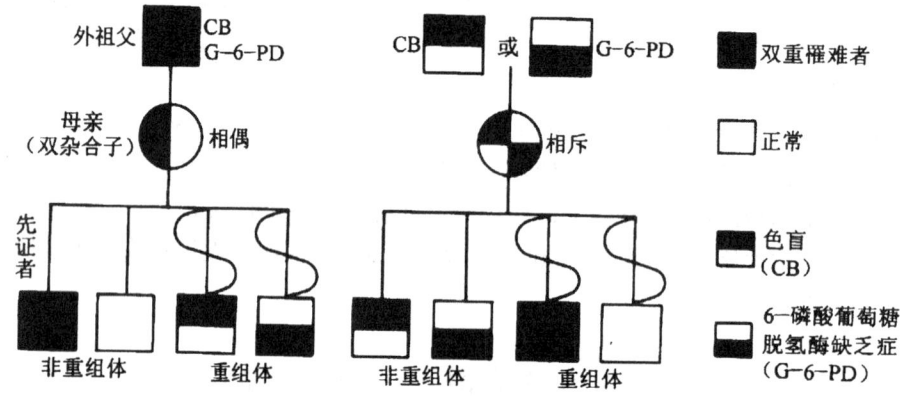

图 10-1 "外祖父法"图解

以上方法也基本适用于常染色体上的基因。常染色体上的基因定位比较困难,因为除个别情况外,很难发现常染色体上基因所决定的性状与某一特定染色体相联系。所以必须同其它方法相结合,尤其是体细胞杂交法。

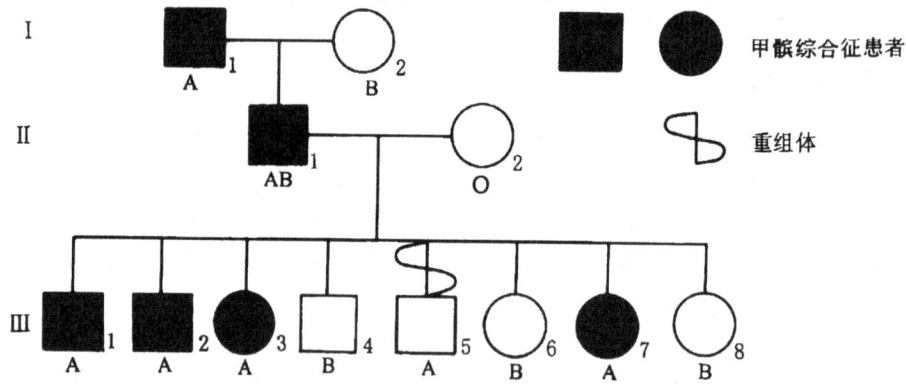

图 10-2 甲髌综合征与 ABO 血型基因的连锁

常染色体上的基因定位一般从分析基因连锁群入手,如下面的家系谱(图 10-2),表示一个三代家系谱提供的关于甲髌综合征(nail-patella syndrome)和 ABO 血型的资料。家系调查的分析工作表明甲髌综合征(Npa)致病基因和 ABO 血型基因之间存在连锁关系。Npa 为常染色体显性致病基因,而 ABO 血型中 A、B 为一组共显性基因,因此 A、B 可以作为连锁分析的理想遗传标记。正如上面分析 X 染色体上的两对基因的关系一样，双亲中一方的基因型必须是双杂合子，并且知道其连锁相。双亲另一方的基因型为双隐性，这样，通过统计子代中重组型和非重组型的比例，就可以知道这两对基因之间的连锁关系和相对距离。家系谱中 II_1 为双杂合子个体，血型为 AB 型，其父为 Npa 病人，血型为 A 型，由此可以推知 II_1 个体的 Npa 基因必然与 A 血型基因相偶。II_1 确定之后，从他的 8 个子女的表型可以得知，III_5 继承了其父的 A 基因，但无 Npa 基因，所以他肯定是个重组体，重组率为 1/8。经过广泛的家系调查已证明 Npa 和 ABO 血型基因之间确有紧密的连锁关系，但重组率为 10% 左右。家系分析法有严重的局限性，因为家庭成员少、地理分布很散、一个世代的时间太长，要研究两代以上就很困难，体细胞杂交法可以克服上述缺点。

二、体细胞杂交法

采用分离得到的体细胞通过组织培养进行遗传学研究的学科称为体细胞遗传学（somatic cell genetics）。应用体细胞代替生殖细胞进行遗传学研究有许多优点：如可以准确地控制和改变细胞的生活环境条件并进行各种试验，包括各种细胞间的基因互补试验，这在遗传病患者身上是很难办到的。此外，从患者分离培养的细胞株可以长期保存，以供各种正常和病理研究之用。与人类基因定位直接相关的体细胞遗传学技术是体细胞杂交（somatic cell hybridization）。体细胞杂交又称体细胞融合（somatic cell fusion），指把两种来源不同的体细胞融合成新细胞。在人类基因定位研究中，通常采用人体正常的二倍体细胞，主要是皮肤成纤维细胞或外周血白细胞作为一方，小鼠或仓鼠的非整倍体细胞株作为另一方。经体细胞杂交形成的融合细胞称为杂种细胞（hybrid cell），它兼有两种细胞的染色体。杂种细胞有一个重要的特点是在增殖传代过程中只保留啮齿类一方的染色体，而人类染色体则逐渐丢失，最后只剩一条或几条，其原因至今不明。这是一个非常重要的现象，也是利用杂种细胞进行基因定位的基础。

体细胞杂交法结合染色体显带技术使基因定位研究有了重大突破。这个方法的第一步为细胞融合，第二步为杂种细胞分离，第三步为基因定位研究。由于人和小鼠大部分染色体的形态各不相同，在采用显带技术后，根据人、鼠各条染色体的带型，可以准确地识别杂种细胞中的每条染色体的来源和序号。这样就可以鉴定和检查各种杂种细胞的染色体组成和丢失情况。人体细胞和小鼠细胞各有不尽相同的生化、免疫特点。例如某种酶、抗原、受体的有无，对药物的耐受性或营养要求方面的差异。这些特点是由两种细胞染色体上的基因不同所决定的，并且一般都可以用生化或免疫学的方法加以鉴别。例如，人和小鼠某些同类的酶具有不同的电泳速度，因此，检测这些基因产物或其表现，就可说明杂种细胞中人或小鼠相应基因的存在与否。

杂种细胞间自然融合的频率极低，一般加入灭活的仙台病毒以提高融合率，即使如此，未融合的亲本细胞仍占多数。为选择分离杂种细胞，最常用的方法是根据基因互补的原理，利用亲本细胞和杂种细胞对某种药物耐受力的不同进行选择。首先采用具有某种代谢缺陷型的亲本细胞。如以人－鼠体细胞杂交为例，人的成纤维细胞是次黄嘌呤鸟嘌呤磷酸核糖转移酶的缺陷型（HGPR$^-$），而鼠细胞是胸苷激酶缺陷型（TK$^-$），这样在选择培养基上（HAT 培养基）由于人、鼠杂种细胞的基因互补，所以，融合后的杂种细胞可以生长繁殖，而未融合的人与小鼠的亲本细胞则因营养缺陷而死亡（图 10-3）。

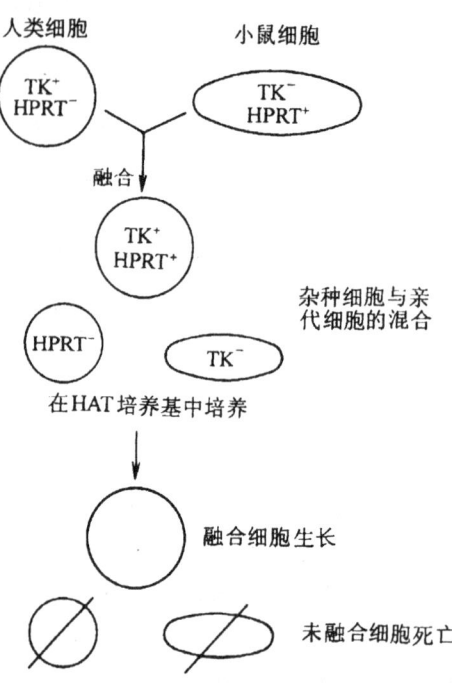

图 10-3 HAT 选择技术示意图

人的胸苷激酶基因定位试验见表 10-1。

表 10-1 胸苷激酶定位试验

各杂交细胞株保留的染色体	胸苷激酶测定结果
5, 9, 12, 21	-
3, 4, 17, 21	+
5, 6, 14, 17, 22	+
3, 4, 9, 18, 22	-
1, 2, 6, 7, 20	-
1, 9, 17, 18, 20	+

从上表可见，凡胸苷激酶有活性的细胞株就有 17 号染色体保留，凡没有保留 17 号染色体的杂交细胞株均没有胸苷激酶的活性。所以可以把胸苷激酶的基因定位于第 17 号染色体上。这里可以看出，利用杂种细胞的优点是，在考虑某一基因定位时，只需把注意力集中在少数几条染色体上，而不必同时在 22 对常染色体和两条性染色体中寻找基因的位点。

体细胞杂交法不仅可用于上述的基因定位测验，还可进一步将基因确定于染色体的某一具体区带进行区域定位。利用含有易位、缺失的染色体或经 X 射线照射、咖啡因等诱发染色体断裂成节段的人细胞作为亲本细胞，再与鼠细胞进行杂交形成杂种细胞，即可进一步进行基因的区域定位。例如，用带有易位染色体的人体细胞与小鼠细胞杂交，并选择出仅保留有易位染色体的杂种细胞克隆，然后考察有哪些未知基因和已定位的人体基因同时存在，并鉴定易位部分属于哪条染色体及其部位，就可判断未知基因与已知基因同在易位部分上，从而将其定位于染色体的特定区带。在体细胞杂交基础上还发展了微细胞（microcell）技术。

用秋水仙素和细胞松弛素 B 等药物处理人的培养细胞，制备只含少数或一条人染色体的微细胞进行细胞杂交。另外，还可直接分离人的中期染色体，将其转移到啮齿类动物细胞中。人的染色体在受体细胞中会发生裂解，变成很短的 DNA 片段，并整合到受体细胞的基因组中。如果有两个基因同时整合进去，则可以证明它们是紧密连锁的，从而把其中的未知基因定位。

三、克隆嵌板法

克隆即无性繁殖细胞系，系指由一个体细胞繁殖而来，因而具有共同遗传学特征的细胞群体。将人和小鼠体细胞杂交后，随着人体染色体的丢失，可以形成许多不同的杂种细胞克隆。保留的人体染色体各不相同，因而它们具有不同的遗传学特征。通常在进行基因定位测验时，为了确定细胞某一表型特征（如某一基因产物的存在）与特定染色体之间的联系，需要检测许多克隆，这是由于各杂种细胞克隆在人体染色体保留和丢失方面有许多重叠。遗传学家就利用杂种细胞的这一特点设计了一种简便有用的基因定位方法，称为克隆嵌板法，其原理见表 10-2。

表 10-2 克隆嵌板法示意图

杂交克隆名称	保留的人染色体号数							
	1	2	3	4	5	6	7	8
A	+	+	+	+	-	-	-	-
B	+	+	-	-	+	+	-	-
C	+	-	+	-	+	-	+	-

从上表可见，每一克隆保留了 4 条人染色体，但各不相同。如果某一表现型特征只见于 A 和 C 克隆而不见于 B 克隆，则决定这一表现型特征的基因只能在第 3 号染色体上。因为 A 和 C 克隆都有 3 号染色体，而 B 克隆则无。如果另一表现型特征只见于 A 和 B 克隆而不见于 C 克隆，则决定这一特征的基因只能在第 2 号染色体上，其它依次类推。正如在上例中所看到的，应用克隆嵌板法进行基因定位时，只要恰当地选择为数虽少但在人体染色体保留方面高度互补的克隆加以组合，然后进行测验，就可以把某个基因定位到特定的染色体上。上表中 3 个克隆就可以对 8 条（$2^3=8$）染色体作出判断，如果精选 5 个克隆（$2^5=32$）就可以对人类 22 条常染色体和 2 个性染色体作出判断。不过，为了避免各种误差一般还要采用 8 个克隆进行测试。

上述的克隆嵌板法的原理也适用于染色体的节段，即选择虽有同一染色体，但具有该染色体不同节段的克隆进行嵌板检测，就可进行基因的区域定位。

四、重组 DNA 技术和基因定位

重组 DNA 技术的建立和发展，极大地加快了基因定位和基因制图的进程。特别是基因组上一大批 DNA 随机片段和限制性多态位点的发现，结合荧光原位杂交、染色体显微切割、PCR 等新技术的运用，使基因定位和基因制图不再完全依赖于传统方法，而只需要通过分子杂交即可完成。

通过分子杂交进行基因定位需要大量的探针（probe）拷贝。基因探针指一段与目的基因或 DNA 片段互补的标记核苷酸序列，可以包括整个基因，也可以仅仅是基因的一部分；

可以是DNA，也可以是由DNA转录而来的RNA。来源于基因组的称为基因组探针，通过相应mRNA经逆转录得到的探针称为cDNA探针。与基因组探针不同的是，cDNA探针不含有内含子序列。以上两种基因探针正是通过重组DNA技术获得的。

（一）基因克隆

进行基因克隆的前提是建立基因文库（gene library），包括基因组文库和cDNA文库。当制备基因组探针时，应先制备基因组文库，即把基因组DNA打断，或用限制酶进行不完全水解而得到许多大小不等的随机DNA片段，将这些片段体外重组到运载体（噬菌体、质粒）中，再将后者转染适当的宿主细胞如大肠杆菌，这时在固体培养基上可以得到许多携带有不同DNA片段的克隆噬菌斑或菌落。为了制备cDNA探针，就要建立cDNA文库。cDNA文库反映了特定细胞所有编码蛋白质的基因文库，其特点是无内含子和反映了特定细胞分化后的蛋白质合成功能。从某种体细胞总RNA中分离、收集总的mRNA，以这些mRNA为模板，在逆转录酶的作用下，就可以合成与之互补的cDNA，经载体转染宿主细胞就可得到许多克隆噬菌斑或菌落。当所获得的这些DNA或cDNA克隆多达可以把这种细胞内的全部DNA或mRNA的顺序包含在内时，这一组克隆的总体就称为这种细胞的基因组文库或cDNA文库。基因文库建立后，通过原位杂交筛选携带目的基因或DNA片段的克隆，然后通过细菌扩增就可以制备出大量的探针。为进行分子杂交，还必须对制备出的探针加以标记。通常采用放射性核素^{32}P标记或用非核素如生物素、地高辛配体等作为标记物。非核素标记的优点是避免污染、保存时间长，但不及核素标记敏感。得到特异的基因或DNA片段探针之后，就可以采用分子杂交法，结合家系分析及体细胞学遗传方法，进行基因定位和构建基因图。

（二）Southern印迹杂交

分子杂交是应用碱基互补配对原理，使两种具有同源序列的核酸，在一定条件下，结合成杂种分子的过程。如果一种核酸带有放射性或非放射性标记就可检测杂种分子的存在，根据杂种分子的存在与否，判断两种核酸是否同源。以此来探测靶细胞基因组中的同源部分。Southern印迹法是将限制酶切割的靶DNA片段通过琼脂糖凝胶电泳分离后，再将这些凝胶中的DNA片段转移到硝酸纤维或尼龙滤膜上，然后用标记的基因探针与滤膜上的DNA进行杂交，最后用放射自显影术或免疫酶化学、发光化学反应等进行检测，从而达到基因定位的目的。除这种滤膜杂交外，DNA杂交也可以在溶液中进行。1978年首次将分子杂交法应用于基因定位，即用α及β珠蛋白基因的cDNA为探针，在溶液中与各种不同的人/鼠杂种细胞的DNA进行杂交，然后对DNA杂交情况进行分析，找出cDNA探针与人染色体DNA顺序间的同源部分，从而将人α及β珠蛋白基因定位于第16号和第11号染色体上。

（三）原位杂交

原位杂交（in-situ hybridization）是利用放射性或非放射性标记的已知核酸探针，通过放射自显影或非放射性免疫酶促显色反应和荧光检测体系在组织、细胞及染色体标本上检测特异的DNA或RNA序列的一种技术。基因定位中的原位杂交主要是基因探针与染色体DNA进行分子杂交，首先将载玻片上染色体标本中的DNA原位变性，然后与液相内的探针杂交及检测。如果采用放射性标记的探针进行杂交，经放射自显影后，用Giemsa染色。随后，在显微镜下观察并计数在某条染色体区带出现的最高频率的放射性银颗粒数来确定探针的位置，从而将待测的基因精确地定位到相应染色体的区和带，所以也称为染色体原位杂交。人的许多重要基因都是用这种方法定位的，如人的胰岛素基因用此法定位于11P15。

原位杂交必须具备已知探针方可进行，因此，在未知目的基因时，则无法进行基因定位。上述的放射性核素标记核酸探针与染色体显带结合进行原位杂交有不少缺点和局限性。如自显影曝光时间太长、同位素标记的探针不易保存、放射污染等问题。而非放射性标记的探针杂交技术克服了缺点,扩大了原位杂交的应用。

荧光原位杂交(fluorescence in-situ hybridization, FISH)是一种非放射性原位杂交方法。一般用半抗原标记探针,与染色体细胞,组织切片上的核酸进行杂交后,采用荧光物质标记的抗半抗原的抗体检测特异序列的 DNA 或 RNA。它除具备亲和力高、特异性强等优点外,荧光原位杂交还可采用不同颜色的荧光染料同时进行多重原位杂交,从而显示出不同的荧光色泽。近年来这种多色 FISH 技术已成为基因定位作图和医学诊断的重要手段。DNA 荧光原位杂交法的杂交分辨率非常高,可达 100~200kb。将来的目标是实现 24 种不同颜色来观察人类 22 条常染色体和 X、Y 染色体。在荧光原位杂交方面的另一项新技术就是所谓的染色质纤维荧光原位杂交(chromatin Fiber FISH)和 DNA 纤维荧光原位杂交(DNA Fiber FISH)。应用 Fiber FISH 技术可以快速直接目视判断探针位置以及多个探针间的相对位置、物理距离和重叠程度等,因而大大加速了基因定位和人类基因组高分辨物理图谱的绘制。基本原理是,应用各种不同技术,将细胞的全部遗传物质即 DNA 在载玻片上制备出高度伸展的染色质 DNA 纤维,然后把标记上不同颜色荧光物质的探针,分别杂交到 DNA 纤维上,最后用高质量的荧光显微镜观察结果并进行分析,若配合计算机图像分析软件则更好。

(四)染色体显微切割

人类基因组庞大且复杂,应用分子克隆技术从中分离出某个目的基因的工作往往非常繁重。于是人们设法得到特定染色体区带上的基因片段,而达到这个目的最直接的方法就是切割中期染色体。80 年代末期建立起来的染色体显微切割技术,就是在显微镜下将细胞分裂时的中期染色体切割下来,再克隆出其中所含的 DNA 片段,做进一步分析研究。这一技术的建立融合了细胞遗传学与分子生物学的方法,使传统的细胞遗传学手段为分子水平的研究提供了方便。

显微操作是染色体显微切割的基础。切割时在倒置显微镜上装配显微切割器,把染色体标本转入载物台上,在镜下找到准备切割的染色体,用硅化玻璃针切割所需片段。此外,还可用激光束进行切割,但这需要具备较高的设备条件。切取的染色体 DNA 片段经提取、纯化,就可以经克隆载体介导转染宿主细菌,使之形成许多克隆,经筛选分析后建立染色体特定区带 DNA 文库。PCR 扩增技术与染色体显微切割相结合,使基因克隆过程大为简化。尽管每次显微切割和克隆过程只能克隆到切割区域的部分 DNA 片段,但经过几个这样的过程之后,就可建立一个比较完整的文库。染色体特定区带微切文库的构建和区带特异性探针的制备,为基因定位和基因的分子水平研究提供了新途径。用微切文库中几百个 bp 的微克隆 DNA 片段作为探针,筛查人类总 DNA 文库,可"钓"出较大的较完整的基因或 DNA 片段。近年来应用染色体显微切割和 PCR 技术已将很多已克隆的基因精确地定位于染色体的特定区带。进行基因定位时,还可把染色体特定位点的切割片段,用某个已知基因的特异序列作为引物进行 PCR 扩增,如果有扩增片段出现,就证明此基因位于该区域。这种定位方法已证明有效,如人脑钠通道基因就是用这种方法定位于 2q22-2q23。

(五)DNA 多态性连锁分析

一个人的两套单倍体 DNA 是不完全相同的,一般每 100~200bp 就有一个不同,而且 DNA 的这种多态性改变大部分发生在基因间序列和内含子序列。限制酶消化是最常用的检测 DNA 多态性的方法。DNA 多态位点是一种非常有用的遗传标记,广泛用于连锁分析基因定位及作为遗传界标绘制基因图。

由于单个或少数几个碱基的改变，可能导致某个限制酶切点的消失或新的切点出现，从而引起不同个体的 DNA 用同一限制酶切时，DNA 片段长度出现差异（图 10-4）。这种由于限制酶切位点变化所导致的 DNA 片段长度的差异，称为限制性片段长度多态性（restriction fragment length polymorphism，RFLP）。RFLP 是染色体 DNA 的可遗传性变异，并且按照孟德尔方式遗传。RFLP 可以用 Southern 印迹杂交法检出。当用 Southern 印迹杂交检出 RFLP 时，如探针跨越酶切位点，则被切开的两个片段均可与探针杂交，从而显示出两条杂交带（图 10-5）。目前在人类基因组中已发现了数以百计的 RFLP 多态位点。上述这类 RFLP 位点的数量相对于庞大的人类基因组来说仍显不足，且在基因组中分布不均匀。另外，对于某个位点来说，只能检测到限制酶切位点的"有"或"无"两种状态，而且每个位点在人群中的杂合子频率通常不会超过 50%，因此当酶切位点为纯合状态时，RFLP 就无法提供多态信息。

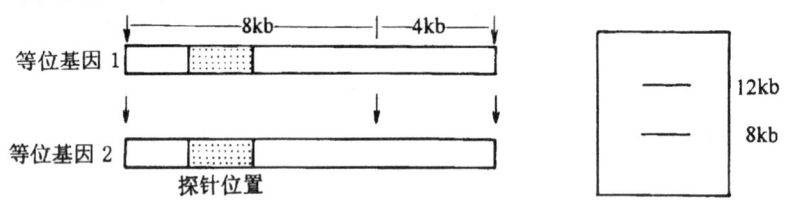

图 10-4　RFLP 示意图

左图：等位基因 2 由于出现新的切点，DNA 片段缩至 8kb

右图：DNA 片段电泳后杂交图

↓示限制酶切点

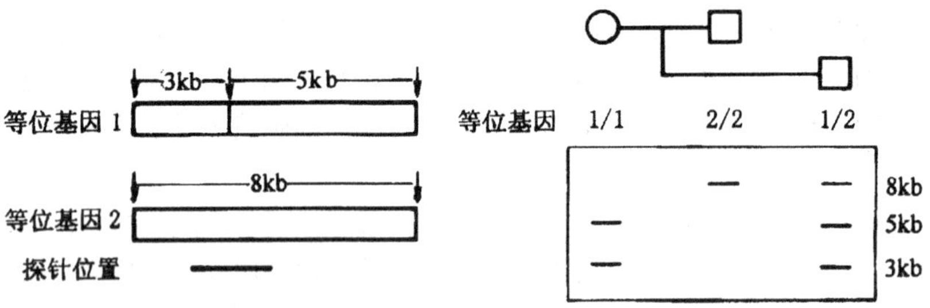

图 10-5　RFLP 的检出

等位基因 1 因有额外切点而产生两个 DNA 片段

（3kb 和 5kb）且均能与探针杂交

在 RFLP 之后，在人类基因组中发现了一类 DNA 重复序列，称为数目变异的串联重复（variable number tandem repeats，VNTR）。根据重复序列的长度分为两大类，分别称为小卫星 DNA 和微卫星 DNA。小卫星 DNA 的每一重复单位长 16~28bp；微卫星 DNA 的基本序列则只有 1~6bp，如(TA)n、(CGG)n 等，通常重复 10~60 次。以上两种重复序列的重复次数在人群中有高度变异性，因此是另一种类型的 RFLP。当用限制酶切割 VNTR 区时，只要酶切位点不在重复区内，就可能得到各种长度不同的 DNA 片段（图 10-6）。VNTR 在人群中具有高度的变异性，每个 VNTR 位点在人群中的杂合子频率可达到 70% 以上且呈孟德尔式遗传，因此是非常好的遗传标记。VNTR 在人类基因组中大量存在，基本上呈均匀分布并可以用 PCR 检测，因而在基因连锁分析中得到广泛的应用。估计在人类基因组中大约有 5 万~10 万个串联重复序列家族，它们均匀穿插于基因组，平均 50kb 就有一个。到 1996 年 3 月已发现了 5000 多个微卫星位点，成为基因定位和基因连锁制图的理想遗传界标。

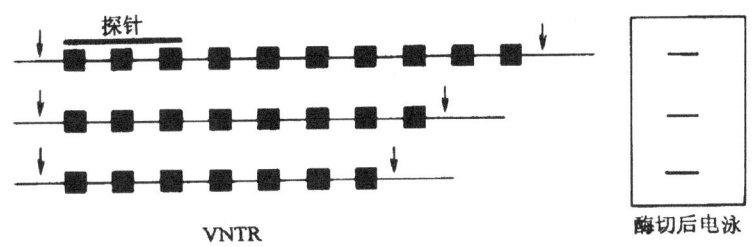

图 10-6 VNTR 导致的 RFLP
重复次数的变异导致酶切位点移动和 DNA 片段长度变化

进行连锁分析基因定位时，只要证明一个基因与某一个 RFLP 多态位点紧密连锁，则两者必定在染色体上处于相邻的位置。酶切片段长度及其变异可以用电泳及分子杂交方法、PCR 扩增等手段加以鉴定。利用 DNA 多态位点作为遗传标记进行基因定位，使经典的连锁分析法获得新的广阔用途，使之成为人类基因定位的一个新的重要手段。目前，进行基因定位往往不只是应用一种方法，而是将细胞遗传学方法和分子杂交方法等分子水平的各种新技术结合起来，综合分析，互相验证，而使基因定位更加可靠、精确。

第三节 人类基因定位在医学实践中的意义

基因定位和基因图的构建对遗传学、医学和人类及生物进化的研究都具有十分重要的意义，特别是在医学领域内有着广泛的应用。如对遗传性疾病基因的鉴定与定位，可以加速对致病基因的克隆和对疾病病因的分析与认识。在致病基因未知的情况下，应用连锁分析的方法也可对遗传病作出明确的产前诊断。同时，基因定位和克隆对肿瘤相关基因的鉴别定位及其深入研究具有重要的意义。

一、致病基因的鉴定与克隆

到目前为止已知人类遗传性疾病达 5000 种以上，几乎涉及人体所有的组织、器官和系统。它们对人类健康的影响很大，但是至今对其中多数所知甚少。对已知产物的基因，可以利用其 mRNA 反转录成 cDNA，再利用 cDNA 为探针，从人类基因组 DNA 中"钓"出基因本身。这就是经典的克隆基因的方法，称为功能克隆（functional cloning），即利用疾病已知的遗传损伤所引起的生化功能如蛋白质氨基酸缺陷的信息，进行基因定位，进而克隆该致病基因。通过这一途径，已经查明了地中海贫血、镰状细胞贫血、血友病、家族性高胆固醇血症及苯丙酮尿症等病的基因。以上功能克隆的关键在于找出遗传病的生化缺陷或特征并确认与之有关的蛋白质，然后分离纯化这一蛋白并测定出部分氨基酸序列，最后根据遗传密码便可推测其可能的 mRNA 序列。所以，用这一策略克隆基因的关键是分离出一个纯的蛋白。然而，绝大多数遗传病的基因产物不明，因此无法用经典的方法克隆、分离其基因。

由于基因定位领域的新进展，使我们可以逾越上述障碍，在不知道基因产物的情况下分离、克隆基因。这是由于许多单基因遗传病的基因位点已有了精确的染色体定位和相应的 DNA 标记，所以可采用位置克隆（positional cloning）的策略分离这些基因。主要过程是：① 通过染色体缺失或平衡易位以及连锁分析特别是 DNA 连锁分析，确定该基因在染色体上的位置，并将这个位置精确到 2000kb 左右的范围内；② 利用距离该基因最近的 DNA 标志，筛选 YAC 文库（yeast artifical chromosome, YAC, 一种以酵母人工染色体为载体建立的 DNA 文库,特点是载体容量大,平均容量250~300kb,约60000个克隆即可覆盖整个人类基因组),获得覆盖这个基因位点的一组连续的YAC克隆;③通过筛选cDNA文库,在这个DNA区域内寻找基因;④最后需经过一系列检验,证明这个基因是所要克隆的基因。这包括首先要对这个基因编码蛋白质的氨基酸序列进行分析,看其可能具有哪些功能,与目的基因可能的功能有哪些联系。如果是一个遗传病基因,应分析患者群体中是否存在DNA突变,包括无义突变、移码突变、剪接信号改变等严重改变基因生物学活性的突变,以及缺失、重排等较大的基因结构改变,并分析这些突变是否存在规律性。对于点突变导致的氨基酸改变,更应验证这一突变是否也存在于其它病例中,以及同一家族或同一地区的正常人群中是否也存在相同的改变。如果一系列的检验表明这个基因并非是所要克隆的基因,则一切又要从寻找基因开始重新做起。例如,克隆Huntington舞蹈病基因时,在500kb范围内先后克隆了4个基因,直至最后第4个才被确认为Huntington舞蹈病的致病基因。近年来,位置克隆基因的策略取得了巨大的成就,假肥大型肌营养不良(DMD)、遗传性视网膜母细胞瘤、慢性肉芽肿病等几十个基因被克隆分离。

关于基因定位,近年来又兴起一种候选基因方法(candidate gene approach)。此方法无需经过遗传图和物理图的过程,基本策略是:一旦把一个新的致病基因定位在染色体的某一区带后,就可利用一切人类基因组研究的最新成果,从计算机数据库中将同样定位在这一染色体区域上的基因或cDNA的功能结构域等资料调出,与这一疾病的生化改变、受累组织、发育缺陷等特征进行分析比较,找出候选基因。并进一步在患病个体中筛查该基因是否发生结构异常,以及这种结构变化是否导致功能改变,从而确认该候选基因为致病基因。目前,已有许多基因相继用此法克隆。

二、遗传病的基因诊断

基因定位和遗传图谱的构建对遗传病的基因诊断有着非常重要的价值。当已明确某个致病基因异常的性质并肯定该异常与遗传病之间的关系时,就可利用基因探针杂交、PCR扩增等手段直接检测。但是绝大多数遗传病的基因目前尚未分离克隆或者基因异常尚不清楚,因此就不能根据突变的性质进行直接的基因诊断。但只要某一基因已被定位于某一染色体,通过家系分析和遗传图能明确该致病基因与特定的DNA多态标记位点紧密连锁,就可对该遗传病做出间接的连锁分析诊断。即凡带有该DNA多态标记的成员都可能携带有致病基因(详见第十一章)。为防止基因与DNA标记之间可能发生的重组,应选用尽量靠近致病基因即连锁紧密的DNA标记,或采用多个遗传标记分析以排除重组。可见,通过遗传图可以在缺少任何生化或分子性质信息的情况下对遗传病作出基因诊断。

三、促进癌基因和肿瘤抑制基因的研究

肿瘤细胞遗传学研究表明肿瘤患者染色体异常可导致相关癌基因的激活。例如白血病患者有染色体数目及结构的畸变。慢性粒细胞白血病出现的Ph染色体是由于22号染色体长臂的一部分易位到9号染色体上的结果。研究发现9号染色体长臂(9q34)上的原癌基因abl和22号染色体(22q11)上的bcr基因重新组合成融合基因,后者促进酪氨酸激酶活性增高,这正是慢性粒细胞白血病的发病原因。对Burkitt淋巴瘤的研究结果表明,患者中常见有8和14号染色体的易位,t(8;14)(q24;q32),其中断裂点8q24是癌基因c-myc所在位置。癌基因c-myc有三个外显子,在8q24发生断裂时外显子Ⅰ、Ⅱ、Ⅲ或Ⅱ、Ⅲ参与了易位,

即易位到 14 号染色体上。现在已知，编码免疫球蛋白分子重链恒定区及变异区的基因就位于 14q32，所以原本正常的原癌基因 c-myc 由于易位到活跃的免疫球蛋白基因附近而被激活，导致癌变。现今已发现 100 多种癌基因和 10 多种肿瘤抑制基因。上述研究成果极大促进了肿瘤遗传学的发展，充分说明基因定位和克隆对肿瘤的鉴别定位及其深入研究具有重要意义。

第四节 人类基因组计划

近 20 年来，随着 DNA 重组技术的发展，已有数千个人类基因被克隆分析，对基因功能及其表达调控的了解也与日俱增。但是，相对人类基因组 3×10^9 bp 的长度和约 5 万~10 万个基因来说，现有的这些知识还远远不够。1985 年美国学者首先提出了人类基因组计划（human genome project, HGP），就是要把人类基因组中全部编码和非编码的序列弄清楚，即对人类基因组全部 30 亿碱基对，5 万~10 万个基因进行整体制图和测序，进而详尽了解人类基因组的结构和功能。这是一个非常复杂、艰巨、耗资数十亿美元的全球性大科学项目。为此成立了国际性组织——HUGO（Human Genome Organization），组织了国际性的合作研究。

人类基因组研究大致可分为如下几个阶段，即遗传图谱构建、物理图谱构建、基因组全 DNA 序列测定、基因的确定和分析。当然，人类基因组研究的重要内容也包括致病基因的鉴定、克隆与分析。这不仅局限于孟德尔式遗传的单基因遗传病，还包括人类肿瘤和众多的常见复杂病等，其研究成果将使人们从分子水平阐明各种疾病发生的机理，使整个人类医学的发展进入分子医学阶段。

自 1990 年 10 月至今，人类基因组计划已顺利实施了 7 年有余。在其所有的研究领域中，如人类基因组作图、重要模式生物基因组的研究、信息库的建立、基因定位和基因制图相关技术的发展、全自动测序手段的更新、DNA 芯片检测技术的应用、以及这一计划与个人和社会相关的伦理、法律的研究等，均已取得了举世瞩目的进展。尤其是遗传图谱和物理图谱的构建分别经历了从简单到复杂、粗放到精细的过程之后，均取得了重大进展。鉴于基因组作图的迅速进展，国际基因组联合会已将焦点转向 HGP 的最终目标——人类基因组 30 亿碱基对的顺序测定。至 1997 年 5 月，世界上 15 个重要实验室已完成了人类基因组 52.4×10^6 bp 的测序任务，估计到 1998 年 5 月可完成 163.7×10^6 bp 的测序。作为最精细的物理图谱，基因组测序正日以继夜地进行。在精细基因组图谱基础上，全基因组测序很可能在最初预定的 2005 年以前提前完成。

小 结

基因定位是现代遗传学的一项重要研究内容。将已发现的基因标定于特定染色体的具体位置后，即可绘制出基因图。基因图包括遗传图谱和物理图谱。前者指基因或 DNA 标志在染色体上的遗传距离，以重组率表示；后者指 DNA 序列上两点之间的实际距离，以碱基对作衡量标准。构建基因图的主要目的是分离和克隆基因和某些感兴趣的基因片段，并为基因组全序列测定打下基础。

基因定位有多种方法，分别从家系分析、细胞、染色体和分子水平的研究进行定位。系谱分析法是分析统计家系中有关性状的连锁、重组情况进行定位，但由于家系成员少、世代时间长的局限，这种经典的基因定位方法常需要和其它方法相结合。体细胞杂交法是利用人与小鼠或仓鼠体细胞融合后，杂种细胞只保留啮齿类一方染色体，人类染色体大部分丢失，只保留一条或少数几条的现象，而将特定基因定位于某条染色体上。克隆嵌板法则是进一步利用杂种细胞保留或丢失人类染色体有时有重叠这一现象而设计的一种简便的定位方法，并适用于具有同一染色体不同节段的克隆进行嵌板检测，从而达到基因区域定位的目的。重组DNA技术的建立和发展，极大地加快了基因定位和基因制图的进程。分子水平上的基因定位依赖于用重组DNA技术制备出相关的基因探针。制备基因探针的前提是建立基因文库，这包括基因组文库和cDNA文库。基因文库建立后，就可通过原位杂交从基因文库中筛选目的基因克隆，通过细菌扩增而制备出大量相关基因探针。用基因探针结合DNA分子水平的液相分子杂交、染色体标本DNA原位杂交、染色体显微切割后微切文库探针的分子杂交筛选等新技术，使许多基因被相继精确定位。基因定位中最广泛应用的则是连锁分析定位。这种方法可在目的基因序列未知的情况下，通过分析目的基因与某个已知DNA多态位点存在连锁关系而将其精确定位。大量DNA多态位点的发现和定位为连锁分析基因定位提供了丰富、精确的遗传界标。目前，进行基因定位往往将各种新技术结合使用、综合分析、互相验证，以求基因定位的精确、可靠。

基因定位和基因图构建在现代医学实践中具有重要意义。如致病基因的鉴定与克隆、遗传病的基因诊断以及对肿瘤的鉴别定位和研究等。

人类基因组计划是在基因定位和基因制图研究领域取得巨大成就的基础上，1985年由美国学者首先提出的一个全球性大科学项目，其最终目标是完成人类基因组30亿碱基对全序列测定。整个计划包括：遗传图谱构建，物理图谱构建，基因组全DNA序列测定，基因的确定和分析几个阶段。由于计算机技术的应用和国际互联网各种数据库的建立，使这项世界工程进展迅速，全基因组测序可望在最初预定的2005年以前结束。

（何　立）

第十一章 遗传病的诊断、防治与优生

【本章要求】
1. 重点掌握系谱分析、基因诊断的概念，重点掌握遗传病诊断的主要方法；了解基因诊断常用技术及策略。
2. 重点掌握基因治疗的概念，遗传病治疗的主要手段。
3. 重点掌握产前诊断、遗传咨询、携带者检出的概念，重点掌握遗传病预防的主要环节；一般掌握遗传病遗传咨询的程序、遗传病再发风险估计、产前诊断的指征与方法。
4. 一般掌握优生的概念，了解优生的主要措施。

遗传病的诊断与防治是人们极其渴望得到根本解决的一个问题。这一问题如能得以解决，则众多遗传病患者将脱离苦海，下一代也可免受遗传病的折磨。虽然目前还无法根本解决遗传病的诊断与防治问题，但已有一些诊断及防治措施可有效地减少遗传病的发生，缓解遗传病患者的痛苦。分子遗传学研究的飞速发展，将会大大地推动遗传病诊断和防治的深入研究及探索。

第一节 遗传病的诊断

遗传病的诊断（diagnosis of hereditary diseases）即对某病作出诊断并确定是否为遗传性疾病。它是遗传病防治的基础，若不能对遗传病进行正确的诊断，也就谈不上对其进行预防和治疗。在诊断遗传性疾病时，除遵循普遍性诊断原则外，还必须采取一些遗传学的特殊方法，如家系分析、核型分析、性染色质检查、生化检查、皮纹分析等。近年来发展的新技术——基因诊断已成为重要的、有效的诊断手段。因此从事遗传病诊断的工作人员不仅要有丰富的临床医学知识，同时还应有一定的遗传学基础。

根据诊断时期的不同，遗传病的诊断可分为产前诊断、症状前诊断和现症病人诊断三种类型。其中产前诊断即在婴儿出生之前确定其是否患有遗传病；症状前诊断即在症状出现之前确认其是否患有遗传病；现症病人诊断是当病人出现了一系列的临床症状之后对其进行诊断。前两种诊断均可较早地发现遗传病患者或携带者，使医师可以在胚胎早期进行选择性流产以减少患者的出生率，在症状出现之前及早治疗以控制症状的出现频率或减轻症状的严重程度。正因如此，这两种诊断就显得比现症病人的诊断重要得多。

遗传病的诊断程序和普通疾病一样，首先要在临床门诊听取病人的主诉、询问病史、查体，然后进行必要的实验室检查，最终确诊。当然在这过程中也有遗传病诊断本身所特有的项目，比如在病史中注重家族史、需要绘制出系谱图以进行系谱分析、需要在实验室中做一些遗传学的检查等。

一、遗传病的临床诊断

遗传病的临床诊断与普通疾病的诊断步骤基本相同，包括听取病人的主诉，询问病史

——尤其是家族史、婚姻史和生育史以期得到尽可能完整的系谱,以及查体。

(一)症状和体征

遗传病和某些普通疾病的症状、体征是有共同性的。以智力低下为例。这一症状可以是普通疾病的症状,如新生儿窒息、颅脑损伤和脑炎等都可引起智力低下;但同时它也可以是遗传性疾病的症状,如 21 三体综合征、苯丙酮尿症和半乳糖血症等都有智力低下的症状。但每一种遗传病都有它本身所特有的症候群,如:21 三体综合征的患儿除智力低下外还伴有眼距宽、眼裂小、外眼角上斜、口半开、伸舌、流涎等;半乳糖血症在智力低下的同时还伴随肝硬化、白内障等症状。由此可见,同样是智力低下,病因却大不相同。根据某一症状所伴随的其它症状和体征,可以得出对疾病的初步印象。因此在听取了病人的主诉后,应该给病人进行全面的查体。在给遗传病——尤其是染色体病病人查体时,常常发现他们身体的一般情况有如下改变:发育迟缓、智力低下、低出生体重等。而从头部到脊柱、四肢,多数伴有可见的形体异常。最常见的有唇裂、腭裂、外生殖器畸形等。当然每一种疾病所伴随的形体异常也不尽相同。如 21 三体综合征大多伴有一特殊面容,且出现通贯掌的几率增加,第五指只有一条指褶纹,足部拇趾球区出现胫侧弓形纹等;而 18 三体综合征则常伴随眼裂狭小、内眦赘皮、耳位低、骨盆狭窄、脐疝、特殊握拳姿势、摇椅足等。所以对某一种疾病进行诊断的过程中,我们应对查体给予一定的重视。它能在一定的程度上对我们的诊断给予帮助。例如表 11-1 中所列举的常见的染色体病伴随体征。

表 11-1 常见染色体病伴随体征

部 位	体 征
一般情况	发育迟缓、智力低下、低出生体重
头面部	小头、方颅、前囟门未闭、脑积水、枕骨扁平
眼	眼距宽、小眼裂、外眼角上斜、虹膜缺损、内眦赘皮、白内障、蓝巩膜
耳	小耳、巨耳、低位耳、角状耳、耳轮翻转、耳道畸形、耳聋
鼻	低鼻梁、鼻根宽大
口腔	唇裂、腭裂、小口畸形、巨舌
颈	颈蹼、后发际低
胸	鸡胸、乳间距宽、乳房发育异常
腹	脐疝、腹股沟疝、十二指肠闭锁
四肢	短肢、短指、并指、平足、摇椅足、肘内翻、肘外翻、髋脱臼、肌张力增高、肌张力降低
外生殖器及肛门	隐睾、生殖器发育不全、尿道上裂、尿道下裂、小阴茎、肛门闭锁

(二)病史询问或调查

每一种疾病都有自己特定的发病过程,而大多数遗传病在婴儿或儿童期即可表现,并且多有家族聚集现象,所以准确地采集病史是至关重要的。在进行遗传病诊断时,除了解一般病史外,还应着重了解病人的家族史、婚姻史和生育史。病史一般可通过询问患者或其代述人来收集,但有时也需要医务工作者去亲自调查。

1. 家族史

家族史即整个家系患同种疾病的历史。家族史应能充分反映患者父系和母系各家族成员的发病情况。根据家族史可以画出这一家族的系谱图,根据系谱图结合文献研究资料可以初步分析该病是否为遗传病以及其可能的遗传方式。这就要求所采集的家族史是完整和准确的。要保证所采集的家族史是准确和全面的，就必须在采集病史时注意患者或代述人的文化程度、记忆能力、判断能力和精神状态等是否影响到叙述的准确性和全面性。

2. 婚姻史

医师在询问病人婚姻史时应着重了解结婚的年龄、次数、配偶的健康情况及两者是否近亲婚配等。因为近亲婚配时生育遗传病患儿的机会大大增加。询问结婚的次数和配偶的健康状况有助于了解致病基因的来源。

3. 生育史

应询问生育年龄，所生子女数目及其健康情况，有无早产史、死产史和流产史，孕早期是否患过病毒性疾病或接触过致畸因素，分娩过程中是否有过窒息和产伤等等。这些资料有助于鉴别患者所罹患的疾病是遗传性疾病，还是非遗传性疾病。如果患者的生育年龄较高，则生育遗传病患儿的可能性较年轻母亲为大，例如母亲的生育年龄增高可以导致 21 三体综合征的发生。所生子女数目以及子女的健康情况则有助于进行系谱分析。若在妊娠期间曾经患过病毒性疾病或接触过致畸因素，则患儿所患疾病有可能是环境因素造成的。同样，若在分娩过程中曾经发生意外，如产程延长、使用负压吸引等造成颅脑损伤均可导致一些先天性疾病，但这一疾病并非为遗传病。曾经有过早产史、死产史和流产史的妇女本人或其配偶有可能是异常染色体的携带者，如倒位染色体携带者、易位染色体携带者等。

二、系谱分析

系谱分析是指通过调查先证者家庭成员的患病情况，画出系谱，经过回顾性分析以确定疾病遗传方式中的一种方法。进行系谱分析有助于区分患者是否患有遗传病、区分是单基因病，还是多基因病。若是单基因病，则是属于常显、常隐、X 显、X 隐或 Y 连锁遗传方式的哪一种。

一个完整的、准确的系谱也有助于找出患儿或计算生育一个患儿的概率，即估计遗传病的复发风险，这在遗传咨询中是非常重要的。这就要求医师在采集病史时作到认真、仔细。在进行系谱分析时，必须注意以下几点：①要注意系谱的完整性和准确性，一个完整的系谱应有三代以上家庭成员的患病情况、婚姻情况以及生育情况（包括有无流产史、死产史及早产史），还应注意患者或其代述人是否因有顾虑而提供虚假资料，如重婚、非婚子女等，造成系谱不真实的情况；②遇到"隔代遗传"的时候，要认真判断是由于隐性遗传所致，还是由于外显不全所致；③当患者在家系中为一散发病例时，不可主观地断定为常染色体隐性遗传病患者、双亲为携带者，要考虑新的基因突变的情况。

三、实验室检查

在任何疾病的诊断过程中都有鉴别诊断这一环节，遗传病也不例外。当存在几种临床特征相似的疾病时，需要通过病人主诉、查体、问病史等对该病作出初步的判断，然后进一步进行实验室检查、取得更多的资料以求得正确的诊断结果。实验室检查主要包括细胞遗传学检查、生化检查及基因诊断等。

（一）细胞遗传学检查

细胞遗传学检查主要适用于染色体异常综合征的诊断。它可从形态学角度直接观察染色体等是否出现异常。主要的方法包括染色体检查和性染色质检查两种。

1. 染色体检查

染色体检查或称为核型分析,是确诊染色体病的主要方法。用这种方法已经准确地检出100多种染色体畸变综合征。近年来,由于高分辨带技术的不断发展,已能够判断更微小的染色体畸变。

染色体检查标本可取自胎儿的脐带血、羊水脱落细胞、绒毛细胞、外周血等各种细胞。当患者出现下列情况之一时,应建议进行染色体检查:

①有明显智力发育不全、生长迟缓或伴有其它先天畸形如唇裂、腭裂或生殖系统畸形者。

②习惯性流产。由于配偶任一方是异常染色体携带者时都可以造成习惯性流产,所以应要求夫妇双方同时进行染色体检查。

③原发闭经和女性不育症。

④无精子症及男性不育症。

⑤两性内外生殖器畸形者。

⑥家族中已有染色体异常或先天畸形的个体,再次生育时要做染色体检查进行产前诊断,避免再次生育患儿。

⑦35岁以上的高龄孕妇,应作染色体检查进行产前诊断。

⑧智力低下伴有大耳朵、大睾丸或多动症的患者。

2. 性染色质检查

性染色质检查包括X染色质和Y染色质检查,可作为性染色体检查的一种辅助手段。已知,当性染色体数目异常时,性染色体就会有变化。例如:Turner综合征患者的X染色质为零、Y染色质也为零,由此可以推断其性染色体组成为X0,即只有一条性染色体X。Klinefelter综合征患者X染色质数目为1、Y染色质数目也为1,由此可推断其性染色体的组成为XXY。通过性染色质检查可以达到以下目的:①确定胎儿的性别以助于X连锁遗传病的诊断;②协助诊断由于性染色体异常所致的染色体病;③用于对两性畸形的检查。

性染色质的检查材料可取自皮肤或口腔上皮细胞、女性阴道上皮细胞、羊水细胞及绒毛膜细胞等。制片及染色方法均很简便。

(二)生化检查

生化检查的主要工作即以生化手段定性、定量地分析机体中的酶、蛋白质及其代谢产物。由于酶和蛋白质都是基因的产物,所以当基因结构发生改变而导致单基因病时,两者常常表现出异常。因此生化检查是临床上诊断单基因病的首选方法,其中最常用的是检测酶的缺陷。一些常见的通过酶活性检测而诊断的遗传代谢病见表11-2。

表11-2 常见的可通过酶活性检测而诊断的遗传代谢病

疾病名称	所检测的酶	取样的组织
白化病	酪氨酸酶	毛囊
苯丙酮尿症	苯丙氨酸羟化酶	肝
半乳糖血症	半乳糖1-磷酸-尿苷转移酶	红细胞
黑蒙性痴呆	氨基己糖酶	白细胞
进行性肌营养不良	肌酸磷酸激酶	血清
糖原贮积病Ⅰ型	葡萄糖-6-磷酸酶	肠粘膜
糖原贮积病Ⅱ型	α-1,4-葡萄糖苷酶	皮肤成纤维细胞

续表

疾病名称	所检测的酶	取样的组织
糖原贮积病Ⅲ型	淀粉-1,6-葡萄糖苷酶	红细胞
糖原贮积病Ⅳ型	淀粉-(1,4-1,6)-葡萄糖苷酶	白细胞、成纤维细胞
糖原贮积病Ⅵ型	肝磷酸化酶	白细胞
枫糖尿病	支链酮酸脱羧酶	肝、白细胞、成纤维细胞
高雪氏病	β葡萄糖苷酶	皮肤成纤维细胞
腺苷脱氨酶缺乏症	腺苷脱氨酶	红细胞

除可对酶进行检测外，生化检查还可通过蛋白电泳的方法直接检测蛋白质以诊断蛋白质异常的疾病。此外，测定代谢中间产物、底物、终产物等也有助于代谢病的诊断。例如苯丙酮尿症患者尿中苯丙酮酸或苯乙酸增加，故测定尿中苯丙酮酸或苯乙酸可诊断苯丙酮尿症。

（三）基因诊断

1978年，简悦威（Y.W.Kan）等利用限制性片段长度多态（RFLP）成功地对镰形细胞贫血症进行了产前诊断，从而建立了遗传病的基因诊断技术。所谓的基因诊断（gene diagnosis）即利用DNA重组技术在分子水平上检测人类遗传病的基因缺陷以诊断疾病。特点是可越过酶和蛋白质水平直接检查基因正常与否。基因诊断的出现使疾病的诊断模式由传统的表型诊断过渡为现在的基因型诊断或称为逆向诊断。传统的表型诊断必须在发病、症状出现之后，进行诊断。况且有些基因只在某些细胞中表达，因此在检查时还受到取材的限制。如在诊断苯丙酮尿症时，由于苯丙氨酸羟化酶基因PAH不在羊水和绒毛细胞中表达，所以无法抽取羊水用生化方法对胎儿进行诊断，致使产前诊断成为梦想。基因诊断则不同，基因存在于全身所有的细胞，且一个机体中所有细胞的基因组成都是一致的。无论在某一组织中，该基因是否表达，它都是存在的，且在症状出现之前就已经存在，因此基因诊断可以利用DNA重组技术在基因水平上直接检测基因而不受个体发育阶段和实验取材的限制，从而使类似苯丙酮尿症这样的疾病能够进行产前诊断。随着生物技术的逐步发展，基因诊断已从实验室一步一步地走向临床实践，为遗传病的诊断开辟了新的途径。

1. 基因诊断的方法

基因诊断的方法主要包括：分子杂交、DNA体外扩增（PCR）、DNA单链构象多态分析法（SSCP）等。

（1）分子杂交

DNA分子杂交实质上是双链DNA的变性和具有同源序列的两条单链的复性过程。DNA是双螺旋分子结构，在一定条件下（强酸、强碱、高温、变性剂等），双螺旋结构可以解旋而成为单链分子，称为DNA分子变性；而在适当的条件下，单链的DNA分子可以重新组成双螺旋结构，这一过程称为复性。但如果环境中存在着与此DNA分子碱基互补的另一DNA分子的单链或RNA分子，它们也可与此DNA单链结合成为一新的分子，此过程则称为DNA的分子杂交。如果后一DNA单链或RNA分子带有标记物，则可在分子杂交后，通过寻找标记物而判断与其互补的那一DNA分子是否存在，以及量的多少。其中带有标记物的DNA分子或RNA分子即为分子杂交或基因诊断中的常用工具——探针。

所谓探针（probe）即用放射性核素或非放射性核素标记的一段特定的核苷酸序列，它可以是基因本身或基因的一部分，能专一地与被检测基因互补结合。一段DNA或RNA分子被用作探针必须具有以下两个条件：①能与被检基因特异地结合；②带有标记物，能显示是否已与被检测基因结合。曾经有人形象地将探针比喻为一块磁铁，可以从一团乱麻中特异地吸出一根针，也即从总 DNA 中特异地结合出目的基因，可见基因诊断的特异性是很高的。

根据探针来源的不同，可分为三种：①基因组探针，是从基因组中分离制备出来的，它可利用不同种生物基因序列中所存在的同源性，即以其它动物的某一相应基因或片段从人类基因文库中找出人类的相应基因或其片段制成探针；②cDNA 探针，是将细胞中某一基因的转录产物"mRNA"分离后，经反转录得到 cDNA，制成探针；③寡核苷酸探针，是由人工在体外合成的一段与基因序列互补的寡核苷酸链制备而成的。

探针上的标记物分为放射性和非放射性两种。放射性标记即以放射性核素作为标记物，如 ^{14}C、^{32}P、^3H 等；非放射性标记物包括荧光物、酶和一些半抗原等。虽然经典的方法是用放射性核素标记，但有一定的缺点。放射性核素的半衰期短，对人体有一定的损害，且我国目前没有生产放射性核素中最常用的无机 ^{32}P 的原料，所以大量的 ^{32}P 都依赖于进口，需消耗大量的外汇。另外在储存和运输上，放射性核素都存在着不容忽视的防护问题。这一切都限制了放射性标记物的使用，也在某种程度上限制了基因诊断的发展。非放射性标记是近年来发展起来的技术，克服了放射性标记的缺点，比较适合在各级医疗单位推广实施。但它也有自己的缺点，如不及放射性核素敏感等。

分子杂交或基因诊断中还有一重要的工具即限制性核酸内切酶（restriction endonuclease），简称限制性内切酶。内切酶主要来源于原核生物，是一类具有严格识别位点的酶类。它可以特异地识别和切割特异的核苷酸序列，将双链 DNA 切成较小的片段。每种内切酶能识别和切割的通常为 4~6 个核苷酸序列，此序列称为限制性位点（restriction sites）或切点。不同的限制性内切酶的限制性位点不同，所以内切酶选择的是否准确，或者说酶解的好坏直接决定了基因诊断的准确与否。双链 DNA 被限制性内切酶切割后会产生两种末端。第一种是粘性末端，两条链的切点为交错切割，不在同一水平，很容易互补连接，故常以此将人的 DNA 与其它种 DNA 连接起来。实际上这就完成了 DNA 的重组过程。第二种为平整切割，两条链的切点在同一水平，称为平齐末端，其互补连接的能力较差。

利用分子杂交进行基因诊断最主要的方法有：斑点杂交法、Southern 印迹直接分析法、限制性片段长度多态性（RFLP）分析法、寡核苷酸探针直接分析法（ASO）等。

①斑点杂交法

将待检标本点样吸附于硝酸纤维膜上，变性处理后与探针直接杂交，或变性后再点样、杂交，然后显色或作放射自显影观察杂交情况。这种方法既可对样本进行定性分析，也可通过液闪计数测定基因的拷贝数以进行定量分析，较适于临床应用。由于操作过程简便，在实际工作中常常用于对样本的初步筛查。待检的样本可以是 DNA、RNA，也可以是细胞或病毒，甚至培养的菌落、菌斑也可直接吸附在膜上，变性后与探针杂交。

②Southern 印迹直接分析法

Southern 印迹法是利用分子杂交技术检测 DNA 的一种方法。从细胞中提取出基因组 DNA 后，首先要用限制性内切酶将其切割成许多长度不等的 DNA 片段。混杂在一起的这些长度不等的 DNA 片段要靠凝胶电泳分离。在电泳的过程中，分子量大的片段泳动的较慢，而分子量小的片段泳动的较快，这样就将基因组 DNA 分离开来。电泳分离后，将已按片段的大小顺序分离的总 DNA 转移到一张硝酸纤维膜上，并使之固定于这张膜上。变性后再与探针进行杂交。杂交后要洗去膜上未结合的探针。最后，检测杂交信号。如果采用放射性核素标记的探针，需在暗盒中曝光，进行放射自显影；若是非放射性标记，则直接在膜上显色。结合了探针的那段 DNA 片段所处的位置上将出现一条杂交带。其过程如图 11-1 所示。

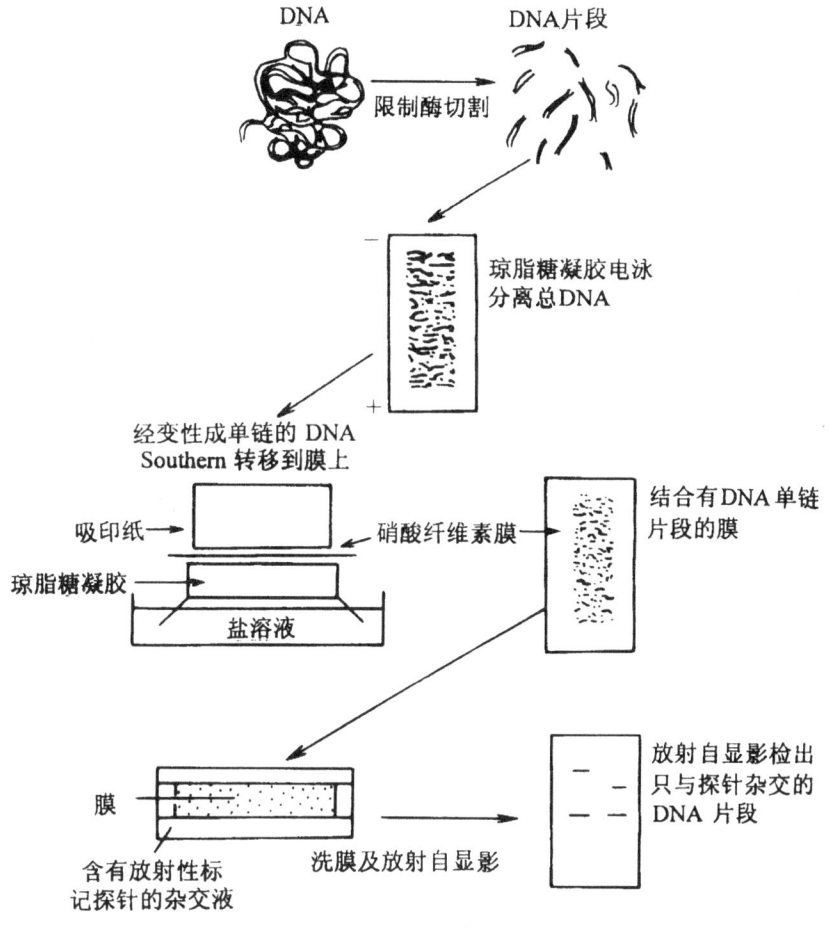

图 11-1　Southern 印迹杂交流程图

如果基因恰恰在限制性内切酶的识别位点处突变，则待测基因通过电泳后会出现一条与正常不同的电泳带。据此，可以诊断这一被检测的标本是否含有突变的基因。例如：镰形细胞贫血症是由于血红蛋白中的 β 链出现异常，而究其原因是 β 珠蛋白基因发生了突变。正常的 β 珠蛋白基因为……5′CCTGAGG3′……，突变后成为……5′CCTGTGG3′……。由于限制性内切酶 MstⅡ 的识别位点是 CCTNAGG（N 可为任何碱基），所以正常的 β 珠蛋白基因可以被其切断成为 1.15kb 和 0.2kb 两个片段，而突变的 β 珠蛋白基因失去了限制性内切酶的一个切割位点，使内切酶长度片段发生了改变，产生了一个 1.35kb 片段。用 Southern 印迹法分析待检标本时，就可以根据它出现的不同带型来判断此人是患者，还是健康人。如图 11-2，图中标本 1 为正常人，标本 2 为患者。从图中所显示的带来看，3、4 有着与患者相同的一条 1.35kb 的带，而标本 5 则含有与正常人相同的 1.15kb 和 0.2kb 两条带，由此可以判断，标本 3 和 4 是患者，而 5 则是一正常的个体。

基因内大片段序列的缺失或插入，虽然不一定影响到限制性位点的丢失或获得，但如缺失或插入发生在两个限制性位点之间的片段内，就会使邻近的限制性位点和相对位置发生改变，从而使限制性片段长度发生改变。所以对于这类致病基因也可用直接法检测出来。

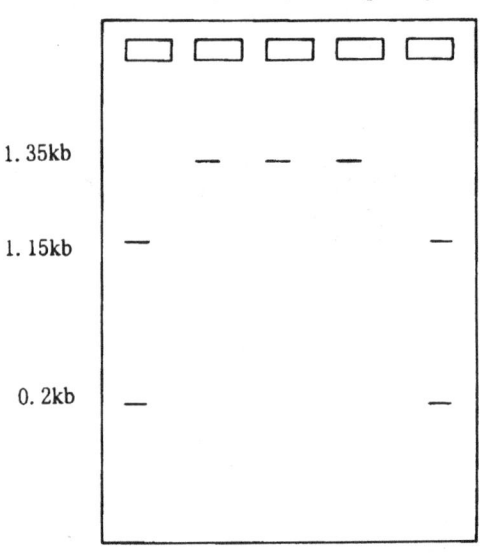

图11-2 Southern印迹杂交结果
1为正常人，2为患者，3、4、5是待检标本

③DNA限制性片段长度多态性（RFLP）连锁分析法：DNA限制性片段长度多态性（restriction fragment length polymorphism，RFLP）是指由于缺失、重复或碱基置换等的结果，使不同个体在用同一限制性内切酶切割时，DNA片段长度出现差异。这种多态性可通过Southern印迹杂交检测。实践证明，RFLP是非常普遍的现象，它反映了DNA本身的多态性，并按照孟德尔共显性方式遗传，因此它是DNA的一种遗传标记。当一种疾病与某一RFLP位点紧密连锁，并且酶切片段长度及变异可用电泳及分子杂交法加以鉴定时，则可结合家系，利用RFLP连锁分析对疾病作出诊断。

RFLP有两类：一类为点多态（point polymorphism），一类为可变的串联重复序列数目（variable number of tandem repeat，VNTR）。

点多态是由于单个或少数碱基的改变引起酶切位点的出现或消失所致的RFLP。点多态属于经典的RFLP，在人类基因组中已发现数以百计的此类多态位点，常用于基因定位和基因诊断等研究领域。例如，应用点多态RFLP连锁分析，可对苯丙酮尿症（PKU）进行诊断。PKU是由于苯丙氨酸羟化酶PAH基因缺陷而引起的一种先天性代谢病。人类PAH基因区可有3到4个Sph1切点，消化后DNA可产生11kb，9.7kb，7.0kb片段（图11-3）。如果有一PKU家系，应用PAH cDNA探针，对Sph1消化的该家系成员DNA进行RFLP分析（图11-4）。由图11-4可见，11kb是所有成员共有的，不能提供任何信息。9.7kb和7.0kb片段在各成员之间可存在差异。结合家系分析发现，9.7kb片段为患者父母及患者所共有，故该家系中致病的PAH基因与9.7片段连锁。如果再次妊娠，根据RFLP结果就可在产前对胎儿作出明确的诊断。

第二类RFLP是由于人类基因组中广泛分布的数目变异的串联重复序列的重复次数不同而造成的（图10-6）。根据重复单位的长度不同，将VNTR分为小卫星（mini-satellite）DNA和微卫星（micro-satellite）DNA。小卫星DNA的每一单位通常是16~28bp，而微卫星DNA的串联单位只有1-6bp。由于点多态目前发现的数目有限，分布也不均匀，限制了它的应用。VNTR具有高度变异性，且按孟德尔方式遗传，因此是一种很好的遗传标记，在基因诊断中的应用日益广泛。VNTR 的多态分析通常是在 PCR 扩增后进行，因此这种诊断方法称为扩增片段长度多态性（amplified fragment length polymorphism，Amp-FLP）连锁分析法。例如，成年型多囊肾的诊断。本病基因定位在 16p13。通过家系分析，已证实该致病基因与 α 珠蛋白基因 3′端的一段卫星 DNA 序列紧密连锁，而后者在人群中具有高度的多态性，因此

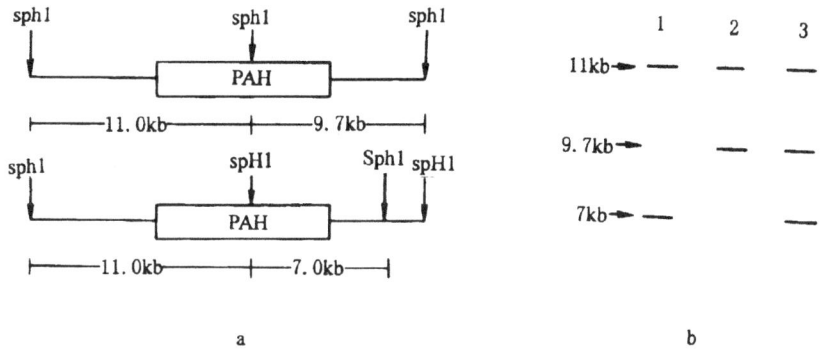

图 11-3 人 PAH 的 Sph1 切点示意图及正常人的多态性
    a 人 PAH 的 Sph1 切点
    b 正常人的多态

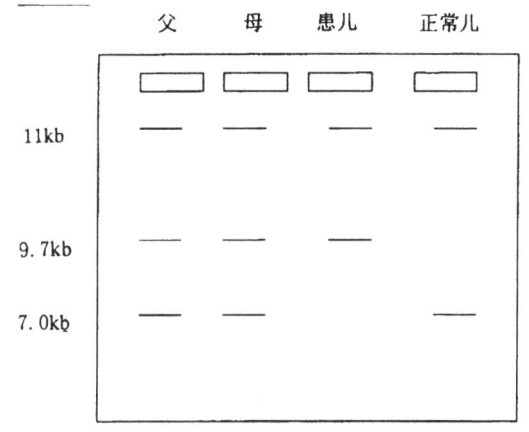

图 11-4 Sph1 酶对 PKU 家系的 RFLP 分析

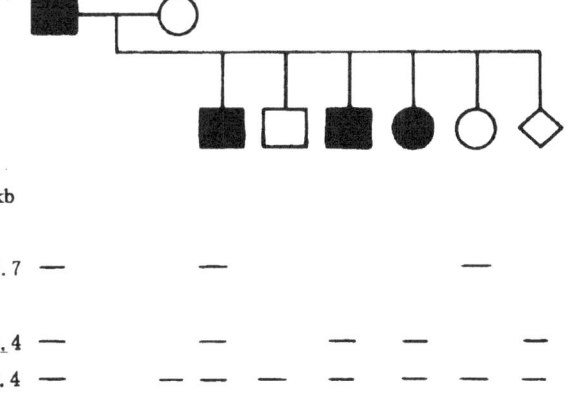

图 11-5 成年型多囊肾家系

可以通过 RFLP 连锁分析进行诊断（图 11-5）。从图 11-5 可见，当用这一段卫星 DNA 作为

209

探针并与 PvuⅡ酶切后的家系有关成员基因组 DNA 杂交时，发现共有 5.7、3.4 和 2.4kb 三种片段。

父亲为患者有 5.7 和 3.4kb 两种片段，母亲为 2.4kb 的纯和体，子女中凡为患者均有 3.4kb 片段，无此片段者都是正常人。由此得知，致病基因是与 3.4kb 片段连锁的。带有 3.4kb 片段者即为患者。以此探针与胎儿的基因组 DNA 杂交，结果出现了 3.4 和 2.4kb 两种片段，故可认定此胎儿患有成年型多囊肾，建议施行人工流产。

④等位基因特异寡核苷酸探针直接分析法（ASO）

对突变基因非常清楚时，可以按照其核苷酸顺序人工合成等位基因特异的寡核苷酸探针（allele-specific oligonucleotide，ASO），以放射性核素或非放射性标记物标记后用于诊断。ASO 直接分析法一般需要合成两种探针：正常探针和突变探针。正常探针是与正常的基因序列完全互补，能与之杂交；突变探针则与突变后的基因序列完全互补，并能与之稳定地杂交。一个待检测的基因样本如能与正常基因探针杂交而不能与突变探针杂交，则待检个体为正常个体；如能与突变探针杂交而不能与正常探针杂交，则为患者；如既能与正常探针杂交，又能与突变探针杂交，则为杂合体。例如：一对夫妇已生育一个 PKU 患者，再次怀孕，现来求诊，问这个胎儿是否为患者。如果已知该家系中 PKU 致病基因的突变位点，则可采用 ASO 法进行诊断。其结果如表 11-3。

表 11-3 PKU 家系寡核苷酸探针杂交结果

样 本	杂 交 结 果	
	正常探针	突变探针
父亲	+	+
母亲	+	+
患儿	-	+
胎儿	+	-

杂交结果可对胎儿作出明确的诊断，即胎儿为正常个体。

(2) 聚合酶链反应体外扩增法

聚合酶链反应（polymerase chain reaction，PCR）体外扩增法即在体外扩增 DNA，使 DNA 的拷贝数增加。扩增时需要人工合成的两段与待扩增序列两侧互补的寡核苷酸引物，DNA 聚合酶，dATP，dTTP，dCTP，dGTP 等等。首先使待扩增的 DNA 在高温（92℃~95℃）下变性；然后降低温度（40℃~60℃），使引物与 DNA 两侧序列互补退火；最后在适合的温度（65℃~72℃）下，使引物在 DNA 聚合酶的作用下不断延伸，合成新的互补链，这样不断地更换温度，使变性、退火、延伸的周期不断地重复，就可以得到大量的 DNA 片段。在 PCR 应用的早期都是用 E.Coli DNA 聚合酶来催化 DNA 链的延伸，由于此酶不耐热，常常在 DNA 高温变性时失活，所以在每一个扩增周期都要重新加入聚合酶，操作十分繁琐。后来改用从嗜热菌中纯化的耐热的 Taq DNA 聚合酶催化扩增反应，使 PCR 的整个过程得到了简化。目前各种型号的 PCR 仪已经问世，可用以轻而易举地大量扩增 DNA。PCR 反应的特异性很强，灵敏度也很高，极微量的 DNA 即可得到大量的扩增片段，因此 PCR 的用途十分广泛。对于由某段基因序列缺失所造成的疾病，可以采集病人的一点组织样本进行 PCR。如缺失了某段基因，则检测不到扩增产物。例如在我国南方流行的 Bart 胎儿水肿一般是由于人体中 α_1 和 α_2 四个基因全部缺失引起的，可采用 PCR 法诊断。为了检测 PCR 结果的可靠性，实验过程中需要有阳性和阴性对照。

(3) 单链构象多态性

单链构象多态性（single strand conformation polymorphism，SSCP）是指单链DNA由于碱基序列的不同可引起构象差异。这种差异将造成相同或相近长度的单链DNA电泳的迁移率不同，从而用于检测DNA中单个碱基的替换、微小的缺失或插入。在进行SSCP分析时首先要提取基因组DNA，然后利用PCR对待检DNA片段进行扩增，再将扩增产物用甲酰胺等变性，最后在聚丙烯酰胺凝胶中进行电泳，DNA构象的差异表现为电泳带位置的差异。由于在实验过程中采用了PCR技术，所以又称PCR - SSCP。

2. 基因诊断方法的选择原则

自从人类分离了珠蛋白基因并将其广泛地应用于血红蛋白血症的基因诊断以来，至今已有很多遗传病可以进行基因诊断。此外还有很多的非遗传病也可用基因方法诊断。基因诊断方法在产前诊断中的优越性更是明显。各种遗传病的基因异常类型不同，同一致病基因也可以有两种或几种异常，基因的异常主要包括基因缺失和点突变，不同的基因异常需用不同的检测方法。另一方面，因为对多数遗传病的基因异常尚不清楚，所以在进行基因诊断时，如何选择较合适的方法是一非常重要的问题。表11 - 5概括了遗传病基因诊断方法的选择原则。

表11 - 5　遗传病基因诊断方法的选择原则

基因异常	方法
基因缺失	斑点杂交、PCR扩增、RFLP分析
点突变	RFLP分析、ASO杂交、PCR - SSCP、Amp - FLP
基因已知但异常类型不明	用基因内或旁侧序列的多态性进行SSCP、AMP - FLP、RFLP连锁分析
基因未知	利用与疾病连锁的多态性进行SSCP、AMP - FLP、RFLP连锁分析

四、皮纹检查

人体的皮肤由真皮和表皮组成，真皮乳头向表皮突出形成许多整齐的乳头线即为嵴纹（ridge）。嵴纹之间的凹陷称为皮沟（dermal furrow）。嵴纹和皮沟就组成了人的皮纹。皮纹包括指纹、掌纹、褶纹等。

人体的皮纹属多基因遗传，具有个体特异性。在胚胎第12周皮纹即已形成并保持终生不变。全世界几十亿人口中，几乎无法找到指纹完全相同的两个人，所以指纹学在现代户口及刑事侦察中占有极其重要的地位。它是鉴别不同人的重要依据。在20世纪60年代，随着对染色体的深入研究，发现皮纹与某些遗传病特别是染色体病有相关性，故皮纹分析可作为遗传病的辅助诊断手段。在遗传病群体普查时，也可作为一种参考指标。

(一) 正常皮纹

1. 指纹

指纹是指手指末端腹面的皮纹。根据指纹中三叉点的有无及数目的多少将指纹分为以下三种：弓形纹、箕形纹和斗形纹。所谓三叉点（triradius）即三个方向走行的嵴纹的交汇点（图11 - 6）。

(1) 弓形纹（arch，A），由平行的弓状嵴纹层层重叠、向下覆盖而形成，没有三叉点。有的弓形纹中间隆起呈帐篷状，称作帐弓纹（tented arch，A^t）；对应地将非帐篷状的弓形纹称为简弓纹（simple arch，A^s）（图11 - 6）。

(2) 箕形纹（loop，L），嵴纹由一侧向斜上方发出后，弯曲，再转回到始发的一侧，形

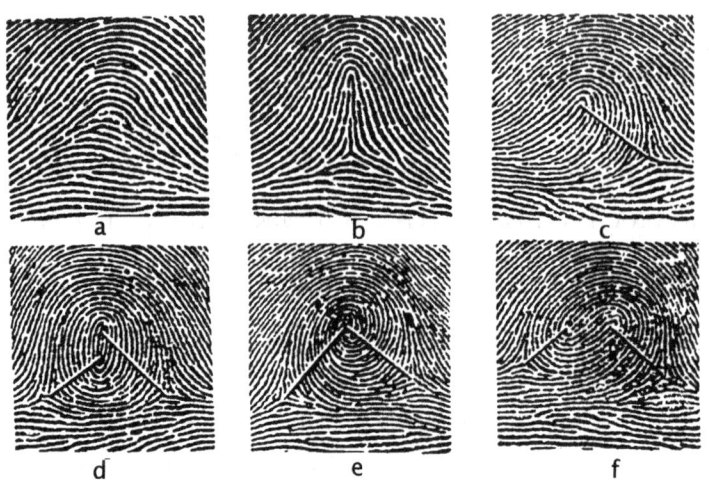

图 11-6 人类指纹类型

a 弓形纹　b 帐弓纹　c 箕形纹（左手，正箕）　d 环形斗　e 螺形斗　f 双箕斗

似簸箕。发生弯曲的顶端为箕头，下方开口处称箕口。箕口朝向尺侧为正箕，朝向桡侧为反箕。箕形纹有一个三叉点（图11-6）。

(3) 斗形纹（whorl，W），嵴纹的走向可为同心环状或螺旋状。另有一类特殊的斗形纹，是由两个箕形纹组成的，叫双箕斗。无论是哪种类型的斗形纹，都有两个或两个以上的三叉点（图11-6）。

从指纹的中心点到三叉点画一连线，计数这一连线所切割的嵴纹数，称为嵴纹计数。弓形纹没有三叉点，故嵴纹数为零；箕形纹有一个三叉点，故有一个嵴纹计数；斗形纹有两个三叉点，应由中心点向两个三叉点分别画连线并计数，故有两个嵴纹计数。将十指的嵴纹数相加，即得到总指嵴纹数（total finger ridge count，TFRC）。其中弓形纹计为零，斗形纹取两个嵴纹计数中较大的数值计入。

2. 掌纹

手掌上的皮纹称为掌纹。掌纹可分为六个区，即大鱼际区、小鱼际区以及1、2、3、4四个指间区。四个指间区分别写作I_1、I_2、I_3、I_4。

在大、小鱼际区可出现如弓形纹、箕形纹以及箕形纹和斗形纹组成的复合纹路。

在二、三、四、五指指根处各有一个三叉点，分别称为a点、b点、c点、d点。三叉点的三个顶点都是由两个方向的皮纹汇集后伴行而形成的，其中有一条最主要的称为主线。从a点发出的为A主线，由二指指根部发出，走向小鱼际；从b点发出的主线为B主线，由三指指根部发出，走向I_4或第五指下方；从c点发出的为C主线，由第四指根部发出，走向I_4或第五指下方；从d点发出的为D主线，由第五指根部发出，走向I_2或I_3（图11-7）。

在腕横纹上方有一三叉点，称为轴三叉，又称t点。将a点与t点、d点与t点连接起来形成夹角即为atd角。我国正常人的atd角平均为41°。当∠atd小于45°时，t点为低位（t）；当∠atd在45°~56°时，t点为中位（t'）；当∠atd大于56°时，t点为高位（t"）（图11-7）。

3. 指褶纹和掌褶纹

正常人每个指关节的位置上，相应地在屈面有一条指褶纹，除拇指只有一条指褶纹外，其余各手指均有两条指褶纹。

掌褶纹大多由近侧横褶纹、远侧横褶纹和大鱼际褶纹三条褶纹组成。根据这三条褶纹连接方式的不同，将掌型分为普通型、变异型、通贯掌和悉尼掌。

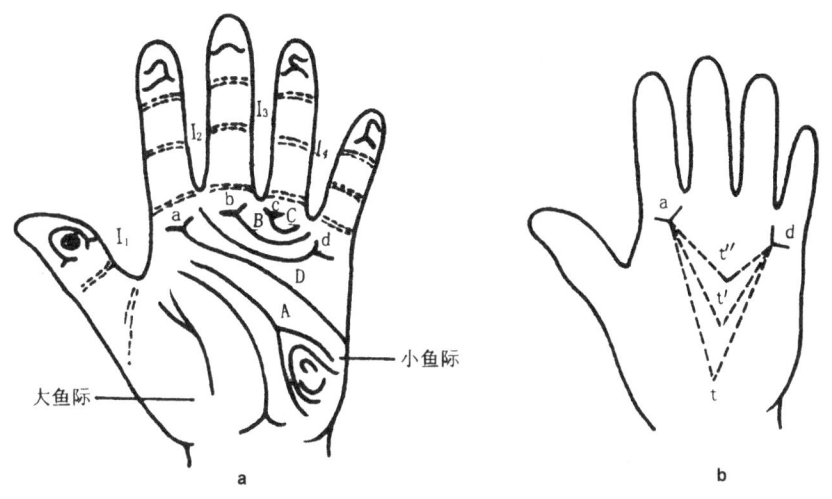

图 11-7 正常人手掌的掌纹
a 正常人手掌的主线
b 轴三叉 t 及其位置变异

普通型的大鱼际褶纹绕过大鱼际垂直向下,近侧横褶纹与远侧横褶纹不相连接。大多数人均为这种掌型(图 11-8)。

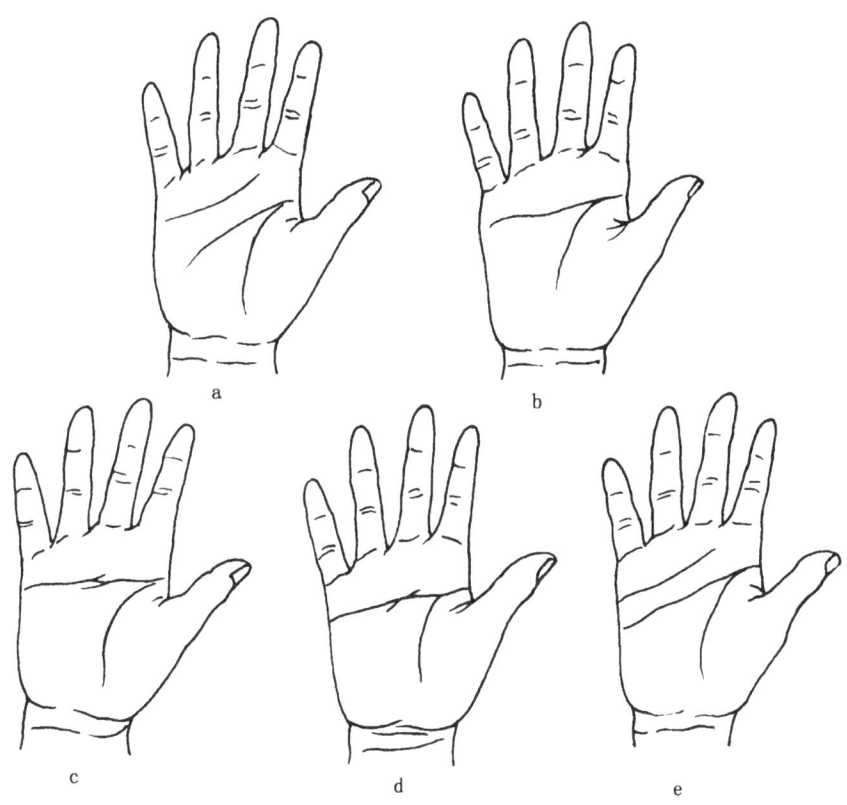

图 11-8 人类掌褶纹及其变异类型
a 普通型 b 通贯掌 c 变异Ⅰ型 d 变异Ⅱ型 e 悉尼掌

变异型的大鱼际褶纹仍是绕过大鱼际区向下,但近侧横褶纹与远侧横褶纹借助一条较短的褶纹连接起来(图 11-8)。

213

通贯掌的近侧横褶纹与远侧横褶纹合并为一并贯穿全掌,大鱼际褶纹不变(图 11-8)。通贯掌又称猿掌,贯穿全掌的横褶纹称为猿线。

悉尼掌除有大鱼际褶纹外,还有近侧横褶纹贯穿全掌,并保留远侧横褶纹(图 11-8)。由于这种掌型多见于澳大利亚的悉尼人,故此命名为悉尼掌。

4. 脚掌纹

和手一样,脚趾、脚掌上都有一些皮纹图案。目前研究较多的是拇趾球区的皮纹。拇趾球区的皮纹可分为远侧箕形纹、斗形纹、腓侧箕形纹、胫侧箕形纹、近侧弓形纹、腓侧弓形纹和胫侧弓形纹 7 种(图 11-9)。此外,还有一些复合纹。

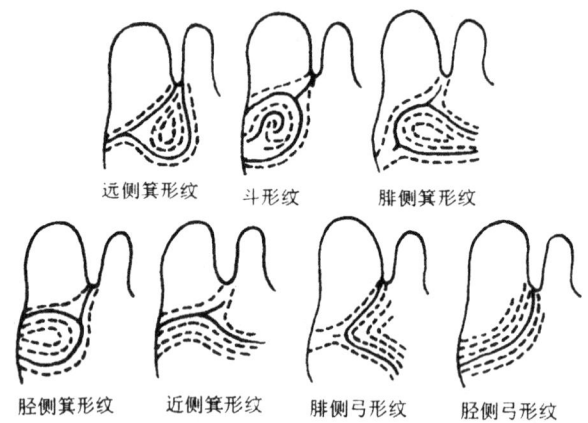

图 11-9 拇趾球区皮纹类型

(二)遗传病患者的皮纹

目前资料显示,染色体病的患者大多伴随皮肤纹理的改变(表 11-6)。

表 11-6 常见染色体病患者的皮肤纹理特征

皮纹特征	正常人群	先天愚型	18 三体	13 三体	5P⁻	45, X
指纹中弓形纹数多于 7 个	1%		80%	多见		
指纹中斗形纹数多于 8 个	8%				32%	
TRC 数值			低	低		≥200
第五指只有一条指褶纹	0.5%	17%	40%			
通贯掌(双手)	2%	31%	25%	62%	35%	
三叉点 t'	3%	82%				多见
三叉点 t"	3%		25%	81%	80%	
A 主线指向大鱼际	11%			91%		57%
胫侧弓形纹	0.5%	72%				

临床上这些皮纹变化对某些染色体病是有意义的辅助诊断指标。必须了解任何一种皮纹构型对某种染色体病都不是特异的,因此皮纹分析在遗传病诊断上只是辅助诊断的一种方法。它必须结合临床诊断及染色体检查等才能作出正确诊断。若只根据一、两点皮纹变化即下结论,则极易误诊。

第二节 遗传病的治疗

对于遗传病的治疗,通常还只是改善或矫正患者的临床症状,尚无根治的方法。随着分子生物学、医学遗传学的发展,使得临床检测技术进一步提高进而可对某些遗传病作出早期诊断,从而能在遗传病发病之前就采取有效措施以减轻、甚至消除某些遗传病的临床症状。近年来,基因治疗的研究已取得了一些突破性的进展,正在逐步进入临床,进行的临床试验,也获得了可喜的研究成果。这为彻底根治遗传病开辟了广阔的道路。

遗传病的治疗大致上可分以下四类:手术治疗,药物治疗,饮食治疗,基因治疗。

一、手术治疗

当遗传病的各种症状均已显现,尤其是器官、组织已经受到损伤时,采用外科手术切除、修补或替换病损器官,可有效地减轻临床症状。手术疗法主要包括手术矫正和器官移植两方面。

(一)手术矫正

手术矫正是手术治疗中的主要手段。对遗传病所造成的畸形可用手术进行矫正或修补,如修补和缝合唇裂、腭裂,矫正先天性心脏畸形,按照两性畸形患者的意愿为其实施性别矫正术。对某些先天性代谢病可以手术的方式调整体内某物质的生化水平,如高脂蛋白血症Ⅱa型患者进行回肠–空肠旁路手术后,肠道中胆固醇吸收减少,使患者体内胆固醇水平下降。这些措施都可以在一定程度上使患者的临床症状得以改善。

(二)器官移植

利用器官移植术可以正常的器官替换病损的器官,以达到治疗遗传病的目的。如利用骨髓移植治疗一些先天性的免疫缺陷性疾病;胰腺移植可治疗少年性糖尿病等。目前最为成功的是肾移植,用此方法可治疗家族性多囊肾、先天性肾病综合征等。

二、药物治疗

药物治疗可以在胎儿出生前进行,这时可以大幅度地减轻胎儿出生后的遗传病症状。若在出生后,当遗传病发展到各种症状已经出现,机体器官已经受到损害,这时药物治疗的作用就仅限于对症。药物治疗的原则可以概括为"去其所余、补其所缺"。例如先天性免疫球蛋白缺失患者是体内缺少丙种球蛋白,可给患者补充丙种球蛋白,进行治疗。肝豆状核变性患者是由于铜代谢异常,铜在肝细胞和神经细胞中蓄积而损伤细胞,所以限制铜的摄入或用药物使肝和脑中的沉积铜排出,就可以缓解症状。Turner综合征患者可使用性激素治疗,使第二性征得以发育等。

对因各种酶促反应产物过多,造成机体功能障碍的患者,可用药物除去这些产物或抑制其生成,使症状得到缓解。常用的方法有:①使用促排泄剂加速排泄,减少肠道内吸收;②使用代谢抑制剂抑制酶活性,减少代谢产物的吸收;③血浆过滤。如使用去铁胺B与铁形成螯合物以清除地中海贫血患者由于长期输血而积存于体内的铁离子;服用安妥明抑制肝脏合成和释放甘油以治疗高甘油三酯血症;将家族性高胆固醇血症患者的血液引入含有肝素的瓶内,使血中低密度脂蛋白与肝素结合,再将无(低)低密度脂蛋白的血液回输到患者体内,以改善临床症状。

大多数的分子病和酶病都是由蛋白质或酶的缺乏引起的,所以给患者补充蛋白质或酶即可缓解病人的临床症状,但这种补充一般是持续终生的。从理论上说,只要给病人不断地补充蛋白质或酶就可以使遗传病得到治疗,而实际却不然。在给病人补充蛋白质或酶时,经常会遇到很多的问题。如补充的酶半衰期很短,难以维持疗效;引起强烈的免疫反应等。但对某些遗传病这种方法却是较为有效的,如垂体性侏儒症患者在接受生长激素的治疗后,症状可明显改善,而这一激素又不需要长期的大量补给,因此药物治疗对此病则较为适宜。

三、饮食治疗

饮食治疗即针对代谢过程紊乱所造成的底物或前体物质堆积情况制定特殊的食谱,以此控制底物或前体物质的摄入量,从而减轻患者的症状。也就是说,当患者缺乏某种酶而不能代谢底物时,可用限制底物摄入量的方法控制病情以达到治疗该病的目的。最好的例子就是对苯丙酮尿症的治疗。苯丙酮尿症的患者无法正常代谢苯丙氨酸,而进行旁路代谢。旁路代谢产物苯丙酮酸、苯乙酸、苯乳酸等可对患者造成不同程度的脑伤害等。在患病的早期若能限制苯丙氨酸的摄入,则会在极大程度上减轻对患者脑功能及肝脏的损害而缓解症状。如果在出生后立即采取低苯丙氨酸饮食,使体内的苯丙氨酸明显减少,则患儿不会出现智力障碍的症状。但到5岁左右各种症状均已出现时,则难以逆转,故饮食治疗需要对疾病尽早诊断、尽早治疗。

四、基因治疗

30多年前,对基因了解得越来越清楚时,就有了用正常基因代替、校正有缺陷基因以治疗遗传性疾病的设想。随着分子生物学、分子遗传学的发展,尤其是DNA重组技术的不断发展,这一设想正在逐渐地成为现实。

(一)基因治疗的概念

基因治疗(gene therapy)是指运用DNA重组技术修复患者细胞中有缺陷的基因,使细胞恢复正常功能,达到治疗疾病的目的。基因治疗按其受体细胞分类分为生殖细胞基因治疗和体细胞基因治疗两类。生殖细胞基因治疗是将正常基因转移到患者的生殖细胞中而使之发育成一个正常的个体。这显然是最理想的方法。但由于这种方法在技术和伦理方面所受到的限制,基因治疗在目前的情况下暂不考虑生殖细胞的途径。体细胞基因治疗是指将正常基因转移到特定的体细胞中,并使之表达以达到治疗疾病的目的。常用的靶细胞主要有成纤维细胞、肌细胞、肾细胞、造血干细胞和肝细胞等。

(二)基因治疗的基本策略

最早对基因治疗的认识是狭义的,即以正常基因在原位将缺陷基因替换下来以达到治疗基因病的目的。随着分子遗传学的发展和基因治疗研究的深入,基因治疗的概念已拓展为通过各种途径将基因加以修饰以达到治疗的目的。目前基因治疗大体上有以下几种类型:①代偿性基因治疗:通过增强有代偿功能的类基因的表达以代偿功能异常的基因。如用某些物质提高γ或δ珠蛋白基因的表达以校正β珠蛋白基因的缺陷,达到治疗β地中海贫血的目的;②补偿性基因治疗:把正常基因导入体内以补偿缺陷基因表达的不足。这就是目前在临床上用于治疗腺苷酸脱氨酶(ADA)缺陷症和乙型血友病的基本指导思想。③替换性基因治疗:以正常基因原位替换有缺陷的基因。这种方法目前还只停留在实验室研究阶段,尚未进入临床。

综上所述，基因治疗的主要策略可归纳为基因修正和基因添加两种。基因修正是理想的治疗方法，是用一正常基因替代致病基因，在原位修复缺陷基因，如替换性基因治疗。基因添加即非定点导入外源正常基因，原有的缺陷基因并未除去，如补偿性基因治疗。这一方法较基因修正容易，目前已应用于临床实践。当今的临床实践中，基因治疗已不再是一个神秘的课题。它的观念已为众多的医务工作者所接受，甚至已经有人在临床上尝试用肌注的方法进行基因治疗并获得了初步的成功。如直接用注射器将 DNA 注射到肌肉组织以治疗肌肉萎缩症。

（三）基因转移的方法

无论是基因修正还是基因添加都要用到基因转移技术。把外源基因有效地转移到靶细胞中，是实现基因治疗的一个关键性步骤。基因转移技术包括五种类型：①化学法：用磷酸钙处理细胞，改变细胞膜的通透性以使外源正常 DNA 片段进入细胞。这种方法操作简便，但成功率很低。②显微注射法：利用显微注射技术可将 DNA 注入某一细胞，成功率较高，但一次只能注射一个细胞，难于直接应用于体细胞的基因治疗。③膜融合法：用脂质体（人工用脂质制作的双分子层小囊）或利用血影包裹外源 DNA，再使其与靶细胞融合，继而表达其遗传信息。④同源重组法：生物体内有一些酶，可使进入细胞的外源基因在同源顺序间发生重组，使外源基因专一地整合到受体细胞的特定位点。这种方法可定点地导入外源 DNA，在基因原位进行修正。⑤病毒转移法：首先将外源基因通过基因重组技术组装于病毒上，再令此病毒感染人的细胞，使细胞带有这种外源基因。

（四）基因治疗的现状与前景

从 80 年代起，基因治疗已开始进入临床尝试阶段。至今全世界已有百余位基因治疗的受试者，美国、中国、法国、荷兰、意大利、日本都已开始了这方面的工作并取得了一定的成绩。预计在下个世纪基因治疗很可能会成为重要的医疗手段之一。

国际上首例人类基因治疗的临床实验是美国南加州大学 Anderson 领导的，开始于 1990 年 9 月 14 日，治疗的是一种先天性免疫缺陷病——腺苷脱氨酶缺乏症。ADA 缺乏症是一种常染色体隐性遗传病，患者的免疫系统不能正常发育，T 淋巴细胞受损，免疫功能低下，临床上表现为反复的感染。对 ADA 缺乏症的治疗方案是：①分离 ADA 缺乏症患者的外周 T 淋巴细胞并在体外培养，培养基中加入 T 淋巴生长因子等刺激细胞生长；②一旦 T 淋巴细胞开始进行细胞分裂，就将含正常 ada 基因的反转录病毒载体导入；③将已导入正常 ada 基因的 T 淋巴细胞回输到病人的体内。用这个方法分别在 1990 年 9 月 14 日和 1991 年 1 月 31 日为一个 4 岁和一个 9 岁女孩进行了治疗。第一个患者在 10.5 个月内接受了 7 次基因治疗，T 淋巴细胞数量增加，症状明显改善。第二个女孩接受了 11 次基因治疗，疗效非常显著。两个女孩接受基因治疗后均未见明显的副作用，ADA 水平由原来约相当于正常人的 1% 提高到 25%，感染的次数与正常人相比没有显著差异。

国内的第一例基因治疗是 1992 年 8 月上海复旦大学遗传所薛京伦教授领导的基因治疗研究组与上海长海医院、上海第二军医大学合作完成的对乙型血友病的治疗。乙型血友病是 X 连锁隐性遗传病，患者凝血第 IX 因子缺乏，临床上表现为有出血倾向，凝血时间长，轻伤、小手术之后常常出血不止。凝血第 IX 因子基因定位于 X 染色体上。薛京伦教授等对乙型血友病的治疗过程可概为①分离患者的皮肤成纤维细胞并在体外培养，②用反转录病毒载体将 IX 因子转入成纤维细胞，③将已转入 IX 因子的皮肤成纤维细胞回植入病人皮下。采用上述方法对患有乙型血友病的两兄弟进行治疗后，两位患者的出血倾向得到了控制，流鼻血次数减少，但外伤后仍有皮下瘀斑或出血。

在对基因有了更多的认识和 DNA 重组技术有了长足的发展的基础上，用正常基因矫正缺陷基因、彻底治疗遗传性疾病，已不是梦想。迄今为止，科学家已完成了大量的体外基因治疗或动物的体内基因治疗工作。对基因治疗的安全性和有效性有了一定的认识和保证。自 1991 年美国批准了第一个对人类施行体细胞基因治疗的方案以来，已有上百名遗传病患者作为志愿者接受了基因治疗试验，涉及的病种包括 ADA 缺乏症、血友病、囊性纤维化（cystic fibrosis, CF）和家族性高胆固醇血症等。还有很多如苯丙酮尿症等的基因治疗也处于动物实验阶段并在逐步进入临床。

基因治疗是一种可以从根本上治疗遗传病的方法，然而也存在许多的问题。体细胞基因治疗的主要问题在于导入的基因能否持续、高效地表达以及其安全性。对生殖细胞的基因治疗争议较大，尤其是还涉及社会伦理学问题，再加上用于生殖细胞基因治疗的技术较为复杂，因此目前还没有把生殖细胞基因治疗用于人类，而仅限于实验动物。

第三节　遗传病的预防

由于大多数遗传病难于治疗，有些虽能够治疗但代价极高，难于普遍应用，所以遗传病的预防就显得格外重要。遗传病的预防包括遗传病的普查和登记、遗传咨询、产前诊断、遗传筛查、环境保护等。

一、环境保护

环境中的一些物理的或化学的因素如电离辐射、化学品等环境污染可对人类的遗传物质造成损害，而影响下一代的健康。因此，一些新合成的化学品、药品的遗传毒理学检查是必不可少的。对于个体的防护，妇女在孕早期尤应该注意避免接触致畸剂和诱变剂，如射线、肾上腺素、苯、甲苯、氨基蝶呤、眠尔通等以防生出先天畸形儿。孕期病毒感染也可诱发畸形，如风疹病毒、巨细胞病毒、单纯疱疹病毒等。此外，酒精和尼古丁对生殖细胞也有损伤作用。酗酒可能造成精子畸形，影响受精卵的质量；吸烟更会污染环境，危害后代及他人。要想预防遗传病的出现，就必须彻底治理环境，避免接触电离辐射、致癌物、诱变剂和致畸剂等。

二、遗传病的群体普查

为了预防遗传病，应有计划地对某一地区进行普查以了解这一地区存在的遗传病种类、发病率及遗传方式等。在普查中所发现的遗传病患者要进行登记。登记时应尽量做到内容真实、全面。根据调查资料可以计算出各种遗传病的基因频率、基因型频率和携带者频率等。

三、新生儿筛查

新生儿筛查即在新生儿阶段进行针对某种疾病的检查以确定其是否为患儿。新生儿筛查是群体筛查的一种，是能在症状出现以前及时诊断先天代谢病患者的有效手段。某些遗传病若能在症状出现以前及早治疗，将能大幅度地减轻病损，因此新生儿筛查对预防遗传病以及减轻遗传病的损害具有重要意义。世界上一些国家已经将此项检查定为常规检查，能检查的病种已达十余种。目前我国的新生儿筛查工作已经起步，但筛查的病种还较局限，其中开展得较好的是对苯丙酮尿症、半乳糖血症和 G6PD 缺乏症等的筛查。

四、携带者的检出

携带者就是表型正常但带有致病遗传物质的个体，包括隐性遗传病的杂合体、染色体平衡易位的个体、倒位染色体的携带者、表型正常的延迟显性个体及带有外显不全致病基因但不发病的个体。携带者本身的表型正常，却可以将有害基因传递下去。当他们生育后代时便可能有患儿出现。因此检出携带者是非常必要的，对预防遗传病有着重要意义。一般是在普查的过程中，采用一种经济、简便、准确的方法检出携带者。

携带者的检出方法包括临床水平、细胞水平、酶和蛋白质水平、基因水平四大类，必要时还应结合系谱分析方法。临床水平的方法主要是从临床表现分析某人可能是携带者，但一般不能准确检出；细胞水平的方法有染色体检查等，主要是针对异常染色体的携带者；酶和蛋白质水平的方法主要是检测酶和蛋白质的量及活性；基因水平的方法主要是在分子水平上直接检测致病基因。

五、遗传咨询

遗传咨询（genetic counseling）又称遗传商谈，是指医师或从事医学遗传学工作者用遗传学和临床医学的基本原理，对咨询者提出的有关遗传学问题予以解答、商谈，如确定某病是否为遗传病、该病的发病原因、遗传方式、诊断、防治、预后以及复发风险等并提出建议、进行指导。遗传咨询的目的是要广泛应用现代医学及医学遗传学技术，降低遗传病的发病率，从根本上改善社会人口素质。从事遗传咨询的工作人员除应具备临床医学的知识外，还必须具备医学遗传学的基本知识，了解遗传病与其他疾病的鉴别诊断，掌握系谱分析的原理和方法，熟悉遗传病再发风险估计等。目前我国人民对遗传咨询还没有给予足够的重视，实际上，在很多方面人们都需要遗传咨询医师的帮助。当一个人在婚姻或生育问题上面临遗传病的威胁或本人已患遗传病或已生育患遗传病的子女时，都应该到遗传咨询门诊进行遗传咨询。

遗传咨询并非一次门诊就可解决，而是需要反复商谈、交流的过程，一般包括五个步骤。①确诊：当患者前来进行遗传咨询时，遗传咨询医师首先要依照遗传病的诊断方法判断其所罹患的疾病是否为遗传病，是哪一种遗传病。②家系调查：根据在上一过程中所得到的患者亲属的健康情况及其婚姻史、生育史等，医师要绘制出该家系的系谱图。根据系谱图并参考有关资料推知该病的遗传方式，估计出其子女的复发风险。有关染色体病、单基因病和多基因病复发风险的估计见第四章、第五章及医学遗传学实验十三。③告知：在上一过程的基础上，医师有责任告知咨询者该病的发病原因、遗传方式、治疗方法、预后及复发风险。④商谈：根据实际情况给患者及家属提供切实的、可供参考的建议，并与患者及家属反复商讨以帮助他们作出最恰当的选择。⑤随访：为了证实咨询者所提供信息的可靠性，观察遗传咨询的效果，有时需要对咨询者进行随访。为了降低一个地区遗传病的发病率，咨询医师应主动追溯患者家庭成员的患病情况，特别是要进一步查明该家系中的携带者。这样对遗传病的预防有很大的帮助。

六、产前诊断

产前诊断（prenatal diagnosis）又称为宫内诊断（intrauterine diagnosis），其主要任务是通

过直接或间接的方法对胎儿作出是否患有某种疾病的诊断，从而防止患有严重遗传病、智力障碍及先天畸形的患儿出生。目前能进行产前诊断的遗传病包括：①染色体病，②一些特定的酶缺陷所致的先天性代谢病，③可利用基因诊断方法诊断的遗传病，④多基因遗传的神经管缺陷（NTD），⑤有明显形态改变的先天畸形。

产前诊断可以有效地预防遗传病的发生，降低遗传病的发病率。进行产前诊断的指征包括：①夫妇一方有染色体异常者，②曾生育过染色体病患儿的孕妇，③夫妇一方为单基因病患者，④曾生育过单基因病患儿的孕妇，⑤有不明原因的习惯性流产史、畸胎史、死产或新生儿死亡史的孕妇，⑥羊水过多的孕妇，⑦夫妇一方曾接触致畸因素者，⑧年龄大于35岁的孕妇，⑨有遗传病家族史的近亲婚配夫妇。

在现有条件下，产前诊断技术大致可分为四类，即直接观察胎儿的表型改变、染色体检查、生化检查及基因诊断。直接观察胎儿的表型改变主要通过：

①X线检查：主要用于妊娠18周胎儿骨骼的检查，因为X线对胎儿有一定的影响，所以很少使用。

②胎儿镜检查：胎儿镜也称羊膜腔镜或宫腔镜，插入羊膜腔后可直接观察胎儿的情况，如有无面部畸形、神经管畸形以及羊水量等。利用胎儿镜还可取胎儿的活体组织，如胎儿血、皮肤等以便进一步作细胞遗传学检查、生化检查以及基因诊断。在进行胎儿镜检查时，选择合适的器械、把握良好的时机以及熟练的操作是成功的关键。由于这一方法很可能会引起出血、流产、死胎、宫内感染等，所以在B型超声扫描仪出现以后已很少使用。

③B型超声扫描：现在临床上经常使用的是B型超声，因为这项检查非常简便且对胎儿几乎没有影响。通过B超可直接对胎心、胎动进行动态观察，还可以检出一些先天畸形，如软骨发育不全、无脑儿、先天性心脏病、先天性巨结肠等。这项检查现已普遍应用于临床。

染色体检查、生化检查和基因诊断都需要通过绒毛取样和羊膜穿刺取得样本后再进一步进行。

绒毛取样一般在妊娠7~9周进行。取样的过程必须在B型超声扫描的监视下。用一支长25cm、直径1.5cm、末端带有一20ml注射器的塑料管，经宫口伸入宫腔吸取绒毛枝。选择正在增殖出芽的绒毛枝短期培养后便可进行染色体检查、生化检测以及基因诊断等。

羊膜穿刺可在妊娠16~20周进行。取材过程也要在B超的监视下完成。令孕妇排空膀胱后，经腹壁触诊确定胎头的位置，避开胎头，用20~22号腰穿针作穿刺，注意不要损伤胎盘。针头进入羊膜腔后，抽取大约20ml的羊水。将羊水离心，上清液可用来进行生化检查；底物含有胎儿的脱落细胞，可作为样本进行染色体检查、性染色质检查和基因诊断等。

产前诊断结果出来后，医师可据此建议孕妇继续妊娠或进行选择性流产。

第四节 优 生

一、优生学的概念

优生学（eugenics）是以遗传学、医学等为基础，研究改进人类遗传素质的科学。根据不同的侧重，Stern G将优生学分为正优生学（positive eugenics）和负优生学（negative eugenics）。

正优生学又称演进优生学（progressive eugenics），重点研究如何增加能产生有利表型的等位基因频率。其措施包括①人工授精，即建立精子库，以优质的精子帮助基因缺陷的夫妇生育健康的后代，但目前还未能解决精子的优选问题；②单性生殖，即在体外诱导卵子发育成一个个体，以此来避免后代受到其父亲的致病基因的危害；③重组DNA技术，应用重组DNA技术改造人类遗传素质是分子生物学上的新成就，即把一种生物中的DNA（基因）提取出来，经过处理，引入另一种生物体内，使两者的遗传物质结合起来，从而培育出具有新遗传性的生物。

负优生学又称预防性优生学（preventive eugenics），侧重于研究如何降低产生不利表型的等位基因频率。实际上，就是遗传病的预防问题。主要包括：环境保护，携带者的检出，遗传咨询，婚姻指导，选择性流产和新生儿筛查等。

二、优生学研究的主要内容

优生学是一门综合性科学，其内容与临床医学、基础医学、社会学等均有联系。概括来讲，可分为基础优生学、临床优生学、环境优生学和社会优生学四个领域。

1. 基础优生学

基础优生学以基础医学的理论和方法研究导致出生缺陷发生的因素、遗传病的发病机理及诊断方法和预防措施，以达到降低遗传病发病率、提高人口素质的目的。

2. 临床优生学

主要从临床医学方面研究优生的医疗保健措施，如优生咨询、婚前检查、产前诊断、围产期保健、新生儿保健、遗传病及非遗传性先天性疾病的诊断及防治等。产前诊断能够在胎儿出生前判断其是否为遗传病患者，可以选择性流产的形式阻止遗传病患者的出现。对遗传病诊断方法的研究可以发现更多没有被发现的遗传病患者，从而对其婚姻和生育作出指导以减少其后代的遗传病发病率。

3. 环境优生学

环境因素可直接影响到人类的遗传物质。所以，通过环境污染的治理能防止有害因素对人类健康的影响，尤其是减轻遗传损伤对下一代所造成的危害。保护环境正是保护人类自身。保护环境是保证优生的重要方面。环境因素包括生物、物理、化学等多方面。生物因素包括某些病毒对人体的侵害，这些病毒可能通过胎盘组织而损害胎儿；物理因素主要有电离辐射、高频电子场、微波、噪音等；化学因素种类较多，如苯、甲苯、铅、汞及砷等。当前环境中致突变、致畸、致癌因素的作用已引起高度重视。目前我国大力推行的治理"三废"工作正是保护环境、促进优生的重要措施。

4. 社会优生学

优生离不开社会大众的支持，在全社会范围内进行优生宣传教育，使优生工作群众化社会化是非常必要的，是达到提高全民族、乃至全人类人口素质的必要手段。另外，社会立法对优生也是极有帮助的。推进优生法规的建立，可在一定程度上避免或减少对优生不利的干扰。

三、推行优生的主要措施

推进优生的主要措施在各个国家有所不同。在我国，根据现有状况，主要的优生措施以预防性优生为主。也就是采取一切措施以减少遗传病的发生。具体措施主要在以下几个方面：

1. 开展遗传咨询、产前诊断工作

遗传咨询和产前诊断是预防遗传病在患者家庭中复发的最基本措施。为了在各地推广遗传咨询工作，需对有关专业医师进行必要的培训。

2. 建立并推行优生优育法规

优生优育的重要性虽已为全社会所关注，但仍有一些人还不了解其迫切性，最有效的优生措施——遗传咨询、产前诊断、选择流产等还没有引起足够的重视，因此医学遗传学工作者应向全社会进行广泛的优生宣传及优生优育法规的宣传以保证优生工作的顺利进行。

3. 严格实行婚前优生保健检查

婚前男女双方进行优生保健检查不仅重要，而且是预防遗传病患儿出生的第一关。一些发达国家已将婚前检查列为法规，并收入中学课本，以期得到更广泛的宣传。婚前检查的内容包括：是否近亲结婚，双方三代内直系亲属和旁系近亲有无遗传病患者，本人有无遗传病或先天性畸形，有无生殖系统畸形，有无性病等。婚前检查部门应对检查结果及婚后可否生育作出明确的结论。

4. 提倡适龄生育

妇女的最佳生育年龄是25~29岁。在这期间所生育的子女健康的可能性最大。大于30岁或小于20岁的妇女生育畸形胎儿的几率较大。男性在50岁以后产生带有畸变基因精子的几率比青年男性显著增高。因此，应提倡适龄生育。

5. 注意环境保护

优生是关系到全民族素质的非常重要的工作，必须要争取到全社会的理解和支持。

优生的社会工作不容忽视。在我国尤其是在农村，还有很多旧的风俗习惯，影响优生工作，有的甚至会反优生之道而行之。因此只有广泛宣传优生，动员全社会的力量，才能在有计划地控制人口的同时提高我们民族的素质。

优生的科学技术也有待推广。例如建立优生咨询门诊，开展产前诊断等。这些工作都可以在很大的程度上减少遗传病患者的出现频率。另外广泛宣传孕期卫生，如孕期不饮酒、避免滥用药物、避免接触致畸致突变的化学物质等。

优生立法更是不容忽视的问题。在广泛宣传和普及优生知识的基础上，应建立切实可行的优生法规。对近亲婚配、劣质婚姻等应通过法规加以制止。

优生队伍的建设对优生工作的益处是显而易见的。应加强医学遗传学、优生学等专业知识的培训。健全和完善包括咨询、服务、监测、科研和宣传的优生体系。只有这样才能尽快地提高我国人民的人口素质，达到优生目的。

小结

遗传病的诊断分为产前诊断、症状前诊断和现症病人诊断三种。但无论哪一种都包括如下几个过程：临床诊断、系谱分析、实验室检查和皮纹分析。其中临床诊断主要是询问患者发病时的症状、采集病史和查体。实验室检查主要包括染色体检查、性染色质检查、生化检测及基因诊断。基因诊断是近年来建立的一种新技术，基本工具是基因探针和限制性内切酶。探针即带有标记的一段DNA片段，通过它可以判断目的基因是否缺失、含量是否改变。限制性内切酶能够在特定的位点上切断DNA，使其成为较小的片段。基因诊断最主要的方法有分子杂交、SSCP和PCR。分子杂交的主要方法有斑点杂交法、RFLP分析法、寡核苷酸探针杂交法。

对遗传病的治疗在传统上主要有手术治疗、药物治疗、饮食治疗三种。目前基因治疗技术也正在从实验室逐步进入临床。基因治疗就是运用 DNA 重组技术修复患者细胞中的缺陷基因，使细胞恢复正常功能而使遗传病得到治疗。基因治疗有生殖细胞和体细胞基因治疗两类。虽然各种新技术不断发展，但大多数遗传病还是难以治愈，因此对遗传病的预防工作就显得格外重要。遗传病的预防工作含有遗传病的普查登记、遗传咨询、产前诊断、遗传筛查、环境保护等几个环节。如果能使遗传病的预防工作卓有成效，便在一定程度上达到了优生的目的。

优生学分为正优生学（演进优生学）和负优生学（预防优生学）。正优生学的研究重点是如何增加能产生有利表型的等位基因频率，而负优生学则侧重于研究如何减少产生不利表型的等位基因频率。正优生学的主要措施有人工授精、单性生殖和重组 DNA 技术。负优生学的主要措施有环境保护，携带者的检出，遗传咨询，婚姻指导，选择性流产和新生儿筛查等。推进优生的主要措施在各个国家有所不同。在我国根据现有状况主要的优生措施以预防性优生为主。具体措施主要在以下几个方面：①开展遗传咨询、产前诊断工作；②建立并推行优生优育法规；③严格实行婚前优生保健检查；④提倡适龄生育；⑤注意环境保护。

（章远志）

第二部分

医学遗传学实验

实验一 原代细胞培养

【目的要求】

1. 初步掌握原代细胞培养的基本方法和步骤，并熟悉其原理。
2. 了解无菌操作在细胞培养中的重要性，培养严谨的科学作风。

【实验原理】

细胞培养是指离体细胞在模拟体内生理环境中，在无菌条件下，使之生长、繁殖并维持其结构和功能的技术方法。这是研究细胞形态结构、功能、探索和揭示细胞生命活动规律的一种简便易行的技术。

细胞培养可分为原代培养和传代培养。原代培养又称初代培养，是指直接从机体内获取组织或细胞，接种培养至第一次传代阶段。一般持续 1~4 周。原代培养是根据胰酶的消化原理，使细胞间的蛋白质水解，细胞离散，然后加入适量的培养液，置于合适的容器内，在一定的温度下进行培养。由于原代培养的细胞离体时间短，其遗传性及细胞生物学特性与机体内细胞相似，故适于做细胞形态结构、机能等方面的研究。人和动物的大部分组织都可进行培养，幼体组织和细胞更适于做原代细胞培养。本实验以大白鼠乳鼠肾脏皮质为材料，阐述原代细胞培养的基本方法。

【实验准备】

1. 试剂

RPMI-1640 营养液，小牛血清，0.25%胰蛋白酶，Hanks 液，双抗（青霉素、链霉素），2%碘酒，75%酒精，3.8% $NaHCO_3$。

2. 器材

CO_2 培养箱或隔水式恒温培养箱、超净工作台、倒置显微镜、普通冰箱、低温冰箱、鼓风干燥箱、离心机、高压蒸汽消毒锅、无菌正压滤器、普通天平（感量 1/10 克）、分析天平（感量 1/10 毫克）、玻璃培养皿（直径 8cm 左右）、50ml 三角瓶、25ml 培养瓶、链霉素小瓶、10ml 吸管、小直头和弯头吸管、大吸球、小吸头、pH 试纸、眼斜用直头、弯头剪子和镊子、普通手术剪、镊、棉球、00 号白胶塞、链霉素瓶塞、翻口塞、大饭盒、废液缸、弯盘（装废物）、酒精灯、火柴、试管架、橡皮膏、记号笔、口罩、帽子和无菌袖套等。

【实验材料】大白鼠乳鼠（出生 3~7 天）的肾脏。

【实验方法、步骤】

（一）液体配制

1. 清洗液：取 40ml Hanks 使用液加入 0.4ml 双抗，用 3.8% $NaHCO_3$ 调至 pH7.2（清洗组织及终止消化用）。

2. 消化液：取 Hanks 使用液 20ml，加 0.25%胰蛋白酶 8ml，再加双抗 0.3ml，用 3.8% $NaHCO_3$ 调至 pH7.2（消化组织碎块用）。

3. 培养液：取 1640 营养液 8ml，加入小牛血清 2ml、双抗 0.1ml，用 3.8% $NaHCO_3$ 调至 pH7.2（细胞培养用），此液可在细胞消化期间配制。

以上三种液体分别配制在无菌三角瓶中备用。

（二）组织处理及细胞分装培养

1. 取材：将乳鼠置于培养皿中，行断颈术。用碘酒、酒精消毒背部两次，用剪刀将背部皮肤剪除。换眼科直头小剪，在腰背部沿脊柱一侧作切口，取出肾脏置一干净培养皿中，除去包膜及髓质，皮质用清洗液冲洗后剪碎（小于 $0.5mm^3$），再用清洗液冲洗两次，尽可能将血细胞清除干净，至清洗液清亮为止。

2. 消化：将剪碎的组织块用小吸管移到盛有消化液的三角瓶中，吹打均匀，加盖塞严，置 37℃ 培养箱中消化 30 分钟。为节省时间，可在此期间配制培养液。

3. 终止消化：将消化好的细胞从温箱取出，（注意不要摇动）置净化台中，用小吸管沿液面将三角瓶中的消化液吸出弃掉。加入 5ml 清洗液，轻轻吹打，待沉淀后，将清洗液吸除，以终止消化作用。

在终止消化后的细胞中加入 10ml 培养液用力吹打，使松散的细胞团及组织块更加松散、分离，使该培养液尽可能成为单细胞悬液，以利更多的上皮细胞贴壁生长。

4. 分装培养：将细胞悬液吹打均匀后，用吸管平均分装在两个培养瓶中，每瓶 5ml。用记号笔作好标记，注意识别细胞贴壁面，置于 37℃ 培养箱中，每日在倒置显微镜下观察细胞的生长情况（图 I-1），待有一定数量的细胞贴壁后即可换液。换液时，将培养瓶中旧培养液倒掉，随后将细胞贴壁面朝上，加入新配制的培养液，最后将培养瓶轻轻翻转，使培养液覆盖细胞面，继续进行培养。

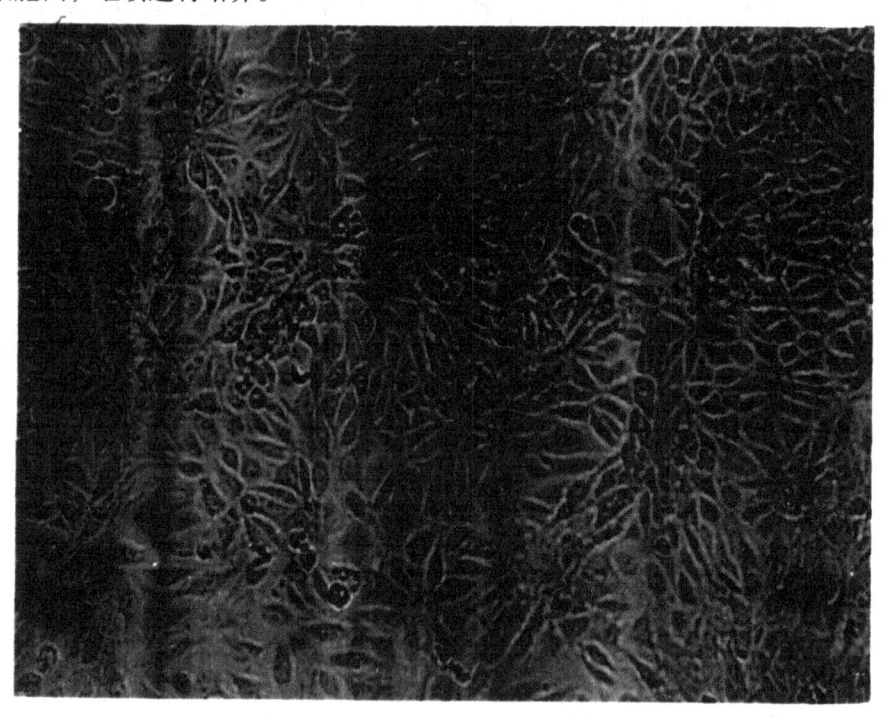

图 I-1 乳兔肾上皮细胞（原代培养）

【注意事项】

1. 本实验自始至终，要严格进行无菌操作，不能抱有任何侥幸心理，器皿和器械一旦有污染的可能，要勤换或在酒精灯上勤烧烤。配液时所使用的三角瓶瓶口、吸管等都要注意在酒精灯上烧烤。

2. 配制液体调试 pH 值时，要少量多次加入 $NaHCO_3$，以免过量偏碱造成不必要的液体浪费。

3. 待细胞分装到培养瓶后，要在瓶壁的上面做好标记，以便区分细胞的贴壁面，严防在细胞换液时培养液未覆盖到细胞面上，造成细胞干枯死亡。

4. 实验操作前，净化台或无菌室要进行紫外灯照射消毒20分钟。

5. 实验所用物品，要求全部进行无菌处理。

6. 培养过程中要随时注意培养箱的温度，严格控制在37℃±0.5。

7. 在细胞培养操作过程中，严禁说话。

【思考题与作业】

1. 细胞培养过程中需要注意哪些问题？

2. 叙述原代细胞培养的全过程。

3. 每人培养1~2瓶细胞。

（邹俊华）

实验二　培养细胞的传代、冻存及复苏

【目的要求】

1. 掌握细胞传代的基本概念、熟悉细胞传代的作用和意义。

2. 初步掌握细胞传代、冻存和复苏的基本操作方法。

【实验原理】

在原代细胞的培养过程中，细胞不断分裂增殖，生存空间逐渐缩小，营养消耗乃至枯竭，最后造成细胞的生长减慢甚至停止。因此，当原代培养细胞达到一定密度时，可将一瓶细胞，以1:2或1:3以上的比例移到多个培养瓶中进行再培养，即为传代培养。原代培养细胞通过传代后的第二代，以至更多的代数都统称为细胞系。细胞系的再培养仍称为传代培养。

正常离体细胞，有一定的寿命，一般传代40~50代后就开始老化衰亡。为了长期进行研究和随时得到所需代数细胞和为了防止细胞变异，节省因细胞长期传代而消耗的大量人力、物力和财力，可将细胞冻存起来。需要时，再将其复苏培养。

细胞冻存常常采用速冻速融法。细胞在冰冻过程中，如速度慢，在通过冰点（0℃）时，细胞内液中水分容易形成冰晶而导致细胞破裂死亡。迅速降温，则可使水分子迅速越过结晶阶段，而防止冰晶形成不至使细胞结构遭到破坏。此外向培养液中加入一定比例的保护剂——甘油或二甲基亚砜，细胞将受到进一步的保护。复苏时细胞仍能正常生长，活力不受任何损害。

【实验准备】

1. 试剂

同实验一。另备10%甘油（或10%二甲基亚砜），0.2%台盘蓝染液。

2. 器材

同实验一。另备烧杯（化冻用），冻存管，液氮和液氮罐，低温与普通温度计。

【实验材料】人子宫颈癌细胞（HeLa细胞）

【实验方法步骤】

（一）传代培养

液体配制：

1. 培养液：（以1瓶传3瓶为例）

取 8ml 1640 营养液，2ml 小牛血清，0.1ml 双抗一同放入三角瓶中，用 3.8% NaHCO$_3$ 调 pH 至 7.2 备用。

2. 消化液：

0.25% 胰蛋白酶 3ml。

3. 清洗液：

6ml Hanks 液，0.06ml 双抗加在一三角瓶中，用 3.8% NaHCO$_3$ 调 pH 至 7.2。

【实验方法】

1. 将培养瓶中液体倒掉，加入 3ml 0.25% 胰酶消化 3 分钟左右（消化时间根据室温及细胞生长密度而定）。

2. 倒掉消化液，加入等量清洗液，以洗净消化液。注意在加入清洗液时，细胞贴壁面朝上，然后轻轻翻转培养瓶，使清洗液覆盖细胞面，轻轻摇动培养瓶，以达到清洗目的，倒掉清洗液，再重复一遍。

3. 加入 10ml 培养液于细胞面，用弯头吸管将贴壁细胞吹打下来，动作要轻，以免损伤细胞，吹打均匀后，将细胞悬液平均分配到三个新的培养瓶中，烧烤瓶口，盖瓶塞，置 37℃ 培养箱中培养。次日观察细胞贴壁情况，如生长良好即为传了一代（图Ⅱ-1）。

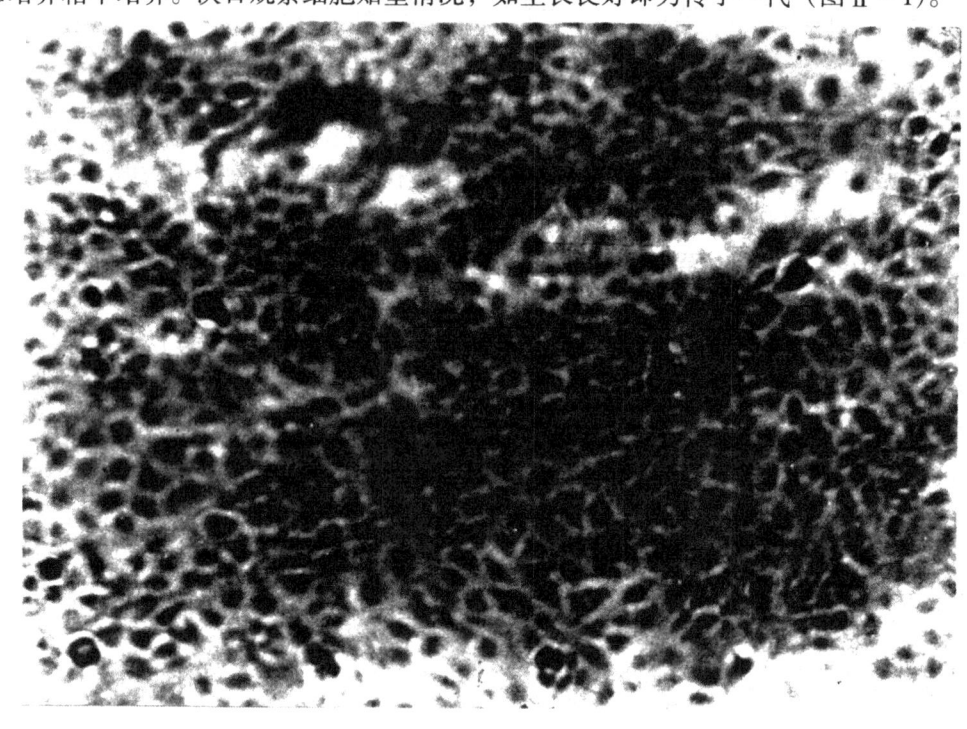

图Ⅱ-1 人子宫颈癌传代细胞（HeLa 细胞）

（二）细胞冻存

冻存液配制：

取培养液 9ml，加入已消毒 10% 甘油 1ml，加入 0.1ml 双抗，用 3.8% NaHCO$_3$ 调至 pH7.2。

【实验方法】

1. 传代培养生长良好的细胞，胰酶消化后弃掉胰酶，清洗液清洗，加入少量（约 2ml）冻存液吹打细胞，制成细胞悬液。

2. 将吹打均匀的细胞悬液，加样于血球计数板，显微镜下计数，在计数过程中，可加入培养液以调整细胞悬液的浓度，在每毫升约 500~600 万个细胞时即可分装冻存。如需计算成活率，可取样少许，放入链霉素小瓶中，用 0.2% 台盘蓝（trypan blue）染色 10 分钟，滴此液于血球计数板，显微镜下观察，凡细胞核染成蓝紫色者为死亡细胞。通过死亡细胞的计数，可计算出细胞的成活率。

3. 每支冻存管中存放 1.5~2ml 细胞悬液。将盖拧紧。管壁用记号笔作好标记，记录所冻细胞的名称和冻存日期，置 4℃ 冰箱中 2~4 小时进行预冻。

4. 将预冻的细胞移入液氮提筒内，使提筒固定在距液氮面 20~30cm 处静止 15 分钟，然后再下降到距液氮面 10cm 处置 10 分钟，最后将提筒全部浸入液氮中。

5. 操作完毕后，在记录本人做详细记录：细胞名称、细胞系或株的来源、冻存日期、冻存数量和细胞悬液浓度等，必要时记录细胞的代数、细胞的成活率。

6. 每隔一定时间，称量液氮重量并按时添加液氮，避免干枯。

（三）细胞复苏

1. 用镊子小心将液氮罐中需要解冻的冻存管取出，迅速浸入事先准备好的 40℃ 水浴中不停地摇动，待管中的冻存液由冰块变成液体时，细胞已化冻。

2. 将化冻的细胞冻存管浸入 75% 的酒精中消毒。

3. 打开冻存管，用吸管将细胞悬液吸到预先配制好的培养液中，（配制方法同传代培养）轻轻吹打均匀，平均分配到 3 个培养瓶里，盖塞，置 37℃ 温箱中培养。次日显微镜下观察其生长情况。

【注意事项】

1. 在细胞处理过程中，要严格遵守无菌操作。

2. 细胞消化时间过长，则细胞自动脱落，为了防止细胞丢失，可进行离心收集细胞。

3. 细胞消化后，弃去消化液，加入清洗液时，细胞贴壁面应朝上，以免清洗液将细胞吹下。一旦细胞脱壁，可进行离心收集细胞以避免细胞丢失。

【思考题与作业】

1. 每人进行一瓶细胞的传代（1 传 2）。
2. 传代培养中需要注意哪些问题？
3. 细胞冻存的意义是什么？
4. 叙述细胞冻存、复苏的全过程。

（邹俊华）

*实验三 人体外周血淋巴细胞培养及染色体标本制备

【目的要求】

1. 初步掌握人体外周血淋巴细胞短期培养的基本方法。
2. 初步掌握人体外周血淋巴细胞染色体标本制备的技术方法

【实验原理】

人体外周血淋巴细胞培养（人体末梢血、微量全血短期培养）及其染色体标本制备是国内外研究显示染色体最常用和效果最好的方法。此方法取材方便；用血量少，操作简便，现已广泛应用于基础医学、临床医学的研究和染色体病的诊断等。

人体外周血中的小淋巴细胞，是已分化、处于 G_0 期的细胞，几乎不具有分裂增殖能力，在离体血培养细胞中很难找到正在分裂的淋巴细胞。因此，需采用刺激细胞增殖的措施。人们发现从芸豆（菜豆）中提取的植物血球凝集素（植物血凝素 PHA）可以刺激小淋巴细胞进行有丝分裂，即在 PHA 作用下，处在 G_0 期的小淋巴细胞可转化为淋巴母细胞。淋巴母细胞具有分裂能力，重新进入增殖周期进行有丝分裂。在 PHA 作用下体外培养 72 小时左右，多数淋巴细胞已处于细胞周期的第二周期。此时，细胞分裂相较多，但都处于分裂的不同时期。一般，制作染色体标本，主要是显示细胞分裂中期染色体，因中期染色体形态最为典型、最为清晰，最易辨认，是研究染色体的最好阶段。为了获得大量可供分析的中期染色体，需在终止细胞培养前数小时加入适当浓度的有丝分裂阻断剂——秋水仙素（或其衍生物秋水仙胺）。它可特异地抑制纺锤丝的形成、阻抑分裂中期活动而使细胞分裂停滞于中期。借此可获得大量中期分裂相细胞。

在进行染色体标本制备的过程中，首先要进行低渗处理，使细胞体积胀大、染色体松散开而便于观察分析。最常用的低渗液为 0.075mol/L 的 KCl，也可用水或 1% 枸橼酸钠等。低渗后的细胞需用固定液固定。醋酸固定液具有膨胀、固定作用。它和醇类混合固定，有利于染色体松散，可获得分散好、易于分析的分裂中期染色体标本。现在常用的固定液为甲醇－冰醋酸（3:1）固定液。

【实验准备】

1. 试剂

同实验一。另备 520U/ml 肝素，40μg/ml 秋水仙碱，PHA，0.075mol/L KCl 低渗液，甲醇，冰醋酸，Giemsa 染液，二甲苯和香柏油。

2 器材

超净工作台，光学显微镜（附照相设备），隔水式恒温培养箱，离心机，冰箱，高压蒸汽消毒锅，鼓风干燥箱，无菌正压滤器，分析天平（感量 1/10 毫克），架盘天平，链霉素培养瓶及瓶塞，肝素小瓶及瓶塞（取血用），10ml 吸管，直头小吸管，5ml 刻度离心管，2ml 或 5ml 一次性注射器，量筒，烧杯，搪瓷盆，搪瓷盘，试管架，片盘，片盒，止血带，棉签，大吸球，小吸头，pH 试纸，废液盘、缸，解剖剪子，镊子，记号笔，4℃ 预冷的载玻片，酒精灯，火柴，染色缸或染色玻璃板，擦镜纸等。

【实验材料】

人静脉血

【实验步骤及方法】

一、取血

在取血前，按照附录一、二进行各种用品的清洗、无菌处理，配制、分装并冻存培养液（5ml/瓶）及肝素（0.1ml 肝素/瓶，浓度为 520U/ml）供取血用。

常规消毒肘部皮肤及肝素小瓶，2ml 注射器抽取静脉血 1~1.5ml，直接接种于肝素小瓶，轻轻摇匀，待接种培养。

二、接种培养

将事先配制冻存的装有 5ml 培养液的链霉素培养瓶或其它培养瓶从冰箱中取出，置室温融化，碘酒、酒精消毒瓶塞，用 2ml 注射器将肝素小瓶中静脉血取出接种到培养瓶中，每瓶约 0.2~0.4ml，轻轻摇匀，置 37℃ 培养箱培养 72 小时。

三、积累分裂中期细胞

在血培养 70 小时时（即收获细胞前 2 小时），各培养瓶内加入浓度为 40μg/ml 秋水仙素 2 滴，终浓度为 0.1~0.15μg/ml，摇匀，置 37℃ 温箱继续培养 2 小时后收集细胞、制片。

四、制片

1. 收集细胞：从培养箱中取出培养瓶，用小吸管将培养物吹打均匀，移入 5ml 刻度离心管内，以 2000r/min 离心 10 分钟，吸去上清液，保留底物。

2. 低渗：每管加入 37℃ 预温的 0.075mol/L KCL 溶液 5ml，用吸管轻轻吹打均匀，置 37℃ 温箱低渗 20~25 分钟，以达到红细胞破坏、淋巴细胞膨胀和染色体分散之目的。

3. 预固定：低渗处理后，每管加入 2~3 滴甲醇：冰醋酸（3:1）固定液，将细胞轻轻吹打均匀，置离心机 2000r/min 离心 10 分钟。

4. 固定（一）：去上清液，加固定液 5ml，吹打均匀，2000r/min 离心 10 分钟。

5. 固定（二）：去上清液，再加入 5ml 固定液，吹打均匀，2000r/min 离心 10 分钟。

6. 滴片：去上清液，留底物，每管加入少许（0.2~0.3ml）固定液（加入量视底物量而定），将底物吹打均匀，制成细胞悬液，然后用吸管吸取混匀的细胞悬液，约以 20cm 或更高的距离滴至预冷的载玻片上，每片约 2~3 滴，随即将玻片在酒精灯火焰上微烤（一过性微烤数次），以助细胞、染色体分散，使之均匀平铺于玻片上，将制片放入片盘，空气干燥后，收集于片盒中。

7. 染色和观察：待制片晾干后，放入约 1:10 Giemsa 染液的染色缸中染色 15 分钟左右，或架在染色用玻璃板上扣染 15 分钟左右（扣染是指染色时，将染色体制片的细胞面朝下，架在玻璃板上，将染液滴入玻璃板和细胞面之间），自来水轻轻冲洗，晾干后光镜下观察。先用低倍镜观察后，选择分散好的染色体换为高倍及油镜观察，注意人类核型中近端、亚中和中着丝粒染色体的形态特点（图Ⅲ-1、Ⅲ-2）。

【注意事项】

1. 有关淋巴细胞培养的注意事项同实验一。

2. PHA 的质量是人体外周血淋巴细胞培养成败的关键，不同来源或同一厂家的不同批号、不同的保存时间，PHA 的效价可能会有较大的差异，直接影响培养细胞中分裂细胞的数量。故每批 PHA 正式使用前，须进行一次预实验，摸索 PHA 的质量和使用量。其使用量不宜过大，否则会导致红细胞凝集。一般，自己直接从菜豆中提取的 PHA 效果较好。

3. 接种的血样标本愈新鲜愈好。肝素用以抗凝，用量不宜过多。

4. 秋水仙素用量和作用时间要适当。该药有强烈的毒性作用，用量过大、作用时间过长，可使染色体缩短和发生异常分裂现象，甚至染色体破碎。

5. 低渗是制片好坏的重要环节。低渗液用量的多少与作用时间的长短都会影响染色体的制片质量，如染色体分散不好、有胞浆背景，或细胞破损、染色体丢失等。要注意低渗液使用前需 37℃ 温箱预温。

6. 低渗后的预固定也很重要，预固定时，固定液量不要多，加入固定液后要立即用吸管吹打均匀，用力不要过猛。另外两次固定时，固定液也不要过多，吹打时用力也不要过

图Ⅲ-1　正常人外周血淋巴细胞非显带中期分裂相 2n=46（低倍镜）
注：图中可见呈堆的中期染色体和黑色圆形的间期细胞核

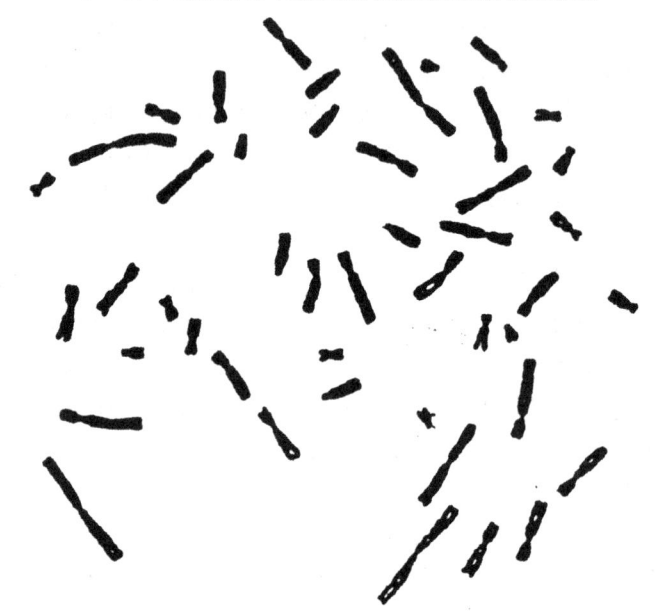

图Ⅲ-2　正常人外周血淋巴细胞非显带中期分裂相 2n=46（油镜）

猛，以免细胞破碎，染色体丢失。固定液要在使用时配制。

7.最后的滴片也是染色体制片好坏的很关键的一步。载玻片上有油污或预冷不够，或滴片时所滴悬液重叠、操作不好，或底物悬液过浓等都直接影响细胞、染色体的分散。底物悬液过稀或酒精灯上烤片时间太长，都可能造成制片中可供分析用的染色体很少，甚至找不到染色体。

【思考题与作业】

1.血培养中无菌操作不严格将会造成什么后果？

2.血培养中 PHA 所起的作用是什么？秋水仙素的作用是什么？

3. 简述血培养和外周血淋巴细胞染色体标本制备的过程。
4. 制备良好的染色体标本应注意哪些问题？
5. 每位同学上交两张人类外周血淋巴细胞染色体标本制片。

（邹俊华）

实验四　小鼠骨髓细胞染色体的标本制备

【目的要求】
1. 初步掌握实验动物骨髓细胞染色体标本的一般制备方法（直接法）。
2. 了解小白鼠染色体的形态特征及其数目。

【实验原理】
骨髓细胞具有旺盛的分裂增殖能力。在骨髓细胞中，有丝分裂细胞所占的比例比一般细胞大。为了积累更多的有丝分裂中期细胞，可在收集细胞前进行秋水仙素处理。

通过制备的骨髓染色体标本，可以观察毒性物质在体内对细胞染色体的影响。同时，在检测环境致突剂方面，也有其独特的优点。方法简捷、直接，易于掌握，一般实验室均可进行。因此，此法也是用动物实验检测有害物质对机体遗传物质损伤的实验方法之一。

【实验准备】
1. 试剂
0.04%秋水仙素，0.075mol/L KCL，甲醇，冰醋酸，Giemsa 染液，香柏油，二甲苯等。
2. 器材
光学显微镜，恒温培养箱，离心机，架盘天平，酒精纱布及其它一般用品。（基本同实验三）

【实验材料】
健康小白鼠（体重约 20 克）

【实验方法、步骤】
1. 取材和低渗

取材前 3~4 小时，于小鼠腹腔内注入 0.04%秋水仙素 0.1ml/10g 体重，以积累中期分裂相。断颈髓法处死小鼠，取其股骨，用酒精纱布清除其上粘附的肌肉及结缔组织，并用剪刀剪去股骨两端少许骨骺及骨皮质，暴露骨髓质，用注射器抽取 0.075mol/L KCl 5ml 冲洗骨髓腔，将冲洗后的液体收集到 5ml 离心管中，反复冲洗两次以上，至骨髓腔变白为止，将冲洗液吹打均匀后置 37℃恒温箱低渗处理 20 分钟。

2. 预固定

取出低渗后的离心管，加入 2~3 滴预固定液（甲醇:冰醋酸＝3:1），立即吹打均匀，平衡后用离心机 2500r/min 离心 5 分钟，去上清液留底物。

3. 固定一

加固定液 5ml 于离心管中，吹打均匀，室温固定 10 分钟后，2500r/min 离心 5 分钟。去上清液，留底物。

4. 固定二

再加固定液 5ml 于离心管中，吹打均匀，室温固定 10 分钟后，2500r/min 离心 5 分钟。倾去上清液，加入少许（约 0.5ml）固定液（加入量视底物量多少而定）。

5. 滴片

将沉淀物吹打均匀后，吸于滴管内，滴在预冷的载玻片上，每片2~3滴，酒精灯上烘烤一下，放在片盘上，晾干后装入片盒中。

6. 染色和观察

1:10的Giemsa染液染色15分钟后，自来水冲洗。待制片干燥后置显微镜下观察。小鼠染色体形态数目与人类染色体不同，小鼠全部为端着丝粒染色体，2n = 40（图Ⅳ-1）。

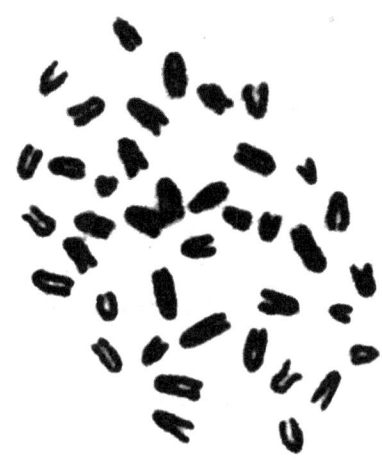

图Ⅳ-1 小鼠骨髓细胞中期分裂相

【注意事项】

1. 在用酒精纱布处理股骨上的软组织时，不要使组织块掉入离心管中。
2. 可参照实验三染色体标本制备过程中的注意事项。

【思考题与作业】

1. 小白鼠腹腔内提前注射秋水仙素的意义是什么？
2. 叙述小鼠骨髓细胞染色体标本的制备过程（直接法）。
3. 简述小鼠骨髓细胞染色体标本制备（直接法）的优点及其应用。
4. 每位同学交两张小鼠骨髓细胞染色体标本制片。

（邹俊华）

实验五 贴壁培养细胞的染色体标本制备

【目的要求】

1. 初步掌握原代培养细胞和传代培养细胞等贴壁培养细胞染色体标本制备的基本方法。
2. 熟悉贴壁培养细胞染色体标本制备过程中，秋水仙素加入的时间及其作用。

【实验原理】

细胞的贴壁培养，即指细胞贴附在支持物上生长、分裂和增殖。培养细胞染色体标本制备多指两类细胞，一是指短期培养的人和动物的器官、组织和细胞的染色体制备；另一是指长期体外培养、不断传代的人和动物的细胞。因此，培养细胞来源广，易得到。染色体标本制备时需选择生长旺盛、分裂活跃时期的细胞。通常在传代后的第三天进行（不同培养细胞可有不同），细胞生长时间过长，则细胞老化，分裂减少，而直接影响染色体标本的制备。

一般在传代后的第二天进行一次细胞换液，换入新鲜、营养丰富的液体，以促使细胞分裂更加旺盛。再经秋水仙素处理可获得大量分裂中期的同步细胞，以制备良好的染色体标本。现以 HeLa 细胞为例说明贴壁培养细胞染色体标本的制备。

【实验准备】

1. 试剂、器材

同实验三（除去肝素小瓶，止血带，链霉素小瓶）。

【实验材料】

人子宫颈癌细胞（HeLa 细胞）

【实验方法、步骤】

1. 秋水仙素处理：将传代培养的 HeLa 细胞，于传代后第二天换液。第三天，在收集细胞前，加入 40μg/ml 浓度的秋水仙素溶液 2 滴（6 号针头），置 37℃ 恒温箱继续培养 2 小时。

2. 终止培养及低渗处理：取出培养瓶，倒掉培养液。用 0.25% 胰蛋白酶 3ml 消化细胞，3 分钟左右后倒掉胰酶。

每瓶加入 37℃ 预温的 0.075mol/L KCl 低渗液 5ml，用弯头吸管将细胞吹打脱瓶，制成分散均匀的细胞悬液，将培养瓶置 37℃ 恒温箱中低渗 20 分钟。

3. 预固定：将低渗后细胞移入 5ml 离心管，加入 2～3 滴新配制的固定液，预固定，用吸管吹打均匀，2000r/min 离心 10 分钟。

4. 固定一：吸去上清液，留底物，加 5ml 固定液，吹打均匀，室温固定 10 分钟后离心。

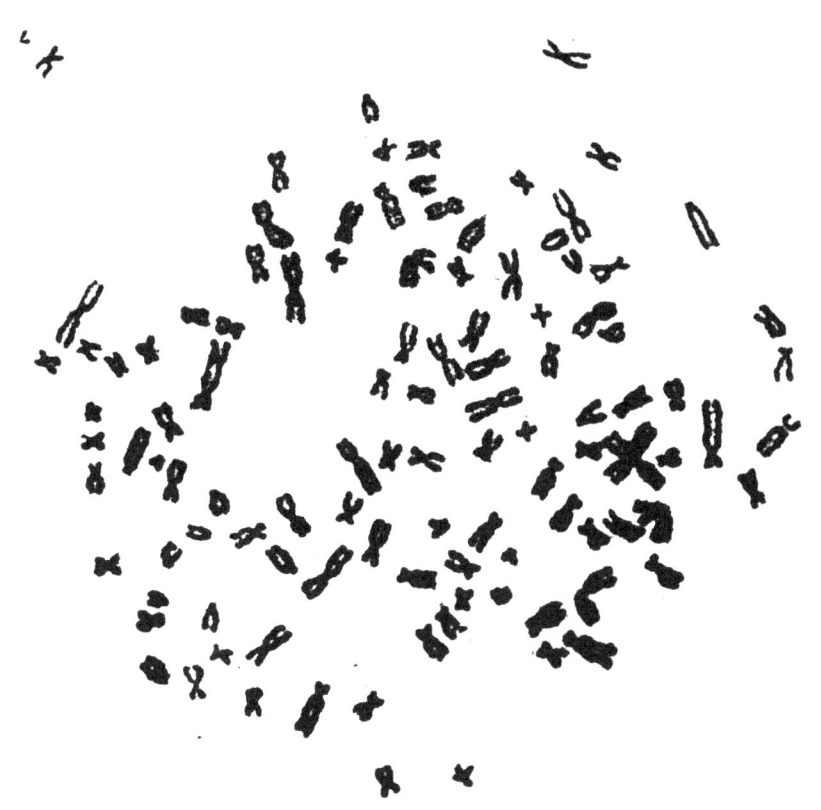

图 V-1　HeLa 贴壁培养细胞中期分裂相

2000r/min 离心 10 分钟。

5. 固定二：重复步骤 4。
6. 滴片：吸去上清液，留底物，加固定液 0.4ml 左右（加入量视底物量的多少而定）。将底物吹打均匀，于预冷载玻片上滴片，空气干燥。
7. 染色和观察：用 Giemsa 染色 10~20 分钟，然后用自来水轻轻冲洗，晾干后镜检（图 V-1）。

【注意事项】
1. 细胞培养过程中的注意事项同实验一。
2. 染色体标本制备过程中的注意事项同实验三。

【思考题与作业】
1. 贴壁培养细胞染色体标本制备时，如何能获得大量分裂中期细胞？
2. 简述贴壁培养细胞染色体标本的制作过程。
3. 每个同学制备 3 张贴壁培养细胞的染色体标本制片。

（邹俊华）

*实验六　人类染色体的形态观察与非显带核型分析

【实验目的】
1. 掌握人类染色体的形态数目和分组特征。
2. 掌握染色体计数和性别鉴定方法。
3. 掌握正常人体细胞染色体非显带核型的分析方法。

【实验原理】
人类非显带染色体核型分析是染色体研究中的基本方法。它可根据染色体的数目、结构进行核型分析，而对染色体病患者做出初步的诊断。可在显微镜下直接做出判断，也可进行显微照相，经冲洗、放大后，根据照片进行分析。人类染色体的命名是根据丹佛（Denver）及伦敦（London）会议提出的标准，按照染色体的长度和着丝点的位置，将染色体配对并按长度依次排列、分组、编号。人体细胞含有 46 条染色体，即 23 对，其中 22 对为常染色体，男、女相同，编为 1~22 号，另一对为性染色体，男、女有别，男性为 XY，女性为 XX。根据着丝点的位置及其相对长度可将 22 对常染色体分为 A、B、C、D、E、F、G7 个组。性染色体可根据它们的形态、大小编入组内，X 染色体编入 C 组，Y 染色体编入 G 组。在剪接配对制备核型图时，性染色体可单独排列。将照片上的染色体按其轮廓剪下，并根据它们的大小和着丝点的位置，进行配对、分组、排列、并贴在报告纸上，而构成了染色体核型图。根据每个染色体的正常形态特征，检查分析染色体核型正常与否，即为核型分析。核型分析后，将其分析结果按国际标准进行描述。

【实验准备】
器材与用品：剪刀、镊子、剪贴纸、尺子、胶水、铅笔、橡皮。

【实验材料】
正常人外周血淋巴细胞非显带中期分裂相照片。

【实验内容】

一、正常人体细胞染色体的观察与计数

每位同学发一张正常人外周血淋巴细胞非显带（中期分裂相）染色体照片（附录三），进行染色体观察和计数。

染色体在细胞周期中经历着凝缩和舒展的周期性变化。在细胞分裂中期，染色体高度凝缩，从而轮廓、结构清晰典型，易于观察分析。

每一中期染色体由两条染色单体组成，借着丝粒而彼此相连。由着丝粒将每条染色单体分为两个染色体臂，分别称为长臂（q）和短臂（p）。染色体臂上有较狭窄而浅染的区域称为次缢痕，D、G组染色体短臂末端连有一个球形小体——随体。短臂和随体相连处为次缢痕又称副缢痕（图Ⅵ-1、Ⅵ-2）。

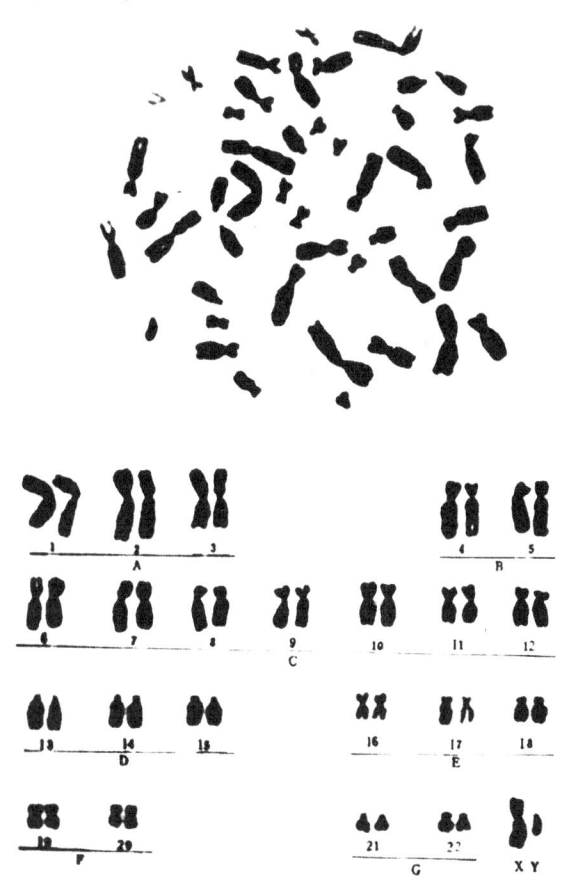

图Ⅵ-1 正常男性非显带核型（46，XY）

正常人每一个体细胞都含有46条染色体，可根据照片上染色体的自然分布，划分为几个区域，便于染色体计数。将各区域的染色体计数总合起来，即为该分裂相的染色体总数。

二、染色体大小及着丝粒位置判断

原则上讲染色体大小，从A到G组，依次递减。A组染色体最大，B、C、D、E、F组染色体逐渐减小，G组染色体最小。

着丝粒是分辨非显带染色体的一个重要指标。1960年在美国丹佛会议上制定了三个参

数，其中有二项与着丝粒位置有关：

①臂率：即用长臂与短臂的长度之比来表示

$$臂率 = \frac{长臂（q）长度}{短臂（p）长度}$$

②着丝粒指数：即短臂之长度与该染色体全长之比。

$$着丝粒指数 = \frac{短臂长度}{该条染色体全长}$$

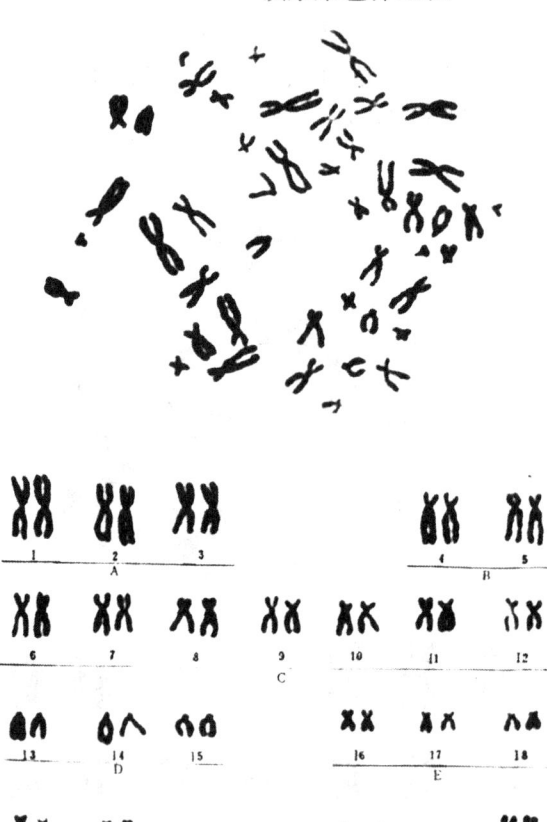

图 Ⅵ-2　正常女性非显带核型（46，XX）

简单快速判断：着丝粒位于染色体纵轴的 1/2～5/8 处者，称为中着丝粒染色体；着丝粒位于染色体纵轴的 5/8～7/8 处者，称为亚中着丝粒染色体；着丝粒位于染色体纵轴的 7/8 至近末端的，称为近端着丝粒染色体。

三、性别判断

经常根据最小的近端着丝点染色体的数量判断性别。由于 Y 染色体的大小及着丝粒位置介于 G 组。因而，如观察到 G 组样染色体 5 条即可初步判断为男性，如仅为 4 条即可初步判断为女性。这是一简捷、快速判断性别的方法。

四、非显带染色体的识别

（一）非显带染色体识别特点

A组（1～3号）

1号：是23对染色体中最大的中着丝粒染色体，位于长臂近着丝粒处常见次缢痕。

2号：比第一对短，是最大的亚中着丝粒染色体。

3号：是23对染色体中第二大的中着丝粒染色体。

B组（4～5号）

次大，均为亚中着丝粒染色体，两对染色体不易区分。

C组（6～12号和X）

本组为染色体最多的一组，且均为亚中着丝粒染色体。各对染色体间在形态上差别较小，故不易区分。但6、7、9和11为偏中部的亚中着丝粒染色体，其余更偏亚中。X染色体的大小介于7、8号之间，有时常不等大。9号长臂近着丝粒处常出现次缢痕。由于这组染色体不易区分，准确的鉴别有待于显带。

D组（13～15号）

中等大小，为7组中最大的近端着丝粒染色体。此组染色体的短臂常见随体。染色体大小依次递减，较难准确鉴别。

E组（16～18号）

16号：为本组中最大的染色体，中着丝粒，长臂常见次缢痕。

17号：是较小的亚中着丝粒染色体。

18号：亚中着丝粒染色体，是亚中着丝粒染色体中最小的一对，短臂比17号短。

F组（19～20号）

为7组中最小的两对中着丝粒染色体。易与其它组区分，但组内两对染色体不易区分。

G组（21～22号和Y）

此组染色体为7组中最小的近端着丝粒染色体，短臂常有随体。21号常比22号小。

Y染色体也为近端着丝粒染色体，但无随体，并常比21、22号染色体大，但其长度变异甚大。Y染色体长臂常平行靠拢，此点为Y染色体与21、22号染色体鉴别的重要标志。

（二）非显带核型分析

在染色体照片观察、计数、性别判断后将照片上的染色体按其轮廓，逐个全部剪下。（可按染色体轮廓剪成长方形，以便配对和粘贴）。并将剪下的染色体摆放在已划线的报告纸上（附录三）。按照非显带染色体的识别特点，配对、分组、排列。摆放时参看图Ⅵ-1、图Ⅵ-2，短臂向上，长臂向下，着丝粒位于铅笔画的横线上，分组排列摆放好，经分析无误后，方可涂上胶水贴在报告纸上，并按国际标准描述所分析的核型。

【注意事项】

1. 实验操作时，不宜面对剪下的染色体大声说话、咳嗽和打喷嚏，以免染色体吹跑遗失。

2. 剪贴时应注意一对染色体要排列紧密，不要有间隔，而每对之间要有间隔。组间也要有间隔。着丝粒都要排列在横线上。上下线染色体要求对齐排列。

3. 将性染色体排列在G组旁。

4. 按染色体轮廓剪成长方形，以便排列、配对和粘贴。

【思考题与作业】

1. 剪贴一张正常人体细胞非显带中期分裂相染色体照片。

2. 做出性别诊断并写出核型。

3. 简单总结一个正常人体细胞内各组染色体的非显带特点。

（邹俊华）

实验七 人类染色体显带技术

G 显带技术

【目的要求】

初步掌握染色体 G 显带制备的基本方法。

【实验原理】

自本世纪 60 年代末以来，染色体显带技术得到了很大的发展。人们用物理、化学的方法处理染色体标本，再用染料对染色体进行分化染色，使其呈现出明暗相间或深浅不同的带纹。这一技术的应用，可以准确识别 23 对不同类型的染色体，并能识别同一号染色体上的不同区带。从而提高了染色体核型分析的精确度，为临床上某些疾病的诊断和病因学研究提供了有效的手段。

关于 G 带的形成机理，迄今尚不十分清楚。有人认为，在胰酶的作用下，蛋白质不均匀丢失是 G 带产生的原因。在染色体上的蛋白质经处理而丢失后，这些区域呈现出浅染（浅带）。染色体上蛋白质和 DNA 结合牢固的区域，由于蛋白质丢失少而呈现深染（深带）。还有人认为，染色体经蛋白酶消化后，染色体的核蛋白破坏，这些区域裸露的 DNA 分子的磷酸基团能与吉姆萨染料中的天青和甲基蓝等噻嗪分子结合而使染色体着色。也有人认为，染色体上 T-A 和 G-C 碱基的含量和分布不同，也与染色体上深浅带的形成有关。A-T 碱基对较多的区域，易与吉姆萨染料结合而染成深色区带；而 G-C 碱基对较多的区域则相反，即染色体上含 G-C 碱基多的区域浅染。总之，目前说法较多，但主要概括了三种观点，即显带是由于①DNA 的作用②蛋白质的作用③DNA、染料和蛋白质三者之间相互作用的结果。这些都有待于进一步研究探讨。可以肯定，G 显带具有很多优点：如制备方法简便易行，标本可长期保存，带纹清晰，成本低廉，制备周期短，普通光学显微镜即可观察，故已成为当今细胞遗传学与分子细胞遗传学领域中应用广泛的一种技术，并成为研究分析染色体的主要常规方法之一。

【实验准备】

1. 试剂：0.85% 生理盐水，0.025% 胰蛋白酶溶液，吉姆萨染液，3.8% $NaHCO_3$，二甲苯，松柏油。

2. 器材：普通光学显微镜，37℃ 水浴箱，普通冰箱，立式染缸，直头小吸管，橡皮吸头，pH 试纸，吸水纸（滤纸），扣染玻璃板，擦镜纸，镊子。

人类中期染色体标本制备用试剂和器材同实验三。

【实验材料】

常规方法制备的人类中期染色体标本制片（片龄 3~5 天最宜）。

【实验方法、步骤】

1. 首先将配制好的 0.025% 胰酶溶液装入立式染色缸中调 pH 值至 7~7.2 放入 37℃ 恒温箱中预温。

2. 取染色体制片一张置胰酶缸中处理 15 秒左右，迅速投入 0.85% 生理盐水缸中漂洗数秒（可准备两缸盐水，做两次漂洗）。

3. 用自来水稀释的吉姆萨染液（自来水：吉姆萨原液 = 8:1）扣染 20 分钟。

4.将标本用流水冲洗、凉干,必要时封片、镜检。镜检时,先在低倍镜下选择分散好、长度适中的分裂相,然后转换油镜观察其显带情况,选择显带好的标本进行 G 显带核型分析。正常人类染色体 G 显带核型分析在实验八中进行(图Ⅶ-1)。

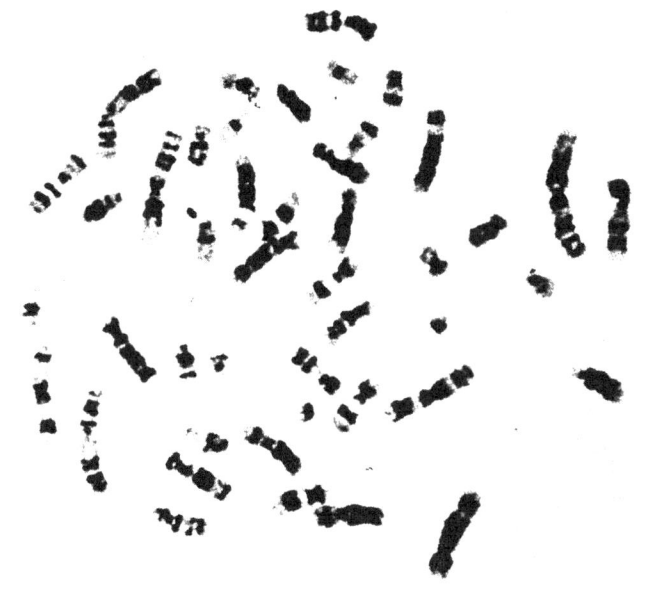

图Ⅶ-1 人类 G 显带中期分裂相

【注意事项】

1.染色体制片胰酶处理前,需 37℃温箱烤片一天左右。如滴片后当天进行 G 显带,可在滴片后置 80℃烤箱烤片两小时。

2.胰酶预温时要注意预温温度,温度过高时胰酶变性失效。

3.胰酶溶液需在使用前配制。染色体在胰酶中的处理时间可因制片质量、片龄而不同。在不同个体的染色体制片中也可有差异。此外,不同厂家生产的胰酶或不同批号的胰酶,在处理时间上都可有差别,故每次进行染色体 G 显带时,最好先试做一张制片,摸索胰酶处理时间,以保证获得最好的染色体 G 显带标本。

【思考题与作业】

1.每位同学制备两张良好的 G 显带标本。
2.G 显带过程中应注意哪些问题?
3.简述染色体 G 显带标本制备的基本方法。

(邹俊华)

C 显带技术

【目的要求】

1.初步掌握染色体 C 显带的制备方法。
2.熟悉 1 号、9 号、16 号和 Y 染色体 C 带的带型特征。

【实验原理】

C 显带技术是一种染色体局部显带技术。染色体经碱、酸、盐处理后,再经 Giemsa 染色,呈现出特有的着丝粒、次缢痕区及 Y 染色体长臂远侧段等的结构异染色质区深染,称为C带。此区域的DNA多为高度重复序列，并仅与组蛋白紧密结合，因而保护了C带区的异染色质免受酸、碱、盐破坏，并易被Giemsa深染。如该区域的DNA一旦发生变性，在改变变性条件后，即可快速复性，这是高度重复序列DNA所具有的特性。其它部位的DNA一旦被碱破坏变性后，不易发生复性，或复性较慢，因此，不易被Giemsa着色。所以，染色体两臂的常染色质部分仅显示出浅淡的染色体轮廓。优良的C带标本，可使结构异染色质区着色很深。在人类染色体中，染色体的着丝粒区、第1、9、16号染色体的次缢痕区和Y染色体长臂的远侧段明显深染。因此，利用C带，可以准确地识别这些染色体，并可确定着丝粒的位置和数目，还可配合其它显带技术对染色体某些结构异常、Y染色体异常及性别，做出准确的诊断。不同个体、种族，C带的大小和染色的强度不同，呈现出多态性，故C显带技术在多态性研究和鉴别染色体来源等方面具有一定的意义。

【实验准备】

1. 试剂：5%~10%饱和$Ba(OH)_2$，0.1mol/L HCl，蒸馏水，70%、80%、95%酒精和纯酒精，2×SSC溶液，Giemsa染液，香柏油或石蜡油，二甲苯。

2. 器材：光学显微镜，恒温水浴箱，温度计，立式染缸，镊子，扣染用玻璃板，小吸管，50ml量筒，擦镜纸。

人类中期染色体标本制备用试剂和器材同实验三。

【实验材料】

常规方法制备的人类中期染色体标本制片。

【实验方法、步骤】

1. 将染色体制片投入58℃饱和$Ba(OH)_2$中5分钟。

2. 取出标本置0.1mol/L HCl中漂洗。

3. 蒸馏水漂洗数次。

4. 酒精脱水：70%酒精→80%酒精→95%酒精→纯酒精（每个浓度5分钟），空气干燥。

5. 置65℃2×SSC溶液中温育1.5~2小时。

6. Giemsa染色20分钟，自来水冲洗，空气干燥，显微镜下观察。

C显带染色体标本观察

将干燥后的标本置显微镜低倍镜下观察，找到分散好的、染色体长度适宜的分裂相，换油镜观察。注意观察各染色体的着丝粒区深染，尤其是第1号、9号、16号染色体着丝粒区及次缢痕区深染，两者合在一起形成明显大的C带，Y染色体长臂远侧段约1/2~2/3区段深染，C带明显（图Ⅶ-2）。第1、9、16号染色体和Y染色体长臂的C带具有多态性。

【注意事项】

1. 片龄不宜过长，否则影响C带质量。

2. 制片从饱和$Ba(OH)_2$中取出时要迅速投入0.1mol/L HCl中，以免$Ba(OH)_2$的沉淀物粘贴在玻片上影响C带的观察。

3. 染色浓度及时间不宜过高过长，以免影响C带的质量。

【思考题与作业】

1. 每位同学制备两张良好的C显带标本。

2. 简述染色体C显带标本制备的基本方法。

3. 在C显带标本中，你能辨认1、9、16号及Y染色体吗？它们的C带特点与其它各号染色体有什么不同？

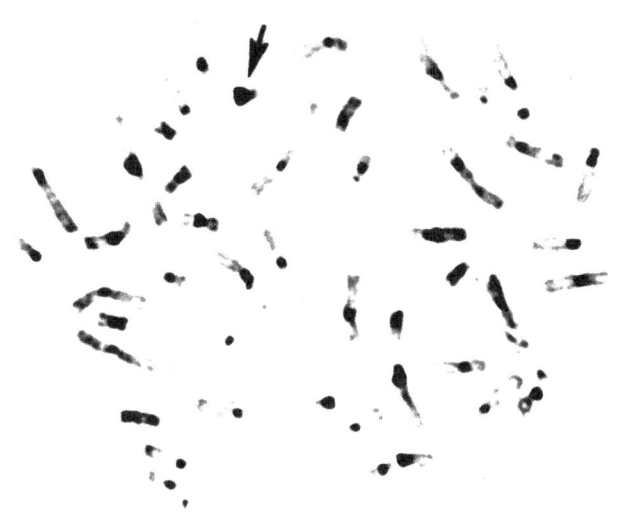

图Ⅶ-2 人类 C 显带中期染色体，箭头所指为 Y 染色体

（邹俊华）

核仁形成区银染技术

【目的要求】

1. 初步掌握人类染色体核仁形成区银染标本的制备方法。
2. 熟悉核仁形成区的所在部位。

【实验原理】

人类 D 组和 G 组染色体的随机柄部次缢痕区，称为核仁形成区（NOR），与核仁形成有关。硝酸银染色技术，使具有活性的核仁形成区特异地染成黑色。这种银染色阳性的 NOR 称为 Ag–NOR，是具有转录活性的 rDNA 部位。现已证明，这里是具有转录活性的 18S rRNA 和 28S rRNA 基因的所在部位。此处常伴有丰富的酸性蛋白质，而这种蛋白含有较多的 –SH 基团和二硫键，易使硝酸银中 Ag^+ 还原为 Ag 颗粒，从而使有转录活性的核仁形成区镀上银颗粒而呈现出黑色区域，故被银染的不是 rDNA 本身而是酸性蛋白质。没有转录活性的 NOR 则不着色。对 Ag–NOR 出现频率进行计数，可以了解有活性的 rRNA 基因（rDNA）的动态变化，估计 rDNA 的转录活性。人类细胞中的 Ag–NOR 数目及其在染色体上的位置都是比较稳定的，如发生改变，说明细胞内 rRNA 基因活性发生变化。现认为该技术是研究 18S rRNA 和 28S rRNA 基因分布和转录活性的一种简易有效的方法，并已广泛地用于肿瘤细胞遗传学，体细胞遗传学，进化遗传学和临床细胞遗传学等领域。

【实验准备】

1. 试剂：50% 硝酸银，明胶–甲酸液，Giemsa 染液，蒸馏水。
2. 器材：光学显微镜，恒温水浴箱，小吸管，小吸头，盖玻片，擦镜纸。

人类中期染色体标本制备用试剂和器材同实验三。

【实验材料】

人外周血淋巴细胞染色体标本制片（片龄在一周以内）。

【实验方法、步骤】

1. 先吸取 50% $AgNO_3$ 两滴滴在染色体标本制片上，然后加入明胶–甲酸液 3 滴，轻轻来回摇晃混匀,盖上盖玻片。

2. 将玻片平置于沸水水浴箱的铁板上 1~2 分钟,待玻片变金黄色,立即用自来水冲洗,以冲掉盖玻片。

3. 以 5% Giemsa 溶液复染 10 分钟,自来水冲洗,空气干燥,镜下观察。

【标本观察】

Ag-NOR 计数:选择分散好、数目全的中期分裂相染色体,计数 D 组 6 个和 G 组 4 个近端着丝粒染色体 Ag-NOR 的数目。凡有银染点的近端着丝粒染色体,不论单侧或双侧的,都计数为一个银染的染色体(图Ⅶ-3)。

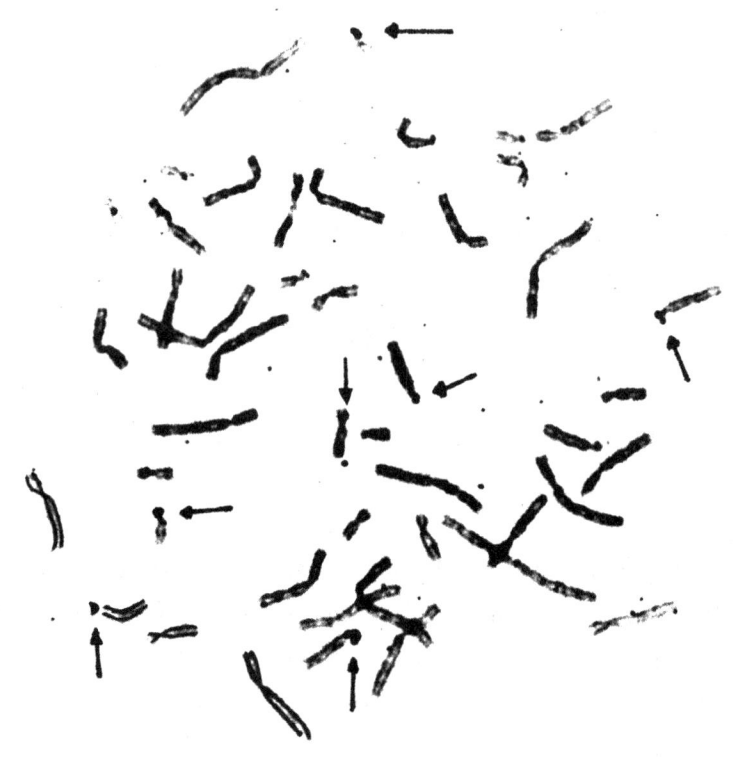

图Ⅶ-3 人类中期染色体核仁形成区银染色,箭头所指为银染颗粒

【注意事项】

1. 硝酸银溶液应在临用前配制。配制及使用时,注意不要溅到四周,以免形成很难除掉的黑色污点。

2. 掌握好银染温度,温度越高、反应速度越快。

【思考题和作业】

1. 仔细观察 Ag-NOR 形态、数目及其在染色体上的位置。

2. 了解 NOR 银染的原理。

(邹俊华)

＊实验八 人类染色体 G 显带核型分析

【实验目的】

1. 通过G显带核型分析，掌握G显带核型分析方法并初步掌握各号染色体的带型特征。
2. 与非显带核型分析进行比较，认识G显带核型分析，能准确的识别每一条染色体。

【实验准备】
器材与用品：剪刀、镊子、剪贴纸、直尺、胶水，铅笔和橡皮。

【实验材料】
正常人外周血淋巴细胞G显带中期分裂相照片。

【实验内容】
正常人类G显带核型分析

一、正常人类染色体G带带型识别的主要特征（见表格）：

正常人类染色体G带带型识别的主要特征

组	染色体号	着丝粒	短臂（p）	长臂（q）
A	1	中	近侧段和中段共2条深带，远侧浅染	着丝粒、次缢痕浓染，一起形成"△"浓染区。中、远段共4条深带
A	2	亚中（近中）	4条深带，中段2条靠近，有的合并为一条	5~8条深带，均匀分布
A	3	中	中段有一条明显和宽阔的浅带，远侧近端部有一条较窄深带与长臂相区别	中段有一条明显和宽阔的浅带
B	4	亚中	中段1~2条深带	4条深带均匀分布，近着丝粒的一条较恒定，可与5号相区别
B	5	亚中	1~2条深带，远侧段深带宽而浓染，但比4号中段深带窄	中段有一宽阔的深带，由3条深带合并而成
C	6	亚中	中段有一条明显的浅带，可形容为"小白脸"	5条深带
C	7	亚中	3条深带，远侧近末端深带着色浓而宽，犹如"瓶盖"	3条深带，近侧2条深带明显
C	8	亚中	2条深带，2深带之间有一条明显的浅带	2~3条深带，远侧段一条明显，恒定，为8号特点
C	9	亚中	3条深带，中段和远侧段可合并成一条深带	2条明显深带，次缢痕区不着色，有些标本中可呈现出特有狭长的"颈部区"，可形容为"细脖子"
C	10	亚中	中段1~2条深带，有时整个短臂淡染	3条深带，近侧一条浓染，且恒定
C	11	亚中	一条深带	近中段有一条明显较宽的深带，与近侧深带间有一条宽阔的浅带，与12号相区别
C	12	亚中	一条深带	中段有一条很宽的深带，与近侧深带之间有一条较窄的浅带与11号相区别
C	X	亚中	中段有一条明显的深带"竹节样"	4条深带，近侧一条最明显与短臂的深带相对称"竹节样"
D	13	近端		4条深带，第2，第3较宽，着色较浓
D	14	近端		4条深带，远侧段明显的深带区别于D组其它染色体
D	15	近端		中段有一条明显的深带，近侧段可见1~2条淡染深带，远侧浅染

续表

组	染色体号	着丝粒	短臂（p）	长臂（q）
E	16	中	1~2条较谈的深带	次缢痕浓染，长度变异大，其和浓染着丝粒一起形成"△"浓染区
E	17	亚中	一条深带	远侧段一条深带，其与近侧段的深带之间有一明显宽的浅带
E	18	亚中	一般浅染	近侧段和远侧段各有一条明显的深带，近侧段的宽而浓染
F	19	中	核型中染色最浅	核型中染色最浅，着线粒深染，其余均为浅带
F	20	中	有一条明显的深带，一般短臂比长臂染色深	1~2条淡染深带，有时不明显
G	21	近端		近侧段有一明显浓染而宽的深带
G	22	近端		2条深带，近侧一条着色浓而紧贴着丝粒，呈点状，中段一条着色淡
G	Y	近端		远侧段约1/2~2/3区段浓染，有时整个长臂深染或有2条深带

二、正常男性 G 显带核型分析

1. 每位同学发一张正常人外周血淋巴细胞 G 显带中期分裂相照片（附录三）。将染色体按其轮廓逐个剪下，根据其大小、带型特点和着丝粒位置，依次分组、配对和排列组合，参看图Ⅷ-1、Ⅷ-2。待检查无误后，方可贴在报告纸上。格式要求同非显带核型分析，并描述其核型。

2. 结合该核型分析，熟悉和记忆各号染色体 G 带带型的主要特征。

【注意事项】 同实验六非显带核型分析。

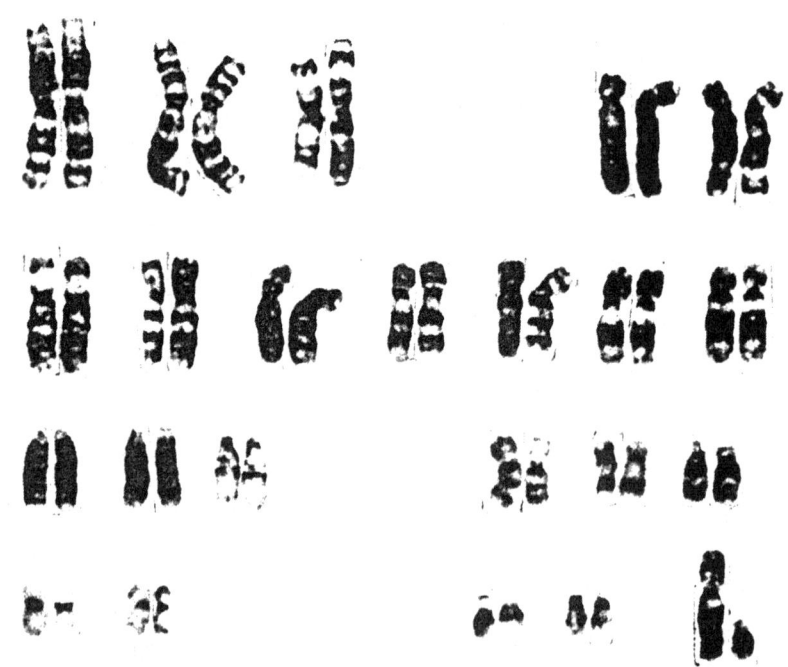

图Ⅷ-1 正常男性 G 显带核型（46，XY）

【思考题与作业】

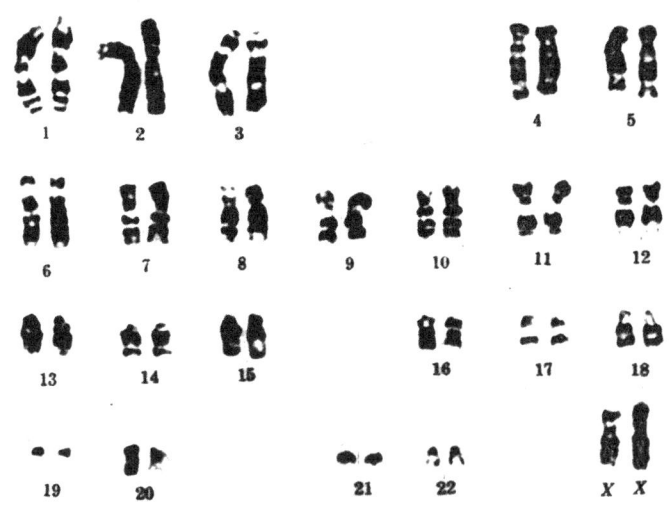

图Ⅷ-2 正常女性 G 显带核型（46，XX）

1. 每人剪贴分析一张正常人体细胞 G 显带中期分裂相染色体照片。
2. 简单说出 G 显带各号染色体带型的特点。
3. 进行性别诊断并写出核型。

（邹俊华）

实验九　X 染色质的标本制备

【目的要求】
1. 初步掌握 X 染色质标本的制备方法。
2. 观察熟悉人类间期细胞 X 染色质的形态特征、数目及所在部位。
3. 熟悉性染色质检查的临床意义。

【实验原理】

X 染色质检查的重要临床意义在于性别的鉴定。在正常女性间期细胞核膜边缘常常可以观察到一个被碱性染料浓染的、直径 1 微米左右的小体。这一小体，是由女性一条"失活"的 X 染色体形成的，是不具有转录活性并呈异固缩状态的 X 染色质，也称 X 小体或巴氏小体。女性另一条 X 染色体与其它染色体一样呈解螺旋状态，并具有转录活性。X 小体的数目在女性中是性染色体数目减 1。正常女性细胞中有两条 X 染色体，所以仅有一个 X 小体，而具有三条 X 染色体的不正常女性，则有两个 X 小体。男性个体因只有一条 X 染色体，而不发生异固缩，因而没有 X 小体。但先天性睾丸发育不全的男性（核型：47，XXY），在细胞核中也可见到 X 染色质。因此，可以通过 X 染色质数目的检查，鉴定胎儿的性别和性别畸形。

X 染色质大多位于核膜内侧缘，1 微米左右，深染。形状不一，有球状、扁凸状、三角形和半圆形等。正常女性间期细胞中，X 染色质阳性检出率为 20% ~ 70%，大多为 30% ~ 50%，高时可达 70% 以上，男性细胞中则平均低于 1%。可采取口腔粘膜细胞、绒毛细胞、羊水细胞等进行检查（图Ⅸ-1）。

【实验准备】

1. 试剂：0.85%生理盐水，甲醇，冰醋酸，95%乙醇，硫堇染液，香柏油，二甲苯，加拿大树胶。

2. 器材：光学显微镜，离心机，小吸管，载玻片，烧杯（50ml），量筒（50ml），小吸头，牙签，片盘，镊子，擦镜纸。

【实验材料】

人口腔粘膜细胞

【实验方法步骤】

1. 取 5ml 离心管，加入 5ml 0.85%生理盐水。

2. 受试者嗽口后，用牙签刮取口腔颊部粘膜，置离心管中生理盐水中涮洗，弃掉牙签。用吸管轻轻吹打涮洗下来的细胞，以 1500r/min 离心 10 分钟。

3. 弃上清液，加入新鲜配制的固定液（甲醇:冰醋酸 = 3:1）5ml，轻轻吹打均匀，室温固定 10 分钟。

4. 1500r/min 离心 10 分钟，弃上清液，留底物，加固定液 0.3～0.5ml（加入量视底物量而定），轻轻吹匀后，将细胞悬液滴在清洁的载玻片上，每片约 2 滴，空气干燥。

5. 硫堇染色法：

（1）将空气干燥后的制片放入蒸馏水中漂洗数分钟。

（2）用 5mol/L HCl 水解 10 分钟。

（3）蒸馏水中漂洗数分钟（中间可更换一次蒸馏水），充分洗掉 HCl。

（4）将制片置入硫堇染液中浸染 30 分钟。

（5）蒸馏水漂洗，晾干。

（6）加 50%酒精漂洗一次。

（7）70%酒精分色半分钟。

（8）95%、100%酒精脱水各 1～2 分钟。

（9）二甲苯透明两次（1～2 分钟），加拿大树胶封片。

6. 镜检 100 个细胞，统计含有 X 染色质细胞所占的百分率。正常值：男性：10%以下或没有，女性：40%以上。

【注意事项】

1. 口腔颊部刮片时，用力要适当，要均匀，以求刮下的细胞可以观察到 X 染色质。

2. 掌握好盐酸水解的时间和温度。

【思考题与作业】

1. 绘出一个所观察的含有 X 染色质的口腔粘膜上皮细胞。

2. 镜检 100 个细胞，统计含有 X 染色质细胞的百分比。

实验十　姐妹染色单体色差染色技术

【目的要求】

1. 初步掌握人体外周血淋巴细胞染色体姐妹染色单体色差（或姐妹染色单体分化 SCD）染色技术。

2. 初步掌握 SCE 的观察及分析方法。

3. 了解 SCE 频率变化的意义。

【实验原理】

姐妹染色单体色差（或姐妹染色单体分化 SCD）染色技术可使中期染色体的两条染色单体着色深浅不同，能借以观察姐妹染色单体交换（SCE）现象。姐妹染色单体交换，是指在染色体复制过程中，同一条染色体上的两条姐妹染色单体在相同位置上发生的等位对称的片段交换，即两条姐妹染色单体在 DNA 合成中核苷酸序列发生互相交换的现象。

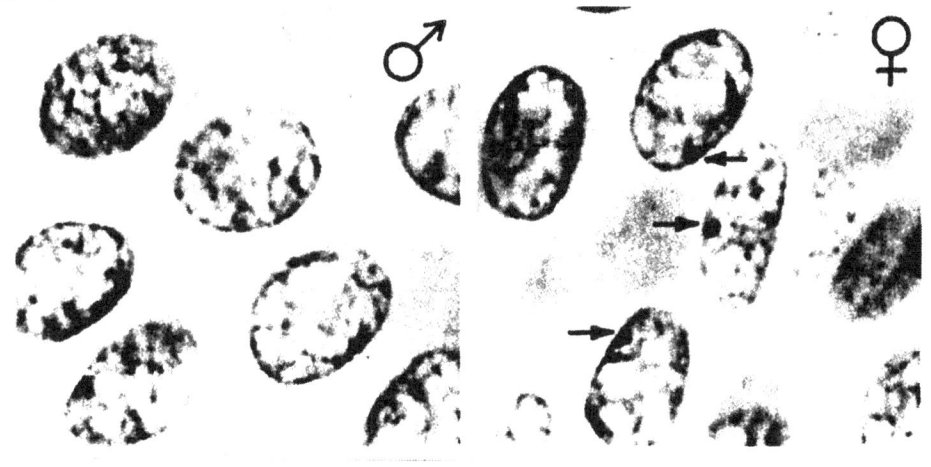

图 Ⅸ-1 人类上皮细胞所显示的 X 染色质（箭头所指）

当细胞在含有 BrdU（5-溴脱氧尿嘧啶核苷）的营养液中增殖分裂时，由于 BrdU 是与脱氧胸腺嘧啶核苷相类似的核苷，所以在 DNA 复制过程中 BrdU 可取代胸腺嘧啶核苷而参入到新复制的 DNA 子链中。根据 DAN 半保留复制的规律，细胞在含有 BrdU 的营养液中进行第一次 DNA 复制时，每条 DNA 双链中的一条单链为 BrdU 参入链（TB 型链），当第二次复制

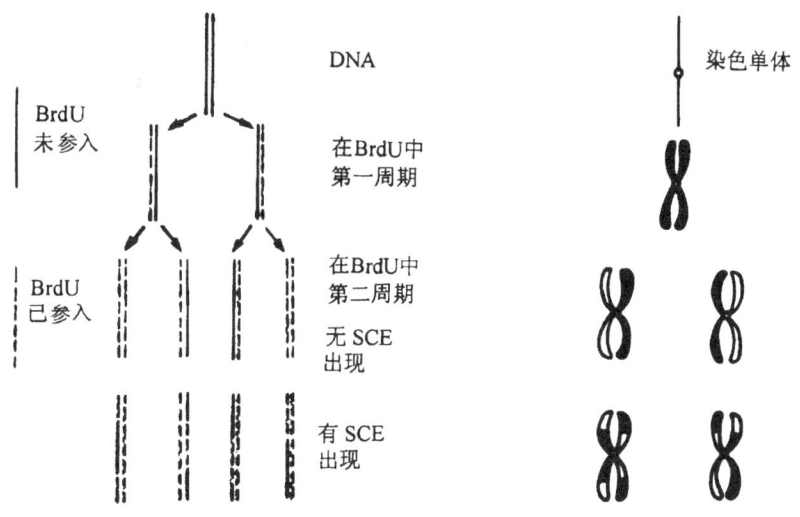

图 Ⅹ-1 姐妹染色单体分化染色原理

时这条 DNA 双链又经过一次半保留复制，其中一条 DNA 双链仍为 TB 型链，而另一条 DNA 双链都含有 BrdU（称 BB 型链）。因此，第二周期中的每条染色体的两条姐妹染色单体中 DNA 分子，一条为 TB 型链，一条为 BB 型链。由于两股都含有 BrdU 的 DNA 双链螺旋化程度较低而降低了与某些染色剂的亲和力，所以经 Giemsa 染色后 BB 型链比 TB 型链染色浅而出

251

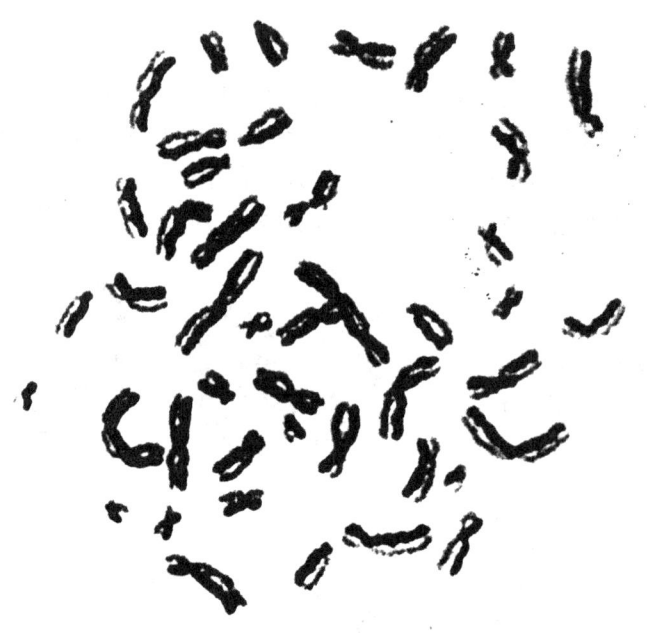

图Ⅹ-2　正常人淋巴细胞姐妹染色单体交换

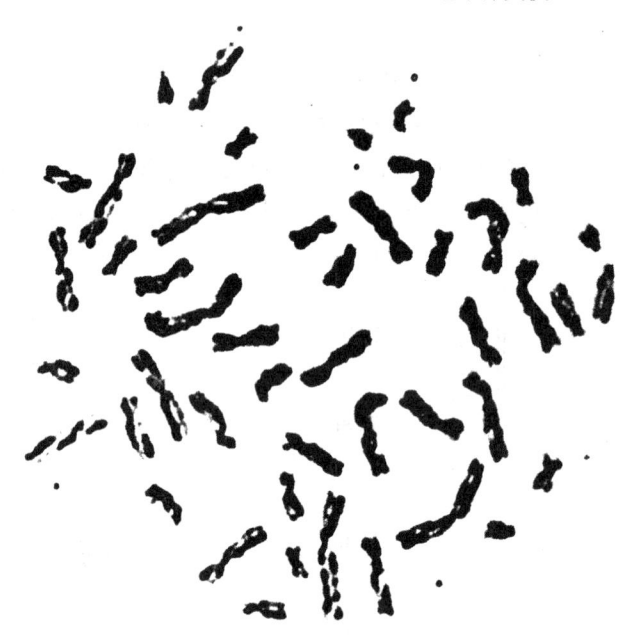

图Ⅹ-3　加诱变剂后SCE频率增高

现色差。在普通光学显微镜下即可观察到第二周期中一条中期染色体的两条染色单体，显示出深浅不同的颜色（图Ⅹ-1、图Ⅹ-2）。如果在某些因素的作用下两条单体间发生了等位片段的交换，则可以很容易观察到。这种交换的次数即为互换频率。现已证明，许多诱变剂、致癌剂和致畸剂都可诱发SCE和染色体畸变，但SCE频率的改变比染色体畸变灵敏得多，而且有害物质毒性越强SCE的交换频率就越高，表现出很好的剂量-效应关系。因此，SCE技术已成为检测致突变物和致癌物的一种常用手段。SCE分析可作为DNA损伤修复研究中一项有意义的指标（图Ⅹ-3）。

【实验准备】

1. 试剂：2×SSC 溶液，Giemsa 染液，香柏油，二甲苯，BrdU（500μg/ml）。
2. 器材：光学显微镜，恒温水浴锅，紫外灯（15 或 30W），饭盒盖，擦镜纸，小吸管，小吸头，黑布和扣染用玻璃板等。

人类中期染色体标本制备用试剂和器材同实验三。

【实验材料】

加 BrdU 的营养液培养的外周血淋巴细胞染色体标本制片。

【实验方法步骤】

一、血培养和染色体标本制备

在进行外周血淋巴细胞培养时，5ml 培养液中加入 BrdU（500μg/ml）0.1ml，使培养液中 BrdU 的终浓度为 10μg/ml，种血后用黑布包裹，避光培养 72 小时，按常规进行染色体的标本制备。

二、姐妹染色单体色差染色

1. 将染色体制片放在饭盒盖内，细胞面朝上，盖一张擦镜纸，滴加适量 2×SSC 溶液，以浸透擦镜纸，充分覆盖细胞面。
2. 将其移到 45℃~48℃恒温水浴锅的水面上，用 15W 或 30W 紫外灯照射细胞面 30 分钟，灯管与载玻片的距离约为 5~7cm，紫外灯外周需用黑布遮盖。
3. 照射完毕，用自来水冲去擦镜纸及 2×SSC 溶液，空气干燥后，Giemsa 扣染 20 分钟，自来水冲片，空气干燥，镜下观察。

三、SCE 的观察与计数

在显微镜下，选择染色体分散好的、数目完整、染色体长度适宜的分裂相观察。首先应区别第一、二、三周期中期分裂相染色体 Giemsa 染色的特点。第一周期两条染色单体均为 TB 型，故全部深染；第二周期，一条染色单体为 TB 型，另一条染色单体为 BB 型（浅染），因而构成深浅色差的两条染色单体；第三周期，可出现两条染色单体均为 BB 型，全部浅染的分裂相以及其它各种情况如浅染的染色体中有一段或多段深染区段等。

SCE 计数：凡在染色单体端部出部的交换，记为一次 SCE，在染色单体的长、短臂中间出现交换，记为两次 SCE，在着丝粒部位发生交换，排除着丝粒部扭转，记为一次 SCE。在记数 20 个中期分裂相 SCE 后，计算出每个细胞的 SCE 平均值，即为该个体的 SCE 交换频率。但应注意，一般情况下需设对照组，由于 BrdU 本身可致畸，如浓度过高可引起自身 SCE 交换率本底的增高，因此要有正常人血制片作对照。

【思考题与作业】

1. 在自己的制片中能看到三个不同周期的 SCE 图像吗？
2. 姐妹染色单体色差染色的原理是什么？
3. 观察计数 20 个分裂相，并计算出每个细胞 SCE 的平均值。

（邹俊华）

实验十一 微核检测技术

【目的要求】
1. 掌握人体外周血淋巴细胞微核检测技术（有丝分裂阻断法微核检测技术）。
2. 熟悉微核的形态特征。
3. 了解微核检测的实际意义和应用范围。

【实验原理】
微核是细胞核外，游离于细胞质中的核物质小体。其大小一般是主核的 1/3~1/4。微核是染色体畸变的一种特殊表现形式，是由细胞分裂后期滞留的染色体断片或整条染色体在子代细胞分裂间期的细胞质中形成的游离团块物。由于染色体受化学诱变剂和辐射损伤而断裂成一些无着丝粒的染色体断片或受到纺锤体的毒物作用，纺锤体受到损伤，当细胞进入分裂后期时，不受纺锤丝牵引而滞留在赤道板附近，在末期以后，单独形成一个或几个规则的次核，包含在子细胞的胞质内，由于比主核小得多，故称微核。微核同主核一样，是由 DNA 物质所组成。现已证实，微核率同外界作用因子的剂量呈线性正比关系。因此，微核检测技术已广泛应用在辐射防护、损伤、化学诱变剂研究和新药、保健食品的毒理实验中。微核的形成需要经过一次细胞分裂。有丝分裂阻断法微核检测技术是利用一定浓度的细胞松弛素 B 阻断淋巴细胞细胞质的分裂而不影响细胞核的分裂，故在淋巴细胞培养过程中加入细胞松弛素 B，使经过一次分裂的淋巴细胞呈双核，选择这部分细胞进行微核计数而提高了实验的敏感性。同时也成为检测致突变、致癌、致畸物质对机体遗传效应的一种重要手段。

【实验准备】
1. 试剂：已配好的营养液（20% 小牛血清 + 80% RPMI - 1640 + PHA），$100\mu g/ml$ 浓度的细胞松弛素 B，$0.075mol/L$ KCl，甲醇 - 冰醋酸固定液（3:1），Giemsa 染液，香柏油，二甲苯。
2. 器材：同实验三。

【实验材料】
肝素抗凝的正常人静脉血。

【实验方法步骤】

一、血培养

1. 取静脉血 0.5ml~1ml 注入两个含 5ml 培养液的培养瓶中，置 37℃ 温箱培养。（为了增加微核率便于实验观察，在血培养前正常人静脉血可经 ^{60}钴照射）
2. 细胞培养至 40~42 小时，培养瓶中加入 $100\mu g/ml$ 的细胞松弛素 B，0.3ml/瓶（终浓度：$6\mu g/ml$），继续培养 30 小时。即培养至 70~72 小时收获细胞。

二、制片

1. 将培养物移至 5ml 离心管，以 1000r/min 离心 10 分钟，弃上清液，留底物，加入 3ml 预温（37℃）的 $0.075mol/L$ KCl 和 2ml 固定液（甲醇:冰醋酸 = 3:1）混匀。
2. 混匀后，以 1000r/min 离心 10 分钟，弃上清液，加 4ml 固定液吹匀，室温固定 10 分钟，离心。再重复一次。

3. 弃上清液留底物，加 0.5ml 固定液，吹打均匀，滴片，空气干燥。
4. Giemsa 染液扣染 20 分钟，自来水冲片，空气干燥，显微镜观察。

三、微核观察、分析及计数

首先用低倍镜观察选择染色和细胞分散好的区域，换高倍镜或油镜观察计数。一般情况下，计数 1000 个胞浆完整的双核淋巴细胞（每瓶计数 500 个），经^{60}钴照射过的淋巴细胞微核率明显高于未照射过的细胞。所计数的微核要求与主核完全脱离，多呈圆形，边缘光滑，着色与主核一致，小于主核的 1/3。一个细胞中，不论出现几个微核，均按一个细胞计数。

$$微核细胞率 = \frac{含微核的细胞数}{观察的细胞总数} \times 100\%$$

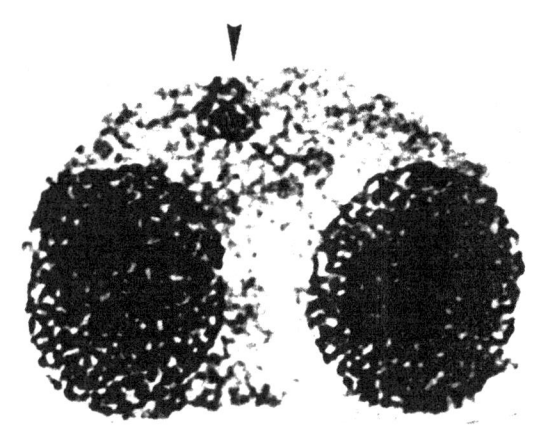

图 XI-1　正常人外周血淋巴细胞微核

【注意事项】
在微核标本的制备过程中，动作要轻，离心速度要准确，以免细胞破碎，微核丢失。

【思考题与作业】
1. 随机观察 500～1000 个细胞并计算微核细胞率。
2. 简单叙述微核的形成机理及微核检测的实用价值。

（邹俊华）

实验十二　人类皮纹分析

【目的要求】
1. 掌握皮纹分析的基本知识和方法。
2. 了解皮纹分析在遗传学中的应用。

【实验原理】
人体的手、脚掌面具有特定的纹理表现，简称皮纹。人类的皮肤由表皮和真皮构成。真皮乳头向表皮突起，形成许多排列整齐、平行的乳头线，此线又称嵴纹。嵴纹上有许多汗腺的开口。突起的嵴纹相互又形成凹陷的沟。这些凹凸的纹理就构成了人体的指（趾）纹和掌纹。目前，皮纹学的知识和技术，广泛应用于人类学、遗传学、法医学以及作为临床某些疾病的辅助诊断。

人体的皮纹既有个体的特异性，又有高度的稳定性。皮纹在胚胎发育第 13 周开始出现，第 19 周左右形成，出生后终生不变。

【实验准备】

器材用品：放大镜、印台、印油、白纸、直尺、铅笔、量角器。

【操作方法】

将双手洗净、擦干，把全手掌在印台上均匀地涂抹上印油，五指分开按在白纸上。注意用力不宜过猛过重，不能移动手掌或白纸，以免所印皮纹重叠而模糊不清。

一、指纹观察

手指末端腹面的皮纹称为指纹。根据纹理的走向和三叉点的数目，可将指纹分为三种类型：弓形纹、箕形纹、斗形纹（图Ⅻ-1）。

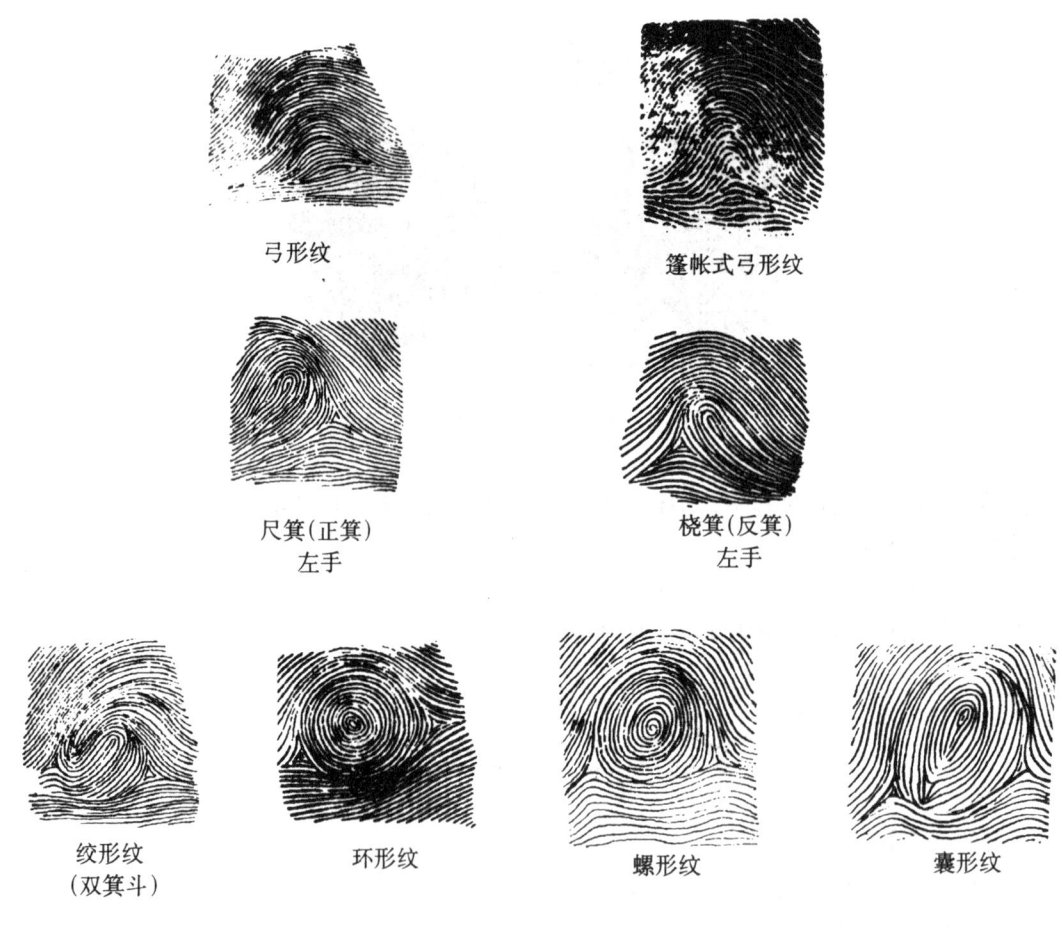

图Ⅻ-1 指纹的类型

1. 弓形纹（arch，A）：特点是嵴线由一侧至另一侧，呈弓形，无中心点和三叉点。根据弓形的弯度分为简单弓形纹和篷帐式弓形纹（图Ⅻ-1）。

2. 箕形纹（loop，L）：箕形纹俗称簸箕。在箕头的下方，纹线从一侧起始，斜向上弯曲，再回转到起始侧，形状似簸箕。此处有一呈三方向走行的纹线，该中心点称三叉点。根据箕口朝向的方位不同，可分为两种：箕口朝向手的尺侧者（朝向小指）称正箕或尺箕；箕口朝向手的桡侧者（朝向拇指），称反箕或桡箕（图XII-1）。

3. 斗形纹（whorl，W）：是一种复杂、多形态的指纹。特点是具有两个或两个以上的三叉点。斗形纹可分绞形纹（双箕斗）、环形纹、螺形纹和囊形纹等（图XII-1）。

根据统计，指纹的分布频率因人种而异，存在种族、性别的差异。东方人尺箕和斗形纹出现频率高，而弓形纹和桡箕较少；女性弓形纹多于男性，而斗形纹较男性略少。

二、嵴纹计数

1. 指嵴纹计数：弓形纹由于没有圆心和三叉点，计数为零。箕形纹和斗形纹，则可从中心（圆心）到三叉点中心绘一直线，计算直线通过的嵴纹数。斗形纹因有两个三叉点，可得到两个数值，只计多的一侧数值。双箕斗分别先计算两圆心与各自三叉点连线所通过的嵴纹数，再计算两圆心连线所通过的嵴纹数，然后将三个数相加起来的总数除以2，即为该指纹的嵴纹数（图XII-2）。

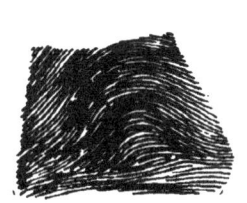
弓形纹

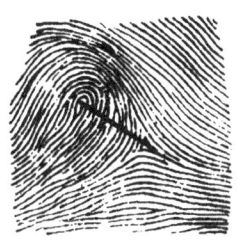
箕形纹

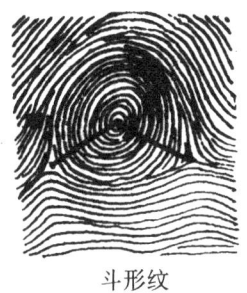
斗形纹　　　双箕斗

图XII-2　指纹的嵴纹计数

2. 指嵴纹总数（TFRC）：为10个手指指嵴纹计数的总和。我国男性平均值为148条，女性为138条。

三、掌纹观察

掌纹分为五部分：

1. 大鱼际区：位于拇指下方。
2. 小鱼际区：位于小指下方。
3. 指间区：从拇指到小指的指根部间区域。（$I_1 \sim I_4$）。
4. 三叉点及四条主线：由2、3、4、5指基部的三叉点a、b、c、d各引出一条主线，即

A 线，B 线，C 线和 D 线（图 XII-3）。

5. atd 角：正常人手掌基部的大、小鱼际之间，具有一个三叉点，称轴三叉，用 t 表示。从指基部三叉点 a 和三叉点 d 分别画直线与三叉点 t 相连，即构成 atd 角。可用量角器测量 atd 角度的大小，并确定三叉点 t 的具体位置。三叉点 t 的位置离掌心越远，也就离远侧腕关节褶线越近，atd 角度数越小；而三叉点 t 的位置离掌心越近，离腕关节褶线越远，atd 角就越大。我国正常人 atd 角的平均值为 41°（图 12-4）。

6. t 距百分比计算

t 三叉至远侧腕关节褶纹的距离（t 距），比上手掌长度（中指掌面基部褶纹至远侧腕关节褶纹间的垂直距离）的百分比（图 XII-4）：

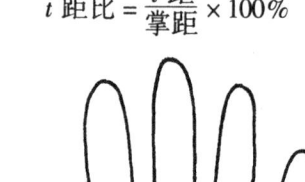

$$t \text{ 距比} = \frac{t \text{ 距}}{\text{掌距}} \times 100\%$$

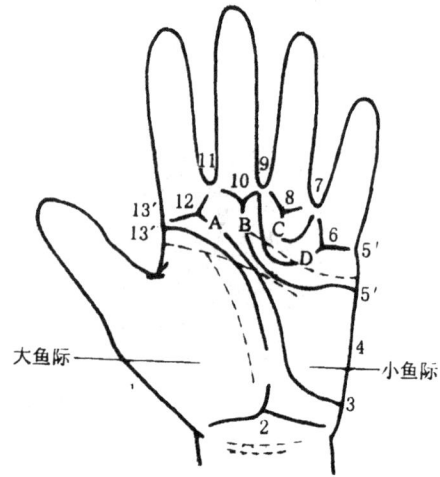

图 XII-3　正常人掌纹

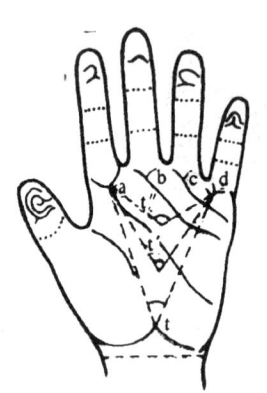 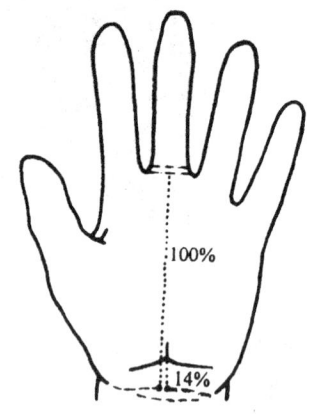

图 XII-4　atd 角、t 位置变化及 t 距百分比示意图

四、指褶纹和掌褶纹

指手掌和手指屈面各关节弯曲活动处所显示的褶纹。实际上褶纹不是皮肤纹理，但由于染色体病患者的指褶纹和掌褶纹有改变，所以列入皮纹，进行观察讨论。

1. 指褶纹：正常人除拇指只有一条指褶纹外、其余四指都有 2 条指褶纹与各指关节相对应。但先天愚型患者（21三体）和18三体患者的第五指（小指）可只有一条指褶纹。

2．掌褶纹：正常人手掌褶纹主要有三条，分别是：远侧横褶纹，近侧横褶纹，大鱼际褶纹（图Ⅻ-5）。

（1）通贯掌：又称猿线。由远侧横褶纹与近侧横褶纹连成一条直线横贯全掌而形成。

（2）变异Ⅰ型：也称桥贯掌。表现为远侧和近侧横褶纹借助一条短的褶纹连接。

（3）变异Ⅱ型：又称叉贯掌。为一横贯全掌的褶纹，在其上下各方伸出一个小叉。

（4）悉尼掌：表现为近侧横褶纹通贯全掌，远侧横褶纹仍呈正常走向。这种掌褶纹多见于澳大利亚正常悉尼人群中，故称悉尼掌。

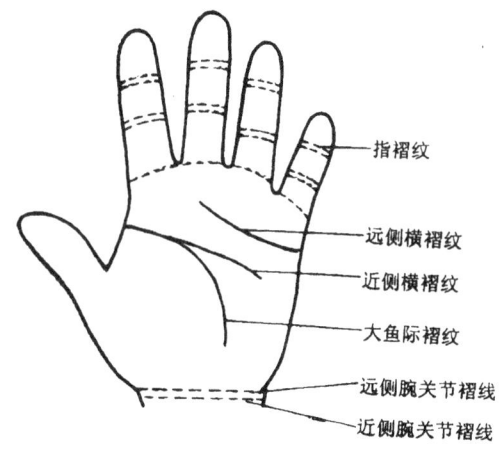

图Ⅻ-5 正常人指褶纹和掌褶纹

在某些疾病的诊断中，掌褶纹可作为一项辅助诊断的指标。通过认真仔细的分析，才能得出正确结论（图Ⅻ-6）。

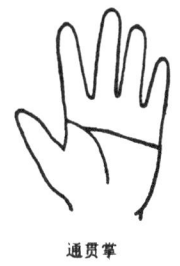 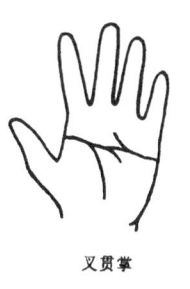 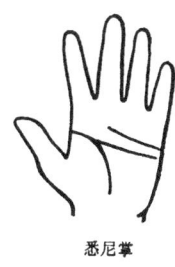

图Ⅻ-6 通贯掌与变异掌褶纹

五、脚掌纹

人的脚掌、脚趾上也有一定的皮纹图形。但目前仅对拇趾球区皮纹了解较多，也具有一定的临床意义。具体可分为7种类型：①远侧箕形纹②斗形纹③腓侧箕形纹④胫侧箕形纹⑤近侧弓形纹⑥腓侧弓形纹⑦胫侧弓形纹。先天愚型患者胫侧弓形纹出现的频率较高，而13三体患者腓侧弓形纹的频率较高（图Ⅻ-7）。

【思考题与作业】

1．观察自己指纹、掌纹、指褶纹和掌褶纹的类型。

2．计数指嵴纹总数（TFRC）。

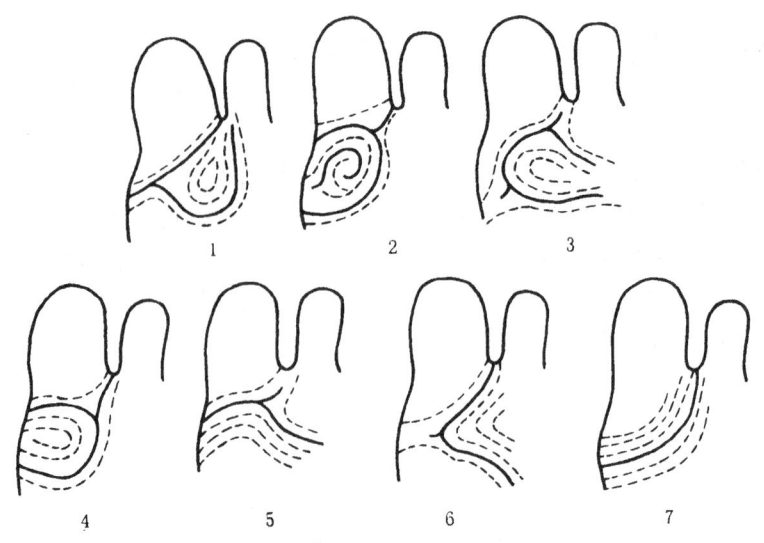

图 XII-7 拇趾球区的皮纹类型
1. 远侧箕形纹（远箕） 2. 斗形纹 3. 腓侧箕形纹（腓箕） 4. 胫侧箕形纹（胫箕）
5. 近侧弓形纹（近弓） 6. 腓侧弓形纹（腓弓） 7. 胫侧弓形纹（胫弓）

3. 测量双手的 atd 角并计算 t 距比。

(邹俊华)

实验十三 遗传咨询

【目的要求】
1. 通过对单基因病（或性状）的系谱分析，熟练掌握系谱分析的一般方法。
2. 熟练掌握遗传病再发风险的估计方法。
3. 熟悉遗传咨询的一般过程。

【实验原理】
遗传咨询是医师或从事医学遗传学的工作人员用遗传学和临床医学的基本原理，确定某病是否为遗传病、遗传方式、再发风险、如何防治等一系列问题，然后回答患者及家属提出的有关疾病的各种遗传学问题，并提出建议和指导。所以，从事遗传咨询的工作人员除具备临床医学的知识外，还必须具备医学遗传学的基本知识，了解遗传病与其它临床疾病的鉴别诊断，掌握系谱分析的原理和方法，熟悉遗传病再发风险估计等等。遗传咨询一般包括下列几个步骤①询问、查体、实验室检查、收集家族史，绘出系谱图。②依据第一步获得的资料以及实验室的检查结果，判断某病是否为遗传病。③根据系谱分析判断遗传病的传递方式或可能的传递方式。④回答患者及有关人员所提出的各种遗传学问题，例如该遗传病的产生原因、诊断、预防、治疗及再发风险的估计等问题。⑤与患者及家属商谈，并帮助他们做出恰当的选择和确定最佳措施。遗传咨询是减少遗传病患儿出生的有效方法，对降低遗传病的群体发病率，优化人类的遗传素质具有重要意义，因此它是医学遗传学的一项重要研究内容。

【实验内容】
1. 判断下列各系谱中各单基因遗传病的遗传方式，并写出患者及其父母的基因型（图 XIII-1～图 XIII-5）。

2. 幼年性黑蒙性白痴是一种遗传病，患者在 6 岁以后智力发育减退，视力受损导致失明，肌肉萎缩，最后常死于 20 岁前。这种患者可出现在父母均正常的家庭中，男女发病机会均等。现有一对 25 岁的表兄妹，表现正常，准备结婚，虽然双方父母正常，但双方的同胞中均有人死于此病，所以前来咨询。

(1) 他们想知道，双方都是携带者的可能性有多大？
(2) 基于上述答案，请告诉他们，出生有关患儿的概率是多大？
(3) 通过淋巴细胞空泡形成增多可以检出携带者，如果此实验结果表明他们均为携带者，那么他们婚后生出有关患者的可能性有多大？
(4) 你对他们有何忠告？

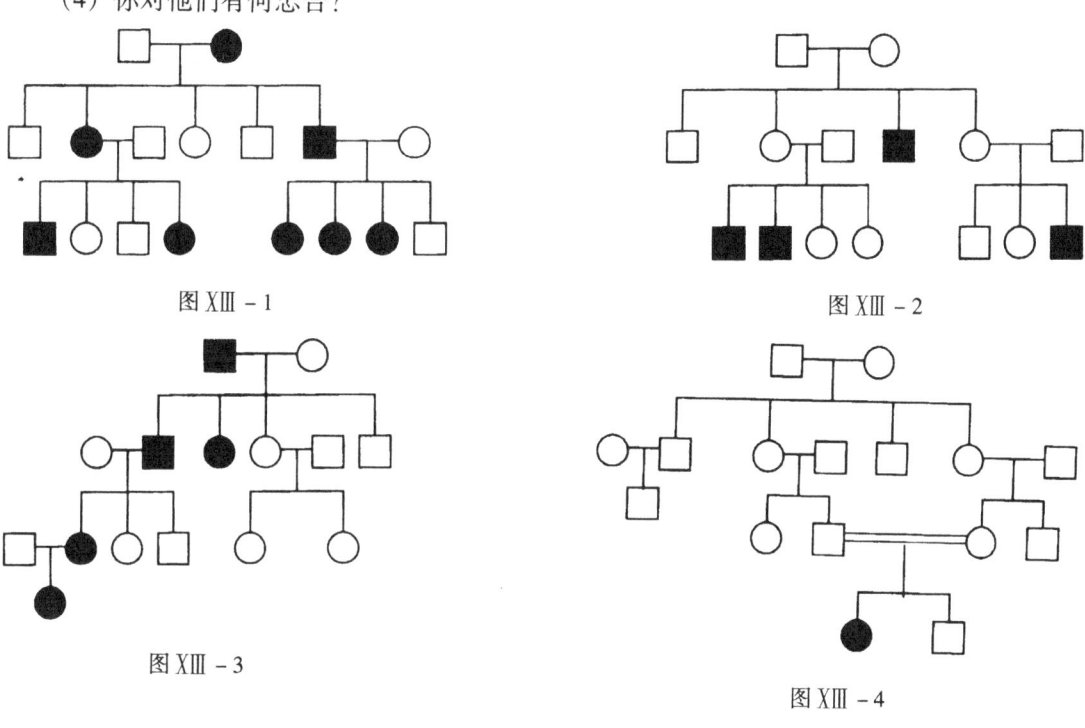

图 XIII-1　　　　　　　　　　　　　图 XIII-2

图 XIII-3　　　　　　　　　　　　　图 XIII-4

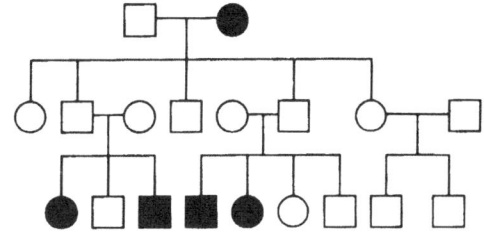

图 XIII-5

3. Rh^- 血型的孩子可由 Rh^+ 或 Rh^- 的双亲生出，但 Rh^+ 的孩子其父母至少有一人为 Rh^+ 血型，问哪一种血型是由显性基因决定的？

4. 下列五个母亲(a)~(e)有五个表型，每人生了一个孩子，孩子的表型已列出。父亲的基因型也已列出，问每个孩子的父亲是谁？

	母亲表型	孩子表型	父亲基因型
(a)	AMRh^+	OMRh^+	1. $I^A i L^M L^N rr$

(b)	BNRh⁻	ONRh⁻	2. $I^B i L^M L^N RR$
(c)	OMRh⁻	AMNRh⁺	3. $ii L^M L^N rr$
(d)	ANRh⁺	ABMNRh⁺	4. $ii L^M L^M rr$
(e)	ABMNRh⁻	ABMRh⁻	5. $I^A I^A L^M L^N RR$

5. 一对夫妇生有苯丙酮尿症（PKU）的患儿，他们听说是遗传病后，前来咨询，问题是：

(1) 他们二人及家庭各成员中全无这种病的患者，这怎么能算遗传病呢？

(2) 是谁的问题？能不能治疗？他们再生一个孩子患 PKU 的可能性是多大？如何预防患儿的出生？

6. 有一对外表正常的夫妇，怀孕 4 胎中，有两次流产，存活的长女表型正常，但其染色体数目为 45 条，存活的男孩是一个具有 46 条染色体的先天愚型患者。

(1) 请解释男孩的发病原因。

(2) 长女婚后会出现什么症状？会生出先天愚型患儿吗？如果能，是否能防止患儿的出生？

7. 一对夫妇婚后，怀孕 5 次，其中 4 胎流产，1 胎多发畸形。经细胞遗传学检查丈夫为倒位携带者，他们还能否生出正常的孩子？如果能，表型正常的孩子的核型如何？

8. 一位青年准备与他的姑表妹结婚，他们认为在他们的家系中从来没有过遗传病的患者，他们结婚对后代不会有影响。请你从我国人群的遗传负荷是每人平均携带 5 个有害基因的角度说明他俩不宜结婚的原因。

9. 如果苯丙酮尿症的群体发病率为 0.0001，表兄妹婚后后代患苯丙酮尿症的概率有多大？是随机婚配的多少倍？

10. 黑尿病（AR）的群体发病率为百万分之一，请问下列情况产生有病后代的概率是多大？

(1) 两个正常的无亲缘关系的人结婚。

(2) 一个患黑尿病的人与一个正常的无亲缘关系的人结婚。

(3) 一个正常的人，他(她)的父母也正常，但有一个患黑尿病的弟弟，与一正常的无亲缘关系的人结婚。

11. 一位女性表型正常，三个哥哥表型也正常，但因她的两个舅舅患有假肥大型肌营养不良症（XR）前来咨询。

(1) 她是携带者的可能性有多大？

(2) 如她与正常男性结婚，婚后生男孩的复发风险是多大？生女孩的复发风险是多大？

(3) 如果她婚后生了一个患者，如再生育，则生一个正常孩子的可能性是多少？

12. Huntington 舞蹈症为常染色体显性遗传病，25 岁以前发病的占 10%，40 岁以后发病的占 60%。一位 25 岁的男性，表型正常，其外祖父患有该病，他的母亲现已 45 岁，表现也正常，请问他是携带者的可能性是多少？他将来的子女获得致病基因的风险是多少？

（刘海英）

附录一 常用器材的清洗、包装和消毒

细胞培养过程中，操作者需要有严格的无菌观念。所用器皿都要经严格处理和灭菌消毒，不能存有半点侥幸心理，这是保证实验成功的关键所在。

玻璃器皿是培养过程中用量最多的器材。需经严格的清洗消毒，最常用的浸泡液为铬酸洗液，配方如下：

强液

重铬酸钾	120g
浓硫酸（粗）	200ml
蒸馏水（或自来水）	1000ml

弱液

重铬酸钾	50g
浓硫酸（粗）	90ml
蒸馏水（或自来水）	1000ml

先将重铬酸钾溶于水中，再缓缓加入浓硫酸，边加边用玻璃棒搅拌，防止局部过热迸出。配制时最好用塑料或陶瓷制品。配完冷却后可移至玻璃缸中。塑料制品不可长期存放此液，以防塑料老化裂缝遗漏。配制后的洗液需加盖保存，以防蒸发。每次将浸泡的物品甩干后置入，以免洗液浓度降低。硫酸具有较强的腐蚀性，故操作时需戴耐酸手套。禁用金属镊夹，可用竹制品。

(一) 玻璃器皿的清洗、包装和消毒

培养用玻璃器皿：培养瓶、三角瓶、吸管、培养皿、血清瓶等，可先用清水洗涤两遍以上，如器皿较脏有油污，可加少许普通洗涤液，用软毛刷子刷洗，自来水冲洗无泡沫后，浸入铬酸洗液中，浸泡24小时以上。从酸液中取出后，自来水冲洗15遍，过两道蒸馏水，每次两遍，80℃烘烤干燥后，用硫酸纸和牛皮纸包口，置鼓风干燥箱中，以160℃、1小时消毒备用。

凡玻璃器皿基本上都可用这一方法处理。

载玻片 新载玻片用洗涤液刷洗冲净后置酸液中浸泡24小时以上，使用前，用自来水冲洗数遍，蒸馏水冲洗两遍后浸在蒸馏水中置4℃冰箱保存备用。（最好当天用当天冲洗）。

G6玻璃漏斗 清水冲洗数遍后置酸液中浸泡24小时，（注意酸液要浸满漏斗下部）捞出自来水流水冲洗3天（或用清水抽滤，5000ml的用水量），再用蒸馏水抽滤清洗，用水量为2000~3000ml，80℃烤箱内烘干，用布包裹，高压灭菌，15磅20分钟，保存备用。

不锈钢金属正压滤器 自来水冲洗，蒸馏水冲洗两遍以上，烘干后将滤膜装上，用布包裹，10磅20分钟高压灭菌备用。

橡胶制品的处理 新的橡皮胶塞，清水将表面的滑石粉洗净后，用2%NaOH煮沸30分钟，自来水冲洗数遍，再用4%HCl煮沸30分钟，以自来水冲洗，蒸馏水冲洗两遍后，蒸馏水中煮沸20分钟，捞出晾干后备用。用过的旧塞，以自来水冲洗干净，蒸馏水煮沸、晾干备用。用前将胶塞放入饭盒内，15磅30分钟高压灭菌消毒；也可放在装有蒸馏水的饭盒中，盖好盖子煮沸20分钟，将水滗出烘干后备用。

金属器械处理 新的剪、刀、镊，可用洗涤液洗净上面的油，清水冲洗，95%酒精擦洗干净，置饭盒中，15磅20分钟高压灭菌消毒，也可煮沸消毒，煮沸30分钟，将水滗出烤干后备用。使用后，应用清水冲洗干净，95%酒精擦拭，待干燥后存放，以防生锈。

布制品的处理 常用的手术衣、口罩和帽子，待洗干净晾干后，用布包裹，置高压蒸气灭菌锅内，18磅30分钟消毒备用。

药品溶液的消毒

1．高压灭菌：凡可行高压灭菌的溶液，配制完毕后，盖好盖子（注意反口胶塞上需插针头，以防压力过高爆裂；如盖塑料胶盖，盖子不易拧得很紧，待消毒后方可拧紧）8磅15分钟左右（视药品种类而定）高压灭菌。消毒完毕，待压力下降至"零"时，方可打开高压锅。待溶液冷却后，置4℃或0℃冰箱保存备用。

2．过滤除菌：细胞培养过程中常用试剂：营养液、血清、酶等溶液，不能用高热或高压法灭菌，因为这些溶液经高温后，会发生效价降低、失活和变性，因此，只能用过滤除菌法。常用的过滤器，一般分为两种，一种是正压滤器，另一种是负压滤器。这两种滤器使用时都要注意，压力不宜过大和空抽，以防滤板或滤膜破裂而将细菌抽入溶液。同时也不宜一次抽量过大，以防滤板或滤膜堵塞，影响抽滤。胰酶不宜用石棉滤板抽滤，以防失活、效价降低。石棉滤板滤过的液体，有时含有毒素，不利于细胞的培养，故先用生理盐水抽滤10分钟后，方可抽滤培养液，以降低毒素。现在常用滤膜抽滤，滤膜多为混合纤维素酯微孔滤膜，此膜物美价廉，方便可靠，过滤速度快，阻力小。使用时多用两张滤膜，上面为孔径大一点的滤膜，下面为小孔径滤膜，以减少滤膜被堵塞的可能。此膜为一次性使用，用后即应弃掉，处理方便。

无菌室和超净工作台消毒：组织培养时，需在无菌室中或超净台上操作。每次使用前需用紫外灯照射20~30分钟。用超净台操作时要求打开鼓风机，以防外面空气中的细菌落到净化台上。无菌室需要每月空气消毒一次。可用2%过氧乙酸喷洒地面，待挥发时，即行空气消毒；也可用福尔马林和高锰酸钾混合液（200ml福尔马林加入20g高锰酸钾），它们发生化学反应时产生的气体，起到空气消毒的作用。

（邹俊华）

附录二 培养液和常用试剂的配制

在细胞培养过程中，营养液和有关试剂的配制十分重要，关系着实验的成败，因此要严格注意以下几点：

1．所用药品、试剂必须都是分析纯制品，同时要注意药品的有效期，以防失效、变质。

2．配制溶液时，需用双蒸水、三蒸水或超纯水，以防杂质混入，影响药效。

3．存放药品溶液的玻璃制品，应采用中性玻璃，以防药液存放时间略长而发生pH值改变。

4．称量药品时要严格、仔细对照药品标签，注意其分子量和含水量，同时检查砝码重量，以求准确无误。

5．配制完的药液需放在4℃或0℃冰箱保存，待用前融化，注意有无沉淀、混浊和絮状物，以确保实验成功。

一、细胞培养常用试剂

1. RPMI-1640 培养液

取美国生产的 RPMI-1640 粉一袋（10.4g），溶于1000ml 三蒸水中，搅匀，充分溶解后，用无菌正压滤器过滤，分装在500ml 葡萄糖瓶中，4℃冰箱保存备用。（培养液呈玫瑰红色）。

同时可配制使用培养液，配制比例如下：

$$\left.\begin{array}{lr}\text{RPMI-1640} & 8ml \\ \text{小牛血清} & 2ml \\ \text{PHA} & 0.4ml \\ \text{双抗} & 0.1ml\end{array}\right\} pH7.2,$$

平均分装于2个链霉素小瓶中，每瓶5ml。

2. Hanks 液

原液甲：

$$\left.\begin{array}{lr}\text{NaCl} & 160g \\ \text{KCl} & 8g \\ MgSO_4 \cdot 7H_2O & 2g \\ MgCl_2 \cdot 6H_2O & 2g\end{array}\right\} \text{依次溶于800ml 双蒸水中……①}$$

$CaCl_2$ 2.8g 溶于100ml 双蒸水中……②

将①和②液混合后加双蒸水至1000ml，再加氯仿2ml，4℃冰箱保存；也可不加氯仿，高压灭菌8磅15分钟，冷却后冰箱保存。

原液乙：

$$\left.\begin{array}{lr}Na_2HPO_4 \cdot 12H_2O & 3.04g \\ KH_2PO_4 & 1.2g \\ \text{葡萄糖} & 20g\end{array}\right\} \text{依次溶于800ml 双蒸水中……①}$$

酚红 0.4g 溶于100ml 双蒸水中……②

将①和②液混合后加双蒸水至1000ml，再加氯仿2ml，4℃冰箱保存；如不加氯仿，用高压灭菌也可以，方法同上。

使用时按原液甲一份，原液乙一份和双蒸水18份的比例，配成 Hanks 使用液。将使用液用高压蒸锅8磅15分钟灭菌消毒，冷却后存放4℃冰箱内。

3. D-Hanks 液（无钙、镁 Hanks 液）

$$\left.\begin{array}{lr}\text{NaCl} & 8.0g \\ \text{KCl} & 0.4g \\ Na_2HPO_4 \cdot 12H_2O & 0.157g \\ （或 Na_2HPO_4） & (0.09)g \\ KH_2PO_4 & 0.06g \\ \text{葡萄糖} & 1.0g\end{array}\right\} \begin{array}{l}\text{依次溶于1000ml 双蒸水中，加1\%酚}\\ \text{红2ml，混匀后高压灭菌（8磅15分钟），}\\ \text{冷却后4℃冰箱保存。}\end{array}$$

4. 0.25% 胰蛋白酶溶液

称量250毫克胰蛋白酶，溶于100ml 无钙、镁的 Hanks 液中，混匀，用抽滤器过滤、灭菌，存放在0℃以下冰箱保存备用。

5. 3.8% NaHCO₃ 溶液

称重 3.8 克 NaHCO₃ 粉剂，溶于 100ml 双蒸水中，混匀后置高压锅内 8 磅 10 分钟灭菌消毒。冷却后置 4℃冰箱中保存备用。

6. 双抗（青、链霉素）

取 80 万单位青霉素一支，用 4ml 无菌生理盐水溶解，溶解后吸出 1ml 注入另一支 80 万单位青霉素中（青霉素已含 100 万 U）。取 100 万 U 链霉素一支，用注射器注入 4ml 生理盐水，将以上 1ml 100 万 U 青霉素与 4ml 100 万 U 链霉素混合后，注入 95ml 生理盐水中，混匀后，即配成每毫升含青、链霉素各 1 万单位的双抗溶液。此液保存在 0℃以下冰箱中，可用 3 个月。不宜反复冻融，以免药效降低。

7. 0.2%台盘蓝染液

称取 200mg 台盘蓝，溶于 100ml 双蒸水中，混匀溶解。此染液用于死细胞核染色。

二、染色体制备及显带常用试剂

1. 肝素溶液

取肝素一支（2ml，12 500U），加入生理盐水 22ml，即配成每毫升含有 520U 的肝素使用液。肝素具有抑制细胞分裂的作用，故用量要准确。

2. 秋水仙碱（秋水仙素）

称取 4mg 秋水仙碱粉剂，溶于 100ml 无菌生理盐水中，摇匀溶解，即配成 40 $\mu g/ml$ 浓度的秋水仙碱使用液。当外周血培养到 70 小时，每瓶血中加入 2 滴。

称取 40mg 秋水仙碱粉剂，溶于 100ml 无菌生理盐水中，摇匀溶解，即配成 0.04%浓度的使用液。用于小鼠骨髓细胞染色体标本制备时腹腔注射用。

3. 植物血球凝集素（phytohemagglutinin，PHA）提取法

称取菜豆 20g，用水冲洗干净，蒸馏水洗三遍，去豆皮，置 40℃温箱烤干。待干后磨成粉状，加入 0.85%生理盐水（无菌）500ml，充分摇匀后置 4℃冰箱 48 小时，并经常摇动。将菜豆浸液以 3000 r/min 离心 20 分钟，取上清液置正压滤器过滤除菌，分装小瓶，零度以下冰箱保存。不宜反复冻融，以免降低效价，分装冻存后，一次性化冻使用。每 5ml 培养基中加 PHA 0.2ml，即可获得较多的分裂相标本。

4. 5-溴脱氧尿嘧啶核苷（5-bromodeoxyuridine，BrdU）

称取 1mg 粉剂溶于 2ml 无菌水或生理盐水中，充分摇匀，即配成 500$\mu g/ml$ 的 BrdU 使用液。避光 4℃保存。使用时，每 5ml 培养基中加入 0.1ml BrdU 溶液，最终浓度 10$\mu g/ml$。

5. 饱和 Ba(OH)₂

称取 5~10g Ba(OH)₂·8H₂O，溶于 100ml 蒸馏水中，充分混匀，室温存放，使用时切勿摇动，吸取上层已溶解的液体。

6. 2×SSC 溶液

0.3mol/L NaCl（1.74g 溶于 100ml 双蒸水）

0.03mol/L Na₃C₆H₅O₇·2H₂O（0.882g 溶于 100ml 双蒸水）

使用前将上述两液按 1:1 比例混合。

7. 0.025%胰酶（G 显带用）

称取 25mg 胰蛋白酶，溶于 100ml 无菌生理盐水中，摇匀，置 4℃冰箱保存。

待用前调 pH 值 7~7.2。（最好现用现配）

8.50% AgNO₃ 溶液

称取 50g AgNO₃ 粉，溶于 100ml 蒸馏水中，待充分溶解后，放进棕色滴瓶，避光 4℃ 冰箱保存。

9. 明胶、甲酸溶液

称取明胶 2g 溶于 100ml 蒸馏水中，加热溶解，混匀，凉后（约 40℃ 左右），加入甲酸 0.3ml。即配成明胶、甲酸液。

10. 0.1 mol/L HCl

吸取 HCl（12mol/L）0.8ml，缓缓加入 99.2ml 蒸馏水中。

11. 硫堇染液

（1）硫堇饱和液：称取 20g 硫堇溶于 500ml、50% 酒精中，用滤纸过滤。

（2）缓冲液：

醋酸钠	9.714g
巴比妥钠	14.714g
双蒸水	500ml

4℃ 保存

（3）染液：

上述缓冲液	28ml
0.1 mol/L HCl	32ml
硫堇饱和液	40ml

混匀，pH 调至 5.7，4℃ 冰箱保存备用。

12. Giemsa 原液和使用液

量取：
Giemsa 粉	3.8g
甲醇（中性）	375ml
甘油	125ml

将 Giemsa 粉溶于少许甲醇中，用研钵充分研磨至无颗粒为止，加入全部甲醇混匀后，加甘油 125ml，混匀后放入棕色瓶中，置 37℃ 温箱保存（原液），一般需保存一个月以上才能使用。注意在一个月内经常摇动，使其充分混匀。使用前，吸取 10ml 自来水或 pH 6.8 的磷酸缓冲液（PBS），加入 Giemsa 原液 20 滴或 1ml，混匀，即配成 Giemsa 使用液。

13. 0.075 mol/L KCl 低渗液

称取 2.79gKCl 溶于 500ml 蒸馏水中，待溶后置 37℃ 温箱保存备用。

14. 甲醇、冰乙酸（3:1）固定液（染色体制片用）

取 3 份甲醇加入 1 份冰乙酸溶液充分混合即可。（临用前配制）

15. 细胞松弛素 B（cytochalasin-B，Cyt-B）

用于微核检测。取 1mg Cyt-B，加入 1ml 二甲基亚砜溶解，配成原液。置冰箱保存。取以上原液 0.1 ml，加入 0.9 ml 盐水，即配成每毫升含 100μg 浓度的细胞松弛素 B 使用液。每 5ml 培养液中加入 0.3ml 使用液，终浓度即为 6μg/ml。

（邹俊华）

附录三 实验六 正常人外周血淋巴细胞非显带中期分裂相核型分析作业（剪贴用）

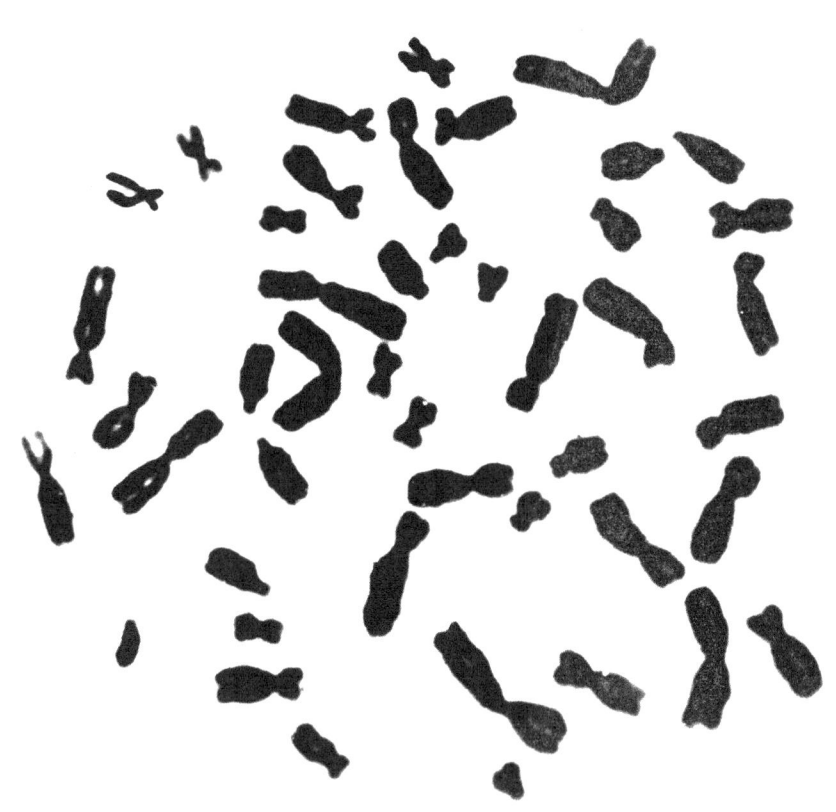

实验八　正常人外周血淋巴细胞 G 显带中期分裂相核型分析作业（剪贴用）

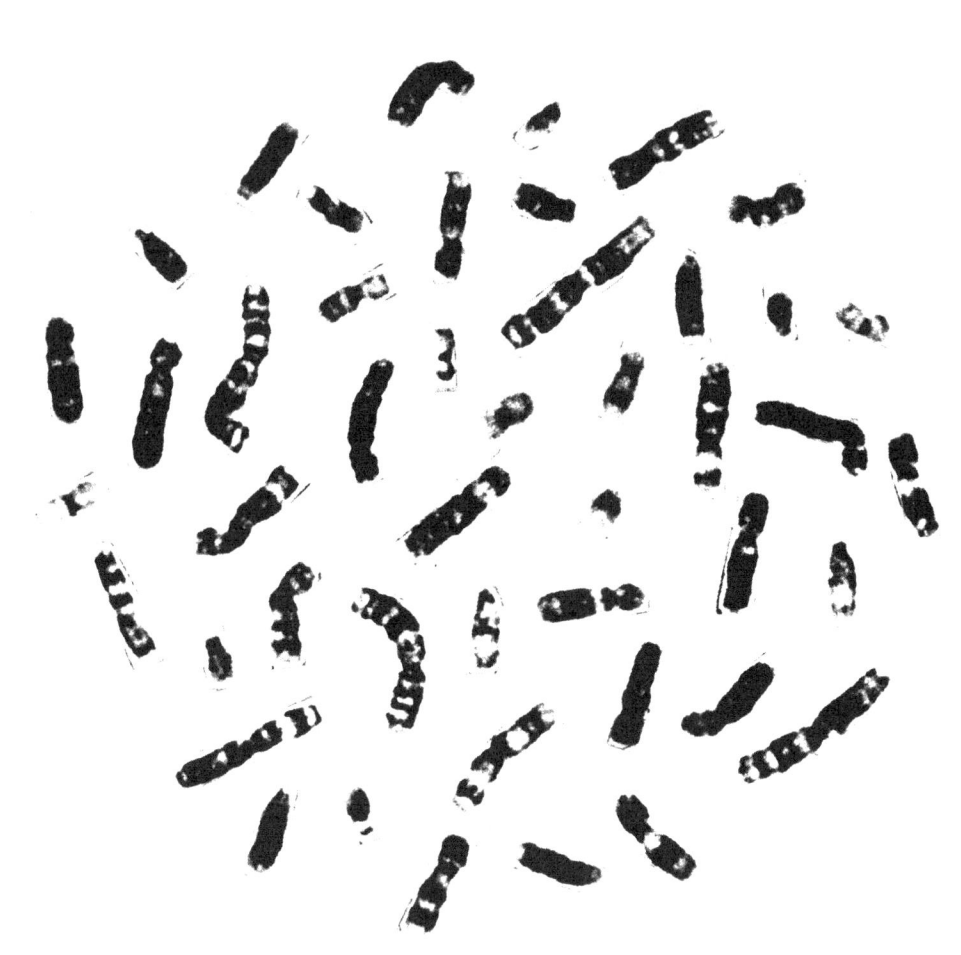

实　验　六
正常人外周血淋巴细胞非显带核型分析作业
（报告）

核型描述：

姓名＿＿＿＿＿＿＿＿＿＿

班级＿＿＿＿＿＿＿＿＿＿

学号＿＿＿＿＿＿＿＿＿＿

```
   1        2        3              4         5
           A   组                    B   组


   6      7       8       9       10      11      12
              C                            组


   13       14       15            16       17       18
          D    组                         E    组


      19        20                21       22
          F    组                      G    组      XX(XY)
```

实 验 八
正常人外周血淋巴细胞 G 显带核型分析作业
（报告）

核型描述：

姓名＿＿＿＿＿＿＿＿＿＿

班级＿＿＿＿＿＿＿＿＿＿

学号＿＿＿＿＿＿＿＿＿＿

1	2	3
A	组	

4	5
B	组

| 6 | 7 | 8 | 9 | 10 | 11 | 12 |
C 组

| 13 | 14 | 15 |
D 组

| 16 | 17 | 18 |
E 组

| 19 | 20 |
F 组

| 21 | 22 |
G 组 XX(XY)

附录四 实验十三系谱分析参考答案

1. 图 XIII-1 为 X 连锁显性遗传病（XD）。主要判断依据为①系谱中连续几代都出现患者，②女患者多于男患者，③男患者的女儿全部患病，儿子都正常；而女患者的女儿和儿子均有 1/2 的患病可能性。男患者的基因型为 X^AY，女患者的基因型为 X^AX^a。I_1、II_3 的基因型为 X^aY，II_7 的基因型为 X^aX^a。

图 XIII-2 为 X 连锁隐性遗传病。主要判断依据为①系谱中的患者都是男性，②父母无病时，儿子可能患病；女儿全部正常，但可能为携带者，③交叉遗传。患者的基因型为 X^aY，患者父亲基因型为 X^AY，患者母亲基因型为 X^AX^a。

图 XIII-3 为常染色体显性遗传病，主要判断依据为①系谱中连续几代都出现患者，②患者（不论男性患者还是女性患者）的后代中男女均有 1/2 的发病可能性。患者基因型为 Aa，患者正常父(母)亲的基因型为 aa，患病父(母)亲的基因型为 Aa。

图 XIII-4 为常染色体隐性遗传病，主要判断依据为系谱中偶尔出现一个患者，且为近亲婚配的后代。患者的基因型为 aa，患者父母的基因型为 Aa。

图 XIII-5 为常染色体显性遗传病，但外显不全，主要判断依据为①系谱中出现多个患者，且男女机会均等；②II_2、II_6 接受了 I_2 传下来的显性致病基因，由于某种原因没有显示症状，但致病基因有 1/2 的可能性传给下一代，使后代患病。患者基因型为 Aa，I_1、II_3、II_5 的基因型为 aa，II_2、II_6 的基因型为 Aa。

2. (1) 因为患者可出现在父母均正常的家庭中，且男女发病机会均等，故该病为 AR 遗传病，又因为这对表现正常的表兄妹的同胞中均有人死于此病，所以他（她）们的父母均为携带者，而他们是携带者的可能性均为 2/3。根据乘法定理，双方都是携带者的可能性为 $2/3 \times 2/3 = 4/9$。

(2) 在上述条件下，他(她)们婚后生下患者儿的可能性为 $1/4 \times 4/9 = 1/9$

(3) 如实验结果表明双方均为携带者，婚后生下患儿的可能性为 1/4

(4) 阻止他(她)们结婚。

3. Rh^+ 血型是由显性基因决定的。

4.

	母亲表型	孩子表型	父亲基因型
(a)	AMRh$^+$	OMRh$^+$	1. $I^AiL^ML^Nrr$
(b)	BNRh$^-$	ONRh$^-$	2. $I^BiL^ML^NRR$
(c)	OMRh$^+$	AMNRh$^+$	3. iiL^ML^Nrr
(d)	ANRh$^+$	ABMNRh$^+$	4. iiL^ML^Mrr
(e)	ABMNRh$^-$	ABMRh$^-$	5. $I^AI^AL^ML^NRR$

5. (1) PKU 是一种常染色体隐性遗传病，在一个家庭中，通常偶尔出现一个患者，患者的父母一般表现正常，但都是致病基因的携带者。

(2) 这对夫妇已生下一个 PKU 患者，说明双方均为致病基因携带者。

该遗传病可进行饮食治疗。患儿出生后立即服用低（无）苯丙氨酸奶粉，患儿就不会出现智力障碍等症状。随着患儿的年龄的增大，饮食治疗的效果就越来越小。患儿 5 岁左右各种症状即已出现，难以逆转，所以一定要早诊断早治疗。

他们再生一个患儿的可能性为1/4。

通过产前诊断可预防PKU患者的出生。诊断方法有生化诊断和基因诊断两种。前者是根据检测苯丙氨酸羟化酶而进行诊断，但这种酶仅肝细胞表达，产前诊断时，需行肝穿刺术，危险性较大；后者可用绒毛或羊水为材料，取材所造成的危险性小。故基因诊断为诊断PKU的最佳方法。依照产前诊断的结果实施选择性流产，即可预防患儿的出生。

6. 男孩的发病原因：这个男孩的父亲或母亲为罗伯逊平衡易位携带者，通过核型分析可确定其核型为45,XX(XY),－D(G),－21,＋t(D(G)q;21q)，与其长女的核型一样。这种平衡易位携带者可形成6种不同类型的配子（参考教材第四章），其中一种配子虽然具有23条染色体，但一条为易位染色体、一条为21号染色体，这种配子受精后，将发育成一个易位型21三体患者。该男孩就是这种核型。

(2) 这对夫妇的长女婚后，将出现与父母一样的症状：习惯性流产，罗伯逊平衡易位携带者的出生，易位型21三体患儿的出生。但通过产前诊断，采用绒毛或羊水进行核型分析，根据分析结果进行选择性流产，即可防止患儿的出生。

7. 他们能够生出正常的孩子。表型正常的孩子的核型有正常核型和倒位携带者核型两种。（原因：参考教材第四章）

8. 表兄妹之间的亲缘系数为1/8。这就是说他（她）们中有一个带有致病基因的话，另一个有1/8的可能性也带有同一致病基因，后代的患病可能性为$1/8 \times 1/4 = 1/32$。虽然这对姑表兄妹家系中从来没有过遗传病的患者，但我国人群中平均每个人都带5~6个有害基因，所以表兄妹婚配生出纯合患者的总风险为$1/32 \times 5 \sim 6 = 16\% \sim 19\%$。如此高的发病风险，所以他（她）们不宜结婚。

9. $q^2 = 0.0001$，$q = 0.01$，$2pq \approx 1/50$。

因为表兄妹之间的亲缘系数为1/8，所以婚后后代患PKU的可能性为：$1/50 \times 1/8 \times 1/4 = 1/1600$

随机婚配后代患PKU的风险为：$1/50 \times 1/50 \times 1/4 = 1/10000$

表兄妹婚配后代患PKU的风险是随机婚配的倍数为：$1/1600 \div 1/10000 = 6.25$倍

10. (1) 两个正常无血缘关系的人婚配后代的发病风险为1/1000000。

(2) 因为$q^2 = 1/1000000$，$q = 1/1000$，$2pq \approx 1/500$，又由于隐性纯合子与杂合子结婚后代隐性纯合的可能性是1/2，所以一个患黑尿病的人与一个正常的无血缘关系的人结婚，后代患病的可能性为：$1/2 \times 1/500 = 1/1000$

(3) 由于此人和父母均正常，但有一弟弟患黑尿病，故他的父母均是携带者，他是杂合子的可能性为2/3，此人与正常人婚后，后代复发风险为：$2/3 \times 1/500 \times 1/4 = 1/3000$

11. (1) 由题意可绘出系谱图（图XIII－6）I_3可能是$X^A X^A$，也可能是$X^A X^a$，它们的前概率均为1/2，根据逆概率定理列表：

基因型	$X^A X^A$	$X^A X^a$
前概率	1/2	1/2
条件概率	1^3	$(1/2)^3$
联合概率	1/2	1/16
后概率	8/9	1/9

所以 I_3 为携带者的可能性是 1/9。I_3 的致病基因有 1/2 的可能性传给 II_4，故 II_4 为携带者的可能性是：$1/9 \times 1/2 = 1/18$

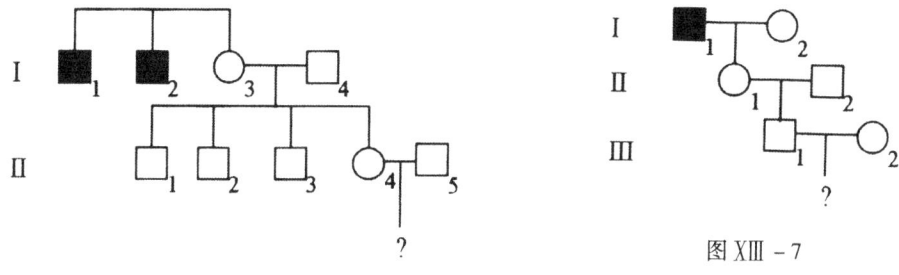

图 XIII-6

图 XIII-7

（2）该女子婚后的后代中，儿子的患病风险为 $1/18 \times 1/2 = 1/36$；女儿的患病风险为 0。

（3）如果她婚后生下一个患者，再生一正常孩子的概率为 3/4，其中儿子的患病风险是 1/2，女儿不会患病。

12. 根据题意绘图（图 XIII-7）。关于这位正常男性的母亲（图中的 II_1）的基因型及概率，由逆概率定理列表：

基因型	Aa	aa
前概率	1/2	1/2
条件概率	0.4	1
联合概率	0.2	1/2
后概率	2/7	5/7

所以 II_1 为 Aa 的概率为 2/7，关于图中的 III_1 的基因型及概率，再由逆概率定理列表：

基因型	Aa	aa
前概率	$1/2 \times 2/7 = 1/7$	6/7
条件概率	0.9	1
后概率	9/70	6/7
联合概率	9/69	60/69

故（1）题中正常男性为携带者的概率为 $9/69 \approx 0.13$；（2）他将来的子女中获得致病基因的风险为：$9/69 \times 1/2 = 9/138 \approx 0.065$。

(刘海英)

参考文献

1. 李汝祺主编. 中国大百科全书. 生物学. 遗传学分册. 北京：中国大百科全书出版社，1983
2. 吴醒夫，陈宜峰，徐芸主编. 人类染色体命名国际标准化. 昆明：云南人民出版社，1983
3. 卢惠霖主编. 中国医学百科全书. 医学遗传学分册. 上海：上海科学技术出版社，1984

4. 周焕庚，夏家辉，张思仲主编．人类染色体．北京：科学出版社，1987
5. 刘祖洞主编．遗传学（上、下）．第二版，北京：高等教育出版社，1990
6. 俞民澍，邱信芳，薛京伦主编．医学分子遗传学．北京：科学出版社，1990
7. 李志道，丁克清，王兰田主编．医学遗传学．沈阳：辽宁科学技术出版社，1990
8. 曾溢滔等主编．遗传性血液疾病．北京：科学出版社，1991
9. 毛盛贤，黄远樟主编．群体遗传及其程序设计．北京：北京师范大学出版社，1991
10. 李宝森，胡庆宝主编．遗传学．天津：南开大学出版社，1991
11. 陶学训，赵刚主编．医学遗传学．武汉：湖北科学技术出版社，1991
12. 杜传书，刘祖洞主编．医学遗传学．第二版，北京：人民卫生出版社，1992
13. 邱维勤，周焕庚主编．临床遗传学．上海医科大学出版社，1992
14. 刘权章主编．人类染色体方法学．北京：人民卫生出版社，1992
15. 张鸿卿，连幕兰主编．细胞生物学实验方法与技术．北京：北京师范大学出版社，1992
16. 李璞主编．医学遗传学．第二版，北京：人民卫生出版社，1993
17. 徐维衡主编．医学遗传学基础．北京：北京医科大学、中国协和医科大学联合出版社，1993
18. 程在玉，伦玉兰主编．医学遗传学基础与临床．青岛：青岛出版社，1993
19. 王申五主编．基因诊断技术：非放射性操作手册．北京：北京医科大学、中国协和医科大学联合出版社，1993
20. 汤钊猷等主编．现代肿瘤学，上海：上海医科大学出版社，1993
21. 李璞，张贵宣，郑增淳主编．医学遗传学．重庆：重庆大学出版社，1994
22. 郭亦寿等主编．医学遗传学基础．北京：人民卫生出版社，1994
23. 陈仁彪，冯波主编．医学遗传学．上海：上海科学技术文献出版社，1994
24. 单荣森，刘树琴主编．临床实用遗传病学．合肥：中国科学技术大学出版社，1995
25. 鄂征主编．组织培养和分子细胞学技术．北京：北京出版社，1995
26. 刘明贤等主编．医学遗传学与优生．西安：陕西科学技术出版社，1995
27. 王申五主编．基因治疗与临床．北京：北京医科大学、中国协和大学联合出版社，1996
28. 赵刚，杨保胜主编．医学遗传学实验．第二版，武昌：武汉大学出版社，1996
29. 杜传书主编．医学遗传学基础．第二版，北京：人民卫生出版社，1997
30. 阎隆飞，张玉麟主编．分子生物学．第二版，北京：中国农业大学出版社，1997
31. 沈珝琲，方福德主编．真核基因表达调控．第二版，北京：高等教育出版社，施普林格出版社，1997
32. 罗会元主译．人类孟德尔遗传．人类基因与遗传病目录，第一册、第二册．北京：北京医科大学、中国协和医科大学联合出版社，1997
33. Eeva Therman. Human Chromosomes (Structure, Behavior, Effects). New York: Springer Verlag Inc, 1980
34. Eldon J. Gardner, D. Peter Snustad. Principles of Genetics. 7th ed. New York: John Wiley and Sans Inc, 1984
35. D. E. D. Peter Rooney & B. H. Czepulkowski. Human Cytogenetics. Oxford: IRL Press Ltd, 1986
36. Sverre Heim, Flex Mitelman. Cancer Cytogenetics. New York: Alan R Liss, Inc, 1987
37. J. Barch Margaret. The ACT Cytogenetics Laboratory Manual. 2nd ed. New York: Reven Press Ltd, 1991
38. D. E. Rooney & B. H. Czepulkowski. Human Cytogenetics. Volume I. New York, Oxford: IRL Press, 1992
39. D. E. Rooney & B. H. Czepulkowski. Human Cytogenetics. Volume II. New York, Oxford: IRL Press, 1992
40. Lynn B. Jorde, Jonhn C. Carey, Raymond L. White. Medical Genetics. St. Louis: Mosky-year Book, Inc, 1995
41. Rob Elles. Molecular Diagnosis of Genetic Diseases. Totowa, New Jersey: Human Press Inc, 1996
42. Tom Strachan and Andrew P. Read. Human Molecular Genetics. UK: Bios Scientific Publishers Ltd, 1996
43. M. S. Clark and W. J. Wall. Chromosomes. London: The Alden Press, 1996
44. L. M. Frants and N. M. Teich. Introduction of Cellular and Molecular Biology & Cancer. 3rd ed, New Youk:

Oxford University Press Inc, 1997
45. E. Vogel, A. G. Motulsky. Human Genetics (Problems & Approaches). 3rd ed, New York, Berlin Heidelberg: Springer-Verlag 1997
46. Paul D. Robbins. Gene Therapy Protocols. Totowa, New Jersey: Human Press Inc, 1997
47. Thomas D. Gelehrter, Francis S. Collins, David Ginsburg. Principles of Medical Genetics. 2nd ed, Baltimore, Maryland, USA: Willams & Wilkins, 1998
48. A. R. Hoelzel. Molecular Genetics Analysis of Populations. 2nd ed, New York: Oxford University Press Inc, 1998
49. Thomas R. Mertens, Roberr L. Hammersmith. Genetics (Laboratory investigations). 11th ed, Upper Saddle River, New Jersey: Prentice-Hall, Inc, 1998